张 佐·主编

OSAHS
理论研究与临床实践

黄河出版传媒集团
阳光出版社

图书在版编目（CIP）数据

OSAHS理论研究与临床实践 / 张佐主编. −− 银川：
阳光出版社, 2018.12
ISBN 978-7-5525-4712-2

Ⅰ.①O… Ⅱ.①张… Ⅲ.①口腔正畸学－矫治器－
研究 Ⅳ.①R783.508

中国版本图书馆CIP数据核字(2018)第302679号

OSAHS理论研究与临床实践　　　　张佐　主编

责任编辑　屠学农　马　晖　李少敏　胡　鹏
封面设计　晨　皓
责任印制　岳建宁

黄河出版传媒集团
阳　光　出　版　社　出版发行

出 版 人　薛文斌
地　　址　宁夏银川市北京东路139号出版大厦（750001）
网　　址　http://www.ygchbs.com
网上书店　http://shop129132959.taobao.com
电子信箱　yangguangchubanshe@163.com
邮购电话　0951-5014139
经　　销　全国新华书店
印刷装订　宁夏凤鸣彩印广告有限公司
印刷委托书号　（宁）0012422

开　　本　889mm×1194mm　1/16
印　　张　35.5
字　　数　600千字
版　　次　2019年3月第1版
印　　次　2019年3月第1次印刷
书　　号　ISBN 978-7-5525-4712-2
定　　价　68.00元

序

　　《OSAHS理论研究与临床实践》是口腔睡眠医学领域我所知道的第一本专著。我与张佐教授因口腔睡眠医学而相识已有20余年,地处宁夏的张佐教授及其团队20余年坚持不懈,深耕于口腔睡眠医学领域,现将其研究成果出版。可贺,可嘉!

　　口腔睡眠医学,是一个比我们认知到的更为辽阔的全新学术领域。

　　口腔睡眠医学涉及的疾患大大超出口腔颌面范围,是口腔医学介入全身疾病的范例。睡眠疾患在第三版国际睡眠疾病分类(ICSD-III)里有90多种,多数对全身脏器和意识状态有影响。口腔医学在帮助认识睡眠呼吸障碍类疾患的颅面机制方面,例如头影测量、咀嚼肌肌电分析,起到很重要的作用。林林总总的口腔矫治器可缓解成人阻塞性睡眠呼吸障碍,成为鼾症及轻中度OSAHS患者的首选疗法,并且是针对不能耐受正压通气疗法的重症患者的公认的替代疗法。对于成长中的青少年,口腔生长发育调控是存在上气道呼吸障碍的序贯治疗中的重要一环。近年来的研究热点,生物信息的多系统体现,推动了医学全息诊疗的发展。本书呈现了睡眠呼吸障碍类疾患颅面解剖机制的认知研究、成人与儿童睡眠呼吸暂停的矫治、流行病学调查,不限于睡眠监测指标的结果评价、依从性及临床路径管理,提示在睡眠疾病方向,口腔医生能做的还有很多,大有可为。

　　口腔睡眠医学涉及的知识包括但不限于呼吸内科学、神经科学、口腔医学、耳鼻咽喉头颈外科学、精神心理学、老年医学、放射影像学、生长发育学,还包括生物学、物理学、计算机学,等等。本书展示了有限元数学模拟分析在上气道解剖结构上的应用。现代医学的发展,愈加受到生物数理手段的推动。口腔睡眠医学作为典型的交叉学科,尤其欢迎多学科专业人士的参与,从事该方面诊疗的医务工作者也需要不断学习和掌握其他学科领域的知识,做出跨学科的探索。

口腔睡眠医学涉及的应用前景包括人类寿命与生活质量、卫生经济学、国防安全与生产建设的各个方面。睡眠疾患与许多重大慢性疾病的关联十分紧密,国际多中心前瞻研究显示了针对睡眠呼吸疾病的有效干预对生存周期的巨大影响。国外发达国家的统计显示,对睡眠障碍及睡眠呼吸障碍的治疗,可以极大减少交通意外、生产事故、慢病医保支出。我国失眠患者可达1.2 亿人,睡眠呼吸障碍患者可达 5000 多万人,其他罕见病并不十分罕见,只是缺乏识别。口腔睡眠诊疗手段尚不能体现其一线疗法的作用,亟须大量既懂睡眠又懂口腔的复合型人才加盟。

口腔睡眠医学是一个新的学术领域,尚在不断发展当中,难免跌跌撞撞,存在缺陷。张佐教授集纳了他们 20 多年来的研究成果,这些研究难免受限于当时知识与技术条件的限制,结果、结论可能会被后续研究所刷新。特别像有限元数字模型这类模拟天然的实验,会受到不能完全复制软组织的弹性系数、非线性界面等的影响,产生与真实情况不相符的结局。大家在学习中,本着交流态度,取之长,去其误,获得所需,从此开启口腔睡眠医学的窗口,一起进入该领域的诊疗和研究,本书则善莫大焉。

高雪梅

2018 年 9 月于北京

目　录

第一篇
理论研究

OSAS 患者口腔矫治器下颌前移对上气道及周围结构形态变化影响的研究

【摘要】

目的： 为治疗阻塞性睡眠呼吸暂停综合征(OSAS)的口腔矫治器设计、制作提供形态学依据，以提高口腔矫治器治疗 OSAS 患者的有效率。

方法： 采用口腔矫治器下颌前移治疗 OSAS 的患者，在坚持戴用矫治器 6 个月后，通过主观有效率、客观有效率均为有效的 X 线头影测量片与治疗前 X 线头影测量片的比较，得出口腔矫治器致下颌骨前移后，上气道软组织、软腭、舌体、舌骨形态的变化及下颌骨前移的具体位置。

结果： 下颌最适前移量与最大前移量的比值是 62%，最适开口度与最大开口度的比值是 19%。软腭后间隙扩大显著($P<0.01$)；软腭长度明显减小($P<0.05$)，软腭与舌体接触长度缩短($P<0.001$)。舌根后气道间隙明显增大($P<0.05$)，舌根部与颏后点间的距离显著小于治疗前($P<0.01$)；但治疗前后舌体长度与厚度的变化均无显著性($P<0.05$)。舌骨垂直向位置变化有显著性($P<0.05$)。

结论： 将下颌前移到对刃颌位后，前牙咬合打开 2~3 mm，可以达到治疗 OSAS 的目的。下颌前移后可引起上气道及周围结构的变化，是治疗 OSAS 行之有效的途径之一。软腭的移动在口腔矫治器致下颌前移治疗 OSAS 中起到了重要作用。通过舌体前移达到治疗目的，舌体大小没有发生变化。舌骨向上移动的方向及距离是治疗 OSAS 成功的一个关键点。下颌前移治疗 OSAS 对气道上部发生阻塞效果较好，对下部发生阻塞效果较差。

【关键词】 阻塞性睡眠呼吸暂停综合征；上气道；口腔矫治器；下颌骨前移；X 线头影测量

The reflection of upper airway soft organization and around shape change of OSAS using DA

ABSTRACT

Objective: To provide the morphology basis for designing and making the Dental Appliances(DA) of effective Obstructive Sleep Apnea Syndrome(OSAS) treatment and to raise the effective rate.

Methods: The patients were treated through Mandibualar Advancement （MAD）by DA. The Cephalometric Roentgenogram Measurement （CRM）was recognized effective after the treatment with using DA six months. When the mandibualar advanced (MA), the site of mandibualar bone and the change of the Upper airway （UA）soft tissue, soft palate, Hyoid bone (HB）, hyoid body were determined.

Results: The ratio of the mandibular advanced of the fittest and the biggest was 62% and the aperture width and maximum aperture width ratio is 19%. The distance soft palate was enlarged($P<0.01$)and the lengthen was reduced($P<0.05$). The contact lengthen soft palate with hyoid body was reduced （$P<0.001$）. There was no significantly difference in the change of hyoid body lengthen and thickness between treatment before and after （$P<0.05$）.

Conclusion: The change of the UA and the around organize as the mandibualar advance are effective for treating OSAS. The moving of soft palate plays a important role in mandibualar advancement using to treat OSAS. The hyoid body is no difference in the mandibualar advancement direction. Up−moving of hyoid body is important in treating OSAS.

Key words: obstructive sleep apnea syndrome （OSAS）; upper airway （UA）; dental Appliances （DA）; mandibular advancement （MA）; cephalometric roentgenogram measurement （CRM）

1 引言

人的一生有近 1/3 的时间是在睡眠中度过的，然而人类对自己这 1/3 的时间中生命活动的认识远没有对另 2/3 的时间中生命活动的认识深刻。20 世纪 60 年代中期以后，随着传感技术的发展，人们发现睡眠与呼吸密切相关，尤其注意到睡眠期间的呼吸与觉醒时相比有很大的差异，并对觉醒时的呼吸产生影响。

近 20 年由于生存质量评价技术的出现和发展[1]，人们发现睡眠呼吸障碍对觉醒时生命活动的影响远不止呼吸生理方面，而是对患者的生理、心理和社会行为诸多方面产生深刻的影响。现在受到了人体解剖学、组织病理学、生理学、病理生理学、呼吸病学、神经病学、放射医学、心血管病学、肾脏病学、胃肠道病学、内分泌病学、耳鼻喉科学、小儿科学、老年病学、口腔医学及社会学、法律学的高度重视，由此睡眠医学成为目前医学领域中发展最为迅速的一个分支，成为一门崭新的多学科交叉横断学科。

睡眠呼吸暂停现象 1956 年由 Gastault 等[2]首次正式报道，1976 年由 Guilleminault 等[3]首创"睡眠呼吸暂停综合征"(Sleep Apnea Syndrome，SAS)这一诊断名。目前根据睡眠呼吸暂停综合征的发病机理不同，将其分为三种类型：阻塞性、中枢性、混合性。阻塞性睡眠呼吸暂停综合征(obstructive sleep apnea syndrome，OSAS)最为多见，在所有的睡眠疾病患者中，OSAS 患者约占 1/3。OSAS 是以上气道阻塞、气流消失 10 s 以上，但呼吸运动仍然存在，同时伴有明显的胸腹呼吸运动为特征的综合征。

OSAS 对人们健康的危害首先突出地表现为其高患病率。国外流行病学调查显示，OSAS 的患病率为 2%~4%[4]，可累及婴幼儿、中青年及老年，而中老年人群中患病率随年龄的增加而升高，据估算，仅美国就有 300 万 OSAS 患者。我国有 13 亿人口，如以 2% 计算，至少有 2600 万患者，相当于一个中等国家的人口数量。其次是严重地影响人们的寿命。临床统计显示，未经治疗的 OSAS 患者 5 年病死率高达 11%~13%，呼吸暂停与低通气指数(HI)高于 20 者 8 年病死率达 37%。全球每天约有 3000 人的死亡与 OSAS 有关。

作为一种可以影响全身各器官的疾病，其症状不仅表现为夜间打鼾、憋气及反复憋醒，还可继发白天困倦嗜睡、记忆力下降，久之可引起肺动脉高压、肺心病、高血压、心脑血管疾病、心绞痛、心肌梗死、脑栓塞、脑卒中、心律失常，严重病例可发生猝死；也可引起生长激素分泌减少、糖及脂肪代谢紊乱肥胖、性欲减退、夜尿增加或蛋白尿和红细胞增多症等[5-17]，马丹[1]研究发现 29 例睡眠呼吸暂停驾驶员车祸发生率是正常无睡眠呼吸暂停驾驶员的 7 倍；因打瞌睡而造成车祸的病死率占交通事故病死率的 83%。SAS 是具有潜在致死性危险的复杂疾病[18]。

目前 OSAS 的主要治疗方式为呼吸内科的持续正压通气（continuous positive airway pressure，CPAP）保守治疗及耳鼻咽喉科的悬雍垂腭咽成形术（uvulpalatopharyngolplasty，UPPP）手术治疗两个模式。根据 1998 年布鲁塞尔第五届睡眠呼吸障碍世界大会报告[19]，CPAP 不能从根本上解决阻塞部位的器质改变，价格较为昂贵，患者耐受性差，需终生佩戴，而 UPPP 的疗效徘徊于 50%~80%。

OSAS 发病机理不甚清楚，其发生受多种因素影响，其中上气道及软组织结构解剖异常为重要原因。在其病理过程中，上气道及其周围组织异常被认为在形态学病因中占重要地位[20]。睡眠时上气道狭窄、软组织松弛、舌根后置及松弛等，吸气时在胸腔负压的作用下，软腭、舌坠入咽腔紧贴咽后壁，造成上气道阻塞，是引起 OSAS 的主要原因。

1984 年 Meier Ewert[21]首次将口腔矫治器（dental appliances，DA）用于治疗 OSAS。截至 1997 年国外已有上万名 OSAS 患者接受口腔矫治器治疗。国内北京大学口腔医学院正畸科学者 1996 年首次报告了应用口腔矫治器治疗 OSAS 并取得成功[22]。口腔矫治器根据作用、方式和部位的不同大致分为三类：舌前移装置（tongue retaining device，TRD）、软腭上抬器（soft palate lift，SPL）及下颌前移装置（mandibualar advancement device，MAD）。目前口腔矫治器以仅次于呼吸内科的疗效和独具的特点，适合作为首选的普及疗法[23-25]。口腔矫治器是治疗 OSAS 的重要手段之一，有效率达 61%~80%[26-27]，与 CPAP 和 UPPP 并列构成治疗该疾患的 3 种主要方法。其作用原理是：其一，上气道周围软组织形态和位置发生改变，有助于睡眠呼吸紊乱的改善。其二，影响上气道扩张肌的功能，改善上气道可塌陷性，通过下颌舌骨相连改变，扩大上气道，达到治疗目的。但具体细节尚不清楚。

由于口腔矫治器疗法技术要求较高，特别是下颌定位需依赖医师经验，限制了其广泛应用[28-30]。约有 10% 的患者不能坚持 6 个月以上持续戴用口腔矫治器[31]。如何提高口腔矫治器治疗 OSAS 的有效率，是口腔正畸医生在临床工作中面临的不可回避的一个现实问题，但未见有学者进行大样本、全方位、系统研究。

X 线头影测量技术[32]（cephalometric roentgenogram measurement，CRM）1931 年分别由美国的 Broadbent 和德国的 Hofrath 提出，是在 X 线头颅定位像上描图，确定一些标志点，然后对根据这些标志点描绘出的一定的线距、角度及线距比进行测量分析，用以了解颅、颌、面、牙软硬组织的结构情况及其相互间关系，从而能从牙、颌、面的表面形态了解内部结构[33]。目前,CRM 是研究 OSAS 患者上气道软组织情况、阻塞部位的常用方法之一。

本研究用 X 线头影测量手段,通过比较 OSAS 患者戴用口腔矫治器下颌前移后,上气道软组织、悬雍垂、舌体、舌骨发生的具体形态学变化,为临床选择矫治器治疗 OSAS 适应证、设计矫治器、确定下颌前移的具体定位,提供了分析、诊断、治疗、设计的形态学依据。

2 材料与方法

2.1 病例筛选

2.1.1 筛选方法

本组病例依照"理想模式"[34]按以下方式筛选出:由银川市第一人民医院睡眠呼吸科的睡眠专科医生经多导睡眠图监测(Polysomnography,PSG),筛选出 OSAS 患者。

2.1.1.1 监测项目:

(1)睡眠时间(min);

(2)非快速眼动(N-REM)睡眠时间(min);

(3)快速眼动(REM)睡眠时间(min);

(4)醒觉时间(min);

(5)最长呼吸暂停时间(s);

(6)平均呼吸暂停时间(s);

(7)呼吸暂停指数(AI);

(8)低通气指数(HI);

(9)呼吸紊乱指数(AHI);

(10)最高 SaO_2(%);

(11)最低 SaO_2(%)。

2.1.1.2　SAS 是指每夜睡眠中呼吸暂停反复发作在 30 次以上,或睡眠呼吸暂停低通气指数(apnea hypopnea index,AHI,即平均每小时睡眠中的呼吸暂停+低通气次数)大于或等于 5。睡眠时口和鼻无气流,但胸、腹式呼吸仍存在,为阻塞性睡眠呼吸暂停[35]。OSAS 病情程度根据 1997 年 9 月在德国汉堡举行的世界第 5 次睡眠呼吸暂停会议上的标准[19],划分为轻度、中度、重度。选择其中的轻度、中度患者。

(1)轻度:AHI 5~20 次/h,最低 $SaO_2 \geqslant 86\%$;

（2）中度：AHI 21~50 次/h，最低 $SaO_2 \geqslant 80\% \sim 85\%$；

（3）重度：AHI>51 次/h，最低 $SaO_2 \leqslant 79\%$。

2.1.2 耳鼻咽喉科检查

由耳鼻咽喉科专科医生对患者进行上气道检查，找到或排除引起阻塞或加重 OSAS 的解剖结构异常部位，必要时行鼻咽纤维内窥镜检查[36]。

2.1.2.1 鼻部疾患：鼻瓣的弹性下降、过敏性鼻炎、鼻中隔偏曲、鼻息肉、鼻中隔血肿、鼻咽部肿瘤。

2.1.2.2 咽喉部异常：腺样体增殖、淋巴瘤、咽壁肥厚、扁桃体肥大、会厌水肿、咽的张力减退、声带麻痹、喉功能不全等。

2.1.2.3 巨舌、先天性或获得性小颌、下颌僵硬。

2.1.2.4 Hunter's 综合征、Hurter's 综合征、头颈部烧伤、颈部肿瘤的压迫、颅底异常。

若有解剖结构异常，耳鼻咽喉科医生则给予相应的治疗，解除其阻塞的部位。

2.1.3 临床检查

由内科临床医生观察主观症状并进行全身检查，包括对患者体形、神智等的观察及全身疾病的问询，可帮助评估病情，保障医疗安全。

观察指标包括睡眠鼾声、睡眠憋醒、白日嗜睡、记忆力减退。

2.2 X 线头影测量

2.2.1 X 线头影测量的体位及方法

2.2.1.1 体位

按标准头颅定位固定头架定位。患者直立坐位，令 Frankfort 水平线与地面平行。曝光前患者闭颌呈自然状态，平静呼吸，在呼气时成像，然后取头颅影像上标准点根据需要进行线或角的测量。

2.2.1.2 方法

采用头颅定位仪固定头的位置，使用恒定距离定向投照是摄片成功的关键。国内采用的侧位片标准投射距离为：球管中心至正中矢状面距离 150 cm；胶片暗盒至正中矢状面距离 10 cm；中心线正对外耳道。正位片投照时，使中心线正对左右外耳道连线中点，以保证 X 线片两侧影像的对称。采用高电压照射法以保证软组织影像清晰和测量准确。

2.2.2 主要标志点（图 1）

（1）蝶枕点（Hor）；

（2）翼点（Pt）；

（3）舌骨点（H）；

（4）会厌谷（V）；

（5）舌尖点（T）；

（6）TD 点；

（7）悬雍垂点（U）；

（8）UC 点；

（9）LC 点；

（10）咽顶点（R）；

（11）上咽壁点（UPW）；

（12）SPPW 点；

（13）SPP 点；

（14）中咽壁点（MPW）；

（15）TPPW 点；

（16）TB 点；

（17）下咽壁点（LPW）；

（18）颏后点（RGn）；

（19）SPP1 点；

（20）SPA 点。

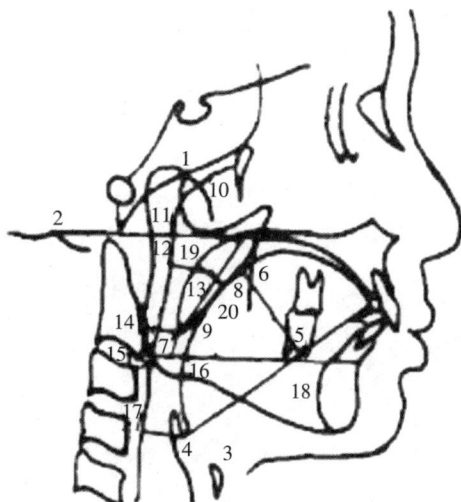

图 1　X 线头影测量的标志点

2.2.3　上气道的测量项目（图 2）

（1）后鼻棘—咽顶点距（PNS-R）；

（2）后鼻棘—上咽壁距（PNS-UPW）；

（3）软腭后—软腭后咽壁距（SPP-SPPW）；

（4）悬雍垂尖—中咽壁距（U-MPW）；

（5）后气道间隙（TB-TPPW）；

（6）会厌谷—下咽壁距（V-LPW）。

2.2.4　软腭的测量项目（图 3）

（1）软腭长（PNS-U）；

（2）软腭厚（SPP1-SPA）；

（3）软腭—舌接触长度（UC-LC）。

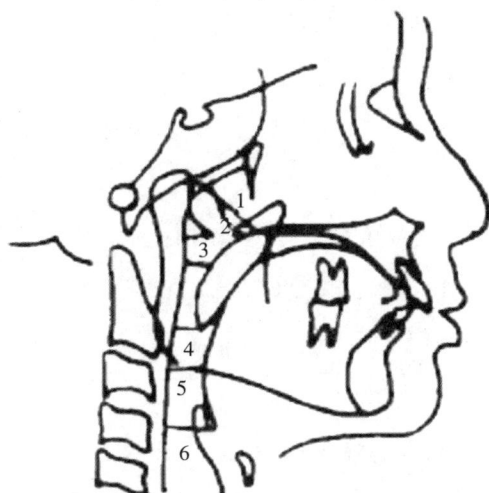

图 2　上气道的测量项目

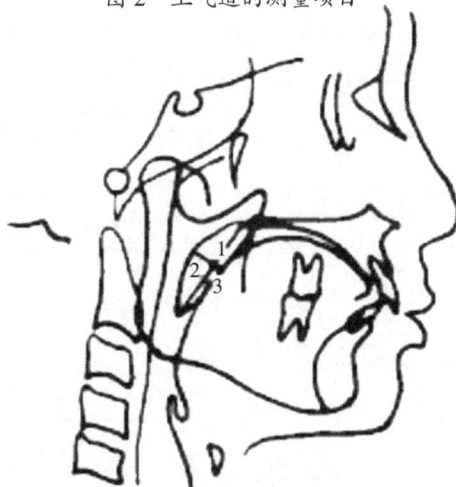

图 3　软腭的测量项目

2.2.5　舌体的测量项目（图 4）

（1）舌体长（V–T）；

（2）舌体高（TD–VT）；

（3）会厌谷—舌骨距（V–H）；

（4）会厌谷—颏后点距（V–RGn）；

（5）会厌谷—第三、四颈椎前平面距（V–CVP）。

2.2.6　舌骨的测量项目（图 5）

A. 垂直位置

（1）舌骨—下颌平面距（H–MP）；

（2）舌骨—蝶鞍垂直距（H–S）；

（3）舌骨—后鼻棘距（H–PNS）。

B. 水平位置

（4）舌骨—颏后点距（H–RGn）；

（5）舌骨—眶下点水平距（H–Or）。

2.2.7　下颌骨的测量项目（图 6）

（1）下颌体长度（Gn–Go）；

（2）下颌综合长度（Ar–Gn）；

（3）下颌升支高（Ar–Go）；

（4）下齿槽座角（SNB）；

（5）颏突角（SNPg）；

（6）关节角（S–Ar–Go）；

（7）Y 轴角（SGN–FH）；

（8）下颌平面—眼耳平面角（MP–FH）；

（9）下颌平面—前颅底平面角（MP–SN）。

本研究上气道、软腭、舌、舌骨区及颈椎部测量标志点的确定，结合了 Lowe[37]、Bacon[38]、Tangugsorn[39]的研究。

2.2.8　数据收集

由本研究者在观片灯上完成所有 X 线头影测量片硫酸纸的描图、取点，用钢制米尺画

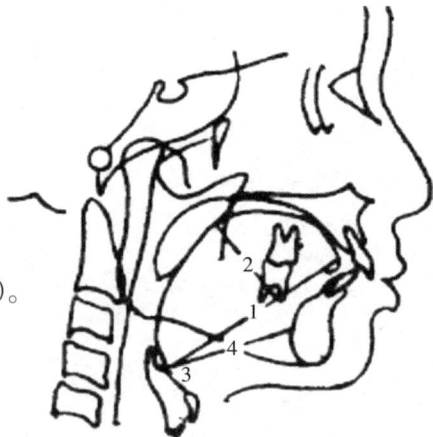

图 4　舌体的测量项目

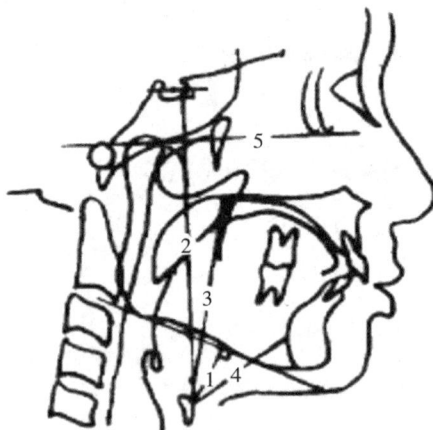

图 5　舌骨的测量项目

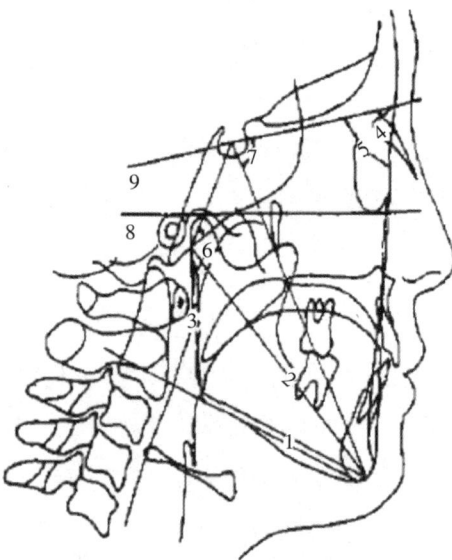

图 6　下颌骨的测量项目

线,游标卡尺测量线距,用量角器测量角度,每项数据在同一时间内测量 3 次,取其均值,并精确到小数点后一位。

2.3 口腔专科检查

由口腔专科医生进行。

2.3.1 专科体检

2.3.1.1 牙列

牙列是否完整,有无残根残冠、楔状缺损、严重磨耗、严重的错合畸形。

2.3.1.2 牙周状况

牙根暴露多少,是否处于牙周炎活动期,有无牙齿的 3 度松动。

2.3.1.3 软腭位置

软腭是否较低,有无红肿,悬雍垂是否较为粗长、有无红肿,扁桃腺是否肿大,咽腔有无淋巴组织增生,舌位是否较为后置,舌体是否肥大,侧缘有无齿痕,舌系带是否过短。

2.3.1.4 颞下颌关节检查

关节区有无压痛,开闭口时双关节动度如何,是否对称,有无弹响,开口度大小,开口型如何,下颌前伸及垂直运动是否有受限感。

2.3.1.5 颅颌面检查

要注意患者的面型,粗估下颌平面角的大小、颈围及颈长,这些对判别预后有所帮助。

2.3.1.6 排除疾患

(1)牙周疾患:牙槽骨水平吸收超过根长 1/2,牙齿松动 2 度以上。

(2)颞下颌关节疾患:X 线检查关节窝连续性破坏,关节头位置改变,开口偏斜不能纠正。

(3)全口牙列缺失。

2.3.2 选择口腔矫治器的种类

下颌前移矫治器,根据结构不同,分为一体式口腔矫治器和分体式口腔矫治器;根据下颌位置是否可调整,分为可调式矫治器和不可调式矫治器。目前临床最常用的矫治器有:改良 Activator 式矫治器、软塑料复位器式矫治器、双𬌗板矫治器、Silensor 矫治器。

2.3.3 完成矫治器的设计和制作

本研究选择的下颌前移矫治器为软塑料复位器式矫治器,由弹性材料制成,矫治器覆盖上、下牙列𬌗面、唇颊面和舌面,使多数牙的受力更加均匀分散。

2.4 口腔矫治器下颌前移位置的确定及其测量记录[40]

2.4.1 前移位置的确定

根据 X 线影像学确定的阻塞部位,并参照患者体格检查等因素,完成矫治器种类的选择及其设计制作,并确定患者下颌前伸及张开的距离。要求患者学会按照此距离前伸、张开下颌并使患者准确记忆其具体位置,当患者能够重复以上动作,并能反复多次达到同一位置时,用烤软的蜡片制取蜡𬌗记录,注意切勿改变下颌中线关系,然后将𬌗蜡自口内取出,置于凉水中,浸冷变硬后,置于口内核准,并在口内坚持 15~20 min,测试颞颌关节、肌肉耐受程度,若出现颞颌关节疼痛或肌肉疲劳,则修正下颌前伸、张开的距离,直至颞颌关节、肌肉可以耐受为止,将咬𬌗蜡确定的颌间关系转移到咬𬌗架上并固定。

2.4.2 前移位置的测量记录

2.4.2.1 测量器械

(1)分规;

(2)钢制米尺(精度 0.1 mm);

(3)游标卡尺(精度 0.05 mm)。

2.4.2.2 测量方法

(1)患者口腔内测量。受检者端坐在牙科椅位上,在患者上下颌的双尖牙区段用龙胆紫标出标志线。嘱患者尽力前伸下颌,平视读取标志线之间的直尺读数,即为下颌最大前移量。令患者尽量大张口,用钢尺测得上下前牙切缘𬌗间距离,读出尺上数据,即为最大开口量。

(2)石膏模型测量。常规取上下颌印模,灌制石膏模型修整对位后,在上下双尖牙区段做标志线,放入弹性下颌前移器内,平视量取其间间距即为下颌最适前移量(计算左右侧数值的平均值)。此时量取上下切牙切缘之间的距离即为上下颌间最适开口量。

2.5 临床资料

2.5.1 一般资料

患者 96 例,其中男性 52 例,女性 44 例,年龄 26~78 岁,平均年龄(48.15±58.76)岁,身高 161~180 cm,平均身高(174.18±4.36)cm。体重指数(BMI)22.23~32.56 kg/m²,平均(26.62+2.85)kg/m²。

2.5.2 病例确认

同时为主观有效、客观有效者。

2.5.2.1 主观有效选择

患者 6 个月后复诊,坚持戴用并认为有效者为主观有效。

2.5.2.2 客观有效选择

对上述主观有效者进行 PSG 监测,AHI 低于 5 次/h 或者 AHI 降低至少 50%,被认为客观有效。

2.5.3 拍摄治疗后 X 线头影测量片

同本研究 2.2 部分。

2.6 统计学方法

采用 SPSS 11.0 软件包进行统计计算,正态分布用 t 检验,偏态分布用非参数检验。

3 结果

3.1 主观症状改变情况

口腔矫治器致下颌前移后,患者主观症状明显改善,各项指标均在 92.63% 以上,患者主观有效性较高,是其坚持戴用矫治器的主要原因。

表 1 OSAS 患者口腔矫治器下颌前移后主观症状改变情况

症状	病例数	消失	好转	无效	有效率/%
睡眠鼾声	96	78	13	5	94.79
睡眠憋醒	95	72	16	7	92.63
白日嗜睡	94	83	9	2	97.87
记忆力减退	95	79	11	5	94.74

3.2 PSG 睡眠结构监测结果

PSG 监测结果显示,口腔矫治器致下颌前移后,非快速眼动睡眠时间减少,快速眼动睡眠时间增多,说明深睡眠增加,浅睡眠减少,睡眠质量有所改善。

表 2 OSAS 患者口腔矫治器下颌前移后 PSG 睡眠结构监测结果

参数	治疗前	治疗后	P 值
睡眠时间/min	624.01±147.02	634.72±151.38	
非快速眼动(N–REM)睡眠时间/min	92.60±2.86	87.41±4.21	<0.01
快速眼动(REM)睡眠时间/min	8.50±0.42	13.38±0.52	<0.01
醒觉时间/min	83.34±4.06	75.36±3.54	<0.05

3.3 PSG 呼吸变化监测结果

PSG 监测结果显示,口腔矫治器致下颌前移后,睡眠呼吸暂停指数与下颌前移前相比,各项指标均有显著性差异。

表 3　OSAS 患者口腔矫治器下颌前移后 PSG 呼吸变化监测结果

监测项目	治疗前	治疗后	P 值
最长呼吸暂停时间/s	55.36±1.91	14.28±1.16	<0.01
平均呼吸暂停时间/s	25.74±0.64	10.21±0.78	<0.01
呼吸暂停指数	53.28±26.12	6.17±2.77	<0.001
低通气指数	21.58±20.15	4.39±1.50	<0.001
呼吸紊乱指数/次·h⁻¹	53.28±26.13	5.87±2.27	<0.001
最高 SaO_2/%	96.07±1.77	96.38±1.73	
最低 SaO_2/%	54.36±17.23	79.59±15.33	<0.001

3.4 最大开口度与最大前移量

下颌最适前移量与最大前移量的比值是 62%,最适开口度与最大开口度的比值是19%。

表 4　口腔最大开口度、最大前移量测量数据

单位:mm

	人数	X	SD	最小值	最大值
最大开口度	96	43.34	5.20	32.21	61.15
最大前移量	96	10.46	2.16	4.66	6.12

表 5　模型最适开口度、最适前移量测量数据

单位:mm

	人数	X	SD	最小值	最大值
最大开口度	96	8.27	1.36	5.99	11.64
最大前移量	96	6.47	1.87	2.88	9.88

表 6　最大开口度与最适开口度、最大前移量与最适前移量的关系

	人数	X	SD	最小值	最大值
最适开口度/最大开口度	96	0.19	0.07	0.22	0.91
最适前移量/最大前移量	96	0.62	0.13	0.25	0.94

3.5 上气道形态的变化

软腭及舌根后气道间隙增加,尤其是软腭后间隙显著增大($P<0.01$);舌根后气道间

隙也明显增大（$P<0.05$）。

表7　OSAS 患者口腔矫治器下颌前移后上气道测量结果

线距单位：mm

测量项目	治疗前	治疗后	P 值
PNS–R	24.76±3.63	24.75±3.59	
PNS–UPW	28.93±4.52	29.01±3.56	
SPP–SPPW	10.18±3.87	12.34±3.57	<0.001
U–MPW	7.75±2.23	9.32±2.81	<0.01
TB–TPPW	10.64±3.70	11.2±4.23	<0.05
V–LPW	19.58±4.46	20.37±3.93	

3.6　软腭形态的变化

软腭长度明显减小（$P<0.05$），软腭与舌体接触长度缩短，差异有极显著性（$P<0.001$）。

表8　OSAS 患者口腔矫治器下颌前移后软腭测量结果

线距单位：mm

测量项目	治疗前	治疗后	P 值
PNS–U	46.93±5.46	45.01±4.52	<0.05
SPP1–SPA	11.23±2.19	11.57±4.87	
UC–LC	22.07±11.16	10.16±8.44	<0.001

3.7　舌体形态的变化

舌根部与颏后点间的距离显著小于治疗前（$P<0.01$），但治疗前后舌体长度与厚度的变化均无显著性（$P<0.05$）。

表9　OSAS 患者口腔矫治器下颌前移后舌体测量结果

线距单位：mm

测量项目	治疗前	治疗后	P 值
V–T	85.54±9.29	81.08±8.93	<0.01
TD–VT	40.55±4.76	38.86±4.83	
V–H	17.53±3.91	17.42±4.77	
V–RGn	53.88±6.15	51.84±6.25	<0.01
V–CVP	4.95±4.26	25.37±3.68	

3.8　舌骨位置的变化

舌骨垂直向位置变化有显著性（$P<0.05$），舌骨相对于眶点的水平前移有极显著性

（$P<0.001$），揭示戴用口腔矫治器时舌骨向前处上移位。

表 10　OSAS 患者口腔矫治器下颌前移后舌骨测量结果

线距单位：mm

测量项目	治疗前	治疗后	P 值
H–MP	21.59±6.76	11.00±6.73	<0.001
H–S	79.48±8.46	74.92±9.11	<0.05
H–PNS	27.15±9.78	22.46±8.79	<0.01
H–RGn	40.43±5.51	34.73±5.03	<0.001
H–Or	48.23±7.50	46.48±7.19	<0.001

3.9　下颌骨的变化

下颌骨前移,开口度位置变化有极显著性（$P<0.001$），Y 轴角无显著性变化,前移的变化大于垂直向的变化。

表 11　OSAS 患者口腔矫治器下颌前移后下颌骨测量结果

参数	治疗前	治疗后	P 值
SNB/°	72.30±3.70	84.30±2.8	<0.001
SNPg/°	72.03±4.18	82.00±3.15	<0.001
S–Ar–Go/°	145.71±5.2	154.50±7.81	<0.001
SGN–FH/°	65.87±3.02	69.18±3.01	<0.01
MP–FH/°	22.84±4.81	34.42±6.33	<0.01
MP–SN/°	30.27±5.61	46.60±7.31	<0.01

4　讨论

（1）生理条件下,人上气道存在 3 个狭窄,其狭窄将上气道由小至大分为口咽、喉咽、鼻咽,OSAS 患者中常可发现有上气道结构拥挤,特别是仰卧位趋于使全部上气道变窄:软腭后气道间隙减小;舌骨及会厌谷位置明显前移;舌背位置升高,舌背与硬软腭接触。OSAS 患者与正常人相比,不论是上气道各段,在矢向径、横向径、矢向及横向径比,还是截面积、体积等各项指标均普遍小于无鼾症者,同时患者咽腔阻塞是多部位、多平面的,解剖机制复杂多样,个体间常各异,所有患者睡眠时都有腭咽部阻塞,79%患者合并口咽和（或）下咽部阻塞,90%以上患者存在 2~3 处狭窄[41]。从解剖学的角度来看,构成上气道阻塞的主要因素有 3 个:咽壁组织及腺样体、腭扁桃体增生;软腭及悬雍垂后坠；舌及舌根后坠。正常情况下，气流进入喉咽的通路有 2 条：其一，从鼻腔经鼻咽、口咽到喉咽。在这条通路上，腺样体和腭扁桃体增生、软腭及悬雍垂后坠、舌及舌根后坠均可引起气流受阻。其二，从口腔经口咽到喉咽。在这条通路上，引起气流受阻的因素只有腭扁桃体增生、舌及舌根后坠。正常情况下，人类在睡眠中两条通路并用或交替使用。口腔矫治器的基本原理是：将下颌前移到对刃颌位后，保持开口位，使下颌产生向前下方的移位，使舌骨、舌根及舌体前移，从而解除上气道的阻塞，达到治疗 OSAS 之目的。

（2）关于 OSAS 的疗效评价标准，目前尚无一致意见。有些学者[42]认为，若 AHI 值能降低至少 50%，即可判定为治疗成功。本组病例，按此标准，全部为有效，有效率为100%；而另一些学者[43]认为，治疗后 AHI 值应小于 5 次/h，才能视为有效。本组病例，按此标准，有效者 89 例，有效率为 92.71%。2 种标准下，有效率均高于文献报道有效率87.14%[44]。OSAS 的发病机制为[35]：上气道狭小、松弛引起的上气道阻力增大，吸气费力，使胸腔负压较正常呼吸时增加，引起 OSAS 睡眠时呼吸上气道下陷，是上气道阻塞发病的始发因素。国外学者大量研究表明[45]，大多数 OSAS 患者具有下颌平面陡、下颌后缩或小下颌倾向，且软腭及舌体较肥厚，舌位后移导致气道狭窄，这为口腔矫治器治疗OSAS 提供了理论依据。许多研究证实[45]，下颌明显后缩的 OSAS 患者行下颌前移后，能使舌位前移并达到扩大口咽部气道的效果。因此，口腔矫治器成功的机理是[46]：稳定的下颌及舌体前移，软腭随舌背部水平降低，舌体前移且前倾使气道间隙增加，解除了上气道的阻塞，以达到治疗的目的。本研究显示，下颌前移的确可以起到治疗 OSAS 的作用，其主观状况、睡眠结构、呼吸状态都有明显改善。通过口腔矫治器下颌前移，引起上气道及周围结构变化，是治疗 OSAS 行之有效的途径之一。

（3）X 线头影测量技术（CRM）是测量 X 线头颅定位照相所得的影像，广泛应用于口腔正畸、正颌外科等领域。外科领域已将此项检查列为重要的诊断及研究手段之一。近 20 年来，它在 OSAS 诊断、治疗及愈后评估中的价值越来越为人们所重视。

本研究通过比较口腔矫治器下颌前移的患者坚持戴用矫治器 6 个月后主观有效率、客观有效率均为有效的 X 线头影测量片与治疗前的 X 线头影测量片，得出下颌骨前移后上气道软组织及周围结构的变化，为临床诊断、设计、制作矫治器提供形态学依据。

①软腭是鼻黏膜与腭黏膜之间含有肌肉的、活动性的软组织结构。近年来对 OSAS的研究逐渐深入，发现软腭的解剖学结构和功能的异常与 OSAS 的发生关系非常密切。软腭由于其解剖学上的特点，在 OSAS 的发生发展中有重要意义。软腭后缘呈游离状

态,是腭后气道壁中变异程度最大的结构,任何使软腭向后移动的因素都可能造成腭后气道狭窄。软腭解剖异常与阻塞性睡眠呼吸暂停有关已经被证明,国内外学者的研究均显示正常人与 OSAS 患者软腭存在显著差异。倪炳华[47]研究发现软腭腹面与舌背接触线增长。软腭过长是 OSAS 患者常见的发病因素之一。温伟生等[48]研究发现,软腭的形态及位置是影响腭后气道大小的关键因素,软腭长度越大则腭后气道越狭小,同时软腭下垂越明显,腭后气道越狭窄。腭咽的闭合有赖于软腭肌肉与咽肌的协调运动,Fleury[49-50]研究发现,咽腔口径在软腭水平主要通过咽扩张肌(腭帆张肌、腭舌肌、腭咽肌和悬雍垂肌)的活动进行调节。扩张肌本身易于疲劳和易于诱发协调运动,也许可以解释为何阻塞多发生于软腭水平。Wheatley 等[51]研究发现 OSAS 患者咽扩张肌在清醒时活动性较正常人增强,这被认为是神经肌肉功能对咽腔解剖结构狭窄的一种代偿,睡眠时,这种代偿减弱,导致扩张肌活动性减弱,进而咽腔发生塌陷。本研究显示,下颌骨前移后,软腭长度明显缩短,软腭与舌体接触长度减小,得出软腭的移动在口腔矫治器致下颌前移治疗 OSAS 中起到了重要作用的结论。

②舌体的大小和位置与 OSAS 的关系密切。舌体是一个肌性器官,其位置可随体位和周围颌骨及牙弓的变化而改变。研究发现,OSAS 患者的舌体占据了较大的颌内空间,咽腔比较狭窄。当仰卧睡眠时,舌体因重力后坠,再加上睡眠期颏舌肌的活动减弱,使咽腔进一步变窄,气道阻力增加,此应引起口腔正畸医师的注意。对于需要拔牙矫治的双颌前突患者,在进行正畸治疗过程中,随着上下前牙的内收,颌内空间缩小,使舌体占口腔的比例增大,口咽部气道有狭窄的趋势。正畸医生很有必要考虑到颌内空间的改变对气道狭窄错颌患者的影响。为防止产生医源性阻塞性睡眠呼吸暂停的不良后果,应在矫治诊断时仔细分析患者舌体的位置、大小和咽气道的开放程度,设计矫治方案时,拟采取既有利于错颌的矫治又不会增大气道阻力的治疗方案。本研究显示,舌根部与颏后点间的距离显著小于治疗前,但治疗前后舌体长度与厚度的变化均无显著性,得出口腔矫治器下颌前移治疗 OSAS 是通过舌体前移达到治疗目的,与舌体大小无关,舌体大小没有发生变化的结论。

③舌骨是人体骨骼中唯一不与其他骨骼相接触的小骨,呈 U 形,分为骨体和大小角三部分,有 3 条韧带和大约 10 条肌肉附着在上面,不仅维持头颅的位置和平衡,而且参与吞咽、语言及张口运动,并影响上气道的通畅[52]。本研究借助计算机 X 线头影测量对 OSAS 患者及正常人群舌骨位置进行测量分析,以揭示 OSAS 患者舌骨位置的异常及其代偿机制,为 OSAS 患者的诊断和治疗提供形态学依据。有研究发现[53],儿童生长

发育期间,舌骨位置的调整与儿童呼吸机制密切相关。舌骨作为舌的支撑点,其位置变化可引起舌的形态大小和位置改变,从而影响舌后气道的大小。DeBerry Borowiecki 等[53]提出当下颌舌骨角(Go-Gn-H)大于 30°时,即意味着舌体积过大,并影响下咽腔的通畅。张口运动时,因悬吊舌骨、喉、咽及舌等的舌骨上肌群位于下颌骨联合附近,以上结构随下颌向后下旋转而向后移,使气道趋于关闭,缩短舌骨上肌群可辅助张口;当头位改变或下颌发育不足时,因舌代偿性肌肉反应,舌骨位置维持不变,但气道变狭窄[54]。同其他上气道肌肉一样,舌骨肌肉受化学、迷走神经及负压刺激而产生张力变化,舌骨弓及其肌肉张力能直接影响上气道阻力[55]。本研究显示,舌骨垂直向位置变化有显著性,舌骨相对于眶点的水平前移有极显著性。戴用口腔矫治器时舌骨向前方上移位,因此舌骨向上移动的方向及距离是治疗 OSAS 成功的一个关键点。

④下颌究竟前伸多少才能有效地治疗并使患者感觉舒适尚无准确的定位。最初的下颌前伸矫治器可使下颌前伸 4~6 mm,上下切牙间垂直距离为 5 mm[56]。许多研究者认为[57-59]:下颌前伸距离应为下颌最大前伸距离的 75%,下颌前伸范围在 5~11 mm 之间。有研究发现[60],一种可调式下颌前伸矫治器可使下颌前伸距离为最大前伸距离的 88%,下颌前伸范围在 8.8~16.5 mm 之间。下颌前伸矫治器治疗 OSAS 是一个长期过程,长期的下颌前伸和开颌可能会导致颞下颌关节及其附属结构的变化,进而产生关节疼痛等一系列症状。舒适度对患者能否坚持治疗十分重要,所以下颌定位一定要遵从患者下颌可动度的个体差异性,兼顾下颌前伸及打开咬合的程度。本研究显示,上气道的上部变化较大,下部变化较小,口腔矫治器致下颌前移治疗 OSAS 对气道上部发生阻塞治疗效果较好,而对下部发生阻塞效果较差。下颌具体移动的位置是:矫治器的设计以达到前牙对刃及前牙咬合打开 2~3 mm、后牙咬合打开 3~4 mm 最为合适,这样既可以达到解除阻塞的目的,又不会产生严重的关节症状,以提高矫治效率。

5 结论

(1)将下颌前移到对刃颌位后,前牙咬合打开 2~3 mm、后牙咬合打开 3~4 mm 最为合适,使下颌产生向前下方的移位;使舌骨、舌根及舌体前移,从而解除上气道的阻塞,可以达到治疗 OSAS 的目的。

(2)下颌前移后可引起上气道及周围结构形态的变化,是治疗 OSAS 行之有效的途径之一。

(3)下颌前移后,软腭的移动在口腔矫治器致下颌前移治疗 OSAS 中起到了重要作用。

（4）下颌前移:通过舌体前移达到治疗目的,舌体大小没有发生变化。

（5）下颌前移后,舌骨向上移动的方向及距离是治疗 OSAS 成功的一个关键点。

（6）下颌前移治疗 OSAS 对气道上部发生阻塞治疗效果较好,对下部发生阻塞效果较差。

中英文缩略词表

英文缩写	英文全称	中文全称
AHI	apnea hypopnea index	呼吸暂停低通气指数
AI	apnea index	呼吸暂停指数
CCT	cine computed tomography	电影 CT
CFPMM	computer assisting fiberoptic pharyngocopy with Muller maneuver	计算机辅助纤维喉镜检查结合 Muller 氏检查法
CM	cast measurement	模型测量
CRM	cephalometric roentgenogram measurement	X 线头影测量
DA	dental appliances	口腔矫治器
EBCT	electron beam computed tomgraph	高速 CT
FPMM	flexible pharyti—goscopy with them Muller maneuver	纤维支气管镜 Muller 氏检查法
HB	hyoid bone	舌骨
MA	mandibular advancement	下颌骨前移
MAD	mandibualar advancement device	下颌前移器
MP	mandible plane	下颌平面
MRI	magnetic resonance imaging	核磁共振
OSAS	obstructive sleep apnea syndrome	阻塞性睡眠呼吸暂停综合征
PSG	polysomnography	多导睡眠监测法
SAS	sleep apnea syndrome	睡眠呼吸暂停综合征
SPL	soft palate lift	软腭上抬器
TRD	tongue retaining dervice	舌前移器
UA	upper airway	上气道
UARS	upper airway resistance syndrome	上气道阻力综合征
UPPP	uvulopalatopharyngoplasty	悬雍垂腭咽成形术

参考文献

[1] 马丹,沈继奋.阻塞性睡眠呼吸暂停综合征生存质量研究进展 [J].国外医学呼吸系统分册,2003,23(2):70-73.

[2] Gastault H,Tassinaric,Duron B. Polygraphic study of the episodic diurnal and nocturnal(hyomic and respiratory) manifestations of the Pickwick syndrome[J]. Brain Res, 1966,2:167.

[3] Guilleminault C,Tilkian A G,Dement W C. Sleep apnea syndromes [J]. Annu Rev Med,1976,27:465.

[4] Young T, Palta M, Dempsey J, et al. The occurrence of sleep-disordered breathing among middleaged adults[J]. N Engl J Med, 1993,328:1230-1235.

[5] Garefa-Rfo F,Racionero M A,Pino-Garefa J M,et al. Relation-ship between systemic blood pressure a nocturnal epinephrine in obstructive sleep apnea syndrome[J]. Chest,1997,112(1):69.

[6] Hung J,Whitford E C,Parsons R W,et al. Association of sleep apnea with myocardial infraction in rilen[J]. I ancet,1990,336(4):261-264.

[7] 刘卓拉,王蓓,付娟,等.阻塞性睡眠呼吸暂停综合征患者抗 β_1 肾上腺素能受体与 M_2 胆碱能受体自身抗体的初步研究[J].中华结核和呼吸杂志,1999,22(10):590.

[8] 张麟,张健,陶贞寅,等.高血压性心脏病抗G-蛋白偶联 β_1-肾上腺素能受体与 M_2-胆碱能受体自身抗体的初步研究[J].高血压杂志,1998,6(1):5-8.

[9] Thorpy M J,Iedereieh P S,Buraek B. Death in patients with obstructive sleep apnea [J]. Sleep Ras,1990,19(4):301-303.

[10] Douglas N J, Calverey P M,Leggett R J, et al. Transient hypoxemia during sleep in chronic bronchitis and emphysema [J]. Lancet,1979,1(8106):1-4.

[11] Fletcher E C,I evin D C. Cardiopulmonary hem xiynamics during sleep in subjects with chronic obstructive pulmonary disease:The effect of short and longterm oxygen[J]. Chest,1984,85(1):6-14.

[12] Douglas N J. Sleep in patients with chronic obstructive pulmonary disease [J]. Clin Chest Med,1998,19(1):115-125.

[13] Grunstein R R,Ho K Y,Sullivan C E. Acromegaly in sleep apnea [J]. Ann Intern Med,1991,115(7):527-532.

[14] Raiagopat K P,Abbrecht P H,Derderias S S,et al. Obstructive sleep apnea in hypothyroidism[J]. Ann Intern Med,1984,101(4):471-474.

[15] Skjodt N M ,Atkar R,Easton P A. Screening for hypothyroidism in sleep apnea[J]. Am J Respir Crit Care Med,1999,160(2):732-735.

[16] 童茂荣,夏锡荣,曹鄂洪,等.阻塞性睡眠呼吸暂停为胰岛素抵抗及糖代谢异常的独立致病因子[J].解放军医学杂志,1998,23(6):428.

[17] 童茂荣,曹鄂洪.睡眠呼吸紊乱基础与临床[M].第1版.北京:人民军医出版社,2001:232-237.

[18] Waldom Re. Sleep apnea syndrom[J]. Am Fsm physician,1985,32:149.

［19］张宝泉,黄席珍.第五届睡眠呼吸障碍世界大会内容简介[J].中华鼻咽喉科杂志,1998,33(5):293.

［20］Goldberg A N. Schwab R J. Identifying the patient with sleep apnea:Upper airway assessment and physical examination [J]. Otolaryngol Clin North Am,1998,31(6):919–930.

［21］Meier Ewert K,Schafer H,Klob W. Treatment kf sleep apnea by a mandibular protract–ing devicr[J]. Munich,Berichtsband 7ᵗʰ European Congress on Sleep Research. 1984:217.

［22］刘月华,曾祥龙,傅民魁,等.口腔矫治器治疗阻塞性睡眠呼吸暂停综合征[J].中华口腔医学杂志,1996,31(1):13–15.

［23］Petitjean T,Chammas N, Langevin B, et al. Principles of mandibular advancement device applied to the therapeutic of snoring and sleep apnea syndrome[J]. Sleep,2000,23(S):166–171.

［24］Friedlander A H,Walker L A, Friedlander I K, et al. Diangosing and comanaging patients with obstructive sleep apnea syndrome[J]. J Am Dent Assoc,2000,131:1178–1184.

［25］George P T. Selecting sleep–disordered–breathing appliances. Biomechanical considerations[J]. J Am Dent Assoc,2001,132:339–347.

［26］Lowe A A,Sjoholm T T,Ryan C F,et al. Treatment, aieway and compliance effects of a titratable oral appliance[J]. Sleep,2000,23(Suppl 4):172–178.

［27］Liu Y,Zeng X,Fu M,et al. Effects of oral a mandibular repositioner on obstructive sleep apnea[J]. Am J Orthod Dentofacial Orthop,2000,118:248–256.

［28］Masumi S,Nishigawa K,Williams A J,et al. Effect of jaw position and posture on forced inspiratory airflow in normal subjects and patients with obstructive sleep apnea ［J］. Chest,1996,109:1484–1489.

［29］L' Estrange P R,Battagel J M,Harkness B,et al. A method of studying adaptive changea of the oropharynx to variation in mandibular position in patients with obstructive sleep apnoea ［J］. J Oral Rehabic,1996,23:699–711.

［30］Ferguson K A,Love L L,Ryan C F. Effect of mandibular and tongue protruision on upper airway size during wakefulness[J]. Am J Respir Crit Care Mad,1997,155:1748–1754.

［31］Loube M D I,Strauss A M. Survey of oral appliance prantice among dentists treating obstructive sleep apnea patients[J]. Chest,1997,111:382–386.

［32］傅民魁,田乃学.口腔X线头影测量理论与实践[M].北京:人民卫生出版社,1992:1–2.

［33］关建,殷善开,庄奇新.X线头影测量在阻塞性睡眠呼吸暂停综合征中的应用[J].国外医学耳鼻咽喉科学分册,2001,25(5):277–281.

［34］张佐.多学科协同治疗SAS的理想模式[J].口腔正畸学杂志,1998,5(增):90.

［35］黄席珍.睡眠呼吸障碍诊治的新进展[J].中国实用内科杂志,1998,18(4):195–205.

［36］谭穗平, 卢永田. 纤维内窥镜检查筛选 UPPP 病例 ［J］. 山东大学基础医学院学报,2003,17(3):146–147.

［37］ Lowe A A,Santamaria J D,Fleetham J A,et al. Facial morphology and obstructive sleep apnea［J］. Am J Orthod Dentofac Orthop, 1986,90:484.

［38］ Bacon W H,Turlor J C, Krieger J,et al. Cephalometric evaluation of pharyngeal obstructive in patient with sleep apnea syndromes［J］. Angle Orthod, 1989,60:115.

［39］ Tangugsorn V,Skotvedt O,Krogstad O,et al. Obstructive sleep apnea Part Ⅱ ［J］. Uvuloglossopharyngeal morphology. Eur J Orthod, 1995,17:57.

［40］ 张佐,王丽萍,苏颖,等. 弹性口腔矫治器治疗阻塞性睡眠呼吸暂停综合征［J］.华西口腔医学杂志,2003,21(增):45–47.

［41］ 闵密克, 马超武.阻塞性睡眠暂停—低通气综合征与上气道结构的关系 ［J］.临床军医杂志,2005,33(2):250–253.

［42］ Simmons F,Guillrminault C,Silvestri R. Snoring and some obstructive sleep apneas can be cured by ropharyngeal surgery［J］. Arch Otolaryngol,1983,109:503.

［43］ Fujita S,Conway W,Zorick, et al. Surgical correction of anatomic abnormalities sleep apnea syndrome: uvulopalatopharyngoplasty［J］. Otolaryngol Head Nrck Surg,1981,89:923.

［44］ 刘月华,曾祥龙,傅民魁,等.口腔矫治器治疗阻塞性睡眠呼吸暂停综合征的疗效分析［J］.中华口腔医学杂志,1998,33(6):50–53.

［45］ Bear S E,Priest J H. Sleep apnea sydrom: correction with surgical advancement of the mandible［J］. Joral Surg, 1980,38:543.

［46］ 黄敏方.口腔矫治器治疗阻塞性睡眠呼吸暂停综合征新进展 ［J］.广西医学,2005,27(5):704–705.

［47］倪炳华.阻塞性睡眠呼吸暂停综合征患者手术前后腭咽测量及临床意义［J］.中国临床解剖学杂志,2000,18(4):349–350.

［48］温伟生,胡敏,柳春明,等.不同体位下软腭位置与腭后气道的相关性研究［J］.军医进修学院学报,2001,22(1):57–59.

［49］ Fleury B. Pharyngeal muscles and sleep obstructive apnea syndrome ［J］. Rev–Mal–Respir,1999,16(1):51–56.

［50］ Fleury B, Hausser–Hauw C,Chabolle F. Obstructive sleep apnea syndrome and the upper airway muscles［J］. Rev Neurol (Paris),2001,157(11):72–77.

［51］ Wheatley J R, Amis T C. Mechanical properties of the upper airway ［J］. Curr Opin Pulm Med,1998,4(6):363–369.

［52］ Lowe A A. The tongue and aurway［J］. Otolaryngnlogic chnics North America,1990,23(4):677.

［53］ DeBerry Borowiecki B, Kukwa A,Blanks R H. Cephakmecncanalysis for diagnosis and treatment of obstructive sleep apnea［J］. Laryngoscope,1988,98:226.

［54］ Duron C,Brodie A. Growth behavor of the hyoid［J］. Angle Orthod,1962,32:193.

［55］Van de Graaff W B, Gottfried S B,Erik de LunTeren J M, et al. Respiratory function of hyod muscles and hyoid arch［J］. J Apph Physical,1984,57:197.

［56］Marklund M,Persson M,Franklin K A. Treatment success with a mandibular advancement device is related to supinedependent sleep apnea［J］. Chest, 1998,114(6):1630.

［57］O'Sullivan R A,HiUman D R,Mateljan R, et al. Mandibular advancement splint:an appliance to treat snoring an d obstructiveslep apnea［J］. Am J Respir Crit Care Med,1995,151(1):194.

［58］Clark G T,Blumenfdd I,Yoffe N, et al. A crossover studycomparing the efficacy of continuous positive airway pressure with anterior mandibular positioning devices on patients with obstructive slep apnea ［J］.Chest,1996,109(6):1477.

［59］M. man R P, Rosenlg C L. Are oral appliances a substitute for nasal positive airway pressure? ［J］. Thorax, 2002,57(4):283.

［60］Eveloff S E. Treatment of obstructive sleepapnea:no longer just a lot of hotair ［J］. Chest, 2002,121 (3):674-677.

（张 佐 李松青 赵燕玲）

健康成人上气道及周围结构的三维
有限元模型的建立

【摘要】

目的：阻塞性睡眠呼吸暂停低通气综合征(OSAHS)在人群中发病率较高，严重影响患者的生活质量和身体健康。上气道任何部位的狭窄或阻塞均可导致 OSAHS 的发生，而健康成人上气道形态的研究是 OSAHS 研究的基础，因此利用薄层 CT 扫描技术结合图像处理软件 Mimics 13.0 和有限元分析软件 Ansys 8.0 建立健康成人上气道及周围结构的三维有限元模型，为研究 OSAHS 奠定形态学的基础。

方法：选择一名牙列完整的健康青年男性志愿者作为测试对象，运用薄层 CT 扫描技术对测试对象的上气道及周围结构进行连续扫描，层厚 0.625 mm，共得到 CT 图像 177 层。所得图像以 DICOM 格式数据文件刻录存盘，并导入 Mimics 13.0 软件和 Ansys 8.0 软件，建立健康成人上气道及周围结构的三维有限元模型。

结果：建立了与解剖结构高度相似的健康成人上气道及周围结构的三维有限元模型，采用 10 节点的 Solid 92 四面体单元划分网格。骨：18594 单元，3588 节点；软组织：29991 单元，5622 节点；气道：14447 单元，2939 节点。

结论：薄层 CT 扫描技术与图像处理软件 Mimics 13.0 和有限元分析软件 Ansys 8.0 相结合，建立健康成人上气道及周围结构的三维有限元模型，建模效率高、速度快，模型的几何相似性好、使用灵活，为后期 OSAHS 的研究奠定了基础，此模型可以作为今后深入研究 OSAHS 的原始模型，为 OSAHS 的研究提供新的方法和途径。

【关键词】 上气道；三维有限元模型；薄层 CT；Mimics 软件；Ansys 软件

Construction of the Three-dimensional Finite Element Model of the Upper Airway and Vicinity Structure of a Healthy Adult

ABSTRACT

Objective: There is a high incidence of obstructive sleep apnea and hypopnea syndrome(OSAHS)in common people, it affects patient's living quality and health severely. It can lead to obstructive sleep apnea and hypopnea syndrome when anywhere is narrow or block in upper airway. It is a basis to study healthy adult's upper airway for studying upper airway of a patient of OSAHS. Our study was to construct a three-dimensional finite element model of the upper airway and vicinity structure of a healthy adult.

Methods: We chose a healthy young man who has no tooth lack as a test target. We scanned target's upper airway and vicinity structure continuously with thin-section CT scanning. It was 0.625 mm per section and obtained 177 section images. The images preserved in DICOM pattern. The section images of a healthy adult's upper airway acquired by thin-section CT scanning and digital image processing were utilized to construct a three-dimensional finite element model by Mimics and Ansys software.

Results: A satisfactory three-dimensional finite element model of a healthy adult's upper airway and vicinity structure was constructed which including bone: 18594 elements, 3588 nodes; soft tissue: 29991 elements, 5622 nodes; upper airway: 14447 elements, 2939 nodes.

Conclusion: It is feasible, accurate and flexible to establish the three-dimensional finite element model of a healthy adult's upper airway and vicinity structure by means of thin-section CT scanning technology and Mimics and Ansys software. It is a basis for more analysis of OSAHS.

Key words: upper airway; three-dimensional finite element model; thin-section CT; Mimics software; Ansys software

1 引言

上气道（upper airway）是指鼻咽顶至环状软骨下端之间的上呼吸道，它是人体内气体进出的通道。特殊的解剖结构，使其成为阻塞性睡眠呼吸暂停低通气综合征（obstructive sleep apnea and hypopnea syndrome，OSAHS）发病的重要部位。上气道中的咽部是气道中的软性管道，其上的鼻腔和其下的气管都由骨性或软骨性结构支撑，而咽部缺乏骨性或软骨性结构的支撑，因此咽部的解剖结构决定了咽部是 OSAHS 患者上气道发生阻塞的重要区域。呼吸道畅通，呼吸运动才可正常进行，如果通道受阻，就会引发病变。OSAHS 发生的主要机制是在睡眠期间由于多种原因引起上气道阻塞或通气不畅，造成呼吸暂停，导致低通气及睡眠紊乱。上气道通畅或塌陷是上气道内负压与上气道扩张肌功能相互拮抗的结果。吸气时横膈肌及肋间肌的扩胸作用产生上气道内负压，同时上气道扩张肌随呼吸周期有节律地收缩对抗负压以维持上气道通畅。由各种不利因素导致上气道负压大于扩张肌收缩力时，则上气道塌陷。大量研究证实，绝大多数 OSAHS 患者气道阻塞部位位于上气道中软腭和舌根后方的口咽部。因此，对上气道的研究成为研究 OSAHS 发生机制的重要方面。OSAHS 由于发病率逐年升高，对健康的危害越来越大，具有潜在的致死性，近年来受到了医学界的广泛重视，而作为健康人群的上气道研究也逐渐得到重视。只有以健康人群的上气道研究为对照，才能显示 OSAHS 患者上气道的异常。深入研究健康人群与 OSAHS 患者上气道的差异，才可能找到 OSAHS 可能的致病原因，为治疗提供指导。

睡眠呼吸暂停综合征（sleep apnea syndrome，SAS）由美国学者 Guilleminault 于 1976 年首次提出，其定义为：在大约 7 小时的睡眠中，反复发生呼吸暂停在 30 次以上或平均每小时睡眠呼吸暂停超过 5 次以上。睡眠呼吸暂停可分为三种类型，即阻塞型、中枢型、和混合型，其中以阻塞型最多见。临床上绝大多数呼吸暂停患者同时伴有低通气（hypopnea）。低通气指口鼻腔呼吸气流降低 50% 以上，并伴有 4% 以上的血氧饱和度下降。近年来学者们多采用阻塞性睡眠呼吸暂停低通气综合征（OSAHS）这一概念[1]。OSAHS 以睡眠期间上气道反复发生阻塞引起呼吸暂停为特征，导致低通气及睡眠紊乱，一般表现为睡眠打鼾、低氧血症及白天嗜睡等，在人群中发病率较高，严重影响患者的生活质量和身体健康。Young 的流行病学调查结果显示[2]，在美国 OSAHS 的发病率男性为 4%、女性为 2%，尤其以中老年肥胖男性居多。高雪梅等的调查结果显示，我国 OSAHS 的患病率约为 3.1%[3]。临床统计结果显示，未经治疗的 OSAHS 患者 5 年病死率高达 11%~13%,全球每天约有 3000 人的死亡与 OSAHS 有关。作为一种发病率高且严重影响人类生活甚至威胁患者生命的疾病,OSAHS 近年来已经引起了国内外学者的高度重视。近年来,随着多学科研究的深入,OSAHS 被认为可能是高血压、肺心病及脑梗死等心脑血管系统疾病的病因所在,患者由于睡眠期间长期低氧继而诱发全身性病变,引起心、脑、肾等并发症,甚至猝死。因此,可以认为 OSAHS 是一种有潜在致死性的睡眠呼吸紊乱性疾病。OSAHS 患者工作效率下降,占用医疗资源和交通事故的发生率也明显高于正常人群,因而其危害性逐渐引起了人们的高度重视,对 OSAHS 患者的诊治工作也日益受到医学界的重视。OSAHS 的发生受多种因素的影响,其中上呼吸道解剖性狭窄是其主要发病原因之一[4]。一般认为上气道形态及其周围组织结构异常是 OSAHS 重要的发病机制[5]。上气道任何部位的狭窄或阻塞都可以导致 OSAHS 的发生。因而许多学者对 OSAHS 的研究集中在上气道狭窄或阻塞。大量研究证实,绝大多数 OSAHS 患者气道阻塞的部位主要位于软腭和舌根后方的口咽部,并在多数情况下为阻塞性呼吸暂停的始发部位和主要阻塞部位,因此口咽部成为众多学者研究 OSAHS 的重点内容。由于上气道位置隐蔽、解剖结构复杂,借助二维或三维影像学检查可对上气道大小及其周围结构进行定量分析,有助于确定上气道的狭窄或阻塞部位,为制订正确的治疗方案提供重要参考。20 世纪 80 年代以来,人们对上气道形态的认识,随着多种影像学研究手段的介入而逐步深入。针对上气道的狭窄或阻塞,目前学者们采用的影像学研究方法主要包括 X 线头影测量法、计算机体层扫描技术(CT)和核磁共振技术(MRI),借助这些影像学研究手段来探讨 OSAHS 患者上气道的解剖形态特点及阻塞部位[6~9]。与 OSAHS 患者相比,健康人群的上气道及周围组织形态则缺乏研究。曾祥龙、高雪梅指出[10],无鼾人群上气道形态是 OSAHS 研究的基础,只有以无鼾人群为背景,才能显示 OSAHS 患者上气道的异常。无鼾人群上气道的性别差异、增龄变化等对 OSAHS 患者群体也具有非常重要的参考意义。无鼾人群上气道及周围组织形态存在与 OSAHS 患者类似的解剖特点,反映了上气道随各种生理因素的变化而变化;同时又存在与 OSAHS 患者的显著差异,反映了解剖形态异常是重要的致病因素。既往研究证明,健康人群和 OSAHS 患者的上呼吸道各部位测量值存在明显差异[11-12]。健康人群上气道结构正常值可以为 OSAHS 的进一步研究及临床诊断治疗提供参考依据。既往国内外缺乏专门针对无鼾人群上气道的研究,现有的大部分资料来自研究 OSAHS 时设立的对照组,仅有少数研究主要以无鼾人群作为研究对象。以往的研究文献中,虽然有些研究建立了上气道及周围结构的正常参考值,但大多以研究 OSAHS 时设立的对照组作为数据来源,不仅样本量小,而且各研究间采用的方法不同,加上种族和地区差异,使得这些参考值相互之间缺乏可比性。

至今,在 OSAHS 的诊断和治疗方面,诊断 OSAHS 的"金标准"仍为多导睡眠图(polysomnography,PSG),此检查要求训练有素的技术人员在实验室对 OSAHS 患者进行整夜睡眠监测,监测内容包括呼吸运动、SaO$_2$ 和脑电检查情况等。目前治疗 OSAHS 的方法有:(1)一般治疗,包括减肥、改变睡眠体位、戒烟戒酒;(2)器械治疗,常用的有正压通气治疗;(3)口腔矫治器治疗;(4)药物疗法;(5)手术疗法等。总体可分为非手术治疗和手术治疗两类。在非手术治疗中,经鼻或口鼻面罩持续无创气道正压通气治疗(continuous positive airway pressure,CPAP)的原理是通过机械泵将空气压缩、湿化后经患者戴用的鼻面罩以正压(范围 2~20 cmH$_2$O)输入上气道,此法是目前治疗 OSAHS 最有效的非手术方法,但由于需要专门设备、专业技术人员进行操作而限制了其应用。在非手术治疗中采用较多、较易被患者所接受的方法是口腔矫治器治疗。口腔矫治器(OA)被广泛用于治疗轻、中度 OSAHS 患者,其优势在于安全、无创伤、治疗可逆、体积小、使用方便并且价格低廉,其中以下颌前移式口腔矫治器最为常用。其治疗原理可能是:通过前伸下颌,改变下颌、舌、软腭和腭垂的位置关系,稳定下颌和舌,增加舌肌张力,从而达到扩大和稳定气道的目的。下颌前移可以影响上气道的形态,使得包括腭咽和舌咽在内的多个区域出现三维方向的形态变化,这种变化构成了口腔矫治器治疗 OSAHS 的形态基础[13]。手术治疗 OSAHS 的目的在于消除或减轻使上气道阻塞的各种异常解剖或病理因素,增加上气道的稳定性。常用的手术方法有扁桃体及腺样体切除术、鼻腔手术、舌成形术、腭垂—腭—咽成形术、气道造口术以及正颌外科手术。手术治疗 OSAHS 需要在术前对患者上呼吸道的狭窄或阻塞部位做出正确的定位,以确保手术的疗效,但手术存在并发症且手术的疗效尚不十分满意,尚不能治愈所有类型的 OSAHS 患者。目前诊断 OSAHS 的"金标准"PSG,既耗时,费用又高,大多数患者从未到医院诊治,使得以多导睡眠监测为基础的 OSAHS 研究很受限,因此人们希望寻找一种更加简便有效的手段研究 OSAHS,为 OSAHS 的治疗提供指导,为口腔矫正器治疗 OSAHS 提供有力的理论支持。而且随着 OSAHS 发病人数逐年增多,其危害性越来越被人们所认识,积极寻找其他方便、经济、快捷的研究方法,对目前我国人口众多、医疗资源有限的现状尤为重要。目前研究 OSAHS 较多采用的影像学研究方法如 X 线头影测量法、CT 和 MRI,因其对人体有一定放射线损害,有时需诱导患者进入睡眠以诱发阻塞性睡眠呼吸暂停,操作上存在一定不便,且重复性差,因而给研究 OSAHS 带来许多困难,因此人们希望寻找一种可以重复操作的手段来研究 OSAHS。近年来随着计算机运算速度的加快及计算方法的不断进步,利用计算机进行数字化医学研究已成为当今医学研究的一个热点。基于计算机技术的理论应力分析方法——三维有限元分析方法因具有实验应力分析方法无可比拟的优越性而被学者们大量运用。目前,有限元分析法已经逐渐成为力学研究中最为重要的分析方法,在生物力学研究中得到了广泛的应用。有限元分析法作为理论应力分析方法,其基本原理是将连续的结构分割为有限个单元,以单元的组合体替代原结构,进行力学分析。与实验应力分析方法相比,其特点和优点在于被分析的结构可具有任意形状、不同的组成材料和各种边界条件,一旦建立了有限元模型,可方便地探讨各种不同的加载状况。与传统实验应力分析相比,有限元分析方法具有很多的优点:(1)可以准确地表达和分析任何复杂几何形状和边界条件的研究对象;(2)可以对同一模型中力学性质不同的材料进行分析;(3)可以对模型进行复杂载荷的分析;(4)模型可以反复使用而不改变其力学性质;(5)可根据研究需要对模型进行修改,并保证模型和加载条件的同一性;(6)借助计算机处理庞大的数据,计算结果准确,省时省力。运用有限元分析方法建立的模型与实物具有空间结构及解剖形态的相似性,模型可任意旋转观察、切割及调整,已在口腔医学领域广泛应用。而快速、准确地建立组织结构高度相似的三维有限元模型是有限元研究的首要问题,是进行三维有限元分析的基础。由于上气道结构复杂,目前国内外学者采用三维有限元的研究方法建立上气道模型进行 OSAHS 的研究还鲜见报道。

2005 年,哈佛大学医学院学者 Yaqi Huang 等用建立正常人上气道有限元模型来研究解剖因素对咽部塌陷的影响[14],建立的模型是二维结构的有限元模型,包含的组织有硬腭、软腭、舌体、咽腔及会厌软骨等,他指出有限元模型是一种推进研究理解 OSAHS 及其各种不同治疗方法的重要工具。2005 年国内学者孙秀珍等做了人体上呼吸道三维有限元重建与流场数值模拟的研究[15],采用表面重建的方法利用 CT 扫描数据对 5 名健康志愿者(上呼吸道常规体检均未见明显异常,均无打鼾史)的上呼吸道进行了三维重建和相应的有限元剖面,得到的有限元模型在形态上能较真实地反映出上呼吸道的解剖结构特征;应用此模型对上呼吸道的流场进行了数值模拟,模拟的结果能够较好地符合实际资料,证实了重建上呼吸道结构和数值模拟方法的可行性。它的特点是可以排除物模试验中各种不确定的干扰因素,能捕捉到通过实验很难观测到的现象,进而可以为 OSAHS 的研究提供一种高效的分析方法。2009 年北京大学工学院生物医学工程系的荣起国、赵雪岩等学者做了阻塞性睡眠呼吸暂停综合征的生物力学研究[16],利用 CT 扫描数据，将所获得的 DICOM 影像学数据以 CT 无损压缩的方式导入 Mimics 10.0 软件和 Ansys 软件，建立了一个由硬腭水平位置至气管约第 2、3 软骨下端的人体上气道三维有限元模型，采用睡眠呼吸暂停综合征（OSAS）事件发作期间上气道内典型压力曲线和最大压力曲线，分别对模型上气道表面施加动态载荷，分析解剖结构和生理过程之间的关系，计算结果表明在 OSAS 事件发作期，最易发生塌陷的部位是软腭后区，其次是舌后区和会厌后区；正常的上气道解剖结构在异常的压力作用下仍然可能发生狭窄和塌陷；OSAS 事件发作期的呼吸过程中，软腭后区、舌后区、会厌后区等各个平面的前后径变化均大于左右径的变化，这些结论与既往的研究结果一致。他们的研究结果还包括解剖结构异常不是 OSAS 发病的必要条件，这与既往众多学者的研究结果不一致。究竟解剖结构异常是不是 OSAS 发病的必要条件，此二者何为因何为果，需要在今后继续深入研究去证实。

这些研究结果都是以健康人的上气道为研究对象，Yaqi Huang 等采用 MRI 扫描数据建立了健康人上气道的二维有限元模型，研究解剖因素对咽部塌陷的影响。他们所建模型的缺陷是二维结构，不能反映真实的上气道形态，因而所得结果对 OSAHS 的研究意义有限。孙秀珍等建立的人体上呼吸道的三维有限元模型，只包含了上气道及相邻的黏膜等软组织，是为了应用此模型对上呼吸道的流场进行数值模拟，找出气流的流动与上呼吸道状态之间的规律性关系，进而为临床提供一种理论判断方法，这对有关上呼吸道疾病的早期预测、预防以及矫正手术的量化分析具有一定的研究价值。荣起国、赵雪岩等建立的人体上气道三维有限元模型，包含了头颈部所有的肌肉软组织及骨骼结构，采用 OSAS 事件发作期间上气道内典型压力曲线和最大压力曲线，分别对模型上气道表面施加动态载荷，分析解剖结构和生理过程之间的关系。在这些 OSAHS 研究课题中，所有研究者的目光都集中在上气道内气流压力的变化引起气道的形态改变上，关注的重点是气道气流压力变化对上气道的影响方面，而对 OSAHS 发病机理及引起气道结构形态改变的外力因素没有涉及。这些上气道模型的缺陷在于仅仅着眼于患者气流的变化，而对引起气流变化的原因没有涉及，因此对发病机理的研究没有特别显著的推动作用。我们拟建立的健康成人上气道及周围结构的三维有限元模型是以 CT 扫描图像为数据，建立包括下颌骨、舌骨、气道及周围软组织等在内的有限元模型，后续研究中直接加力于下颌骨及舌骨上，观察上气道的形态变化，利用三维有限元方法研究 OSAHS 的发病机理，为口腔矫治器治疗 OSAHS 提供理论依据。

综上所述，由于 OSAHS 的发病率逐年升高，对人们健康的危害性越来越严重，而在 OSAHS 的检查、诊断、治疗方面仍然存在许多不能令人满意之处,并且作为 OSAHS 的研究基础,对健康成人上气道形态结构的研究还远远不够,现有 OSAHS 所建立的有限元模型还有许多不足,因此我们拟采用三维有限元的研究方法,运用计算机图像处理功能,结合薄层 CT 断层扫描技术,建立健康成人上气道及周围结构的三维有限元模型,利用此模型研究健康成人上气道的形态和功能变化,并结合 OSAHS 患者上气道及周围结构的三维有限元模型进行对比观察,研究 OSAHS 可能的发病机制,为治疗提供理论指导,并为临床采用口腔矫治器治疗 OSAHS 提供更加丰富的理论依据,借此寻找一种更为方便、经济、高效的方法研究 OSAHS,并探索一种新的方法和途径。

2 材料与方法

2.1 研究对象和主要设备

2.1.1 研究对象

选择一名牙列完整、面型正常的健康青年男性志愿者作为测试对象。所选健康志愿者,面部左右对称,侧貌协调,无上呼吸道慢性疾病病史,近 3 个月无上呼吸道急性病史,体重指数正常,无打鼾史,既往无上呼吸道外伤和手术史,上呼吸道常规体检均未见异常。

2.1.2 主要设备

螺旋 CT(美国 GE 公司 Lightspeed pro 16 螺旋扫描 CT ADW 4.3 工作站)、Mimics 13.0 软件(materialise's interactive medical image control system)、Ansys 8.0 软件(Analysis System)。

2.2 方法

2.2.1 健康成人上气道及周围结构的三维有限元模型的建立

2.2.1.1 CT 图像数据采集

测试对象为一名牙列完整、面型正常的健康青年男性志愿者,测试对象取仰卧位,身体置于床面中间,下颌骨后缘与 C_2 椎体前缘接近,头部两侧对称,勿吞咽和咀嚼,上下齿自然对合,舌尖抵上切牙舌面。颌平面垂直向下,扫描线与颌平面平行进行扫描,连续扫描,层厚 0.625 mm。扫描范围:环状软骨下端至眼眶下缘。扫描过程中保持测试对象头部位置固定,头部固定后射线方向与测试对象上气道相对位置保持不变,因而保证了输出的每张 CT 片其中心点都通过同一长轴,即每张图像坐标位置相对恒定。选取上气道范围的 CT 图像 177 层。所得图像以 DICOM 格式数据文件刻录存盘。典型层如图 1 所示。

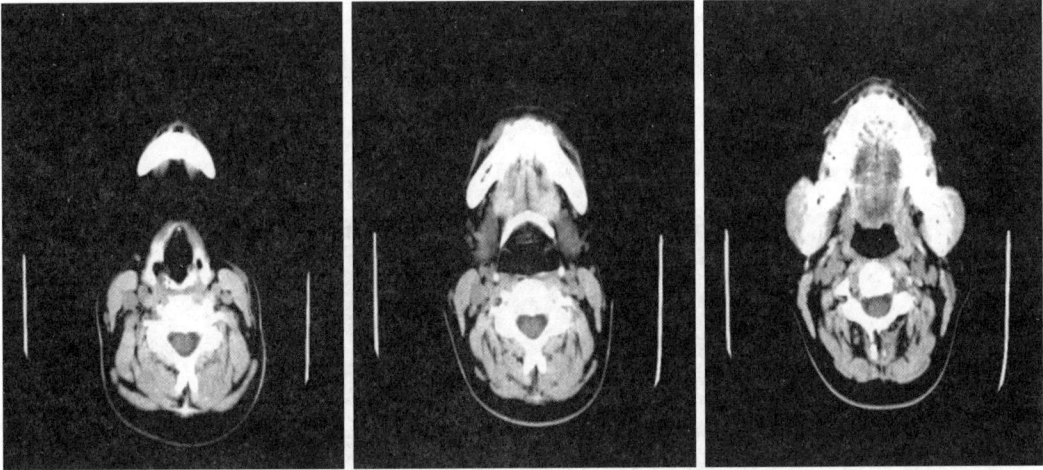

图 1　健康成人上气道及周围结构的 CT 图像

2.2.1.2　Mimics 软件简介

Materialise 公司的交互式医学图像控制系统 materialise's interactive medical image control system（缩写为 Mimics），是显示和分割 CT 图像以及对图像进行三维重建、渲染的交互工具，此软件也可处理 MRI 图像。Mimics 是扫描数据和快速成型 STL 文件格式、CAD 和有限元之间的接口。Mimics 软件是一个拥有三维可视功能的图像处理软件，它支持所有通用的扫描文件格式，另外，作为 CAD 或有限元网格的接口也可用。其结构如图 2 所示。

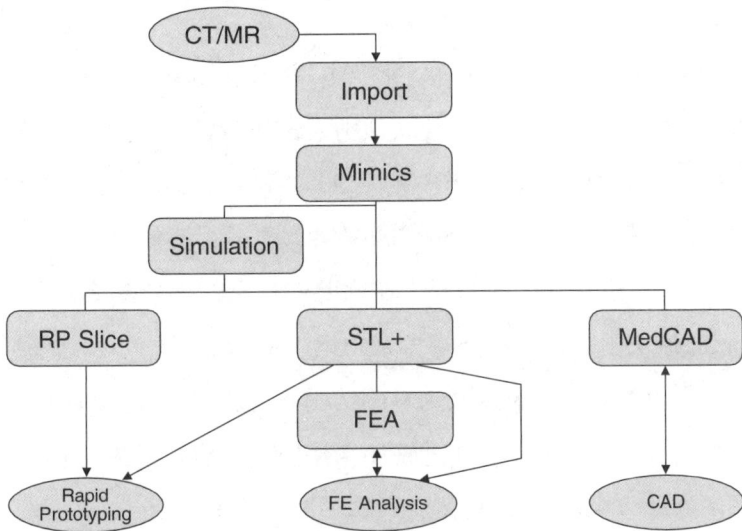

图 2　Mimics 软件模块关系图

2.2.1.3　三维实体模型的建立

将 CT 扫描所获得的 DICOM 格式数据文件导入 Mimics 13.0 软件中，经过转换后即可打开为 3 个视图：矢状面、冠状面和横断面，在 CT 图像上确定需要进行三维成像的组织范围（如图 3 所示）。

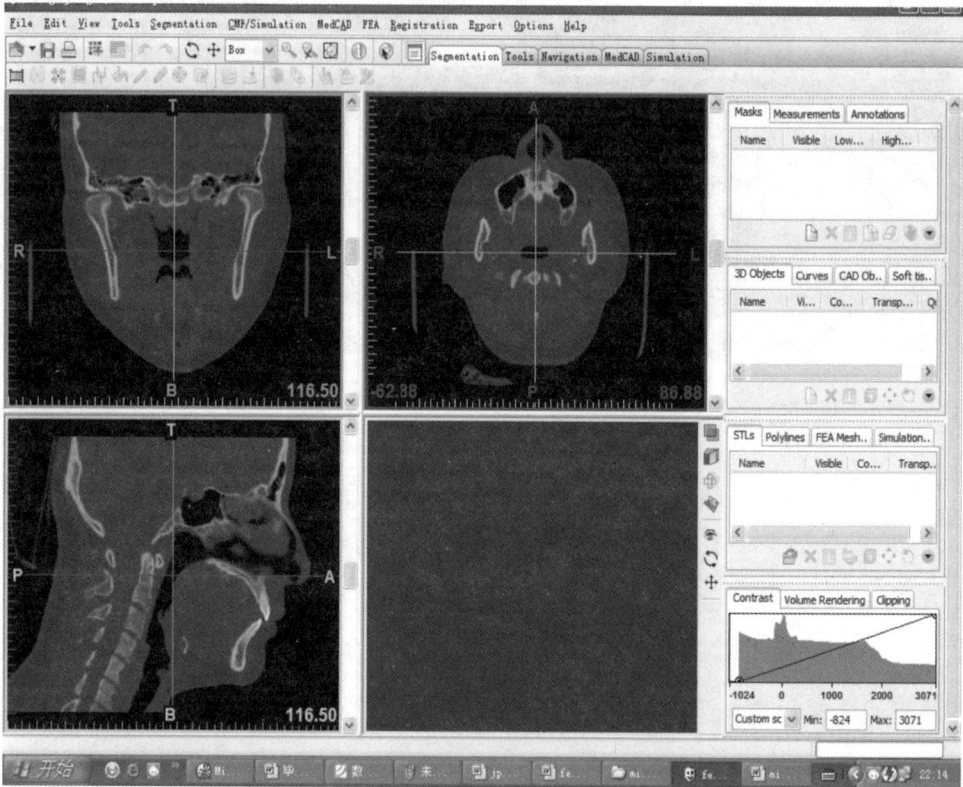

图 3　Mimics 13.0 软件界面

利用 Mimics 13.0 软件自带的阈值分割技术，将所需的组织如骨骼、肌肉、气道等通过不同的灰度值进行边缘自动识别，可以分别识别出骨（bone）：226–3071、软组织（soft tissue）：–188–151 及气道（airway）：–1024–（–490），经过区域生长法将各个目标结构的边缘识别出来，图 4 是软组织（舌体部分）的图像。通过阈值分割只能确定所有相似的组织，但是对于本课题感兴趣的组织而言还需要将多余的部分擦除，为此，在该软件中再利用 Edit mask 模块中的擦除功能将多余的组织擦除，这是一项耗费时间、工作量巨大且需要对所需建模的组织断层图像的解剖结构非常熟悉、将边缘认识清晰的工作。

经过上述编辑方法编辑的图像还无法用于建模，还需要将图像中由于阈值分割而形成的空洞和不光滑边缘进行填充，填充后的图片如图 5 所示。

填充组织后，利用软件自带的计算功能，即可重建出各个组织的三维实体模型。由于上气道周围相关肌肉比较细小而且起止点比较复杂，在普通的 CT 影像下分离每一条关键的肌肉是一件极其困难的事，将本课题所关注的四块肌肉（颏舌骨肌、下颌舌骨

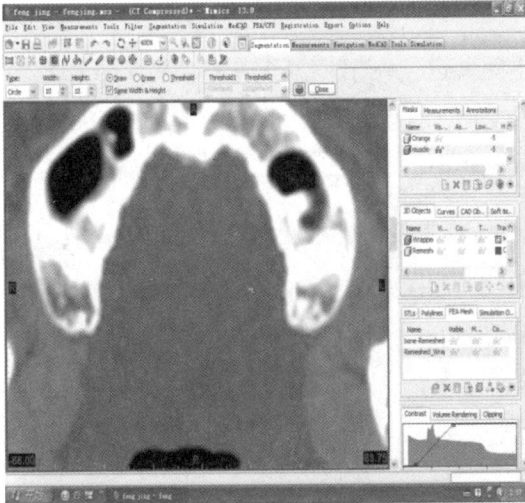

图4　经过区域生长处理后的软组织图片　　　图5　经过空洞填充后的软组织图片

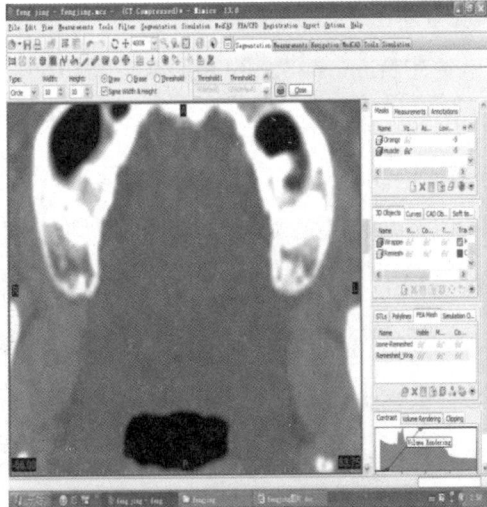

肌、颏舌肌及舌体)分别建模有困难,因此对肌肉的建模采取如下简化方法:将肌肉和周围软组织作为一个整体进行建模,与气道接触处的肌肉边缘由气道的边缘确定,舌体的边缘由下颌骨的边缘确定,建立的实体模型如图6所示。

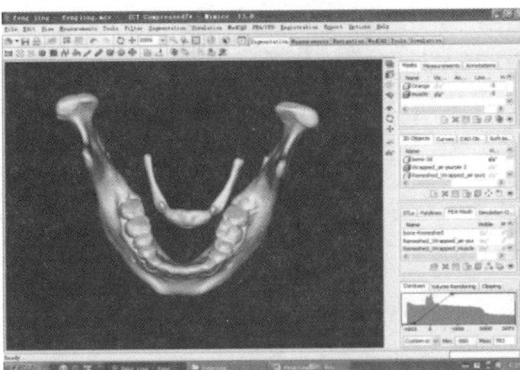

下颌骨、舌骨几何模型　　　　　　　　上气道几何模型

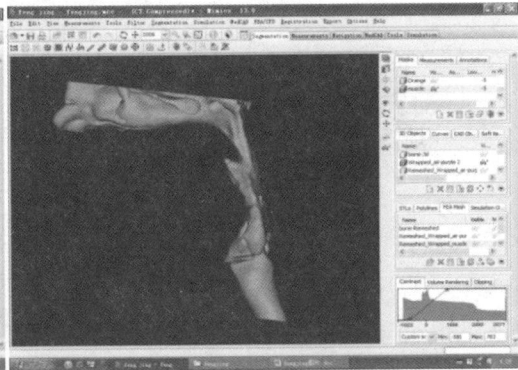

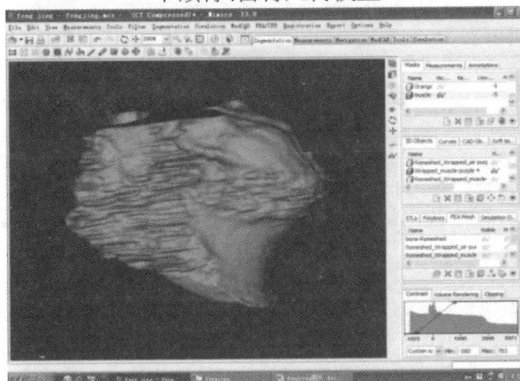

肌肉及周围结构几何模型　　　　　　　组合后几何模型

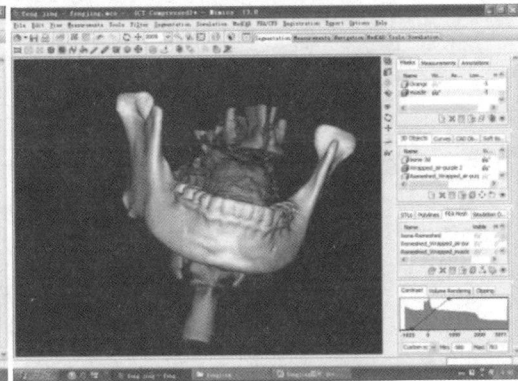

图6　各组织的三维几何模型

2.2.1.4 三维有限元模型的建立

在 Mimics 13.0 的 Remesh 模块中对上述模型进行网格划分工作。通过 Fixing 模块中的光顺处理、减少尖锐面及去除零碎面等工作后,将模型中存在的小的碎片、碎面及尖角等去除,这项工作对后续网格划分极为关键,需要反复做多次才可。模型的光顺处理结束后即可进入网格划分阶段。在此阶段,需要先将几何模型划分为面网格,然后再利用 Mimics 13.0 软件自带的转换功能将面网格转化为体网格,将体网格输出为 Ansys 软件可以识别的格式即可导入有限元分析软件中进行有限元模型的构建。在此模型的构建过程中,为了能利用此模型观察气道的变化情况,需要将模型中的气道先划分网格,在今后的有限元分析中再定义该模型的材料属性为气道。将三种模型导入 Ansys 8.0 软件中,所得骨—软组织—气道的有限元模型如图 7 所示。

所划分的网格单元采用 10 节点的 Solid 92 四面体单元,其划分单元数及节点数分别为:骨 18594 单元,3588 节点;软组织 29991 单元,5622 节点;气道 14447 单元,2939 节点。

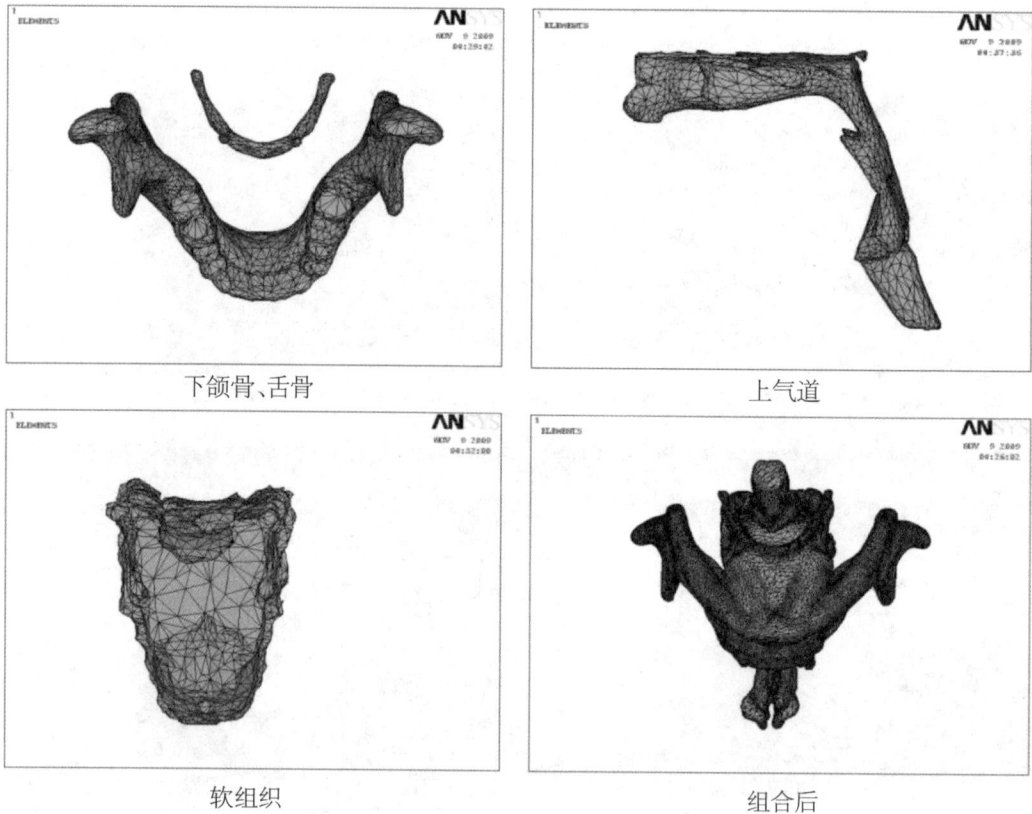

下颌骨、舌骨

上气道

软组织

组合后

图 7　健康成人上气道及周围结构的三维有限元模型

2.2.2 实验条件假设

在本项目中,为了简化分析计算与建模方便起见,在模型的构建中进行了如下假设与简化:

(1)将下颌骨模型全部作为皮质骨进行建模,未对其中的松质骨进行单独建模,因此,该模型会在今后的计算分析中存在微小的误差。

(2)将连接下颌骨和舌骨之间的肌肉作为整体进行建模,没有对连接肌肉和骨之间的骨膜进行建模,只是在模型中对肌肉与骨的连接部分进行了共面处理,在今后的计算分析中也会带来微小的误差。

(3)所有组织都假定为各向同性、均质材料。

2.2.3 模型的边界约束条件

在今后的有限元分析中,此模型作为健康人体模型,可对其进行力学加载以研究上气道在载荷作用下的各种应力及变形行为。由于该项研究的力学因素鲜有文献报道,因此在本模型中可以考虑以下加载方式:

(1)将下颌骨髁突部分进行三维固定,限制其所有自由度,限制下颌骨的刚性移动,而不限制其转动;

(2)为模拟人在睡眠状态下的力学行为,可以考虑下颌骨后移作为加载方式,后续将继续这样的研究。

2.2.4 查阅相关文献,建立健康成人上气道及周围结构的有限元模型

有限元模型所用材料的力学特性如表 1 所示。

表 1 有限元模型所用材料的力学特性

模拟组织	弹性模量/Pa	泊松比	密度/kg·m⁻³
骨组织	1.37×10^{10}	0.30	1.85×10^3
软组织	1.00×10^4	0.45	1.06×10^3

3 结果

本研究采用薄层 CT 扫描技术,对按标准筛选出的健康青年男性志愿者的上气道及周围结构进行连续薄层扫描,层厚 0.625 mm,筛选出目标图片 177 张,所得 CT 图片的数据信息经过 Mimics 13.0 图像处理软件处理,将所需的组织如骨骼、肌肉、气道等通过不同的灰度值进行边缘自动识别,再将薄层 CT 横断面扫描图片进行边缘化处理,得到健康成人上气道及周围结构的三维实体模型,经 Ansys 8.0 三维有限元专用软件处

理,建立包含下颌骨、舌骨、上气道、上气道周围肌肉及软组织的健康成人上气道三维有限元模型,计算机按要求划分网格后,所划分的网格单元采用 10 节点的 Solid 92 四面体单元划分单元和节点,得到的单元数及节点数分别为:骨 18594 单元,3588 节点;软组织 29991 单元,5622 节点;气道 14447 单元,2939 节点。建立的健康成人上气道及周围组织的三维有限元模型与真实的上气道解剖结构具有高度相似的几何形态,获得的模型真实可靠,能够全面准确地再现上气道复杂的结构,模型中的上气道形态、结构完整,数据精确,可任意旋转至各观察角度,亦可进行任意剖面的分割以观察模型内部情况,为后续的力学加载及进一步深入分析奠定了良好的基础。

4 讨论

4.1 上气道大小、形态的影响因素及健康成人上气道的研究意义

上气道是指自鼻咽顶至环状软骨下端之间的上呼吸道,主要作用是人体内气体进出的通道,其特殊的解剖结构,使它成为 OSAHS 发病的重要部位。作为气体通道,上气道自上而下可分为四段:鼻咽段指鼻咽顶至腭平面;腭咽段(又名口咽上段)指腭平面至软腭尖;舌咽段(又名口咽下段)指软腭尖至会厌尖;喉咽段指会厌尖至会厌根。常把腭咽段和舌咽段称作口咽段。

4.1.1 影响上气道大小、形态和稳定性的重要因素

影响上气道大小、形态和稳定性的重要因素是颅颌面骨骼形态结构和气道周围的软组织。上气道大小的异常改变是气道周围软硬组织共同作用的结果。颅颌面骨骼形态结构对上气道大小的影响包括两个方面:一方面,颅颌面骨骼的大小、位置及形态的异常改变了气道局部骨性构架的大小,从而影响上气道的大小、形态;另一方面,颅颌面骨骼形态异常改变了上气道周围相关肌肉的附着位置及功能活动,亦影响上气道的大小和稳定性。决定上气道大小的骨性解剖因素是下颌骨位置与舌骨位置。下颌后缩或小下颌时,颏舌肌的附着点及颏棘点后移,使舌根后移,最终使上气道狭窄。舌骨位置低可能使更多的舌体进入咽腔,造成气道局部狭窄。贾培增、傅民魁、曾祥龙[17]的研究证实,下颌前伸使得舌咽、喉咽和口咽的平均矢状径增大,舌咽和喉咽的最小矢状径也增大。

决定气道大小或是否通畅的最主要、最直接的软组织因素是舌的大小、位置以及舌肌的张力,李长涛等的研究结果(OSAHS 患者舌体长及软腭后间隙小)证实了这一点[18]。颏舌肌是上气道扩张肌群中的重要组成部分,其肌电活性的改变也是导致气道结

构改变的重要原因[18]。下颌舌骨肌参与口底的构成,也可降下颌骨。颏舌骨肌可以牵拉舌骨向前移动,当舌骨相对固定时亦可降下颌骨[19]。

上气道周围骨骼和肌肉共同作用的结果使上气道大小发生改变。既往的许多研究证实这些骨骼和肌肉对上气道和呼吸功能有影响。李长涛等的研究证实上下中切牙越唇倾,下颌体长度越短,呼吸紊乱越严重[20],这与既往研究一致。而下颌后缩的患者具有上下中切牙唇倾、下颌体长度短的特征[21]。曾祥龙、唐志慧的研究[21-22]发现:三种不同矢状骨面型间鼻咽段和腭咽段矢状径无显著性差异,然而从悬雍垂尖向下,随 ANB 角的增大,咽腔矢状径有减小的趋势,Ⅱ类患者的舌咽矢状径小于Ⅲ类患者,悬雍垂尖腭咽深度(U–MPW)和会厌软骨处舌咽深度(V–LPW)也较Ⅲ类患者小,差异接近显著性。这些发现提示,尽管上气道上段(鼻咽、腭咽)的大小与矢状骨面型没有直接的关系,但矢状骨面型会对上气道下段(舌咽)的发育产生较为明显的影响。随着矢状骨面型从Ⅲ类、Ⅰ类至Ⅱ类变化,舌咽矢状径有依次减小的趋势,这与下颌大小、位置有关,即Ⅲ类、Ⅰ类、Ⅱ类矢状骨面型下颌的尺寸逐渐减小、位置逐渐后缩。下颌大小、位置对舌咽发育的影响为临床上 OSAHS 多见于Ⅱ类患者,罕见于Ⅲ类患者提供了解释,同时也为采用下颌前移式口腔矫治器治疗轻中度 OSAHS 患者奠定了理论基础。这些研究均证实上气道大小的改变是下颌骨、舌骨及上气道周围肌肉及软组织共同作用的结果,其中下颌骨的位置变化对上气道大小的影响尤为明显,下颌后缩的患者上气道间隙变小,随着下颌骨的前移,上气道间隙逐渐变大,这为临床上采用多种治疗方法治疗 OSAHS 奠定了理论基础,同时也为我们建立健康成人上气道及周围结构的三维有限元模型及后期力学加载提供了理论指导。本研究旨在通过先建立健康成人上气道及周围结构的三维有限元模型,为进行理论应力分析奠定基础,然后根据下颌骨的移动对上气道大小的影响进行力学加载,在下颌骨上施加一个生物力,使下颌骨后移,运用理论应力分析的方法证实下颌后缩可能是引发 OSAHS 的一个因素,为 OSAHS 的研究提供更丰富的资料。

4.1.2 健康成人上气道的研究意义

随着对 OSAHS 的深入研究,正常颅颌面人群上气道形态结构也越来越受到人们的关注,许多学者[23-24]都认识到探讨正常人群上气道的重要性。研究正常人群上气道结构可以为 OSAHS 的临床诊断治疗提供参考依据,对揭示 OSAHS 的发生机制也具有特殊意义。建立健康人体正常上气道参考值不仅能够为进一步研究 OSAHS 提供正常对照,而且作为参照,可以用于临床工作中。曾祥龙、高雪梅[10]研究指出,无鼾人群上气道形态的研究是 OSAHS 研究的基础部分,只有以无鼾人群为背景,才能显示 OSAHS 患者上气道的异常。我们的研究也是以健康成人为研究对象,利用薄层 CT 扫描技术建立健康成人上气道及周围结构的三维有限元模型,研究健康成人上气道及周围结构的形态及功能变化,为后期的力学分析奠定基础,借助健康成人的上气道模型研究 OSAHS 可能的发病因素,为利用三维有限元的方法研究 OSAHS 进行尝试,并借助此模型与 OSAHS 患者的上气道及周围结构的三维有限元模型进行对比,以便更好地研究 OSAHS。

4.2　影像学方法在上气道研究中的应用

近年来,OSAHS 的发病率越来越高,对人体健康的危害性越来越严重,引起了医学界和 OSAHS 患者的高度重视。国内外学者一直在尝试利用各种手段对 OSAHS 进行研究,包括影像学方法、纤维鼻咽喉镜法、上气道压力测定法、声反射技术等,采用较多的是影像学方法。影像学方法中较多利用 X 线头影测量研究上气道和颅颌面软硬组织的形态结构及利用 CT、MRI 测量无鼾人群和 OSAHS 患者上气道各平面的矢状径和截面积。

4.2.1　X 线头影测量在上气道研究中的应用

X 线头影测量是口腔正畸学领域中一种传统测量手段,被广泛应用于颅面部软硬组织的测量分析,自 1983 年以来,此项技术被引入应用于 OSAHS 患者上气道和颅面软硬组织形态结构的研究[25],探讨疾病的病因,帮助选择治疗措施等。我国学者刘月华等较早开始采用 X 线头影测量对无鼾人群及 OSAHS 患者进行研究,得到了一系列有价值的研究结果。刘月华等通过对正常人群上气道结构的 X 线头影测量研究发现,男性各气道间隙虽大于女性,但代表口咽部气道大小的软腭后上气道间隙(PNS–UPW)、软腭中后气道间隙(SPP–SPPW)以及舌根后气道间隙即生命间隙(PAS)男女间无显著性差异。然而,软腭、舌的长度、厚度、截面积以及倾斜度男性均明显大于女性;男性会厌骨的位置较靠后下方,而舌骨位置较女性偏下前方。再者,牙颌颅面各硬组织单位结构线距测量值男性明显大于女性。因此可以认为,无鼾症正常胎中国人群中男性上气道较女性相对狭窄,此可能是男性鼾症或 OSAS 发病率明显高于女性的潜在形态学背景之一[23]。刘月华等通过对 OSAHS 患者舌骨位置的 X 线头影测量研究发现,患者牙颌颅面结构表现出 Angle Ⅱ类高角型错胎特征,与国外的研究结果一致[26]。多数头影测量研究发现 OSAHS 患者存在明显的颅颌面形态异常,包括前颅底短、颅底角减小[27]、上下颌长度短[27-29]、下颌位置后缩[27,30]、Ⅱ类骨骼型、下颌平面陡、下面高增大、下颌向后下旋转、颏后缩[30]。这些研究充分说明在 OSAHS 的发病原因中,解剖结构是非常重要的致病因素。X 线头影测量作为二维的测量手段有许多局限性,例如:它所得到的图像是二维的静态图像,所得到的信息不能简单外推至颅颌面和上气道的三维解剖结构;X 线头影测量至今只能用于研究清醒个体,而且多数头颅侧位片均采取直立站位或坐位[28,31],因此不能完全真实地反映睡眠中上气道的情况和潜在的阻塞部位。

4.2.2 CT 及 MRI 检查在上气道研究中的应用

由于采用 X 线头影测量研究上气道存在很多局限性,因此近年来对上气道的研究更多采用 CT 和 MRI 检查。CT 断层影像可全面准确地再现比较细微或复杂的结构,且表现的形态、结构完整,数据精确,因此被越来越多的学者用来研究上气道。用于研究上气道的 CT 机要求为多层螺旋 CT 机（multi-slice spiral computed tomography,MSCT）或超快速 CT 机,以进行吸、呼气相的扫描。扫描时需调整机架的角度使扫描线与上气道的长轴垂直或平行于颈 1~2 和颈 2~3 椎间隙,以减少测量的误差。CT 是目前国内外广泛应用的医学检查设备,其操作方便,功能完善,采用卧位检查,接近睡眠时的体位,用于上气道的研究能够较真实地反映睡眠中上气道的情况和潜在的阻塞部位,其软组织成像清楚且无重叠干扰。CT 可以精确地测量上呼吸道各平面的横截面积、冠状径和咽壁软组织厚度等资料,测量结果数字化[32]。其上气道仿真内窥镜三维成像的方法,可真实还原图像的三维结构[33]。与 MRI 相比,CT 费用低,费时少。同时,骨组织显像清楚,可以观察颅颌面骨畸形引起的上气道狭窄[34]。对 OSAHS 的研究采用 CT 检查方法相对简单易行,无创无痛,可反映 OSAHS 患者上气道生理及病理状态下的阻塞情况,除了可反映患者上气道解剖结构狭窄异常外,还可测量上气道的顺应性大小。检测结果对 OSAHS 患者治疗方案的选择、手术疗效的预估具有重要意义。国内外许多学者对 CT 在 OSAHS 研究中的作用和结果进行了研究[33,35]。李树华等对所研究的正常人上呼吸道 CT 测量做了统计,计算出了正常参考值以供临床参考,见相关文献[32]。李树华等[36]还对 34 例患者进行了睡眠期的 CT 扫描及纤维内窥镜检查,结果显示,在 OSAHS 发作期,有 24 例患者表现为单纯一个位点的阻塞,其中 23 例患者表现为软腭后区的阻塞,1 例患者表现为舌后区的阻塞;另外 11 例表现为多部位的阻塞,其中软腭后区与舌后区联合阻塞 3 例,舌后区与会厌后区联合阻塞 5 例,上气道弥漫阻塞 3 例。蒋奕等[37]对 57 例 OSAHS 患者进行了清醒状态下上气道螺旋 CT 扫描,其中 3 例解剖结构正常,单纯软腭后区狭窄 26 例,单纯舌后区狭窄 9 例,单纯会厌后区狭窄 3 例,软腭后区与舌后区联合狭窄 5 例,舌后区与会厌后区联合狭窄 4 例,上气道弥漫狭窄 5 例,4 个层面均显示狭窄 2 例。以上研究结果显示,上气道无论是在清醒状态下的狭窄,还是在睡眠状态下的阻塞,最易发生阻塞的部位是软腭后区,其次是舌后区和会厌后区。正常人在 Mueller 动作时上气道由于咽侧壁的增厚而变小,可模拟呼吸暂停的发生,模拟上气道阻塞时的气道壁塌陷情况,利用 CT 可以直观地显示 Mueller 动作时上气道容易塌陷、阻塞的位置,进行阻塞定位检查[34,38]。近年来随着科学技术的发展,螺旋 CT 及其智能化的工作站为图像处理及数据传输提供了极为方便的强大功能,使得 CT 在 OSAHS 的研究中显示了它的独特优势。MRI 以其无辐射损害、软组织分辨率高、能够多层面多方位成像的优势,在上气道检查中的应用也日趋广泛。测量指标包括咽腔的最小截面积、前后和左右径;咽侧壁和咽后壁软组织厚度,并可测量软腭中部平面咽旁脂肪间隙的截面积、软腭厚度和长度、软腭截面积[39]。但由于 MRI 对骨组织显影不如 CT 清晰,而且扫描时间较长,因此它的应用不及 CT 普遍,但作为一种研究手段,MRI 对软组织的显影具有其他影像学检查所不具备的优势,相信在今后的研究中可以与 CT 相结合发挥更大的作用。

4.2.3 以 CT 扫描技术为基础的三维有限元研究法在上气道研究中的应用

将 CT 扫描技术与图像处理软件、有限元分析软件相结合的三维有限元方法用于上气道的研究,建立上气道的三维有限元模型,国内外至今还很少报道。2005 年哈佛大学医学院学者 Yaqi Huang 等建立正常人上气道有限元模型来研究解剖因素对咽部塌陷的影响,所建模型是二维结构的模型,难以反映真实的上气道结构,所得结果对 OSAHS 的研究参考意义不大,但对有限元方法用于 OSAHS 的研究进行了尝试和探索。2005 年国内学者孙秀珍等进行的人体上呼吸道三维有限元重建与流场数值模拟的研究,采用表面重建的方法对 5 名健康志愿者(上呼吸道常规体检均未见明显异常,均无打鼾史)的上呼吸道进行了三维重建和相应的有限元剖面,得到的有限元模型在形态上能较真实地反映出上呼吸道的解剖结构特征;应用此模型对上呼吸道的流场进行了数值模拟,模拟的结果能够较好地符合实际资料,证实了重建上呼吸道结构和数值模拟方法的可行性。它的特点是可以排除物模试验中各种不确定的干扰因素,捕捉到通过实验很难观测到的现象,进而可以为 OSAHS 的研究提供一种高效的分析方法。但他们建立的模型只包含了上气道及周围的黏膜和软组织,没有把与上气道有关的骨组织纳入研究范围,不能构成系统,只能从气流的角度进行研究。2009 年北京大学工学院生物医学工程系的荣起国、赵雪岩等学者进行的 OSAHS 的生物力学研究,利用 CT 扫描数据,将所获得的 DICOM 影像学数据以 CT 无损压缩的方式导入 Mimics 10.0 软件和

Ansys 软件，建立了一个从硬腭水平位置至气管约第 2、3 软骨下端的人体上气道三维有限元模型，采用 OSAS 事件发作期间上气道内典型压力曲线和最大压力曲线，分别对模型上气道表面施加动态载荷，分析解剖结构和生理过程之间的关系。荣起国、赵雪岩等所建立的健康成人上气道的三维有限元模型是将头颈部所有的软组织与骨组织都纳入建模范围，加载的方式也是以气流作为动态载荷，模拟 OSAHS 发生过程中上气道出现阻塞的部位。而我们所建立的健康成人上气道及周围结构的三维有限元模型将下颌骨、舌骨、气道及周围的软组织作为一个完整的系统建模，剔除了其他对上气道形态影响不太大的组织结构，为后期的力学加载奠定了良好的基础，虽突出了与上气道形态关系密切的组织结构，简化了后期的计算及分析过程，但对结果不会产生太大的影响。

4.3 健康成人上气道三维有限元模型的特点和优点

本研究利用计算机图像处理功能，结合薄层 CT 断层扫描技术，利用 Mimics 13.0 软件和 Ansys 8.0 软件建立了健康成人上气道及周围结构的三维有限元模型，建立的模型包括下颌骨、舌骨、上气道及周围软组织结构。模型建成后，可以通过此模型研究健康成人上气道及周围结构的形态及功能变化，研究 OSAHS 的发生机制，并结合 OSAHS 患者上气道及周围结构的三维有限元模型进行对比研究，尝试以三维有限元的手段研究 OSAHS，为后期 OSAHS 模型的建立和生物力学分析奠定基础，这在国内外有关 OSAHS 的研究中报道还不多。

4.3.1 薄层 CT 扫描技术在健康成人上气道三维有限元建模中的应用及优点

本研究采用层厚为 0.625 mm 的薄层 CT 扫描技术扫描健康成人的上气道及周围结构，所得影像真实可靠，能够全面准确地再现上气道复杂的结构，且获得的上气道形态、结构完整，数据精确。以往建立三维有限元模型时数据采集常采用 CT 胶片扫描或照相技术，容易导致图像的细节和信息在采集和传输过程中丢失，工作繁重，且建模差异较大，不但影响模型的准确性和质量，而且影响计算结果的准确性。我们采用层厚为 0.625 mm 的薄层连续无间隔扫描，最大限度地保证了上气道信息的完整、解剖结构的准确，所得扫描信息可以完全准确地再现上气道的解剖结构，确保在此基础上建立的健康成人上气道的三维有限元模型与真实的上气道及周围结构具有高度的几何相似性，确保建立的健康成人上气道的三维有限元模型的准确性及质量。利用螺旋 CT 自带的工作站的数字图像传输技术，直接由 CT 机输出扫描图像信息到图像工作站，获得的全部断层图像清晰、真实，这样的操作过程使图像失真、信息丢失的可能性降到了最低限度，充分保证了所采集的上气道及周围组织结构的图像信息与真实解剖结构具有高度的几何相似性。相比于以往采用数字胶片传输信息，采用 CT 自带的工作站的数字图像传输技术传输信息，方便快捷，信息丢失的可能性大大降低，不仅提高了工作效率，也提高了所建模型的准确性，为后期的工作奠定了良好基础。CT 图像中软硬组织的灰度值相差明显，容易识别，可以清晰分辨组织边界，在 Mimics13.0 软件中可以依据所得 CT 图片的灰度值自动识别组织边界，大大减轻了工作量，提高了工作效率。

4.3.2 健康成人上气道三维有限元模型建模过程的优点

采用医学 CT、MRI 图片作为研究对象进行人体组织结构三维有限元模型的建立工作，需要对所感兴趣的组织及器官分别进行数据提取，是一个繁杂、艰难、专业程度要求非常高的过程。

4.3.2.1 传统技术路线建立三维有限元模型的过程

利用专用软件将 CT 图片转换为其他软件可读的格式，如.bmp 格式。这里采用的转化软件一般为医学专用软件 DicomWorks，在该软件中可以读取 CT 片的基本信息如缩放比例、像素值、图片大小、层距、螺旋 CT 拍摄的机器数据等，同时还可以在该软件中进行降低噪声、增强对比度等操作，以将感兴趣的组织与其他组织以较高的对比度显示出来。所采用的 CT 片数量较大时需要逐层进行操作，是一件费时且枯燥的工作。

利用专业软件将上述转换格式的图片进行组织分割与数值提取。一般采用 Matlab 计算软件或专用自制软件，需要将每张 CT 片上感兴趣的组织分别进行分割，采用人工取点的方式依次辨认每层 CT 片数据上的组织，遵循"陡密疏缓"的原则在组织边缘进行打点工作，该工作的结果以文本格式中的三维坐标形式给出。这项工作要求打点人员熟悉解剖结构、课题要求及力学模型的构建及分析过程，按照一定取点顺序和规则进行相关组织边缘的数据提取工作。此项工作中经常犯的错误是所打的点无法满足后续建模要求，比如打点时要求同一组织在相邻两层 CT 图片中取点数量相近，否则容易出现两条曲线在空间无法生成平滑曲面的现象；打点时要求取点位置在相邻的上下 CT 片中近似，否则建模时会出现曲面扭曲的现象；一些细小的组织如突起、凹坑等很容易因为点数量多而被忽略，不予考虑建模等，导致模型与生理解剖结构差异较大，因此这一过程对工作人员要求非常高，一般由工程类反求工程人员执行。

将从上一步骤得出的文本格式的点坐标值导入反求工程软件 Imageware 中进行点的重新排列、拟合、光顺处理等工作，完成从坐标值—点云—B 样条曲线—自由曲面的构建过程，该过程称为"反求"，亦即几何模型的获得是从点到线再到面的过程，与一般 CAD 软件构建模型的过程相反，因此处理方式也异于通常意义上的 CAD（Computer-

Aided Design,计算机辅助设计)建模过程。该过程中要求建模人员依次调整每个点的位置从而实现上下两层图像之间的曲面光滑,以方便后续分析与计算,因此,在大量点被人工修改后很多组织已与原来打点时的外廓有很大差异。

面模型构建后,需要将上述模型导入专用的大型 CAD 处理软件如 pro/E、UG、SolidWorks 等中进行体模型构建及修改。将模型中明显变形的线、面进行修改使其外形显得光滑,然后生成体模型。这里的体模型是指能够在封闭模型中充满材料的模型,面模型则是指仅仅包含表面轮廓的薄层组织,我们分析的组织大部分都是体模型,因此要将体模型生成后再进行分析与计算。

将上述体模型存为有限元软件如 Ansys、Abquas 等可读的格式,一般为.iges 格式。.iges 格式为以线框显示的文件格式,通用性较高,是一般计算软件和 CAD 软件的通用格式。在有限元软件中检查模型,修补破损的面、线等,对模型进行合并等工作,然后进行有限元模型构建。在这里需要查阅文献或者做实验得出各个组织的材料属性如弹性模量、泊松比等参数值,采用一定的单元类型进行网格划分,添加约束与载荷后即可进行分析与计算。

上述过程即为传统反求工程常采用的建模过程与方法,从以上可以看出在建立模型的过程中存在如下问题:

工作量大,对工程人员的医学解剖要求较高(或对医学工作人员的工程背景要求极高)。在层厚为 0.625 mm 的 CT 片中共有 177 张需要进行取点工作,工作量大,要求取点人员熟悉软件和组织,在提取过程中能清楚地理解所取得的点对后续分析及建模过程的影响,这在生物医学工程领域中要求非常高。

人工干预过多,造成组织几何相似性不高。生物医学工程中的有限元力学分析结果很大程度依赖于模型的几何相似性,若组织的几何模型在构建过程中只为了光顺处理就可丢失很多特征,从而影响有限元的计算结果。在传统建模过程中,模型的边缘识别、特征点提取、曲线曲面构建全部依赖人工,而为了模型的表面光顺则会在构建模型过程中进行点、线的手动修改,这种修改只基于模型的光滑而牺牲模型的解剖结构。因此,在用传统方式进行建模过程中,手工干预的大量使用使模型的几何相似性不高。

建模过程繁琐,设计软件门类多,对设计人员限制较大,分析过程长。由于医学研究的对象是各类器官,其形状不规则、形态不统一,因此在建模时需要调用各类行业软件,如在上述建模过程中用到了计算软件(Matlab)、反求工程软件(Imageware)、CAD(Pro/E、UG、SolidWorks)、CAE(Ansys)等四大类行业软件,仅仅是软件的学习就是一项艰苦而漫长的工作,不符合医学研究的实际要求。各类软件的使用技巧和方法对医学工作人员是一项巨大挑战,因此一般都是寻求与工科合作,这样就在研究过程中削弱了医学研究的基础。

4.3.2.2　Mimics13.0 建立健康成人上气道及周围结构的三维有限元模型的过程

将薄层 CT 扫描信息导入图像处理软件 Mimics 13.0 中。Mimics 13.0 是比利时 Materialise 公司最新研发的产品,除了能导入显示医学图片外,还可以实现模型的构建与网格划分。在此软件中,不需像前述过程转换 CT 图片的格式和大小,可以较为方便地进行数据导入工作。

在该软件中对 CT 图片进行重新排序,为了降低工作量,可以去除不需要的图片,还可将增强图片的对比度、过滤噪声等工作一次性完成。

在该软件的 Edit 命令中选用 Threshold 将感兴趣的组织依次根据阈值进行识别。在该软件中通过阈值设置将组织以不同颜色高亮度显示,通过拖动鼠标观察所有图层的组织是否点亮,如已点亮即可实现分割。同时该软件还具有区域生长等功能,能够对感兴趣的组织边缘进行动态生长,获得较好的外形数据。将所选用的 CT 图片进行分割后还可以用编辑命令对组织进行修改,如上气道周围有许多骨组织,只需保留下颌骨和舌骨,其他骨组织则可用软件自带擦除功能进行去除,也可以对边缘识别不太清晰而又确实是目标组织的解剖结构进行补选,以使其能够尽量精确地显示 CT 中的组织边缘。

对各个组织分别进行构建,并填充其中的空洞等。由于软件在识别 CT 图片时是基于灰度值进行选择的,有些组织由于灰度值误差而出现空洞,这就需要建模人员在熟悉解剖结构的基础上对图片进行填充。由于 Mimics 13.0 建模时采用的方式是层积式,所以要耐心地将每一层图像的空洞进行填充以避免在网格划分时出现组织误差而无法实现有限元模型的构建。当所有工作结束后,利用软件自带的三维建模功能键即可对已编辑好的图片生成三维实体模型。

在 remesh 模块中进行模型的光顺处理、减小不规则面及尖角处理,划分面网格,将面网格转换为体网格。Mimics 13.0 新增功能之一就是可以将面网格转换为四面体单元的体网格,该网格可作为有限元分析时的单元及其上的节点进行有限元计算。若模型中的碎面、尖角、空洞过多致使网格无法划分,必须返回建模程序进行模型修改后才能进行,因此在此模块中可以同时进行模型检查。

在 Mimics 13.0 中还可以根据所选组织对各材料属性赋值。在 Material 模块中将划分好网格的模型导入,即可通过程序运算计算出组织的弹性模量和泊松比,该值可作为后续有限元分析的材料属性进行赋值，然后导入有限元软件 Mimics 中进行有限元模型构建。在 Mimics 软件中划分的网格模型导入 Ansys 中后有些单元会出现错误连接,即相邻两单元的边不重合等,这样会影响后续计算过程中的数据传递,所以要在软件中进行网格检查,显示出错误单元后进行修复与修改,然后建立有限元模型。

上述在 Mimics 软件中进行的建模过程依赖程序计算组织的灰度值进行组织边缘识别,避免了在建模过程中随意改变组织边缘、组织形状等缺陷,而且该软件可以对 CT 片实现批处理,大大降低了劳动强度,但同时要求建模人员对组织的识别能力较强,这种建模过程能尽可能减少人工干预,最大限度地保留解剖结构中的微小几何特征,可以使下颌骨上的颏孔、棘突等特征在该模型上清晰可现,这部分特征在进行手工建模时基本被忽略。因此,采用 Mimics 建模有较高的几何相似性,可为后续有限元分析过程打下良好的基础。

4.4 口腔生物力学研究的方法

研究生物力学的方法、手段很多,用于口腔生物力学研究的方法主要有以下几种。

(1)实验应力分析法:是利用物理模型或实物对构件进行应力、应变和位移的分析,是复合材料力学等基础理论研究的必要手段。实验应力分析法包括电测法、光测法、脆性涂层法和电场比拟法等。

(2)理论应力分析法:是指用材料力学和弹性理论求得应力分布的理论解答。理论应力分析涉及基本物理学法则的运用和一些基本公式,如应力—应变的关系等。理论分析常需进行大量复杂数据的处理,可借助电子计算机寻求数值计算结果,即目前应用的有限单元分析法(finite element analysis),又称有限元法。

4.4.1 有限元分析方法的优点

(1)可用于各种问题的力学研究,所分析的结构可以具有任意的形状。

(2)能计算出模型内任意处的应力值和位移值。

(3)可根据需要对模型进行修改,能保证模型和加载条件的同一性。

(4)使用计算机,可以处理庞大的数据,计算结果准确,并能根据程序自动给出应力图,使结果更为直观。

有限元分析方法具有其他研究方法无可比拟的诸多优点, 因而在许多研究领域中都得到了广泛的应用。有限元分析法诞生以来,备受各国学者的青睐,在口腔生物力学的研究领域中也得到了广泛的应用。自 1973 年 Thresher 首先将有限元分析法应用于口腔医学后，该方法逐渐成为口腔生物力学研究领域中一种有效的分析工具，显示出极大的优越性，为口腔疾病治疗、医疗器械的优化设计等提供了理论依据，而建立高真实度和精确度的三维有限元模型是有限元分析能否实现的关键。近年来随着电子技术的快速发展，工作站的数据处理能力逐渐增强，有限元分析方法在口腔临床医学中得到越来越多的应用[40]。三维有限元法（finite element method，FEM）是应力分析与电脑技术相结合的方法，其建立的模型直观、省时、准确，结论明确[41]。与传统实验应力分析法相比，它具有可信度高、高效、成本低等优点。但是有限元法受诸多因素的影响，这些因素都会导致最终的实验结果出现偏差。模型的相似性就是关键因素之一，建立三维模型能否准确、真实地模拟实验条件直接关系到有限元分析结果的真实可靠。因此，本研究采用这种目前最先进的生物力学研究方法建立健康成人上气道及其周围结构的三维有限元模型，尝试用全新的方法研究 OSAHS。我们采用了层厚为 0.625 mm 的薄层 CT 连续扫描结合 Mimics 13.0、Ansys 8.0 软件建模的方法，保证了模型与真实的上气道具有高度的解剖相似性，为模拟准确、真实的实验条件奠定了基础。

4.4.2　三维有限元建模方法及采用 CT 扫描建模的优点

在口腔医学领域的研究中，常用的三维有限元建模方法有以下几种：（1）CT 图像处理法；（2）磨片切片法；（3）3D 软件建模法；（4）三维测量法等。3D 软件建模法只能应用于结构和形态相对简单的三维有限元模型的建立中，磨片切片法及三维测量法不适用于上气道的三维建模，因此我们采用 CT 图像处理法。CT 扫描建模有很多优点：（1）不损坏模型；（2）适用于任何复杂形态和各种密度的三维结构；（3）扫描间距可以根据需要调节，每个断层面的解剖结构清晰可辨，能较真实地代表原物的结构；（4）实用、简单、快捷、误差小。由于上气道解剖结构非常复杂，我们通过层厚为 0.625 mm 的薄层 CT 连续扫描进行重现，保证了模型准确的解剖结构，为模型的几何相似性奠定了基础，而且最大限度地保证了信息的完整，为后期有限元分析奠定了坚实的基础。在数据传输方面，直接将螺旋 CT 扫描获得的资料通过 CT 自带的 ADW 工作站进行数据传输，避免了数据的丢失，保证了模型的可靠性。将 CT 技术和有限元方法有机地结合起来，应用于三维模型的重建，即 CT 扫描建模法，其重现的人体组织的形态、结构相似性好，能适应口腔组织结构复杂的要求。

4.5　健康成人上气道及其周围结构三维有限元模型的优点和不足

本模型采用螺旋 CT 扫描图像处理法，其照片准确、安全、无创伤、分辨率高，所得到的断层信息可较清晰地显示骨骼、肌肉、气道等结构，并且各断层是层厚为 0.625 mm

的连续扫描，这使从 CT 扫描片通过图像的数据化建立的有限元模型更具有可靠性与真实性。在本模型的建立中，只选择了与下颌骨、舌骨有联系的肌肉与软组织、上气道作为研究对象，与上气道的大小变化关系不大的其他组织一概略去，简化了模型，提高了建模的精度，为后期有限元分析计算提供了方便，使其在后期的力学加载中，简化了计算，精简了不必要的干扰因素，使计算结果更便于分析，且不影响计算结果的准确性。在建模过程中利用软件自带的阈值分割技术，通过规定组织的灰度值范围将所需的组织如骨骼、肌肉及软组织、气道通过不同的灰度值进行边缘自动识别，提高了建模的效率，减少了主观因素的影响。本研究网格划分是通过软件自带的网格划分功能实现的，所以具有通用性；使用的有限元软件是 Ansys 8.0,建立的有限元模型与实体具有良好的几何相似性与逼真的组织形态结构，并且可以根据不同研究目的和要求添加各种不同的材料或组织，为今后进一步的研究奠定了基础。在目前查阅的有关上气道三维有限元建模的文献中,2005 年国内学者孙秀珍等进行的人体上呼吸道三维有限元重建与流场数值模拟的研究，采用表面重建的方法对 5 名健康志愿者的上呼吸道进行了三维重建和相应的有限元剖分，应用此模型对上呼吸道的流场进行了数值模拟，研究重点是气体流场的分析。2009 年北京大学工学院生物医学工程系荣起国、赵雪岩等学者进行的阻塞性睡眠呼吸暂停综合征的生物力学研究，建立了一个由硬腭水平位置至气管约第 2、3 软骨下端的人体上气道三维有限元模型,采用睡眠呼吸暂停综合征(OSAS) 事件发作期间上气道内典型压力曲线和最大压力曲线,分别对模型上气道表面施加动态载荷,分析解剖结构和生理过程之间的关系。我们建立健康成人上气道及其周围结构的三维有限元模型，选择的目标组织为下颌骨、舌骨、上气道及周围软组织，后期实验中直接在下颌骨或舌骨上加载，直观地观察下颌骨、舌骨的位置变化对上气道的影响，利用三维有限元方法研究 OSAHS 的发生机制,为口腔矫治器治疗 OSAHS 提供理论指导。孙秀珍等进行的人体上呼吸道三维有限元重建与流场数值模拟的研究，是从呼吸内科的角度研究气体流场，重点是气体在上气道中流动的特点及规律。我们建立的健康成人上气道及周围结构的三维有限元模型是从口腔科的角度建立包括下颌骨、舌骨、上气道及其周围结构的三维有限元模型，目的是后期借助此模型利用三维有限元方法研究下颌骨的移动对上气道大小形态的影响，并研究与下颌骨相联系及与下颌骨移动关系密切的肌肉在上气道大小形态变化中所起的作用，尝试以三维有限元方法研究 OSAHS可能的发病机制，为临床治疗 OSAHS 提供更加丰富的理论依据。以上几位学者都是以研究 OSAHS 为目的,选择健康志愿者的上气道作为研究对象,我们采用的方法与他们相同。我们建立的健康成人上气道及其周围结构的三维有限元模型是从研究 OSAHS 的角度出发,只选择了与上气道形态变化密切相关的下颌骨、舌骨、上气道及周围的软组织,简化了模型的构成,为后期在下颌骨上加载奠定了基础,突出了后期研究的重点,为后期的计算减少了干扰因素,简化了计算过程及分析的内容,对计算结果却不会产生大的影响,为利用三维有限元这一最先进的工具研究 OSAHS 进行了有益的尝试,这在 OSAHS 的研究中还极为少见。三维有限元在口腔领域中被广泛采用,但绝大部分是用来研究硬组织结构及口腔材料,涉及软组织的还很少。我们建立的健康成人上气道及其周围结构的三维有限元模型将软组织与骨组织都纳入研究范畴,并将二者联系在一起,可以探讨相关肌肉在下颌骨移动中的作用,这在上气道三维有限元模型中还不多见。

三维有限元模型的几何相似性是所建立的三维有限元模型是否具有研究意义的关键所在。本研究采用 Mimics 13.0 软件建模,利用其自带的阈值分割技术对 CT 片中不同组织的不同灰度值进行自动识别,避免了以往建模过程中的人为干预,保证了模型高度的几何相似性,为后期分析计算奠定了基础,保证了计算结果与真实人体组织的相似性。

连接上气道及下颌骨、舌骨的肌肉、软组织在调节上气道的大小形态中起着非常重要的作用,但由于这些肌肉比较细小而且起止点非常复杂,目前在普通 CT 影像下分离每一条关键的肌肉是一件极其困难的事,因此目前只能把肌肉和软组织作为整体建模,不能区分出重要的肌肉并进行单独的加载实验,这是本模型的不足之处,期望能够在今后的工作中找到新方法来分离这些肌肉,以建立更加接近真实的上气道模型。

本研究通过较为成熟、容易操作的 Mimics 13.0 图像处理软件及 Ansys 8.0 三维有限元专用软件,建立了包含下颌骨、舌骨、上气道及其周围结构的健康成人上气道三维有限元模型,实现了 CT 图像与三维模型的转换,在可视化的界面下对模型进行修改,缩短了建模时间,提高了建模的效率和可操作性。此模型的建立为 OSAHS 的研究奠定了坚实基础,为研究 OSAHS 探索了全新的方法和手段。

5 结论

(1)采用薄层 CT 断层扫描,所得影像可全面准确地再现上气道及其周围细微、复杂的结构,且表现的形态、结构完整,数据精确,所得信息以 DICOM 数据格式存储,可直接导入 Mimics 13.0 软件,以此为基础建立的健康成人上气道及其周围结构的三维有限元模型精确度高、相似性好。

（2）使用 Mimics 13.0 软件可以直接读取 CT 图像的 DICOM 数据，无须进行任何格式的转换，可以利用 CT 片各组织的灰度值进行边缘自动识别，避免了以往方法中人为描图提取 CT 图像轮廓线的繁琐过程，避免了在反复操作过程中所造成的数据信息丢失，减少了工作量，缩短了建模时间，保证了模型的高度的几何相似性。

（3）大型有限元分析软件 Ansys 8.0 功能强大，能与多数 CAD 软件接口，可实现数据的共享和交换。它能提供一个强大的实体建模及网格划分工具，用户可以方便地建立有限元模型，进行分析计算，并可将计算结果以彩色等值线、截面（可看到结构内部）等图形方式显示出来，也可将计算结果以图表、曲线形式显示或输出，使用方便，结果显示清晰、直观。

（4）使用薄层 CT 扫描技术，将图像处理软件 Mimics 13.0 和三维有限元分析软件 Ansys 8.0 结合起来建立健康成人上气道及其周围结构的三维有限元模型，精度高，速度快，建立的模型与真实的解剖结构具有高度相似的几何形态，为后期的力学加载奠定了良好的基础，可以为 OSAHS 研究提供新的途径和方法。

中英文缩略词表

英文缩写	英文全称	中文全称
OSAHS	obstructive sleep apnea and hypopnea syndrome	阻塞性睡眠呼吸暂停低通气综合征
Ansys	analysis system	Ansys 软件
Mimics	materialise 's interactive medical image control system	Mimics 软件
SAS	sleep apnea syndrome	睡眠呼吸暂停综合征
PSG	polysomnography	多导睡眠图
SaO_2	arterial oxygen saturation	动脉血氧饱和度
CPAP	continuous positive airway pressure	持续无创气道正压通气治疗
OA	oral appliances	口腔矫治器
MSCT	multi-slice spiral computed tomography	多层螺旋 CT
FEA	finite element analysis	有限单元分析法
FEM	finite element method	有限元方法

参考文献

[1] 傅民魁. 口腔正畸学[M]. 第 5 版 北京：人民卫生出版社,2007:275.

[2] Young T, Palda M, Dempsey J, et al. The Occurrence of sleep disordered breathing in middle-aged adults[J]. N Eng J Med, 1993, 328:1230-1235.

[3] 高雪梅,赵颖,曾祥龙,等. 北京地区鼾症和睡眠呼吸暂停综合征的流行病学调查[J]. 口腔正畸学杂志,1997,4:162-165.

[4] Isono S,Remmers J E. Anatomy and physiology of upper airway obstruction// Krtger MH. Principles and practice of sleep medicine[M]. Philadelphia:Saunder,1994:642-656.

[5] Caples S M,Gami A S,Somers V K. Obstructive sleep apnea [J]. Arm Intern Med,2005,142(3): 187-197.

[6] 高萍,李五一,党玉庆,等. OSAHS 不同呼吸时相上气道变化的多层螺旋 CT 评价[J]. 中国临床医学影像杂志,2008,19(8):536-540.

[7] 徐袁瑾,卢晓峰,张志愿,等. OSAHS 患者上气道磁共振影像研究[J]. 临床口腔医学杂志,2008,24 (6):353-355.

[8] Lane F, Donnelly. Obstructive Sleep Apnea in Pediatric Patients Evaluation with Cine MR Sleep Studies[J]. Radiology ,2005,236(3):768-778.

[9] Moriwaki H, Inoue Y, Namba K,et al. Clinical significance of upper airway obstruction pattern during apneic episodes on ultrafast dynamic magnetic resonance imaging [J]. Auris Nasus Larynx,2009,36 (2):187-191.

[10] 曾祥龙,高雪梅. 无鼾人群上气道形态的研究进展[J]. 中华口腔医学杂志,2007,42(4):216-218.

[11] Caballero P, AJvarez Sala R. Garcia Rio F,et al. CT in the evaluation of the upper airway in healthy subjects and in patients with obstructive sleep apnea syndrome[J]. Chest, 1998,113:111-116.

[12] Avrahami E, Englender M. Relation between CT axial cross-sectional area of the oropharym and obstuctive sleep apnea syndrome in andults[J]. AJNR Am J Neurorachol,1995,16:135-140.

[13] 金煌,卢晓峰. 口腔矫治器治疗阻塞性睡眠呼吸暂停低通气综合征及上气道形态的变化[J]. 上海口腔医学,2008,17(1):100-102.

[14] Yaqi Huang, David P White, Atul Malhotro. The Impact of Anatomic Manipulations on Pharyngeal Collapse: Results From a Computational Model of the Normal Human Upper Airway [J]. Chest, 2005,128: 1324-1330.

[15] 孙秀珍,于驰,刘迎曦,等. 人体上呼吸道三维有限元重建与流场数值模拟[J]. 航天医学与医学工程,2006,19(2):129-133.

[16] 赵雪岩,黄任含,荣起国,等. 阻塞性睡眠呼吸暂停综合征的生物力学研究[J]. 北京大学学报:自然科学版,2009,45(5):737-742.

[17] 贾培增,傅民魁,曾祥龙. 下颌前伸对阻塞性睡眠呼吸暂停综合征患者上气道形态的作用[J]. 北

京大学学报:医学版,2003,35(6):663-667.

[18] 李长涛,高雪梅,李瑛,等. OSAS 患者的颅面上气道结构的矢状面测量分析[J]. 实用口腔医学杂志,2005,21(4):460-462.

[19] 皮昕. 口腔解剖生理学[M]. 第 5 版. 北京:人民卫生出版社,2004:116.

[20] 李长涛,戴嵘,高雪梅,等. OSAHS 患者颅面上气道形态学与睡眠呼吸功能的相关性研究[J]. 中国医刊,2006,41:25-27.

[21] 曾祥龙. 现代口腔正畸学诊疗手册[M]. 北京:北京医科大学出版社,2000:591.

[22] 曾祥龙,唐志慧. 矢状骨面型与上气道形态和舌骨位置关系的研究 [J]. 现代口腔医学杂志,2004,18(3):231-234.

[23] 刘月华,曾祥龙,傅民魁,等. 正常人群气道结构的 X 线头影测量研究[J]. 口腔正畸学,1997,4(1):10-14.

[24] 黄敏方,周嫣,陈世稳,等. 正常男性青、老年人上气道结构的矢状面测量分析[J]. 临床口腔医学杂志,2002,18(6):419-422.

[25] Finkelstein Y, Wexler D, Horowitz E,et al. Frontal and lateral cephalometry in patients with sleep-disordered breathing[J]. Laryngoscope,2001,111(4 Pt1):634-641.

[26] 刘月华,曾祥龙,傅民魁,等. 阻塞性睡眠呼吸暂停综合征患者舌骨位置的 X 线头影测量研究[J]. 现代口腔医学杂志,1999,13(1):21-23.

[27] Battagel J M,Johal A,Kotecha B. A cephalometric comparison of subjects with snoring and obstructive sleep apnoea[J]. Eur J Orthod, 2000,22(4):353-365.

[28] Dempsey J A,Skatrud J B,Jacques A J,et al. Anatomic determinants of sleep-disordered breathing acmss the spectrum of clinical and nonclinical male subjects[J]. Chest,2002,122(3):840-851.

[29] Seto B H,Gotsopoulos H,Sims M R,et al. Maxillary morphology in obstructive sleep apnoea syndrome[J]. Eur J Orthod, 2001,23(6):703-714.

[30] Lowe A A, Fleetham J A, Adachi S,et al. Cephalometric and computed tomographic predictors of obstructive sleep apnea severity[J]. Am J Orthod Dentofacial Orthop,1995,107(6):589-595.

[31] Battagel J M,Johal A, Smith A M,et al. Postural variation in oropharyngeal dimensions in subjects with sleep disordered breathing:a cephalometric study[J]. Eur J Orthod,2002,24(3):263-276.

[32] 李树华,曲胜,董苹,等. 正常成人上呼吸道 CT 测量及其意义[J]. 中国临床解剖学杂志,2002,20(6):447- 450.

[33] 刘嘉琳,黄绍光,李庆云,等. 螺旋 CT 对 OSAHS 患者上气道功能的研究[J]. 上海第二医科大学学报,2005,25(5):502-504.

[34] 刘嘉琳,李庆云,黄绍光,等. 阻塞性睡眠呼吸暂停低通气综合征患者上气道螺旋 CT 影像阻塞位点研究[J]. 上海医学,2005,28(11):955-957.

[35] 张频,赖美华,郭璇. 16 层螺旋 CT 对阻塞性睡眠呼吸暂停综合征上气道成像的研究[J]. 广州医

学院学报,2005,10(23):517-518.

[36] 李树华,董莘,曲胜,等.阻塞性睡眠呼吸暂停综合征发生阻塞部位上呼吸道的 CT 测量[J].解放军医学杂志,2002,27(5):450-452.

[37] 蒋奕,郑小华,叶果.阻塞性睡眠呼吸暂停综合征上气道狭窄的 CT 定位研究[J].现代临床医学,2007,33(6):447-448.

[38] 何建德,石慧敏,卢晓蜂.上气道三维 CT 重建在睡眠呼吸障碍中的应用价值[J].中国口腔颌面外科杂志,2006,5(4):168-170.

[39] 林忠辉,张红蕾,李传福,等.阻塞性睡眠呼吸暂停综合征患者上气道 MRI 观察[J].中华耳鼻咽喉科杂志,2000,2(35):51-54.

[40] 朱静.有限元分析方法在口腔临床中的应用进展[J].上海生物医学工程,2003,24(3):53-55.

[41] 史俊南.现代口腔内科学[M].北京:高等医学教育出版社,2000:166-168.

（赵燕玲　李松青　曲爱丽）

阻塞性睡眠呼吸暂停低通气综合征患者上气道及比邻结构三维有限元模型的构建

【摘要】

阻塞性睡眠呼吸暂停低通气综合征（obstructive sleep apnea hypopnea syndrome，OSAHS）是一种以睡眠中反复出现呼吸暂停、血氧饱和度下降、上气道阻塞为特征的复杂综合征[1]。长此以往，会导致心、脑、肾等并发症，甚至猝死。因此，OSAHS 是一种有潜在致死性的睡眠呼吸紊乱性疾病。OSAHS 的发病机制尚不十分清楚，一般认为上气道形态及其周围组织结构异常是阻塞性呼吸睡眠暂停综合征重要的发病机制[2-8]。因此，对上气道的研究成为探究 OSAHS 发生机制的重要方面。目前学者们主要采用 X 线头影测量法、计算机体层扫描技术（CT）和磁共振技术（MRI）来探讨 OSAHS 患者上气道的形态解剖特点及局部阻塞部位[9-14]，为临床诊断和治疗方案的选择提供客观依据，但将三维有限元分析方法用于 OSAHS 的研究，至今鲜见报道。

三维有限元法是目前医学生物力学研究中最先进有效的一种生物力学分析方法。本研究通过螺旋 CT 扫描获得精确的 OSAHS 患者上气道 DICOM 格式的图像信息，采用 Mimics 三维建模软件和 Ansys 有限元分析软件建立准确、可灵活模拟操作的 OSAHS 患者上气道及其毗邻结构的三维有限元模型，为患者上气道生物力学分析打下基础，以期深入了解 OSAHS 的发生机制以及为口腔矫治器治疗 OSAHS 的优化设计等提供理论依据，同时探索一种新的研究 OSAHS 的方法，为以后的研究提供一种新的思路。

目的：建立 OSAHS 患者上气道及比邻结构的三维有限元模型，为 OSAHS 患者上气道生物力学分析打下基础。

方法：对 OSAHS 患者上气道行薄层 CT 扫描，获得患者上气道 DICOM 格式的图像信息，采用 Mimics 三维建模软件和 Ansys 有限元分析软件建立上气道及毗邻结构的三维有限元模型。

结果：建立了 OSAHS 患者上气道及其毗邻结构的三维有限元模型，规定采用

10 节点的 Solid 92 四面体单元划分网格。计算机按要求划分网格后,骨、肌肉、气道得到的单元数和节点数分别为:24860、131530、15672 个单元,4788、24992、3178 个节点。

结论:应用螺旋 CT 技术和联合使用 Mimics 三维建模软件、Ansys 有限元分析软件建立 OSAHS 患者上气道及其毗邻结构的三维有限元模型, 是一种快速有效、准确、可灵活模拟操作的建立 OSAHS 患者上气道及其毗邻结构三维有限元模型的方法,建模效率高、速度快,模型的几何相似性较好,使用灵活,此模型可以作为今后深入研究 OSAHS 的原始模型,为研究 OSAHS 患者上气道生物力学分析打下良好的基础。

【关键词】 阻塞性睡眠呼吸暂停低通气综合征;三维有限元法;Mimics 软件;Ansys 软件

Construction of the three–dimensional finite element model of the Upper airway and vicinity structure of an obstructive sleep apnea hypopnea syndrome patient

ABSTRACT

Obstructive sleep apnea hypopnea syndrome(OSAHS),is a kind of recurring sleep apnea, oxygen saturation decreased, the upperairway obstructed complex syndrome[1]. In the long run,the disease will lead to heart, brain, kidney and other complications, even sudden death. Therefore,OSAHS is a potentially fatal sleep breathing disorder disease. The pathogenesis of OSAHS is not yet very clear, generally considered the upper airway morphology and surrounding tissue abnormalities is important in the pathogenesis[2–8]. Therefore, to study the upper airway of an OSAHS patient become an important aspect of the pathogenesis of OSAHS. Currently scholars often use imaging methods to study the upper airway of OSAHS patient including X cephalometric method, computer tomography technology(CT) and magnetic resonance imaging(MRI) to investigate the upper airway of OSAHS patients morphological and anatomical characteristics and position of local obstruction [9-14], to provide an objective basis for the clinical diagnosis and treatment options, but it is so far rare reported that the method of three-dimensional finite element analysis is used for OSAHS study.

Three-dimensional finite element method is the most advanced and effective method of biomechanical analysis in medicine. This study obtained the accurate DICOM format of the image information of OSAHS patient's upper airway by using spiral CT scan and establish an accurate, flexible simulation OSAHS patient's upper airway model by using Mimics and Ansys software. This model lay the foundation for the OSAHS patient's upper airway biomechanical analysis, in order to understand the pathogenesis of OSAHS, as well as provide a theoretical basis for Oral appliance optimal design for OSAHS therapy, while exploring a new method of OSAHS research in order to provide a new way of thinking for future research of OSAHS.

Objective: To construct a three-dimensional finite element model of the Upper airway and adjacent structure of an Obstructive sleep apnea hypopnea syndrome patient for OSAHS biomechanical analysis.

Methods: DICOM format image information of an OSAHS patient's upper airway obtained by thin-section CT scanning and digital image processing were utilized to construct a three-dimensional finite element model by Mimics and Ansys software.

Results: A case of OSAHS and the adjacent upper airway structure of three-dimensional finite element model is constructed which is formed by solid 92 tetrahedral unit of a 10-node mesh. The model has bone: 24860 elements, 4788 nodes; muscle: 131530 elements, 24992 nodes; upper airway: 15672 elements, 3178 nodes.

Conclusion: The joint use of spiral CT technology and Mimics software, Ansys software on the establishment of upper airway and vicinity structure of OSAHS patient is a fast and efficient method to establish an accurate, flexible three-dimensional finite element model of the upper airway and vicinity structure of an OSAHS patient. The model can be used for simulation operation of OSAHS patient's upper airway and vicinity structure. The model has good geometric similarity and good flexibility. this model can be used as the original model of OSAHS in future study of OSAHS and a good foundation of biomechanical analysis of OSAHS patients upper airway.

Key words：three-dimensional finite element method；Obstructive sleep apnea hypopnea syndrome；Mimics software；Ansys software

1　引言

1.1　阻塞性睡眠呼吸暂停低通气综合征的研究进展

阻塞性睡眠呼吸暂停低通气综合征（obstructive sleep apnea hypopnea syndrome，OSAHS），以往曾叫作阻塞性睡眠呼吸暂停综合征（obstructive sleep apnea syndrome，OSAS），是以睡眠时反复发作呼吸暂停或变浅、严重打鼾、白天嗜睡为特征的一种疾病。OSAHS 患者最常见的症状是打鼾。与良性打鼾不同，OSAHS 患者的打鼾主要合并有呼吸暂停，表现为鼾声时高时低，并可以完全中断，鼾声不规则出现，严重者可以憋醒。OSAHS 对机体的危害，主要是使机体长期处于慢性缺氧状态，继而影响到呼吸、循环、神经、内分泌、运动、生殖等各大系统的功能。根据 Young 等[15]的流行病学调查结果，美国 OSAHS 的发病率男性为 4%，女性为 2%。我国患病率约为 3.1%[16]，近年来发病率呈上升趋势。临床统计显示，未经治疗的 OSAHS 患者 5 年病死率高达 11%~13%，全球每天约有 3000 人的死亡与 OSAHS 有关。作为一种发病率高且严重影响人类生活甚或威胁人的生命的疾病，OSAHS 近年来已经引起了国内外学者的高度重视。

OSAHS 诊断标准[17]：OSAHS 是指每夜 7 小时睡眠过程中呼吸暂停及低通气反复发作在 30 次以上，或睡眠呼吸暂停低通气指数（apnea hypopnea index，AHI，即平均每小时睡眠中的呼吸暂停加上低通气次数）大于或等于 5 次/h。其中睡眠呼吸暂停是指睡眠过程中口鼻呼吸气流均停止 10 s 以上；低通气是指睡眠过程中呼吸气流强度（幅度）较基础水平降低 50% 以上并伴有血氧饱和度（SaO_2）较基础水平下降>4%。目前诊断 OSAHS 的"金标准"仍为多导睡眠图（PSG），PSG 检查要求训练有素的技术人员对患者进行整夜监测，监测内容包括呼吸运动、SaO_2 和脑电检查情况等。由于在睡眠实验室用 PSG 诊断既耗时，费用又高，大多数患者从未到医院诊治，因此积极开发其他方便、经济、快捷的检查方法，对于我国这样一个医疗资源有限的国家尤为重要。

OSAHS 病情分度标准：我国 OSAHS 病情分度以 AHI 评价，即 AHI 5~20 次/h 为轻度，21~40 次/h 为中度，40 次/h 以上为重度。

OSAHS 的发病机制：关于 OSAHS 的发病机制至今仍不十分明确，不同学科的学者们从各个角度进行了研究和探讨，一般认为 OSAHS 患者睡眠时存在上气道狭窄或阻塞。咽气道是一个肌性管道,缺乏骨性或软骨性支架,而呼吸又是一个反复正压、负压交替的过程。理论上说,上呼吸道任何原因造成的阻塞或通气不畅皆可引发 OSAHS[18]。睡眠时上气道塌陷、阻塞的发生受多种因素影响,其中上气道解剖性狭窄[2,6-7]和扩张肌肌电活性异常[19-21]为其重要原因。大量研究证实,绝大多数 OSAHS 患者上气道阻塞部位位于软腭和舌根后方的口咽部[22-24]。因此,上气道成为研究 OSAHS 发生机制的重要方面。

正常上气道解剖:人们习惯上以喉部环状软骨为界将呼吸道分为上、下呼吸道,上气道(如图 1 所示)包括鼻、咽和喉,是一个很复杂的多功能通道,其功能包括呼吸、吞咽和发声。上气道的形状由咽壁的结构决定。由于缺乏骨性支持,咽是在呼吸的通路中唯一可能塌陷的部位。咽全长约 13 cm,上起自颅底,下止于第 6、7 颈椎交界水平,环状软骨下缘。横径在颅底处约 3.5 cm,在咽与食管的连接处为 1.5 cm。咽以硬腭和会厌尖游离缘为界划分为鼻咽、口咽和喉咽。鼻咽部解剖:鼻咽部位于颅中窝底部,咽穹与软腭之间。鼻咽部的垂直径为 5.5~6 cm,前后径及横径随年龄增长而增大。口咽部解剖:口咽部位于咽门后方,软腭到会厌上缘平面之间。口腔可分为两部分,即腭咽和舌咽,硬腭平面至软腭尖为腭咽,软腭尖至会厌尖为舌咽。喉咽部解剖:喉咽部位于会厌上缘到环状软骨下缘之间,下与食管相连,后壁相当于第 3 颈椎的下部至第 6 颈椎的上部。前壁附着于舌骨和甲状软骨。

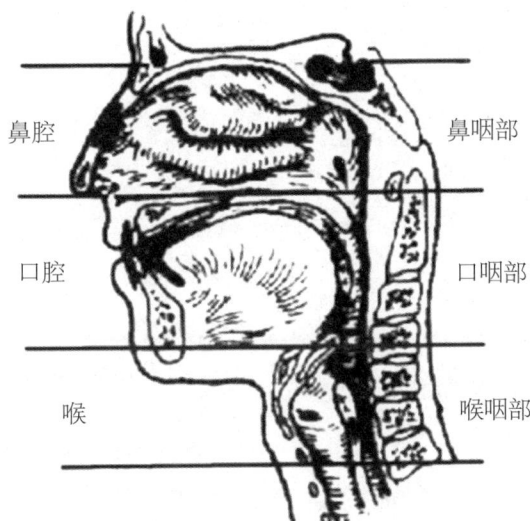

鼻腔　　　　　　　　鼻咽部

口腔　　　　　　　　口咽部

喉　　　　　　　　　喉咽部

图 1　上气道解剖略图

OSAHS 患者上气道的解剖性狭窄:OSAHS 患者与正常人比较存在诸多颅颌面结构和气道形态的改变,包括骨性结构和软组织的异常[5,25-27],存在一些使上气道阻塞的潜在危险因素，如上、下颌骨变短，下颌后缩，舌骨低位，扁桃体过大、软腭和腭垂过长、舌体增大、咽侧壁脂肪沉积过多等，上气道解剖结构的狭窄对睡眠中上气道的塌陷和闭合起到重要作用，是发生阻塞性呼吸暂停的病理学基础。理论上讲，上气道任何部位的狭窄或阻塞都可以引发睡眠呼吸暂停[18]。儿童 OSAHS 表现为上气道的解剖学狭窄，以腺样体及扁桃体肥大等导致的鼻咽及口咽上部气道狭窄为主，与成人 OSAHS 以腭咽、舌咽气道狭窄为主存在差异[28]。Leiter 等[29]的研究结果显示，正常人的气道形态呈水平椭圆形，OSAS 患者咽部气道呈前后径椭圆形。MRI 图像显示，咽侧壁肌肉组织增厚及塌陷性增强是造成上气道左右径及横截面积减小的主要原因。由于 OSAHS 上气道前后径无明显变化，腭咽、舌咽、下咽部前后径/左右径比值大于或等于 1（正常人此比值小于 1），上气道趋于圆形或以前后径为长轴的椭圆形。这与 Rodenstein[30]、Schwab R J 等[2]研究报道正常人上气道的截面是以左右径为长轴的椭圆形、OSAHS 患者则是以前后径为长轴的椭圆形一致，这种形状的差异是由 OSAHS 患者上气道左右径减小所致。刘月华等[31]的研究结果显示，OSAHS 患者上气道及其周围解剖结构存在不同程度的异常：(1)口咽部上气道间隙狭窄；(2)软腭和舌的长度、厚度及截面积明显大于健康组，软腭与舌重叠较多，且软腭和舌位均较正常直立；(3)口咽剩余面积较小，舌根部位置较低。

OSAHS 患者上气道的肌肉：由于上气道无硬性结构支撑，上气道的扩张肌对维持上气道的开放起着十分重要的作用[32]。咽部肌肉关系复杂，解剖学上咽部扩张肌分为 4 组：(1)影响舌骨位置的肌肉，如颏舌肌、胸骨舌骨肌、颏舌骨肌、二腹肌等。(2)调节舌位置的肌肉，如颏舌肌、颏舌骨肌、舌骨舌肌、茎突舌肌。(3)调节软腭位置的肌肉，如腭帆张肌和腭帆提肌。(4)调节侧咽壁位置的肌肉，如咽上缩肌、咽中缩肌、咽下缩肌、咽提肌。这 4 组肌肉同时收缩时舌骨向下向前，前咽壁向外扩张，促进了上气道的开放。清醒状态下咽部气道的开放大部分归功于高级神经系统对神经肌肉的控制，睡眠时，咽部肌肉活力降低，如果此时伴有上气道解剖异常，一般就会发生气道狭窄或关闭。目前研究较多的是颏舌肌、腭帆张肌和腭帆提肌。

OSAHS 患者上气道形态结构的研究方法：研究 OSAHS 患者上气道形态结构的方法很多，包括影像学方法、纤维鼻咽喉镜法、上气道压力测定法、声波反射技术等。现代影像技术可获得 OSAHS 患者上气道及其周围软组织结构和功能相关的高分辨解剖学信息，正在逐渐成为一种有力的研究工具。目前研究 OSAHS 较多采用的影像学方法有 X 线头影测量法、计算机体层扫描技术（CT）和磁共振技术（MRI），人们从影像学上获得了对该病的大量认识,基本观点为上气道形态异常是 OSAHS 的发病基础,再遇上功能障碍则发生阻塞。近年来随着计算机科学的不断进步,利用计算机进行虚拟医学研究已成为当今医学研究的一个热点。现在有限元分析法已经逐渐成为医学生物力学研究中最为重要的分析方法,目前国内外学者采用三维有限元的研究方法建立 OSAHS 患者上气道模型进行 OSAHS 研究还鲜见报道。基于此,本研究根据 OSAHS 患者上气道的 CT 临床资料,对患者的上气道结构进行三维重建,并在此基础上建立三维有限元数值模型,以期探索一种研究 OSAHS 的新的方法和途径,为促进 OSAHS 的生物力学分析打下基础。

OSAHS 的治疗:尽管 OSAHS 发病率高,并发症多,对健康的危害大,但它可治且疗效肯定。合理、有效的治疗,不但可以减轻或完全缓解鼾声、呼吸暂停、睡眠低氧血症和睡眠结构紊乱,还可以控制或治疗 OSAHS 引发的多系统并发症,提高患者的生活质量。主要治疗方法包括一般治疗、药物治疗、器械治疗和手术治疗。

一般治疗:(1)减肥,肥胖与 OSAHS 的发生有密切关系,如果体重下降 2.5~5 kg,OSAHS 患者的病情将明显改善;(2)保持侧卧位睡眠,采用可以改变体位的特制床及软质材料做成的球形支撑物等;(3)戒烟戒酒,控制烟酒可以提高机体对低氧刺激敏感性。另外,禁服镇静剂也十分重要。

药物治疗:药物主要是通过改变睡眠呼吸暂停综合征患者的睡眠时间、呼吸控制功能来减轻睡眠呼吸暂停的病情。但是目前药物对 OSAHS 的疗效还很不确定,故不作为常规治疗。

器械治疗:主要包括持续气道正压通气(CPAP)、口腔矫治器(OA)治疗。CPAP 是在自主呼吸的条件下,在整个呼吸周期内人为地施以一定的气道正压,它可达到防治气道萎缩、增加功能残气量、改善肺的顺应性及扩张上气道等功能,对绝大部分患者有较好疗效,尤其对重症及手术失败的患者仍然有效。不少呼吸内科学者报道 CPAP 对轻、中、重度 OSAHS 均有效,认为 CPAP 是治疗 OSAHS 的首选方法[33-34]。但是仍有一定比例的患者难以适应在正压通气下入睡,且由于需要专门设备、专业技术人员进行操作而限制了其应用。OSAHS 患者仅在睡眠时戴用口腔矫治器治疗,当晚即可见效,具有治疗简单、无创、可逆、价格低廉、疗效良好等优点,患者易于接受[35]。口腔矫治器主要是利用形态学的变化,通过牵引下颌骨向前,抬高软腭,同时牵引舌主动或被动前移,增加气道体积,特别是口咽、腭咽和舌咽的容积增加,使后气道间隙扩大增宽,消除上气道阻塞。口腔矫治器对单纯鼾症和轻中度 OSAS 患者的疗效较好,对重度 OSAS 患者治疗效果不理想,矫治器宜与手术方法或与经鼻持续正压通气结合使用,以获得更好的效果[36],适用于不能耐受 CPAP 或无手术适应证的部分患者。此外,少数行 CPAP 治疗者在短期出差时也可临时应用口腔矫治器。

手术治疗:手术治疗 OSAHS 的目的在于消除或减轻使上气道阻塞的各种异常解剖或病理因素,增加上气道的稳定性。手术需要在术前对患者上呼吸道的狭窄或阻塞部位做出正确的定位,以确保手术疗效。人们已经认识到:多平面阻塞在 OSAHS 的发病过程中起着关键作用。对不同阻塞部位的认识与把握带动了各种手术方式的发明及对 UPPP 等经典术式的改良,提高了疗效。常用的手术方法有扁桃体及腺样体切除术、鼻腔手术、悬雍垂—腭—咽成形术、舌成形术、舌骨悬吊术、气道造口术以及正颌外科方法。殷善开等[37]根据阻塞部位、手术难易程度、给患者造成的痛苦及患者的可接受度等,将外科临床治疗分成三个阶段:第一阶段包括鼻部重建手术、UPPP,以解决鼻及腭部阻塞;第二阶段首选舌根手术、舌前移、舌骨悬吊术和 GAHM;第三阶段包括各类上下颌骨手术。需要第二阶段手术的患者大部分应先行第一阶段手术,即这些患者先进行第一阶段手术,第一阶段手术失败者再考虑第二阶段手术,这体现了手术治疗的有序性,但手术存在并发症,有的 OSAHS 患者不希望做手术,或者风险大等,制约了手术治疗在 OSAHS 中的应用。

总之,OSAHS 是一种涉及多学科的疾病,应注重不同学科之间的密切联系与配合,才能取得良好的治疗效果。

1.2　三维有限元分析方法在口腔医学中的应用

有限元法(finite element method,FEM)是一种实用、有效的理论应力分析方法。该方法首先把连续的弹性体分割为有限个单元,以其结合体来代替原弹性体,然后借助计算机进行数据的处理及运算,对连续体离散成的有限个单元进行力学分析,并由此获得整个连续体的力学性质特征。简言之,就是化整为零分析,积零为整研究[38]。

有限元法有以下主要优点:

(1)有限元法能够给出所需模型任一部位的应力和位移状况。

(2)有限元法不仅能够给出数值结果,还能由计算机自动绘出立体图像。

(3)一旦生物医学模型被转化成数学力学模型,就可反复使用同一模型进行各种加载状况的计算,保证了模型的完全相似。

(4)同一种计算机程序,还可用来对多种不同的模型进行计算分析。

(5)由于使用了计算机手段,庞大数据的处理变得较为容易,计算结果准确,省时省力。

自 1943 年 Courant 首先提出有限元基本思想[39],1956 年 Turner 将有限元法在航空工业首次运用成功起[40],有限元法便被广泛应用于工程技术的各个领域。1973 年 Thresher[41]首先将有限元法应用于口腔医学,现已成为口腔生物力学研究领域中一种有效的分析工具,显示出极大的优越性,为口腔疾病治疗、医疗器械的优化设计等提供了理论依据。早期为二维有限元分析,随着生物力学及计算机技术的快速发展,三维有限元分析展现了广阔的应用前景。各种功能强大的有限元分析软件如 NASTRAN、ASKA、SAP、Ansys、MARC、Abaqus 等和三维设计软件如 UG、Pro/E 等的开发,使有限元分析技术得以应用于各种复杂问题的研究。目前,三维有限元应力分析方法在口腔生物力学中的应用越来越广泛,包括正常牙及颌骨三维有限元模型的建立及应力分析、在牙体牙髓病学中的应用、在口腔颌面外科中的应用、在口腔修复学中的应用和在口腔正畸学中的应用。

1977 年 Yettramm[42]首先建立上颌中切牙的二维有限元模型,1988 年 Tanne 等[43]首次建立上颌中切牙的三维有限元模型,国内学者也纷纷运用有限元的方法建立了口腔正常牙及颌骨的三维有限元模型[44-45],为口腔生物力学分析打下了基础。三维有限元分析法在牙体牙髓病学中的应用主要是龋洞的修复、充填材料对应力分布的影响及对根管治疗的研究等,国内外学者对此也做了很多的研究[46-47]。三维有限元分析法在口腔颌面外科中的应用主要集中于颌骨骨折和口腔种植领域,对此也有很多文献进行了报道[48-49]。选择合适类型的修复体、优化各种修复体的设计对义齿的成功修复至关重要。基牙及牙周组织的受力分析、修复材料特性对修复体的影响和修复体结构的力学分析等方面,也一直备受修复领域众多学者的关注。有限元法在此类临床问题模拟分析中的应用越来越广泛,也成为修复学的理论基础之一[50-52]。有限元法在正畸学领域的应用始于 20 世纪 80 年代,早期为二维有限元分析,现多进行三维有限元分析。目前生物力学在正畸学中重点研究的是矫治力传递所致应力分布及其规律,以探索矫治机制。三维有限元法作为一种有效的手段,可以逼真地建立三维牙体组织模型,并赋予其生物力学材料特性,使生物力学成为口腔正畸学的重要理论与临床技术基础,在临床操作时,为实现确定的矫治目标、施加正确的矫治力提供参考[53-54]。三维有限元分析方法,为研究口腔医学中的有关基础性问题、解决口腔医学中的临床实际问题、发展口腔临床技术手段提供了力学基础,在口腔生物力学的研究发展中正占有愈来愈重要的地位。

三维有限元法是目前口腔生物力学研究中最先进有效的一种生物力学分析方法,

而建立高真实度和精确度的三维有限元模型是有限元分析的前提。近年来,三维有限元分析方法广泛应用于医学各学科许多疾病方面的研究,但应用于 OSAHS 的研究报道并不多见。基于此,本研究根据 OSAHS 患者上气道的 CT 临床资料,对 OSAHS 患者的上气道结构进行三维重建,并在此基础上建立三维有限元数值模型,为 OSAHS 患者上气道生物力学分析打下基础,以期深入了解 OSAHS 的发生机制以及为口腔矫治器治疗 OSAHS 的优化设计等提供理论依据,同时探索一种新的研究 OSAHS 的方法,为以后的研究提供一种新的思路。

2 材料与方法

2.1 设备条件与软件

美国 GE 公司 Lightspeed pro 16 螺旋扫描 CT 和 ADW 4.3 工作站;

Materialise Mimics 13.0 扫描数据模拟重建软件(Materialise 公司,比利时);

Ansys 8.0 软件(Ansys 公司,美国)。

软件介绍:

Mimics(materialise's interactive medical image control system)软件如图 2 所示,是由比利时 Materialise 公司开发的交互式医学影像控制系统,它能输入各种扫描的数据(CT、MRI),建立 3D 模型进行编辑,然后输出通用的 CAD(计算机辅助设计)、FEA(有限元分析)、RP(快速成型)格式,可以在 PC 机上进行大规模数据的转换处理,是扫描

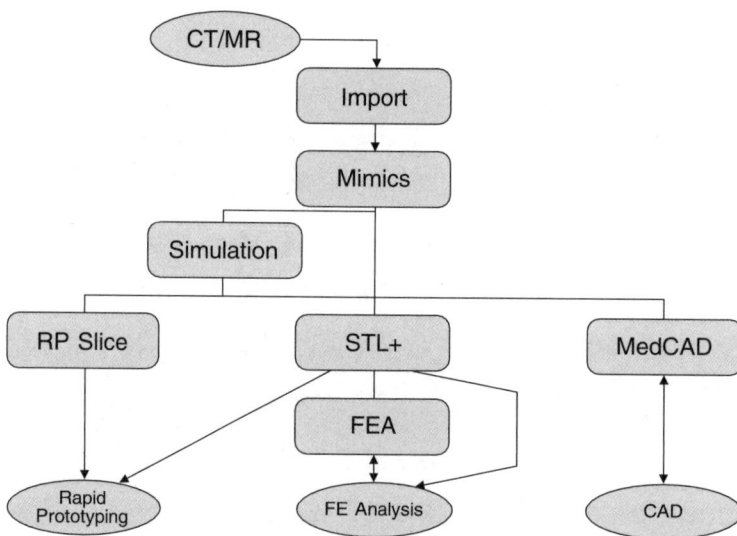

图 2　Mimics 软件模块关系图

（CT、MRI）等数据与快速成型 STL 文件格式、计算机辅助设计和有限元分析之间的工具界面。Mimics 具有将影像图片转化成三维实体的功能，同时也具有将三维实体转化成影像图片的逆向工程功能。本研究采用的 Mimics 13.0 软件是 Materialise 软件一个新版本。

Ansys 8.0 软件是目前世界上最权威的大型有限元分析软件，由美国的 Ansys 公司开发，能与多数 CAD 软件接口，实现数据的共享和交换。软件主要包括三个部分：前处理模块、分析计算模块和后处理模块。前处理模块提供了一个强大的实体建模及网格划分工具，用户可以方便地构造有限元模型；分析计算模块包括结构分析、流体动力学分析、电磁场分析等；后处理模块可将计算结果以彩色等值线、截面（可看到结构内部）等图形方式显示出来，也可将计算结果以图表、曲线形式显示或输出。

2.2 样本来源

选取一名有临床打鼾、憋气、呼吸暂停、白天嗜睡病史，并经夜间多导睡眠仪（PSG）监测并确诊为 OSAHS 的男性患者，AHI 为 36 次/h，Lowest SO$_2$（%）为 83.76%。按中华医学会呼吸病学分会阻塞性睡眠呼吸暂停低通气综合征诊断标准诊断为 OSAHS 中度患者。未做其他任何治疗，排除其他导致上气道阻塞的各种解剖或病理因素，详细询问病史并做口腔检查，排除严重牙体、牙周及颞下颌关节疾病和其他全身性疾病。

2.3 建模步骤

2.3.1 CT 图像数据采集

测试对象取仰卧位，身体置于床面中间，下颌骨后缘与 C$_2$ 椎体前缘接近，头部两侧对称，勿吞咽和咀嚼，上下齿自然对合，舌尖抵上切牙舌面。采用美国 GE 公司 Lightspeed（16 排）CT 机进行扫描，扫描参数：层厚 0.625 mm，连续扫描，球管电压与电流 120 kV/230 mA。扫描范围：甲状软骨至眼眶下缘。颌平面垂直向下，扫描线与颌平面平行进行连续扫描。扫描过程中保持测试对象头部位置固定，头部固定后射线方向与测试对象上气道相对位置保持不变，保证输出的每张 CT 片的中心点都通过同一长轴，即每张图像坐标位置相对恒定。共得到 CT 图像 218 层，所得图像以 DICOM 格式数据文件刻录存盘。典型层如图 3 所示。

2.3.2 建立三维有限元模型的过程

将 CT 扫描所获得的 DICOM 格式数据文件导入 Mimics13.0 软件（如图 4 所示）中，经过转换后即可打开为三个视图——矢状面、冠状面和横断面，在 CT 图像上确定需要进行三维成像的组织范围。

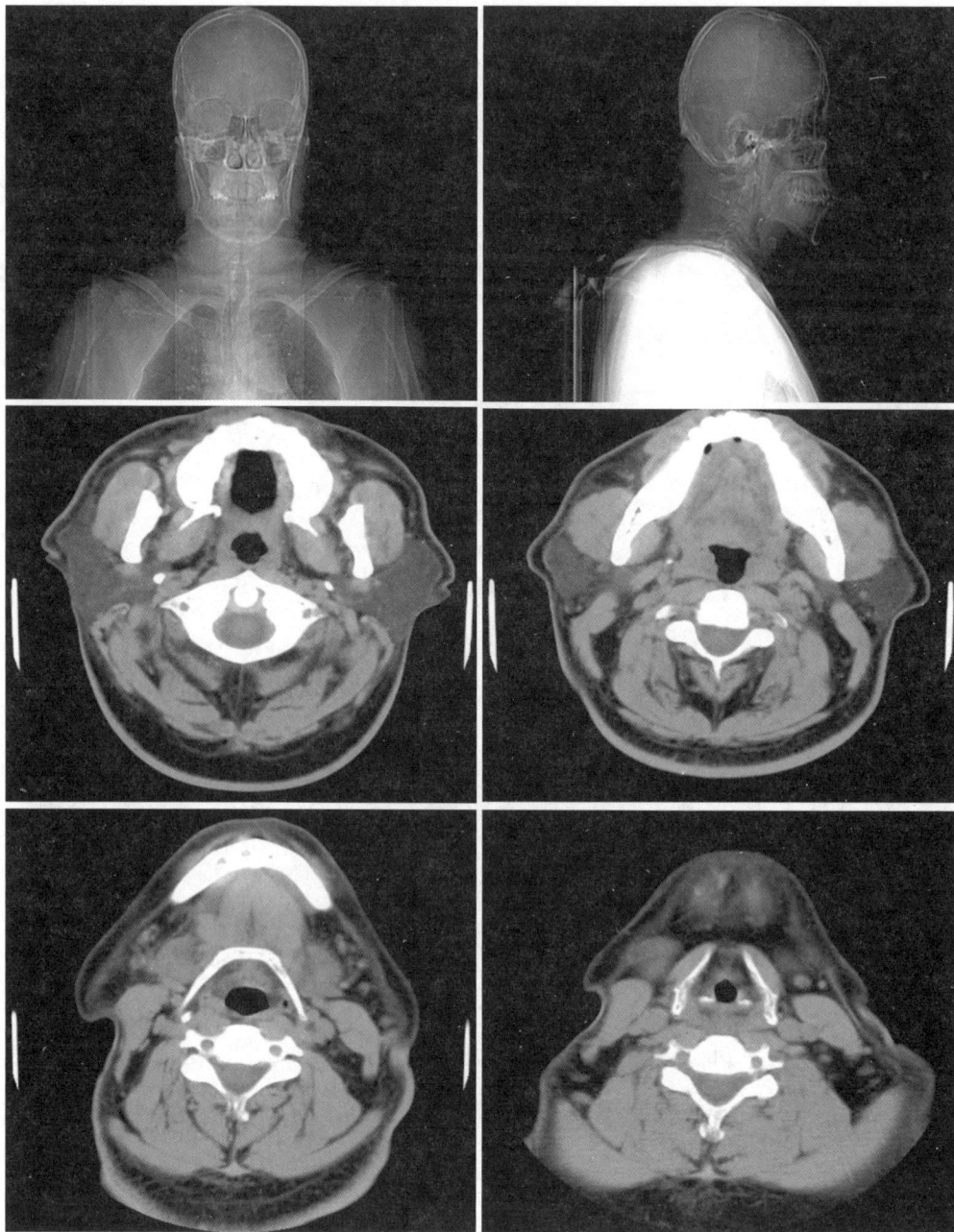

图 3　OSAHS 患者上气道 CT 图像

在软件的分割模块中可以利用各种组织的不同分割识别范围分别识别出骨（bone）:226–3071、软组织（soft tissue）:–188–151 及气道（自定义）:–1024–（–490），通过区域生长法将各个边缘识别出来。过程为:

（1）点击，分别拖动能够设置灰度值的按钮，选择能够将组织识别清晰的阈值（如上），点击"关闭"。

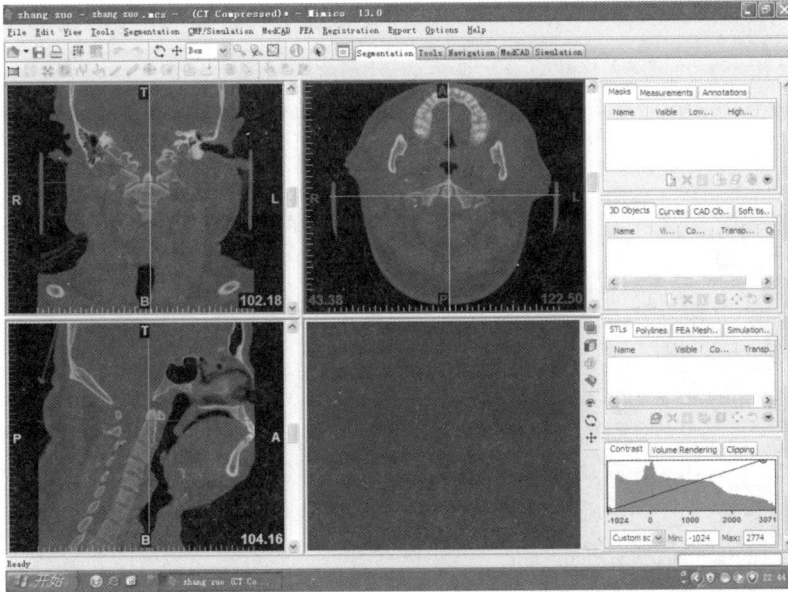

图 4　Mimics 13.0 界面

（2）点击，在经上述步骤所建立的 mask 上画一条线，贯通感兴趣的组织，此步骤称为"区域生长"；经过区域生长处理后的软组织如图 5 所示。

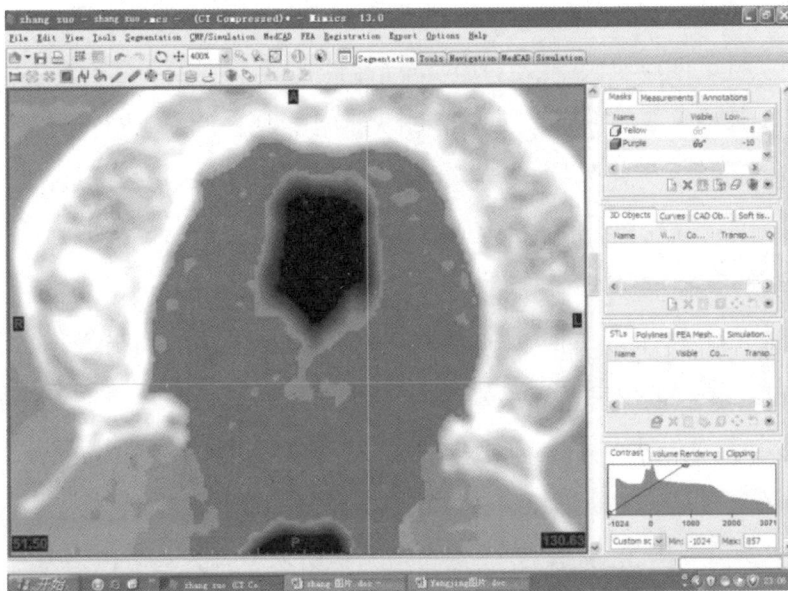

图 5　经过区域生长处理后的软组织图片

（3）通过阈值分割只能确定所有相似的组织，但是对于本课题感兴趣的组织而言还需要将多余的部分擦除，为此，在该软件中再利用 Edit mask 模块中的擦除功能将多余的组织擦除，这项工作耗费时间、工作量大且需要对所需建模的组织断层图像边缘认识清晰。

经过上述编辑方法编辑的图像还无法用于建模，仍需要将图像中由于阈值分割而形成的空洞和不光滑边缘进行填充，填充后的图片如图 6 所示。

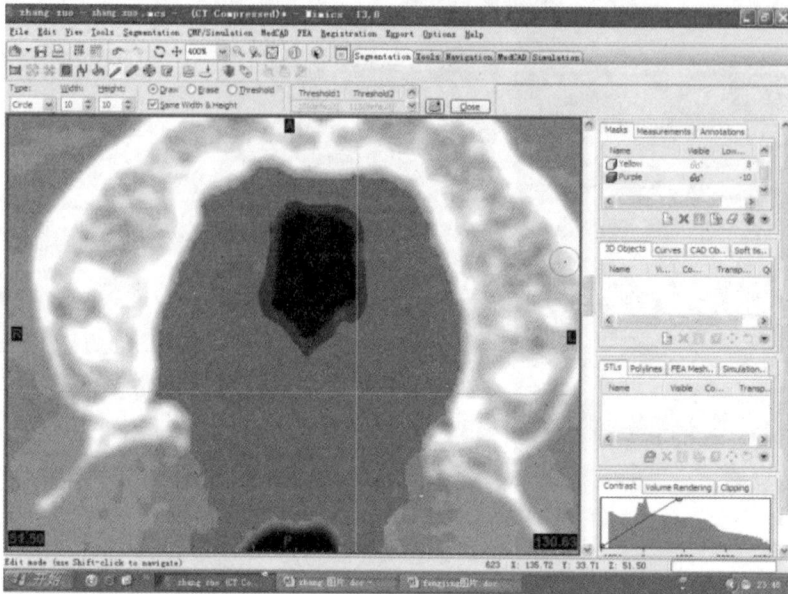

图 6　经过空洞填充后的软组织图片

填充组织后，利用软件自带的计算功能，即可重建出各个组织的三维实体模型。由于本课题所关注的四块肌肉(颏舌骨肌、下颌舌骨肌、颏舌肌及舌体)分别建模有困难，因此对肌肉的建模采取如下简化方法：将四块肌肉作为一个整体进行建模，并将与气道接触处的肌肉边缘由气道的边缘确定，舌体的边缘由下颌骨的边缘确定，所生成模型利用布尔运算将各个几何模型合体，模型如图 7 所示。

2.4　三维有限元模型的建立

在 Mimics13.0 软件的 Remesh 模块中对上述模型进行网格划分工作。通过 Fixing 模块中的光顺处理、减少尖锐面及去除零碎面等工作后，将模型中存在的小的碎片、碎面及模型中的尖角等去除，这项工作对后续网格划分极为关键，需要反复做多次才可。模型的光顺处理结束后即可进入网格划分阶段。在此阶段，需要先将几何模型划分为面网格，然后利用 Mimics13.0 软件自带的转换功能将面网格转化为体网格，将体网格输出为 Ansys 软件可以识别的格式即可导入有限元分析软件中进行有限元模型的构建。在此模型构建过程中，为了能够利用此模型观察到气道的变化情况，可将模型中的气道也先划分网格，在今后的有限元分析中再定义该模型的材料属性为气道。将三种模型导入 Ansys 8.0 软件中，所得骨—肌肉—气道的有限元模型如图 8 所示。

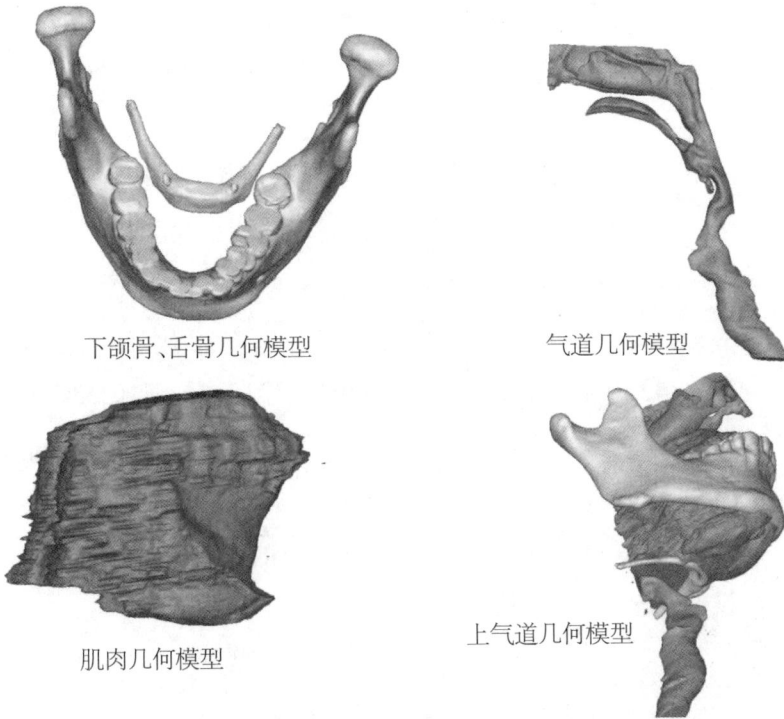

下颌骨、舌骨几何模型

气道几何模型

肌肉几何模型

上气道几何模型

图 7　上气道各组织几何模型

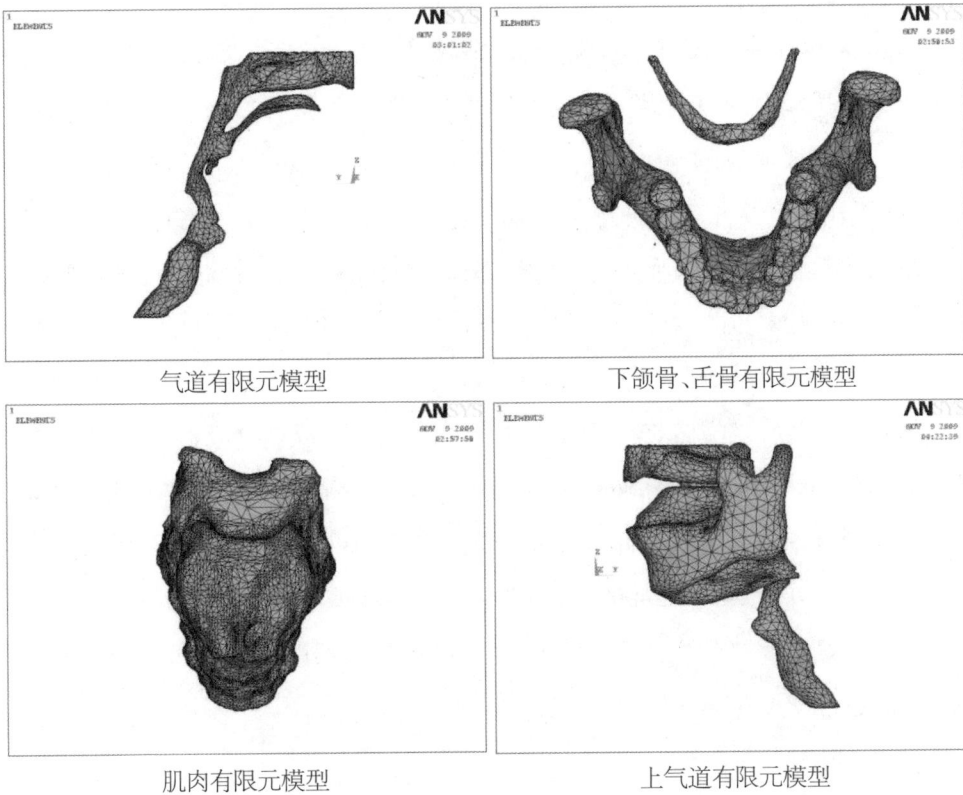

气道有限元模型

下颌骨、舌骨有限元模型

肌肉有限元模型

上气道有限元模型

图 8　上气道各组织有限元模型

计算机按要求划分网格后，所划分的网格单元采用 10 节点的 Solid 92 四面体单元，骨、肌肉、气道得到的单元数和节点数分别为：24860、131530、15672 个单元，4788、24992、3178 个节点。

在本项目中，为了简化分析计算与建模方便起见，在模型的构建中进行了如下假设与简化：

（1）将下颌骨模型全部作为皮质骨进行建模，未对其中的松质骨进行单独建模，因此，该模型会给今后的计算分析带来微小的误差。

（2）将连接下颌骨和舌骨之间的肌肉作为整体建模，没有对肌肉和骨之间的连接骨膜进行建模，只是在模型中对肌肉与骨的连接部分进行了共面处理，在今后的分析计算中也会带来微小的误差。

（3）设定模型中各材料和组织为连续、均质和各向同性的线弹性材料。

3　结果

本研究采用薄层 CT 扫描技术，对按标准筛选出的 OSAHS 患者的上气道及其周围结构进行连续薄层扫描，层厚 0.625 mm，共得到图片 218 张。所得 CT 图片的数据信息经过 Mimics13.0 图像处理软件处理，将所需的组织如骨骼、肌肉、气道等通过不同的灰度值进行边缘自动识别，将薄层 CT 横断面扫描图片进行边缘化处理，得到了 OS-AHS 患者上气道及其周围结构的三维实体模型，再经 Ansys 8.0 三维有限元专用软件处理，建立了包含下颌骨、舌骨、上气道、上气道周围肌肉及软组织的 OSAHS 患者上气道三维有限元模型。设定模型中各材料和组织为连续、均质和各向同性的线弹性材料。实验各材料的参数参见国内外相关研究，选取皮质骨弹性模量为 13700 MPa，泊松比为 0.30；肌肉弹性模量为 1 MPa，泊松比为 0.45。三维有限元分析是基于连续介质理论，假设单元内应力、应变一样，随节点增多和单元变小，分析结果更接近实际。本模型在单元的处理上，规定采用 10 节点的 Solid 92 四面体单元，提高了模型的相似性和准确度。经过计算机按要求划分网格后，骨、肌肉、气道得到的单元数和节点数分别为：24860、131530、15672 个单元，4788、24992、3178 个节点。模型具有较为良好的几何形态，可任意旋转至各观察角度，亦可进行任意剖面的分割以观察模型内部情况，另外还可通过布尔运算灵活进行模型的部分删减和添加。

4 讨论

1978 年美国 Gruileminault 首次提出阻塞性睡眠呼吸暂停综合征(obstructive sleep apnea syndrome,OSAS)的概念,现更名为阻塞性睡眠呼吸暂停低通气综合征(obstructive sleep apnea hypopnea syndrome,OSAHS),指上呼吸道各段在睡眠时发生阻塞,导致呼吸暂停 10 s 或 10 s 以上,每小时 5 次,或每夜 7 h 睡眠中有 30 次以上,并伴有缺氧的症状。OSAHS 对机体的危害,主要是使机体长期处于慢性缺氧状态,继而影响到呼吸、循环、神经、内分泌、运动、生殖等各大系统的功能。近年来,随着多学科研究的深入,OSAHS 被认为可能是高血压、肺心病及脑梗死等心脑血管系统疾病的病因所在,患者由于睡眠期间长期低氧继而诱发全身性病变,引起心、脑、肾等并发症,甚至猝死。因此,OSAHS 是一种有潜在致死性的睡眠呼吸紊乱性疾病。由于该病发病人数逐年增多,其危害性逐步被人们认识,并逐渐受到医学界的高度重视。

4.1 OSAHS 的发病机制

关于 OSAHS 的发病机制至今仍不十分明确,不同学科的学者们从各个角度进行了研究和探讨,一般认为患者睡眠时存在上气道的狭窄或阻塞。咽气道是一个肌性管道,缺乏骨性或软骨性支架,而呼吸又是一个反复正压、负压交替的过程。理论上说,上呼吸道任何原因造成的阻塞或通气不畅皆可引发 OSAHS[18]。睡眠时上气道塌陷、阻塞的发生受多种因素影响,其中上气道解剖性狭窄[2,6-7]和扩张肌肌电活性异常[19-21]为其重要原因。大量研究证实,绝大多数 OSAHS 患者上气道阻塞部位位于软腭和舌根后方的口咽部[22-24]。因此,上气道成为研究 OSAHS 发生机制的重要方面。

4.2 研究 OSAHS 患者上气道形态结构功能的技术方法

对上气道形态结构功能的检查评价是研究 OSAHS 的关键步骤。研究 OSAHS 患者上气道形态结构功能的技术方法有很多[55],包括:(1)上气道内镜检查,属有创检查,清醒和睡眠状态均可进行结构和功能评价。(2)声波反射技术。(3)上气道压力测定。(4)影像学检查,包括 X 线头影测量分析、CT、MRI,其中 MRI 还可进行功能评价。X 线头影测量分析主要进行静态测量,CT 和 MRI 既可采集静态图像,也可进行动态观察;上气道内镜主要进行腔内动态观察。

(1)上气道内镜检查主要是指由耳鼻喉科或呼吸科医师进行的纤维或电子鼻咽镜检查,可动态观察患者上气道内腔立体结构的形态及表面特征。上气道内镜结合 Müller 检查法(FNMM)可进行气道塌陷性检查,还可利用计算机辅助图像分析技术进行定量研究。内镜检查的缺陷是需要侵入体内,其对气道可能有扩张作用,增加上气道的阻力;另外,检查前的局麻可能对上气道的特性产生影响,更重要的是无法整夜观察气道周围的组织结构。

(2)声波反射技术的原理是利用声波在咽部传导过程中通过不同几何截面通道时,反射波的振幅和时程不同的特性,测算出咽喉部不同部位的截面积大小,从而可以反映出咽喉部各个断面的通气状况,具有操作简便、快速、无辐射(有能力同时评估整个气道)等优点。但是声波反射技术不能留下客观的可供手术参考的图像资料,故对需要手术的患者,其检查价值有一定的局限性。

(3)上气道压力测定法是根据放置于上气道的测压导管在每次呼吸暂停时测量不同部位压力的变化,判断阻塞部位。压力测定法的最大优点是能进行整夜检查,对患者睡眠干扰小,并可与多导睡眠监测同步进行。但其也有缺陷:首先,上气道测压虽然可测知阻塞平面,但无法获知阻塞平面的形态;其次,测压系统所显示的阻塞平面只是最低平面,无从知道阻塞平面上方是否确实存在阻塞。

(4)现代影像技术可获得 OSAHS 患者上气道及其周围软组织结构和功能相关的高分辨解剖学信息,正在逐渐成为一种有力的研究工具。目前学者们对 OSAHS 患者上气道的研究多采用影像学方法,主要包括二维影像技术和三维影像技术。人们从影像学上获得了对该病的大量认识,基本观点就是上气道形态异常是 OSAHS 的发病基础,再遇上功能障碍则发生阻塞。

二维影像技术主要是指 X 线头影测量法,其作为一种传统的形态学研究方法较早地应用于 OSAHS 的研究中,具有简便、定位准确、可重复的优点,且已形成一整套标志和测量体系,利于研究比较。但是 X 线头影测量法多局限在 X 线侧位片检查,对 OSAHS 患者上气道两侧方向不同的区别难以表现出来,观测指标有限,且因影像放大、重叠等因素导致测量数据存在较明显误差,难以准确反映 OSAHS 的病理生理状态,对其病因诊断存在较大局限性[56-57]。

三维影像技术对上气道及其周围结构显示较好,磁共振(magnetic resonance imaging, MRI)与 CT 均为三维水平的形态学工具,是较早用于认识 OSAHS 的手段之一,可以较准确地反映真实的上气道[58]。CT 是目前国内外广泛应用的检查设备,其操作方便,功能完善,采用卧位检查,接近睡眠时的体位,能够较真实地反映睡眠中上气道的情况和潜在的阻塞部位。对 OSAHS 的研究采用 CT 检查方法相对简单易行,无创无痛,可反映 OSAHS 患者上气道生理及病理状态下的阻塞情况, 检测结果对 OSAHS 患者治疗方案选择、手术疗效预估具有重要意义。近年来随着科学技术的发展，螺旋 CT 及其智能化的工作站为图像处理及数据传输提供了极为方便的手段，使得 CT 在 OSAHS 研究中显示了其独特优势。MRI 技术避免了放射线照射，软组织分辨率高，有多层面、多方位成像的优势，在上气道检查中的应用也日趋广泛，但是 MRI 扫描需要时间较长，扫描过程中可能受到的干扰因素较多，不易观察到每个呼吸周期上气道的动态变化，且费用昂贵等[59]，这些因素使得它的应用不及 CT 普遍。作为一种研究手段，由于 MRI 对软组织的显影具有其他影像学检查所不具备的优势，相信在今后的研究中可以与 CT 相结合发挥更大的作用。

OSAHS 理想的定位诊断研究技术应具有操作方便、非侵入性或患者耐受良好、准确且可重复性好、可以在睡眠中进行动态观察、没有 X 线暴露、价格低廉等特点。目前上述各种定位诊断研究技术尚不能完全满足这些要求，因此还需要不断改善现有的检查方法及发展新技术，以便更好地了解 OSAHS 的病理生理，为不同的患者选择个性化的治疗方案。

三维有限元法是目前口腔生物力学研究中最先进有效的一种生物力学分析方法，而建立高真实度和精确度的三维有限元模型是有限元分析的前提。近年来，三维有限元分析方法广泛应用于医学各学科许多疾病的研究，但应用于 OSAHS 的研究目前报道并不多见。基于此，本研究根据 OSAHS 患者上气道的 CT 临床资料，对患者的上气道结构进行三维重建，并在此基础上建立三维有限元数值模型，以期深入了解其发病机理以及为口腔矫治器治疗 OSAHS 的优化设计等提供理论依据，并探索一种研究 OSAHS 的新的方法和途径，借此寻找更为方便、经济、高效的研究手段，为促进对 OSAHS 患者上气道的生物力学分析打下基础。

三维有限元建模大多采用 CT 图像处理法。确定建模范围后，设置一定参数对被测对象进行 CT 扫描，将一系列连续组织断层图像输入微机，经图像处理与造型处理后，利用反求工程技术快速地建立三维几何模型（可以在二维屏幕上显示出组织的三维结构，能更加真实、形象地再现各组织的空间结构），将建立的三维几何模型转入有限元软件进行网格划分并确立加载边界条件，建立三维有限元模型，为口腔医学的科研提供有效的信息。其基本过程如图 9 所示。

```
┌─────────────┐   ┌─────────────┐   ┌─────────────┐
│  CT 图像采集  │──▶│  平面坐标提取  │──▶│  坐标三维化   │
└─────────────┘   └─────────────┘   └─────────────┘
                                           │
                                           ▼
┌─────────────┐   ┌─────────────┐
│ 三维实体模型重建 │◀──│  坐标数据导入  │
└─────────────┘   └─────────────┘
      │
      ▼
┌─────────────┐   ┌─────────────┐
│   网格划分    │──▶│  有限元模型   │
└─────────────┘   └─────────────┘
```

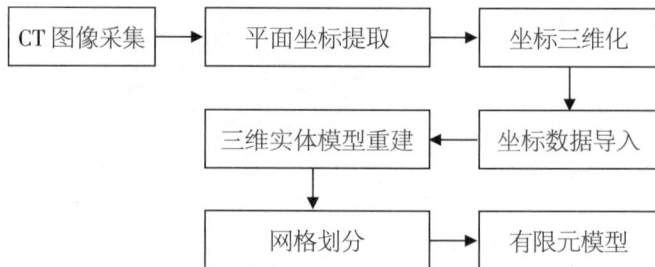

图 9　模型重建流程

4.3　口腔医学中有限元模型的建立方法

有限元法 1973 年由 Thresher[41]首先应用于口腔医学后，逐渐成为口腔生物力学研究领域中一种有效的分析工具，显示出极大的优越性，而建立高真实度和精确度的三维有限元模型是有限元分析能否实现的关键。有限元模型现在已从简单的二维结构分析扩展到三维立体分析，建模方法也由传统的磨片切片法发展到借助影像技术进行断层扫描，并使用计算机软件来构建。

4.3.1　磨片切片法

磨片切片法建模一般包括模型的选取、模型切割、截面图像输入计算机、图像处理及图像分析等过程。该法往往难以表达比较复杂以及细微的结构，二维模型的建立大多较复杂，主观性大，耗费大量人力，误差来源多，且属于破坏性建模，目前已较少采用。

4.3.2　三维测量法

对牙颌模型进行扫描、全息照相，获取三维数据，在计算机中建成三维模型，再使用一定的数据接口，把 CAD 模型转到 CAE 软件中进行数值分析，生成的有限元模型的精度与数据采集的精度密切相关。目前常用非接触式激光扫描，该方法不与所测物体直接接触，测量精度高、速度快，能够反映牙颌模型的表面形态[60]。目前该方法的发展趋势是利用非接触方式从患者口腔直接提取数据，再用于全瓷冠修复的 CAD/ CAM 设计，方向是提高口腔修复体的自动化生产程度和生产效率[61]，其缺点是只能得到表面数据，无法反映组织内在的材料特性。此外，该方法成本较高，数据处理时间较长。

4.3.3　CT 图像处理法

CT 扫描建模的一般过程为：（1）获得建模的原始数据。（2）输出二维图像。以前的方法多将胶片进行扫描、摄像，把图像信息转为数值信息输入计算机。目前较新的方法是把 CT 数据转化为 BMP 格式输入计算机。（3）借助图形软件绘制外轮廓线位图。（4）在轮廓线的基础上建立三维有限元网格模型[62]。CT 扫描建模的优点：（1）不损坏模型。(2)分辨率高,适用于任何复杂形态和各种密度的三维结构。(3)扫描图像解剖结构清晰可辨,精确度高。(4)实用、简单、误差小,可重复使用。

4.3.4 基于医学图像通信标准数据建模法

CT 建模虽然使用了 CT 扫描产生的数据,但是并未真正深入到 CT 数据的本质。有学者研究开发了基于医学图像通信标准 (digital imaging and communications in medicine,DICOM),以存储格式的图像处理软件,此类软件不仅可以直接读入 CT 机输出的数据文件,将其存储在计算机中,还可以改善 CT 图像质量;采用高斯滤波进行图像平滑以减少噪声,同时采用 sobel 梯度算子检测边缘。患者完成 CT 扫描后,不必生成胶片,大量的数据信息可依照 DICOM 标准进行网上传输或文件存取。口颌组织建模时,一般过程为:(1)CT 或 MRI 扫描。(2)DICOM 数据的读取。(3)图像分割。(4)轮廓提取并生成轮廓曲线。(5)完成有限元建模。此法简化了以往 CT 建模的程序,直接进行数据的存取和传输,避免了数据和信息的丢失,实现了高度自动化的计算机辅助有限元建模[69]。

本研究通过螺旋 CT 扫描获得精确的 OSAHS 患者上气道 DICOM 格式的图像信息,采用 Mimics 三维建模软件和 Ansys 有限元分析软件建立 OSAHS 患者上气道的三维有限元模型,为促进 OSAHS 的生物力学分析打下基础。

4.4 建立 OSAHS 患者上气道三维有限元模型的技术路线及优点

本研究采用薄层 CT 扫描技术扫描 OSAHS 患者上气道,所得影像真实可靠,能够全面准确地再现上气道复杂的结构,且获得的上气道形态、结构完整,数据精确。以往建立三维有限元模型常采用 CT 胶片扫描或照相技术,容易导致图像的细节和信息在采集过程中发生丢失,不仅工作繁重而且建模差异较大,影响模型的准确性和质量,而且影响计算结果的准确性。我们采用层厚为 0.625 mm 的薄层连续无间隔扫描,最大限度地保证了信息的完整,保证了解剖结构的准确,确保在此基础上建立的三维有限元模型高度的几何相似性。利用螺旋 CT 自带的工作站上的数字图像传输技术,直接由 CT 机输出扫描图像信息到图像工作站,所得全部断层图像清晰、真实,这样的操作过程使图像失真、信息丢失的可能性降到了最低限度,充分保证了所采集上气道及其周围组织结构的图像信息与解剖结构高度的相似性。

以往采用较多的三维有限元模型的建立过程为:利用螺旋 CT 对研究目标的组织结构进行连续扫描,所得图像刻录成光盘保存备用。将光盘内储存图像信息转换为选定软件可以识别的格式保存,以一个选定的标志点为原点,建立三维空间坐标系,联机情况下在数字化仪中实时逐层读取目标组织结构的各边缘及感兴趣部位关键点的三维坐标,以 x、y、z 坐标的形式记录并保存读取的三维坐标;然后利用所选用的程序将输出的边缘数据中所有以 x、y、z 坐标储存的每一层坐标按 Ansys 文件格式写为 Ansys 程序文件,输入计算机后生成目标组织各边缘的关键点;使用软件中由关键点生成线的命令,得到扫描的各层组织结构的各边缘的外形线,连接每层间的关键点呈线段;使用由线生成面的命令,根据线生成光滑的曲面,得到每一扫描层面的大致情况;用由面生成体的命令得到两扫描层之间的体,用此方法可形成若干个彼此相连的体,使用体相加等布尔运算命令可得到各组分的实体模型,至此建立了目标结构完整的三维实体模型;选用一种或几种单元类型,输入材料的物理参数和单元大小,由 Ansys 软件对实体模型进行自动网格化处理,得到三维有限元模型。采用这种方法建模,过程复杂,模型的修改存在一定难度,并且对实验者的计算机专业知识及软件知识要求较高,普通的临床医生应用困难。

我们建立 OSAHS 患者上气道及其周围结构的三维有限元模型采用的方法是先将 CT 扫描所获得的 DICOM 格式数据刻录存盘,后将 DICOM 格式数据文件导入 Mimics 13.0 软件。经过转换后即可打开为三个视图:矢状面、冠状面和横断面。在 CT 图像上确定需要进行三维成像的组织范围,利用软件自带的阈值分割技术,通过规定组织的灰度值范围将所需的组织如骨骼、肌肉、气道、软组织等通过不同的灰度值进行边缘自动识别,并通过区域生长等方法将边缘识别清晰,将所需组织在 CT 图片中逐张进行识别与处理,包括填充其中的空洞等工作。经三维图像计算生成三维实体模型,分别重建出下颌骨、舌骨、上气道及周围结构的三维实体模型图像。在 Mimics 13.0 的 Remesh 模块中将上述几何模型导入,通过修理功能完成模型的光滑处理、减少尖锐面及去除零碎面等工作后,利用软件的网格划分功能进行网格划分,将划分好网格的模型导入材料模块即可根据模型原有的灰度值进行自动赋值。将赋值后的模型输出为 Ansys 软件可以识别的格式,即可导入有限元软件中进行加载运算。

4.5　OSAHS 上气道及其比邻结构建模的意义

目前采用三维有限元方法来研究 OSAHS 的报道并不多见。2005 年,哈佛大学医学院学者 Yaqi Huang 等[63]建立正常人上气道有限元模型研究解剖因素对咽部塌陷的影响,指出运用有限元法研究 OSAHS 的可行性及有限元模型是一种推进研究理解 OSAHS 的重要工具,但是他们所建立的模型是二维有限元模型,临床预测治疗效果有一定局限性。2006 年国内学者孙秀珍等[64]建立了健康志愿者的上气道三维有限元模型,该模型可以排除物模试验中各种不确定的干扰因素,能捕捉到通过试验很难观测到的现象,进而可以为 OSAHS 的研究提供一种高效的分析方法。但是该模型只把上气道纳入建模范围,而我们建立的模型除了将上气道纳入建模范围以外,还把上气道的毗邻结构(如下颌骨、舌骨等)都纳入了建模范围,这样所建立的模型更有利于系统对影响 OSAHS 上气道改变的因素进行排选,便于 OSAHS 患者的个性化治疗。2009 年,北京大学学者赵雪岩等人[65]利用 CT 扫描数据,建立一个由硬腭水平位置至气管约第 2、3 软骨下端的健康成年志愿者的上气道三维有限元模型,采用睡眠呼吸暂停综合征(OSAS)事件发作期间上气道内典型压力曲线和最大压力曲线,分别对模型上气道表面施加动态载荷,分析解剖结构和生理过程之间的关系。以上均是从计算流体力学的角度研究气体流场,研究重点都集中在上气道内气流压力的变化引起气道形态改变上,而未涉及引起气道结构形态改变的外力因素。本研究所建立的 OSAHS 患者上气道及其毗邻结构的三维有限元模型是从口腔科的角度建立包括下颌骨、舌骨、上气道及其周围结构的三维有限元模型,目的是后期借助此模型利用三维有限元方法分析研究下颌骨、舌骨的位置变化对上气道大小形态的影响,可以在后续的实验研究中在下颌骨或舌骨上进行加载,观察上气道大小形态变化,更有利于系统对影响 OSAHS 上气道改变的因素进行排选,便于患者的个性化治疗。本研究建立的 OSAHS 患者上气道及其毗邻结构的三维有限元模型可以作为今后深入研究 OSAHS 的原始模型,为后续试验的力学加载奠定基础,为患者上气道生物力学分析打下基础。有限元研究的最终目的在于为临床提供生物力学基础和理论依据,因此如果把得出的计算结果结合临床观察来进行分析,可以起到相辅相成的作用。

4.6　研究展望

建立精确的有限元模型是进行后续力学分析的基础,在后续试验的有限元分析中,可对其进行力学加载以研究上气道在载荷作用下的各种应力及变形行为。为了模拟人在睡眠状态下下颌前移矫治器治疗 OSAHS 患者时上气道的形态改变和力学行为,可以考虑前移下颌骨作为加载方式,观察下颌骨的位置改变对舌骨位置和上气道大小形态改变的影响。

5　结论

(1)本研究以 16 排螺旋 CT 断层影像作为数据来源,一是能准确地分辨出局部组织结构,使用头面部 16 排螺旋 CT 直接扫描患者头颅咽喉颈部,缩短了曝光时间,减少了 X 线对患者身体的伤害,影像真实可靠;二是利用工作站的数字图像传输技术,以医学数字成像和通信标准 DICOM 格式输出,保持了原始图像信息的完整,避免了以往 CT 胶片图像转换成数据时产生的数据丢失,使图像失真度降到最低。

(2)本实验采用较为成熟、容易操作的 Mimics 13.0 软件,该软件是比利时 Materialise 公司交互式医学图像控制系统, 它可以根据灰度值的差异直接识别 CT 断层图像的信息进行快速三维重建。利用 Mimics 13.0 重建 OSAHS 患者上气道三维有限元模型,不但简化了以往研究中对 CT 断层图像处理和转化以提取其边缘轮廓线等繁琐过程, 而且尽可能地减少了主观因素所造成的数据和信息的丢失, 提高了模型的几何精度和结构相似性。Mimics 软件实现了 CT 图像与三维模型的转换,在可视化的界面下对模型进行修改,缩短了建模时间,提高了建模的效率和可操作性。

(3)应用螺旋 CT 技术并联合使用 Mimics 三维建模软件、Ansys 有限元分析软件建立 OSAHS 患者上气道及其毗邻结构三维有限元模型,是一种快速有效、可灵活模拟操作的建立 OSAHS 患者上气道及其毗邻结构三维有限元模型的方法,建模效率高、速度快;模型的几何相似性较好,使用灵活;输入计算机的图形、图像和数据可以重复使用。此模型可以作为今后深入研究 OSAHS 的原始模型,为研究 OSAHS 患者上气道生物力学分析打下良好的基础。模型能够较真实地模拟实际情况,可任意旋转至各观察角度,亦可进行任意剖面的分割以观察模型内部情况, 另外还可通过布尔运算灵活进行模型的部分删减和添加。

中英文缩略词表

英文缩写	英文全称	中文全称
OSAHS	obstructive sleep apnea and hypopnea syndrome	阻塞性睡眠呼吸暂停低通气综合征
PSG	polysomnography	多导睡眠图
AHI	apnea hyponea index	睡眠呼吸暂停低通气指数
CPAP	continuous positive airway pressure	持续正压通气
SaO_2	arterial oxygen saturation	血氧饱和度
CT	computer tomography	计算机 X 线断层摄影术
MRI	magnetic resonance imaging	磁共振成像
OA	oral appliances	口腔矫治器
3D–FEM	three–dimensional finite element method	三维有限元法
Ansys	analysis system	Ansys 软件
Mimics	materialise 's interactive medical image control system	Mimics 软件

参考文献

[1] Liu Y, Lowe A A, Fleetham J A, et al. Cephalometric and physiologic predictors of the efficacy of an adjustable oral appliance for treating obstructive sleep apnea [J]. Am J Orthod Dentofacial Orthop, 2001,120:639-647.

[2] Schwab R J, Gupta K B, Gefter W B, et al. Upper airway and soft tissue anatomy in normal subjects and patients with sleep-disordered breathing, significance of the lateral pharyngeal walls [J]. Am J Respir Care Med,1995,152:1673-1689.

[3] Schwab R J. Upper airway imaging[J]. Clin Chest Med,1998,19(1):33-54.

[4] 高雪梅,曾祥龙,傅民魁,等.鼻咽腔大小对阻塞性睡眠呼吸暂停综合征的影响[J].中华耳鼻咽喉科杂志,1999,34(3):166-169.

[5] 叶京英,韩德民,张永杰,等.阻塞性睡眠呼吸暂停综合征患者上气道的形态学研究[J].中华耳鼻咽喉科杂志,2000,35:278-281.

[6] Ikeda K, Ogura M, Oshima T, et al. Quantitative assessment of the pharyngeal airway by dynamic magnetic resonance imaging in obstructive sleep apnea syndrome [J]. Ann Oto Rhinol Laryngol, 2001,110: 183-189.

[7] Rama A N, Tekwani S H, Kushida C A. Sites of obstruction in obstructive sleep apnea [J]. Chest, 2002, 122:1139-1147.

[8] Caples S M, Gami A S, Somers V K. Obstructive sleep apnea [J]. Arm Intern Med,2005,142(3): 187-197.

[9] Tangugsorn V, Skotvedt O,Krogstad O, et al. Obstuctive sleep apnea Part I. Cervico-craniofacial skeletal morphology[J]. Eur J Orthod,1995,17:45-67.

[10] 刘月华,曾祥龙,傅民魁,等.阻塞性睡眠呼吸暂停综合征患者颅颌面形态的X线头影测量研究[J].北京医科大学学报,1998,30(3):242-245.

[11] Pepin J L, Veale D, Ferretti G R, et al. Obstructive Sleep Apnea Syndrome:Hooked Appearance of the Soft Palate in Awake Patients ephalometric and CT Findings[J]. Radiology,1999,210(1):163-170.

[12] 高萍,李五一,党玉庆,等. OSAHS不同呼吸时相上气道变化的多层螺旋CT评价[J].中国临床医学影像杂志,2008,19(8):536-540.

[13] 高雪梅,曾祥龙,傅民魁,等.阻塞性睡眠呼吸暂停综合征上气道阻塞点的磁共振研究[J].现代口腔医学杂志,2000,14(3):185-187.

[14] Lane F,Donnelly. Obstructive Sleep Apnea in Pediatric Patients:Evaluation with Cine MR Sleep Studies[J]. Radiology,2005,236:768-778.

[15] Young T, Palda M, Dempsey J,et al. The Occurrence of sleep disordered breathing in middle-aged adults[J]. N Engl J Med,1993,328(17):1230-1235.

[16] 高雪梅,赵颖,曾祥龙,等.北京地区鼾症和睡眠呼吸暂停综合征的流行病学调查[J].口腔正畸学

杂志,1997,4(2):162–165.

[17] 中华医学会呼吸病学分会睡眠呼吸疾病学组.阻塞性睡眠呼吸暂停低通气综合征诊治指南(草案) [J].中华结核和呼吸杂志,2002,25(4):195–196.

[18] Isono S,Remmers J E. Anatomy and physiology of upper airway obstruction[M]. 2nd ed. Philadelphia: Saunders,1994:642–656.

[19] 季俊峰,周玫,江满杰,等.阻塞性睡眠呼吸暂停低通气综合征患者上气道扩张肌肌电活性的研究[J].医学研究生学报,2006,19(9):806–813.

[20] Schwartz A R, Bennett M L, Smith P L, et al. Therapeutic electrical stimulation of the hypoglossal nerve in obstructive sleep apnea[J]. Arch Otolaryngol Head Neck Surg,2001,127(10):1216–1223.

[21] Bradford A, McGuire M, O'Halloran K D. Does episodic hypoxia affect upper airway dilator muscle function？ Implications for the pathophysiology of obstructive sleep apnea [J]. Respir Physiol Neurobiol, 2005, 147(2–3):223–234.

[22] Kryger M H, Roth T, Dement W C. Principles and practice of sleep medicine [M]. 4th ed. Philadelphia: Elsevier Saunders,2005:983–1000.

[23] Chen N H, Li K K, Li S Y, et al. Airway Assessment by Volumetric Computed Tomography in Snorers and Subjects With Obstructive Sleep Apnea in a Far – East Asian Population [J]. Laryngoscope, 2002, 112(4):721–725.

[24] Schwab R J, Gefter W B, Pack A I, et al. Dynamic imaging of the upper airway during respiration in normal subjects[J]. J Appl Physiol,1993,74:1504–1514.

[25] Bates C J,Mc Donald J P. The relationship between severity of obstructive sleep apnoea/hypopnoea syndrome（OSAHS）and lateral cephalometric radiograph values：A clinical diagnostic tool[J]. Surgeon, 2005,3(5):338–346.

[26] 刘月华,曾祥龙,傅民魁,等.阻塞性睡眠呼吸暂停综合征与上气道及颅面结构的相关研究[J].中华医学杂志,1998,78(11):849.

[27] Pepin J L, Veale D, Ferretti G R, et al. Obstructive sleep apnoea syndrome: hooked appearance of the soft palate in awake patients cephalometric and CT findings[J]. Radiology, 1999,210:163–170.

[28] 夏洪波,张树成,孟祥远,等.儿童阻塞性睡眠呼吸暂停低通气综合征的上气道低剂量多层螺旋CT表现[J].实用放射学杂志,2008,24(11):1533–1536.

[29] Leiter J C. Upper airway shape: is it important in the pathogenesis of obstructive sleep apnea[J]. American Journal of Respiratory and Critical CareMedicine,1996,153(3):894–898.

[30] Rodenstein D O, Dooms G, Thomas Y, et al. Pharyngealshape and dimensions in healthy subjects, snorers, and patients with obstructive sleep apnoea[J]. Thorax,1990,45:722–727.

[31] 刘月华,古力巴哈尔,杨勇,等.最大张口位与正中位上气道及周围结构差异的 X 线头影测量研究[J].口腔正畸学, 2002,2(9):27–30.

[32] Van lunteran E, Strohe K P. The muscles of the upper airways[J]. Clin Chest Med,1986,7:171-188.

[33] 张宝泉,黄席珍.第五届睡眠呼吸障碍世界大会内容简介[J].中华耳鼻咽喉科杂志,1998,33(5): 293.

[34] 黄席珍,陈明,吴全有,等.经鼻持续气道正压通气治疗阻塞性睡眠呼吸暂停综合征的远期效果[J].中华结核和呼吸杂志,1996,19(5):273-275.

[35] Cuccia A M, Caradonna C. Mandibular advancement devices: indications and predictors of treatment outcome[J]. A Review Minerva Stomatol,2007,56(9):427-443.

[36] Randerath W J,Heise M,Hinz R,et al. An individually adjustable oral appliance vs continuous positive airway pressure in mild-to-moderate obstructive sleep apnea syndrome[J]. Chest,2002,122:569.

[37] 殷善开, 关建, 曹振宇.阻塞性睡眠呼吸暂停低通气综合征的序列治疗 [J].临床耳鼻咽喉科杂志,2003,17(12):765-767.

[38] 蒋孝煜.有限元法基础[M].北京:清华大学出版社,1992:35-36.

[39] Courant R. Variational Method for Solutions of Problems of Equilibrium and Vibrations [J]. Bull Am Math Soc,1943,49:1-43.

[40] Turner M, Clough R, Martin H, et al. Stiffness and Deflection Analysis of Complex Structures [J]. J Aero Soc,1956,23(9):805.

[41] Thresher R W. The Stress Analysis of Human Teeth[J]. J Biomech,1973,6:443.

[42] Yettramm A L. Center of Rotation of a Maxillary Center Incisor under Orthodontic Loading [J]. Brit J Orthod,1977,4:23.

[43] Tanne K, Koening H A, Burstone C J. Moment to force ratios and the center of rotation [J]. Am J Orthod Dentofac Orthop,1988,94(5):426.

[44] 赵志河,房兵,赵美英.颅面骨三维有限元模型的建立[J].华西口腔医学杂志,1994,12(4):298-300.

[45] 游素兰,黄远亮,徐伟,等.应用Mimics软件建立下颌无牙颌三维有限元模型[J].口腔医学研究,2008,24(4):381-383.

[46] 徐晓,陶岚,熊焕国.不同洞缘设计对树脂充填应力影响的三维有限元分析[J].中华口腔医学杂志,1999,34(5):281-283.

[47] Arola D,Galles L A,Sarubin M F. A comparison of the mechanical behavior of posterior teeth with amalgam and composite MOD restorations[J]. J Dent,2001,29(1):63-73.

[48] 杨壮群,虎小毅,王正辉,等.模拟下颌骨骨折内固定以及骨折愈合进程的三维有限元模型的建立[J].中国口腔颌面外科杂志,2004,2(1):48-51.

[49] 丁熙,陈树华,陈日齐,等.倾斜角度对种植体骨界面生物力学影响的三维有限元分析[J].中国口腔种植学杂志,2002,7(4):162-165.

[50] 贾安琦,骆小平,徐君伍.不同载荷方向下游离端附着体义齿基牙牙周及黏膜的有限元应力分析[J].第四军医大学学报,1998,19(1):5-7.

[51] 王慧媛,张玉梅,丁向东,等.下颌前牙金属烤瓷桥三维有限元模型的建立[J].牙体牙髓牙周病学

杂志,2006,16(1):34-37.

[52] 李萌,王慧媛,张玉梅,等.套筒冠修复下颌前牙缺失的三维有限元模型的建立[J].牙体牙髓牙周病学杂志,2007,17(5):262-265.

[53] Jeon P D, Turley P K, Ting K. Analysis of stress in the periodontium of the maxillary first molar with a three-dimension finite element model[J]. Am J Orthod Dentofacial Orthop, 1999,115(3):267-274.

[54] 李志华,陈扬熙,刘剑,等.上颌第一磨牙远中移动时牙周应力分布的三维有限元分析[J].华西口腔医学杂志,2003,21(4):267-269.

[55] 马靖,王广发.阻塞性睡眠呼吸暂停低通气综合征的上气道检查[J].诊断学理论与实践,2009,8(6):582-588.

[56] 郭学军,王成林,刘鹏程.病理性鼾症的影像学诊断及其进展[J].中国 CT 和 MRI 杂志,2007,5(1):51-52.

[57] 高雪梅,曾祥龙,傅民魁,等.鼻咽腔大小对阻塞性睡眠呼吸暂停综合征的影响[J].中华耳鼻咽喉科杂志,1999,34:166-169.

[58] 胡娟,唐光健.阻塞性睡眠呼吸暂停低通气综合征及其影像学研究 [J].国际医学放射学杂志,2009,32(5):429-433.

[59] 张富强,魏斌,李玲.牙颌组织及修复体三维几何学有限元模型的设计[J].上海口腔医学,2002,11(3):240-242.

[60] 于力牛,常伟,王成焘,等.基于实体模型的牙颌组织三维有限元建模问题探讨[J].机械设计与研究,2002,18(2):59-61.

[61] 周学军,赵志河,赵美英,等.包括下颌骨的颞下颌关节三维有限元模型的建立[J].实用口腔医学杂志,2000,16(1):17-19.

[62] Nagasao T, Kobayashi M, Tsuchiya Y, et al. Finite element analysis of the stresses around endosseous implants in various reconstructed mandibular models[J]. J Caniomaxillofac Surg,2002,30(3):170-177.

[63] Yaqi Huang, David P White, Atul Malhotro. The Impact of Anatomic Manipulations on Pharyngeal Collapse: Results From a Computational Model of the Normal Human Upper Airway [J]. Chest,2005,128:1324-1330.

[64] 孙秀珍,于驰,刘迎曦,等.人体上呼吸道三维有限元重建与流场数值模拟[J].航天医学与医学工程,2006,19(2):129-133.

[65] 赵雪岩,黄任含,楼航迪,等.阻塞性睡眠呼吸暂停综合征的生物力学研究[J].北京大学学报:自然科学版,2009,45(5):737-742.

(李松青　赵燕玲　曲爱丽)

下颌逐步前伸对阻塞性睡眠呼吸暂停低通气综合征患者舌咽部三维有限元模型的影响

【摘要】

阻塞性睡眠呼吸暂停低通气综合征（obstructive sleep apnea hypopnea syndrome，OSAHS）是以睡眠时反复发生上气道阻塞，进而引起呼吸暂停和通气不足，导致血氧饱和度下降、睡眠结构紊乱、认知功能障碍等一系列临床表现的综合征。OSAHS 会导致心、脑、肾等并发症，甚至造成患者生活质量不同程度下降或猝死[1]。目前 OSAHS 的发病机制尚不十分清楚，多认为上气道相关骨支架刚性异常和局部软组织移位塌陷是阻塞性睡眠呼吸暂停综合征发病机制的重要方面[2-8]。因此，上气道的形态学研究已经成为 OSAHS 的一大热点，对 OSAHS 的预防、诊断治疗、预后具有很大的现实意义。目前学者多采用二维影像技术(X 线头影测量法)和三维影像技术[包括计算机体层扫描技术(CT)和磁共振技术(MRI)]，对 OSAHS 患者上气道的形态特点及局部阻塞点进行研究[9-14]，为该疾病诊断、治疗和疗效判断提供一定的客观依据，但将三维有限元方法用于 OSAHS 的研究仍鲜见报道。

三维有限元法是将形态学和医学生物力学等用于分析研究的一种先进有效的方法。本研究在对 OSAHS 患者上气道行螺旋 CT 扫描的基础上，获得 DICOM 格式的图像信息，采用 Mimics 和 Imageware 医学建模软件、Ansys 有限元分析软件建立准确、可灵活模拟操作的 OSAHS 患者上气道及其周围结构的三维有限元模型，通过对有限元模型的加载分析，为 OSAHS 患者上气道生物力学分析打下基础，以期深入了解 OSAHS 的发生机制以及为口腔矫治器治疗 OSAHS 的优化设计等提供理论依据，同时探索一种新的研究 OSAHS 的方法，为以后 OSAHS 的研究提供一种新的思路。

目的:建立 OSAHS 患者上气道、下颌骨、舌骨及其周围结构的三维有限元模型，通过逐步前伸下颌，观察 OSAHS 患者舌咽部生物力学和形态学改变，为 OSAHS 的口腔矫治器治疗提供依据。

方法:对 OSAHS 患者上气道行薄层 CT 扫描，获得 OSAHS 患者上气道 DICOM 格式的图像信息,采用 Mimics 三维建模软件和 Imageware 软件、Ansys 有限元分析软件建立上气道、下颌骨、舌骨及其周围结构的三维有限元模型,通过逐步前伸下颌骨,观察舌咽部生物力学和形态学的变化及其规律。

结果:建立了 OSAHS 患者上气道及其周围结构的三维有限元模型,采用 10 节点的 Solid 92 四面体单元划分网格后, 骨、肌肉、气道得到的单元数和节点数分别为:214725、38826、22590 个单元,317305、60018、30720 个节点。逐步前伸下颌骨时,舌咽部发生相应的形态变化,主要表现为:上气道舌咽部平面横径和横截面积增加,而上气道舌咽部矢状径减小。气道舌咽会厌尖截面出现在下颌前伸 8 mm 的情况下; 加载模型后, 应力分布特征为 S1 主应力主要分布于上气道前壁区肌肉牵拉处,应力位置未发生明显改变;舌咽部应力值随下颌前伸距离增加而不断增加。

结论:应用螺旋 CT 技术,并联合使用 Mimics 三维建模软件、Imageware 软件、Ansys 有限元分析软件建立 OSAHS 患者上气道、下颌骨、舌骨及其周围结构三维有限元模型的方法,建模效率高、速度快,模型的几何相似性较好,使用灵活;通过下颌逐步前伸,对 OSAHS 舌咽部有限元模型进行加载分析,有效展示下颌前伸与舌咽部二者之间的关系,证实了有限元研究方法的可行性,为下颌前伸矫治器治疗 OSAHS 提供理论依据,同时为后续 OSAHS 患者上气道生物力学分析打下良好的基础。

【关键词】 阻塞性睡眠呼吸暂停低通气综合征;三维有限元法;下颌前伸;生物力学;Mimics 软件;Imageware 软件;Ansys 软件

The change of glossopharyngeal part of the Three- dimensional Finite Element Model of an Obstructive Sleep Apnea Hypopnea Syndrome Patient during titrated mandibular advancement

ABSTRACT

Obstructive sleep apnea hypopnea syndrome (OSAHS), is a kind of recurring sleep apnea, oxygen saturation decreased, the upperairway obstructed complex syndrome[1]. In the long run, the disease will lead to heart, brain, kidney and other complications, even sudden death. Therefore, OSAHS is a potentially fatal sleep breathing disorder disease. The pathogenesis of OSAHS is not yet very clear, generally considered the upper airway morphology and surrounding tissue abnormalities is important in the pathogenesis [2-8]. Therefore, to study the upper airway of an OSAHS patient become an important aspect of the pathogenesis of OSAHS. Currently scholars often use imaging methods to study the upper airway of OSAHS patient including X cephalometric method, computer tomography technology (CT) and magnetic resonance imaging (MRI) to investigate the upper airway of OSAHS patients morphological and anatomical characteristics and position of local obstruction [9-14], to provide an objective basis for the clinical diagnosis and treatment options, but it is so far rare reported that the method of three-dimensional finite element analysis is used for OSAHS study.

Three-dimensional finite element method is the most advanced and effective method of biomechanical analysis in medicine. This study obtained the accurate DICOM format of the image information of OSAHS patient's upper airway by using spiral CT scan and establish an accurate, flexible simulation OSAHS patient's upper airway model by using Mimics, Imageware and Ansys software. Through the analysis of finite element model of the load, which lay the foundation for the OSAHS patient's upper airway biomechanical analysis, in order to understand the pathogenesis of OSAHS, as well as provide a theoretical basis for Oral appliance optimal design for OSAHS therapy, while exploring a new method of OSAHS research in order to provide a new way of thinking for future research of OSAHS.

Objective: To construct a three-dimensional finite element model of the Upper airway and adjacent structure of an Obstructive sleep apnea hypopnea syndrome patient for OSAHS biomechanical analysis. And then titrated mandibular advancement, the changes and the law of glossopharyngeal part observed by biomechanics and morphologic.

Methods: DICOM format image information of an OSAHS patient's upper airway obtained by thin-section CT scanning and digital image processing were utilized to construct a three-dimensional finite element model by Mimics, Imageware and Ansys software. And then titrated mandibular advancement, the changes and the law of glossopharyngeal part observed by biomechanics and morphologic.

Results: A case of OSAHS and the adjacent upper airway structure of three-dimensional finite element model is constructed which is formed by solid 92 tetrahedral unit of a 10-node mesh. The model has bone: 214725 elements, 317305 nodes;muscle: 38826 elements, 60018 nodes; upper airway: 22590 elements, 30720 nodes. After titrated mandibular advancement, glossopharyngeal part of three-dimensional finite element of OSAHS change signficately. The main manifestations are: After loading model, the transverse diameter and cross-sectional area of tongue pharyngeal were increased significantly, although the sagittal diameter was decreased correspondingly. The cross-sectional area of epiglottis tip of glossopharyngeal airway parts was increased Largest when mandibular advanced at 8 mm. the principal stress is mainly distributed in anterior wall of the upper airway, with the increasing of distance, the location of principal stress concentration did not change significantly. The tongue pharynx stress increased during titrated mandibular advancement.

Conclusion:The joint use of spiral CT technology, Imageware and Mimics software, Ansys software on the establishment of upper airway and vicinity structure of OSAHS patient, which confirmed by CT to establishment accurate, flexible three-dimensional finite element model of the upper airway and vicinity structure of an OSAHS patient. The model has good geometric similarity and good flexibility. The glossopharyngeal part of finite element model of OSAHS was analysises by titrated mandibular advancement, the effective show the relationship between mandibular advancement and the glossopharyngeal part, which confirming that the study is feasibility, providing a theoretical basis for treatment of OSAHS with Mandibular advancement appliance and laying a good foundation.for the follow-up study of upper airway in OSAHS patients with biomechanical analysis.

Key words：three-dimensional finite element method；Obstructive sleep apnea hypopnea syndrome；Mandibular advancement；Biodynamics；Mimics software；Imageware software；Ansys software

1 引言

1.1 阻塞性睡眠呼吸暂停低通气综合征的研究进展

阻塞性睡眠呼吸暂停低通气综合征（obstructive sleep apnea hypopnea syndrome, OSAHS)是以睡眠时反复发生上气道阻塞,进而引起呼吸暂停和通气不足,导致血氧饱和度下降、睡眠结构紊乱、认知功能障碍等一系列临床表现的综合征,可导致患者生活质量不同程度下降。OSAHS 患者最常见的症状是打鼾,主要合并有呼吸暂停。Young[15]的流行病学调查结果显示,美国 OSAHS 的发病率男性为 4%,女性为 2%。近年来,OSAHS发病率呈上升趋势。高雪梅等[16]对人群进行睡眠呼吸问卷调查,结果显示,北京地区鼾症患病率为 13.4%,睡眠呼吸暂停患病率为 3.1%,二者的发病年龄均在 42 岁左右,男性多于女性, 患病率随年龄增长而增高。一项后续研究对经睡眠呼吸状况表和嗜睡表(epworth sleepiness scale,ESS)调查确定为无自觉症状的 30 名 35~53 岁成人的睡眠呼吸状况进行多导睡眠图(polysomnogrphy,PSG)监测,结果发现,57%者 AHI≥5 次/h,其中 10%明显异常(AHI>15 次/h);40%者最低血氧饱和度(LSaO2)低于 90%,其中 3%严重低血氧(LSaO2<75%)[17]。这一研究结果提示,即使没有临床症状,中老年人的睡眠健康也值得警惕。临床统计显示,未经治疗的 OSAHS 患者 5 年病死率高达 11%~13%,全球每天约有 3000 人的死亡与 OSAHS 有关。最近 20 多年的研究证实,人类许多疾病的发生和发展与睡眠呼吸障碍密切相关,已经引起了国内外学者的高度重视。

根据 OSAHS 的诊断标准[18],多导睡眠图(PSG)目前依然是诊断 OSAHS 的"金标准"。以 AHI 指数对 OSAHS 病情进行分度:5~20 次/h 为轻度,21~40 次/h 为中度,40 次/h以上为重度。但由于在睡眠实验室用 PSG 诊断既耗时又费钱,大多数患者从未到医院诊治,因此积极开发其他方便、经济、快捷的检查方法,对于我国这样一个医疗资源有限的国家尤为重要。

OSAHS 的发病机制:关于 OSAHS 的发病机制至今仍不十分明确,不同学科的学者们从各个角度进行了研究和探讨, 一般认为 OSAHS 患者睡眠时存在上气道狭窄或阻塞。咽气道是一个肌性管道,缺乏骨性或软骨性支架,而呼吸又是一个反复正压、负压交替的过程。理论上说,上呼吸道任何原因造成的阻塞或通气不畅皆可导致 OSAHS 发生[2]。睡眠时上气道塌陷阻塞的发生受多种因素影响,其中上气道解剖性狭窄[6-7]和扩张肌肌电活性异常[19-21]为其重要原因。大量研究证实,绝大多数 OSAHS 患者上气道阻塞部位位于软腭和舌根后方的口咽部[22-24]。因此,对上气道的研究成为探究 OSAHS 发生机制的重要方面。

正常上气道解剖:人们习惯上以喉部环状软骨为界将呼吸道分为上、下呼吸道。如图 1 所示,上气道包括鼻腔、咽腔和喉,是一个很复杂的多功能通道,其功能包括呼吸、吞咽和发声。上气道的形状由咽壁的结构决定。由于缺乏骨性支持,咽是在呼吸的通路中唯一可能塌陷的部位。咽全长约 13 cm,上起自颅底,下止于第 6、7 颈椎交界水平,环

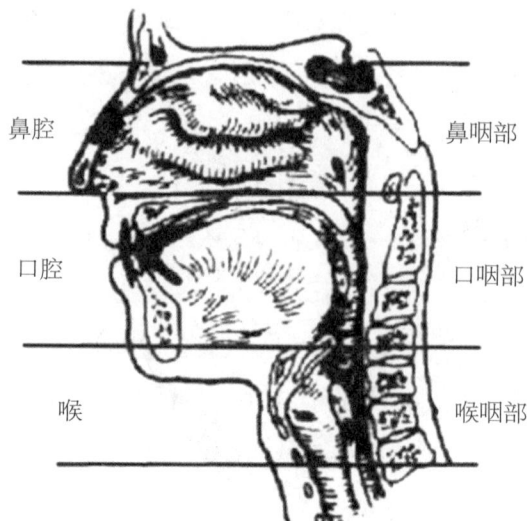

图 1　上气道解剖略图

状软骨下缘。横径在颅底处约 3.5 cm,在咽与食管的连接处为 1.5 cm。以硬腭为界分割鼻咽、口咽,以会厌尖游离缘为界划分为口咽和喉咽。鼻咽部解剖:鼻咽部位于颅中窝的底部,咽穹与软腭之间。鼻咽部的垂直径约为 5.5 cm,前后径及横径随年龄增长而增大。口咽部解剖:口咽部位于咽门后方,软腭到会厌上缘平面之间,分为两部分,即腭咽和舌咽,硬腭平面至软腭尖为腭咽,软腭尖至会厌尖为舌咽。喉咽部解剖:喉咽部位于会厌上缘到环状软骨下缘之间, 下与食管相连, 后壁相当于第三颈椎的下部至第六颈椎的上部。前壁附着于舌骨和甲状软骨。

　　OSAHS 患者上气道的解剖性狭窄:OSAHS 患者与正常人比较存在诸多颅颌面结构和气道形态的改变,包括骨性结构和软组织的异常[25-27,5],存在一些使上气道阻塞的潜在危险因素,如上、下颌骨变短,下颌后缩,舌骨低位,扁桃体过大、软腭和腭垂过长、舌体增大、咽侧壁脂肪沉积过多等。上气道解剖结构狭窄对睡眠中上气道的塌陷和闭合起到重要作用,是发生阻塞性呼吸暂停的病理学基础。理论上讲,上气道任何部位的狭窄或阻塞都可以发生睡眠呼吸暂停[28]。儿童 OSAHS 表现为上气道的解剖学狭窄,以腺样体及扁桃体肥大等导致的鼻咽及口咽上部气道狭窄为主,与成人 OSAHS 以腭咽、舌咽气道狭窄为主存在差异[29]。Leiter 等[30]的研究发现,OSAS 患者咽部气道呈前后径椭圆形,有别于正常气道的水平椭圆形。MRI 图像显示咽侧壁肌肉组织增厚及塌陷性增强是造成上气道左右径及横截面减小的主要原因。这与 Rodenstein[31]、Schwab[32]等研究报道正常人上气道的截面是以左右径为长轴的椭圆形、OSAHS 患者是以前后径为长轴的椭圆形一致,这种差异可能是由 OSAHS 患者上气道左右径减小所致。刘月华等[33]的研究结果显示,OSAHS 患者上气道及其周围解剖结构存在不同程度的异常:(1)口咽部上气道间隙狭窄;(2)软腭和舌的长度、厚度及截面积明显大于健康人,软腭与舌重叠较多,且软腭和舌位均较正常直立;(3)口咽剩余面积较小,舌根部位置较低。由此可见,舌咽部是上气道的重要组成部分,此段的组织移位和塌陷等是导致 OSAHS 发病的重要原因,对于舌咽部的形态学研究已成为 OSAHS 诊断、治疗、疗效评定的重要方面之一。

OSAHS 患者上气道的肌肉:由于上气道无硬性结构支撑,所以上气道的扩张肌对维持上气道的开放起着十分重要的作用[34]。咽部肌肉关系复杂,解剖学上咽部扩张肌分为四组:(1)影响舌骨位置的肌肉,如颏舌肌、胸骨舌骨肌、颏舌骨肌、二腹肌等。(2)调节舌位置的肌肉,如颏舌肌、颏舌骨肌、舌骨舌肌、茎突舌肌。(3)调节软腭位置的肌肉,如腭帆张肌和腭帆提肌。(4)调节侧咽壁位置的肌肉,如咽上缩肌、咽中缩肌、咽下缩肌、咽提肌。这四组肌肉同时收缩时舌骨向下向前,使前咽壁向外扩张,促进了上气道的开放。清醒状态下咽部气道的开放大部分归功于高级神经系统对神经肌肉的控制,睡眠时,咽部肌肉活力降低,如果此时伴有上气道解剖异常,一般就会发生气道狭窄或关闭。目前研究较多的是颏舌肌、腭帆张肌和腭帆提肌。

研究 OSAHS 患者上气道形态结构的方法主要包括影像学方法、纤维鼻咽喉镜法、上气道压力测定法、声波反射技术等。现代影像技术可获得 OSAHS 患者上气道及周围软组织结构和功能相关的高分辨解剖学信息,正逐渐成为一种有力的研究工具。目前研究 OSAHS 较多采用的影像学方法有 X 线头影测量法、计算机体层扫描技术(CT)和磁共振技术(MRI),人们通过影像学方法获得了对该病的大量认识,基本观点就是上气道形态异常是 OSAHS 发病的基础,再遇上功能障碍则发生阻塞。近年来随着计算机科学的不断进步,利用计算机进行虚拟医学研究已成为当今医学研究的一个热点。现在有限元分析法已经逐渐成为医学生物力学研究中最为重要的分析方法,目前国内外学者采用三维有限元方法对 OSAHS 患者上气道进行研究仍鲜见报道。

基于此,本研究根据 OSAHS 患者上气道的 CT 临床资料,对 OSAHS 患者的上气道结构进行三维重建,并在此基础上建立三维有限元模型,加载下颌骨逐步向前,观察下颌骨逐步前伸后舌咽部发生的变化,以期探索一种研究 OSAHS 的新的方法和途径,为促进 OSAHS 的生物力学分析打下基础。

OSAHS 能够治疗且疗效肯定,选择合适有效的治疗方法,不仅可以减轻或完全缓解打鼾、呼吸暂停、睡眠低氧血症和睡眠结构紊乱等,而且能控制或治疗 OSAHS 导致的相关并发症,直接或间接提高患者的生活质量。其主要治疗方法有一般治疗、药物治疗、手术治疗和器械治疗。一般治疗包括减肥、保持侧卧睡眠和戒酒戒烟等。目前药物对OSAHS 的疗效还很不确定,故不作为常规治疗方法。手术治疗 OSAHS 的目的在于消除或减少使上气道阻塞的各种异常解剖或病理因素,增加上气道的稳定性。手术需要在术前对患者上呼吸道的狭窄或阻塞部位做出正确的定位,以确保手术疗效。常用的手术方法有扁桃体及腺样体切除术、鼻腔手术、悬雍垂—腭—咽成形术、舌成形术、舌骨悬吊术、气道造口术以及正颌外科方法。器械治疗主要包括持续气道正压通气(CPAP)、口腔矫治器(OA)治疗。CPAP 是在自主呼吸的条件下,在整个呼吸周期内,人为地施以一定的气道正压,它可达到防治气道萎缩、增加功能残气量、改善肺的顺应性及扩张上气道等作用,对绝大部分患者有较好的疗效,但是仍有一定比例的患者难以适应在正压通气下入睡,且由于需要专门设备、专业技术人员进行操作,使用不方便,限制了其应用。

　　OSAHS 患者仅在睡眠时戴用口腔矫治器治疗,当晚即可见效,且具有治疗简单、无创、可逆、价格低廉、疗效良好等优点,患者易于接受[35]。口腔矫治器主要是利用形态学的变化,通过牵引下颌骨向前,抬高软腭,同时牵引舌主动或被动前移,从而增加气道体积,特别是口咽部,腭咽和舌咽的容积增加,使后气道间隙扩大增宽,消除上气道的阻塞。口腔矫治器对单纯鼾症和轻中度 OSAS 患者的疗效较好,对重度 OSAS 患者治疗效果不理想,适用于不能耐受 CPAP 或无手术适应证的部分患者。此外,少数行 CPAP 治疗者在短期出差时也可临时应用口腔矫治器。

　　以往研究结果显示:口腔矫治器可以扩大上气道[36-42]。矫治器可为口咽获得 23% 额外的体积,咽腔总体积增加 13.5%。从腭咽到舌咽乃至喉咽,都可见不同程度的扩张;上气道阻塞大为减少或减轻,阻塞点从多点转为单点,甚至完全消失,遗留的阻塞点多数范围减小、程度减轻;矫治器可明显增大上气道截面积,主要在腭咽和舌咽。但在矢向径与横向径的增加比例上,各研究者有所出入。此外,戴入口腔矫治器后,舌骨上移,舌体由直立变平卧前伸;软腭向前下垂。需要指出的是,尽管戴口腔矫治器时 OSAHS 患者的上气道大小、形态有较大改变,但与无鼾正常者相比仍然存在差异。

　　下颌定位是 OSAHS 口腔治疗的核心问题,下颌定位不当时,疗效不明显或者患者口面肌肉、关节不能适应。确定下颌新位置是成功治疗 OSAHS 的重要因素之一,受到国内外临床医学家的普遍重视。目前,下颌定位主要依赖临床经验(表 1)[43]。高雪梅、曾祥龙、傅民魁等对疗效显著的 38 例附咬合蜡的石膏模型进行测量[44],下颌前伸量平均为(612±115)mm,稍小于患者的最适前伸量[(617±117)mm],为患者下颌最大前伸量[(913±210)mm]的68%左右,上、下切牙略成反覆盖关系。但目前关于口腔矫治器治疗OSAHS的前伸量在国内外争议较多,以往研究患者的重新定位一般位于患者下颌最大前伸量的50%~75%之间。

表 1　下颌前移类矫治器的下颌定位及疗效

Author	Patients/n	Mandibular advancement and opening/mm	Effect
Meier Ewert	44	Advancing 3~5, opening 4	AI 50.4~23.1
Ichioka	14	Advancing 5~7	AI(32.2±17.9)~(9.9±8.1)
Bonham	12	Advancing 2.28, opening 8.94	AI 53.81~35.59
Esmarch	67	Advancing 3~5	RDI 43.3~18.2
Nakazawa	12	Advancing 3~5, incisor opening 4	AI 50.4~19.0
Wolfgang	68	Advancing(maximum)3, incisor opening 7	AI 47~20
OSullivan	51	75% maximum advancement, opening>10	AHI(32.2±28.5)~(17.5±22.7)
Bruce A. Soll	1	Advancing 6, opening 9	AI 79.0~5.3
NAPA	5	Advancing 6, opening 9	AI 42.6~8.6
SNOAR	5	Advancing 6~9, opening>17	RDI 45.5~9.7
Snore Guard	20	Advancing(maximum)3, opening 7	RDI 47.4~19.7
Gao XM, et al	38	Advancing 6.2, opening 4.2	AHI 50.6~7.5

下颌定位依赖于口腔矫治器施加后下颌骨前伸来实现,使患者下颌重新定位,临床治疗时下颌前伸标准常难以达到一致。本实验将重点分析下颌骨前伸对OSAHS患者舌咽部模型的影响,为下颌定位标准提供参考依据,尽可能寻找明确的量化坐标参数和生物力学参数,为口腔矫治器治疗OSAHS的生物力学和形态学改变提供理论依据。

1.2　有限元法及其在OSAHS研究中的应用

有限元法(finite element method, FEM)是一种实用有效的理论应力分析方法。该方法首先把连续的弹性体分割为有限个单元,以其结合体来代替原弹性体,然后借助计算机进行数据的处理及运算,对连续体离散成的有限个单元进行力学分析,并由此获得整个连续体的力学性质特征。简言之,就是化整为零分析,积零为整研究[45]。有限元法有以下主要优点:

(1)有限元法能够给出所需模型任一部位的应力和位移状况。

(2)有限元法不仅能够给出数值结果,还能由计算机自动绘出立体图像。

（3）一旦生物医学模型被转化成数学力学模型,就可反复使用同一模型进行各种加载状况的计算,保证了模型的完全相似。

（4）同一种计算机程序,还可用来对多种不同的模型进行计算分析。

（5）由于使用了计算机手段,庞大数据的处理变得较为容易,计算结果准确,省时省力。

自 1943 年 Courant 首先提出有限元基本思想[46],1956 年 Turner 将有限元法在航空工业首次运用成功起[47],有限元法便被广泛应用于工程技术的各个领域。但在医学领域, 由于曲面的任意性和解剖结构的复杂性, 加之人体组织的复合型和边界的不准确性,使用有限元软件很难完全对实体模型材质进行定义,近年来,通过不断的研究和改进,医学有限元的建模主要有以下几种方法：

（1）磨片切片法：通过制作模型切片、磨片和人工测量标本的方法,对断层逐层进行坐标测绘,利用计算机对截面数据进行汇总和处理。这种方法很难对精细结构进行准确表达,建模过程中人工影响因素多,主观性大,容易出现较大误差,耗费较多人力物力,且属丁破坏性建模,目前已经很少使用。

（2）三维测量法：将模型测量数据输入计算机建成三维模型,继而使用数据接口将CAD 模型转到 CAE 软件中进行数值分析[48]。三维测量法分直接法和间接法两种,目前多采用非接触式激光扫描,其具有速度快、精度高、不与所测物体直接接触等优势。但这种方法采集成本高,采集后数据处理时间长,需进行数据转换方能使用,其不足之处为只能测量实物表面数据,缺乏对材料和组织特性的反映,故该方法不适用于实体结构的建模。

（3）CT 图像处理法和 DICOM 数据直接建模法：CT 图像处理法是目前最受欢迎的建模方式,在口腔组织的建模方面也取得很好成绩[49-51],其主要有以下几步：①通过被测对象的 CT 图像获取原始数据。②将 CT 图像导入计算机,以图像格式存储,方便后期获取二维图像的数据。③形成轮廓线位图,绘制成各断面的轮廓线矢量图。④基于图像轮廓线,建立三维有限元网格模型。CT 重建流程如图 2 所示。

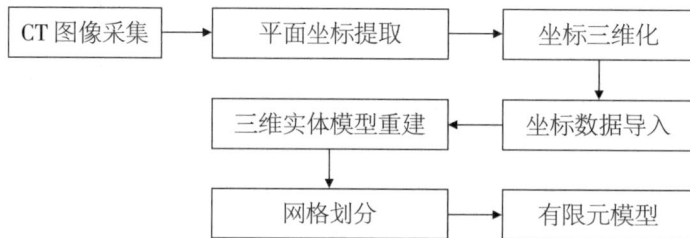

图 2　CT 图像处理法重建模型流程

　　但由于建模过程中"拍摄胶片和胶片扫描"等人为因素，人们仅能使用部分 CT 数据，造成实体数据信息的损失。DICOM 数据直接建模法能直接读取 CT 数据信息，不必生成胶片，数据信息可依照 DICOM 标准，即 American College of Radiology National Electrical Manufacturers Association 联合颁布的标准中的存盘或传输技术减少实体数据损失，其相应过程为：(1)三维数据的扫描。(2)DICOM 数据的读取。(3)图像的分割。(4)轮廓提取并生成轮廓线。(5)将轮廓线输入有限元软件，使用相应的前处理模块进行几何模型生成和网格划分，然后建立三维有限元模型。

　　自 1973 年 Thresher[52]首先将有限元法应用于口腔医学后，三维有限元分析法在口腔生物力学中的应用越来越广泛，如在正常牙及颌骨三维有限元模型的建立及应力分析、牙体牙髓病学、口腔颌面外科、口腔修复学、口腔正畸学中都得到广泛的应用。1977年 Yettramm[53]首先建立了上颌中切牙的二维有限元模型，1988 年 Tanne 等[54]首次建立了上颌中切牙的三维有限元模型，国内学者也纷纷运用有限元方法建立了口腔正常牙及颌骨的三维有限元模型[55-56]，为口腔生物力学分析打下基础。三维有限元分析法在牙体牙髓病学中的应用主要是龋洞的修复、充填材料对应力分布的影响及对根管治疗的研究等[57-58]。三维有限元分析法在口腔颌面外科的应用主要是颌骨骨折和口腔种植领域，对此也有很多文献进行了报道[59-60]。选择合适类型的修复体、优化各种修复体的设计对义齿的成功修复至关重要。基牙及牙周组织的受力分析、修复材料特性对修复体影响的研究和修复体结构的力学分析等方面也一直备受修复领域众多学者的关注，有限元法在此类临床问题模拟分析中的应用越来越广泛，成为修复学的理论基础之一[61-63]。有限元法在正畸学领域的应用始于 20 世纪 80 年代，早期为二维有限元分析，现多进行三维有限元分析。目前生物力学在正畸学中重点研究的是探讨矫治力传递所致应力分布及其规律以探索矫治机制。三维有限元法作为一种有效的手段，可以逼真地建立三维牙体组织模型，并赋予其生物力学材料特性，使生物力学成为口腔正畸学的重要理论与临床技术基础，为实现确定的矫治目标、施加正确的矫治力提供参考[64-65]。

　　目前采用三维有限元方法来研究 OSAHS 的报道并不多见。近年来，Yaqi Huang等[66]建立正常人上气道有限元模型来研究解剖因素对咽部塌陷的影响。国内学者孙秀珍等[67]建立了健康志愿者的上气道三维有限元模型，并进行了流体分析。赵雪岩等人[68]利用 CT 扫描数据，建立健康成年志愿者的上气道三维有限元模型，模拟气道气压对上气道模型表面施加动态加载，分析解剖结构和生理过程之间的关系。李松青、曲爱丽等建立了正常人群和 OSAHS 患者的上气道及其周围结构的三维有限元模型[69-70]，为上气道软硬组织建模的探索,为本研究提供了原始经验并创造了条件。

近年来,随着计算机技术和三维有限元软件技术的日趋成熟,有限元建模的精度明显提高,建模速度明显加快,材料性质的赋值更符合临床实际,有限元的开放性可根据需要适当编辑和删减,减少后续工作量并方便后期研究。三维有限元法是目前口腔生物力学研究中最先进有效的一种分析方法,但应用于 OSAHS 的研究报道并不多见,而建立高真实度和精确度的三维有限元模型是有限元分析的前提。基于此,本研究根据 OSAHS 患者上气道的 CT 获得的 DICOM 数据,对 OSAHS 患者的上气道结构进行三维重建,并在此基础上建立三维有限元模型进行加载分析,为 OSAHS 患者上气道生物力学分析打下基础,以期深入了解 OSAHS 的发病机制、口腔矫治器治疗机制以及为口腔矫治器治疗 OSAHS 的优化设计等提供理论依据,同时探索一种新的研究 OSAHS 的方法,为以后 OSAHS 的研究提供一种新的思路。

2 材料与方法

2.1 设备条件与软件

美国 GE 公司 Lightspeed pro 16 螺旋扫描 CT 和 ADW 4.3 工作站;

Materialise Mimics 10.01 扫描数据模拟重建软件(Materialise 公司,比利时);

Imageware 10.0 软件(EDS 公司,美国);

Ansys 8.0 软件(Ansys 公司,美国)。

软件介绍:

Mimics(Materialise's Interactive Medical Image Control System)软件(如图 3 所示)是由比利时 Materialise 公司开发的交互式医学影像控制系统,它能输入各种扫描的数据(CT、MRI),建立 3D 模型进行编辑,然后输出通用的 CAD(计算机辅助设计)、FEA(有限元分析)、RP(快速成型)格式,可以在 PC 机上进行大规模数据的转换处理,是扫描(CT、MRI)等数据与快速成型 STL 文件格式、计算机辅助设计和有限元分析的工具界面。Mimics 软件具有将影像图片转化成三维实体的功能,同时也具有将三维实体转化成影像图片的逆向工程功能。

Imageware 软件是由美国 EDS 公司出品的逆向工程软件,它是对已存在的产品、零件(或部件)的原型或模型,运用先进的测试技术,进行三维扫描、数字化处理,并以数字化处理的结果为基础,对其进行分析和修改,最后通过先进的制造技术对其分析修改的结果进行生产制造。对外形复杂,还有一些天然的东西(如雕塑)及复杂的曲面,快速建模,再进行

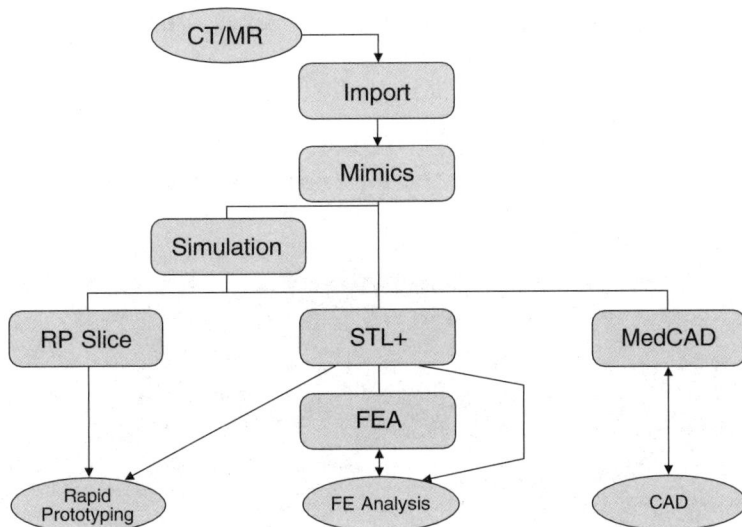

图 3 Mimics 软件模块关系图

设计。由此可以看出,逆向工程技术与传统的产品设计方法不同。该软件被广泛地应用于通用机械、汽车、模具、航空航天、电子和计算机零部件行业等诸多领域,主要用于大规模点云数据的处理,并可实现由下而上(down to up)的建模。

Ansys 8.0 软件是目前世界上最权威的大型有限元分析软件,由美国的 Ansys 公司开发,能与多数 CAD 软件接口,实现数据的共享和交换。软件主要包括三个部分:前处理模块、分析计算模块和后处理模块。前处理模块提供了一个强大的实体建模及网格划分工具,用户可以方便地构造有限元模型;分析计算模块包括结构分析、流体动力学分析、电磁场分析等;后处理模块可将计算结果以彩色等值线显示、截面显示(可看到结构内部)等图形方式显示出来,也可将计算结果以图表、曲线形式显示或输出。

2.2 样本来源

按中华医学会呼吸分会阻塞性睡眠呼吸暂停低通气综合征的诊断标准和中度病情标准,选取一名经夜间多导睡眠仪(PSG)监测并确诊为 OSAHS 的男性患者,AHI 为 36 次/h,LSO_2(%)为 83.76%。曾经下颌前伸矫治器治疗有效并自愿停用矫治器 3 个月,并未做其他任何治疗。主要症状有临床打鼾、憋气、呼吸暂停、白天嗜睡,排除了其他导致上气道阻塞的各种解剖或病理因素,详细询问病史并做口腔检查,排除严重牙体、牙周及颞下颌关节疾病和其他全身疾病。

2.3 建模步骤

2.3.1 CT 图像数据采集

采用美国 GE 公司 Lightspeed(16 排)CT 机扫描测试对象取材相关部位(甲状软骨

至眼眶下缘)进行数据采集,测试对象取仰卧位,身体两侧对称无偏斜,使下颌骨后缘与 C_2 椎体前缘接近,上下齿自然对合,舌尖抵上切牙舌面,摄片过程中勿吞咽和咀嚼。扫描参数如下:球管电压与电流 120 kV/230 mA,层厚 0.625 mm,连续扫描,扫描线与颌平面平行。扫描过程中保证体位不变。共得到 218 层 CT 图像,以 DICOM 格式数据文件刻录存盘,其 CT 典型层如图 4 所示。

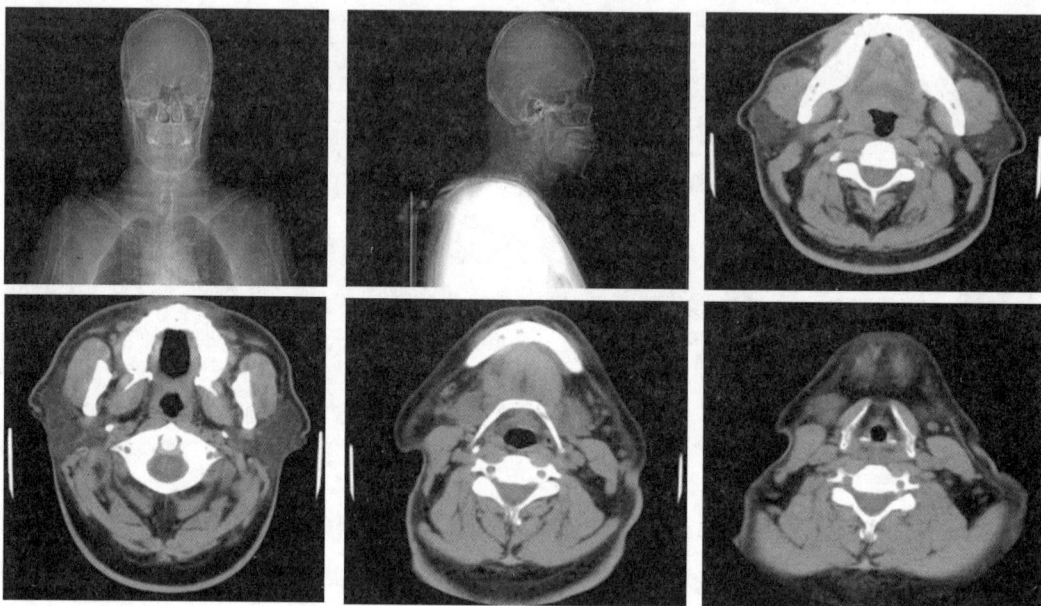

图 4　CT 图层

2.3.2　建立三维有限元模型

将 CT 扫描所获得的 DICOM 格式数据文件导入 Mimics 10.01 软件中,经过转换后即可打开为三个视图:矢状面、冠状面和横断面,在 CT 图像上确定需要进行三维成像的组织范围(如图 5 所示)。

在软件的分割模块中可以利用各种组织的不同分割识别范围分别识别出骨(bone):226-3071、-5-135 及气道(自定义):-1024-(-490),由于本课题所关注的四块肌肉(颏舌骨肌、下颌舌骨肌、颏舌肌及舌体)分别建模有困难,因此对肌肉的建模采取如下简化方法:将四块肌肉作为一个整体进行建模,并将与气道接触处的肌肉边缘与气道的边缘重合、舌体的边缘由下颌骨的边缘确定,这一过程主要在 Ansys 软件内完成。下面以舌骨建模过程为例来说明。

2.3.2.1　首先对图片进行阈值选取(Thresholding),根据重建组织密度范围的不同,选定所要重建组织的种类,该软件会自动得出该种组织的阈值范围,接受这一阈值范围后,便获得该种组织的原始蒙罩, 如图 6。方法为：点击视图页面中 Segmentation 中的

Thresholding▢,将 Predifined thresholds set 调节为 bone(CT)值,对 CT 图像进行阈值分割,选出骨组织的灰度值,点 Apply 键进入下一步。

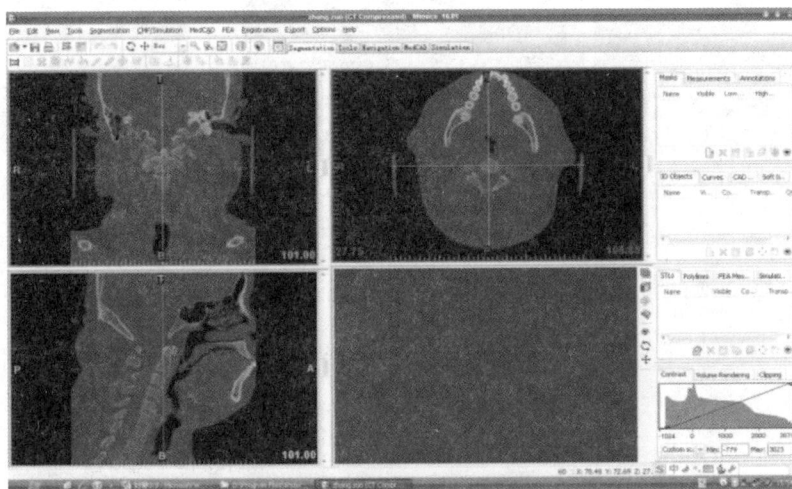

图 5　Mimics 10.0 界面

2.3.2.2　获得该种组织的原始蒙罩后,所有骨组织都被选取。要想获得感兴趣的那部分组织结构就要运用三维区域生长技术(3D Region Growing),选取欲重建的实体结构区域,进而得到新的蒙罩。方法:在刚才已经分割好的图片上点击▦▦(Region Growing)键,之后点击图片中的舌骨组织,则舌骨组织变为黄色表示被选中,如图 7 所示。

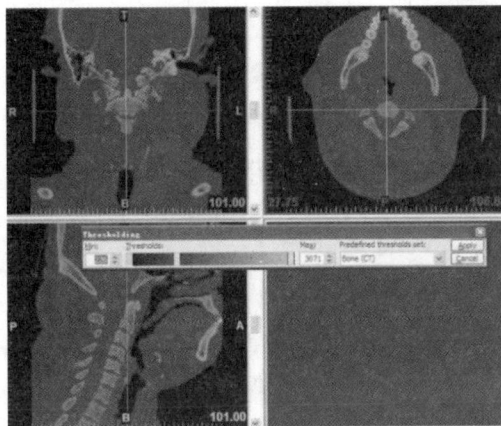

图 6　通过选择阈值选取舌骨　　　　　图 7　通过区域生长获得舌骨蒙罩

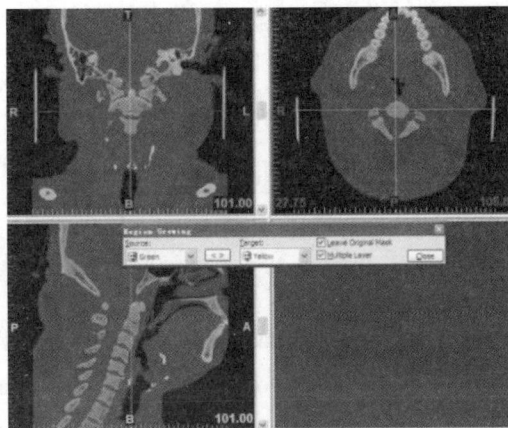

2.3.2.3　通过阈值分割及三维区域生长只能确定所有相似的组织,但是对于本课题感兴趣的组织而言还需要将多余的部分擦除。因此,利用软件中 Edit mask 模块中的擦除功能(Edit)将多余的组织擦除,这项工作耗费时间长、工作量大、要对所需建模的组织断层图像边缘认识清晰,且在识别过程中将产生的空洞填补。图 8 为舌骨擦除多余组织及填补空洞前后的图片。

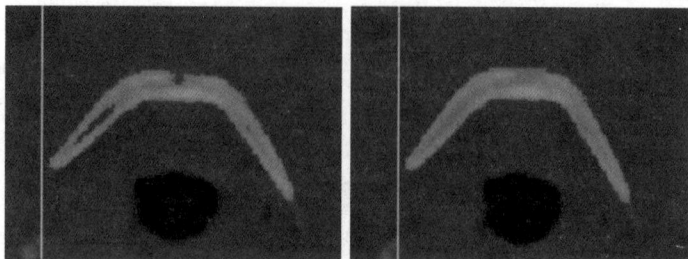

图 8　填充空洞前后的 CT 片　　　　图 9　舌骨 3D 模型

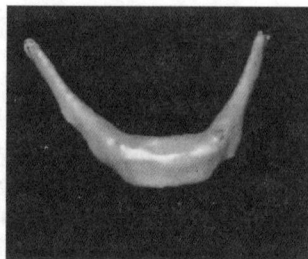

2.3.2.4　选取舌骨及填补空洞以后,需要在三维实体(3D Object)菜单栏导入新生成的蒙罩并加以运算,获得所选取的实体结构区域的三维重建模型。

方法:点击软件右上图标中的 Calculate 3D from Masks,生成三维面模型。此时的三维模型只是面模型,表面并不光滑,需要进一步进行光滑化处理,如图 9 所示。

2.3.2.5　在 The Calculate 3D 界面修补图像,应选取更适用于医学图像处理的轮廓内插法,通过减少矩阵、表面光滑、边减少、三角形减少等方式以提高生成三维实体模型的质量。因此,需要在 Mimics 10.01 的 Remesh 模块中对上述模型进行减少矩阵、表面光滑、边减少、三角形减少工作,将模型中存在的小的碎片、碎面及模型中的尖角等去除,这项工作对后续网格划分极为关键,需要反复做多次才可。

方法:直接点击 Remesh 按钮,进入自动网格划分模块,在此模块中重复进行组织的 smoothing, ruducing edge(points),remesh,生成以 –remesh 命名的模型。将该模型导出,另存为.iges 格式即可。

运用同样的方法分别重建出各个组织的三维实体模型。本项目中肌肉的边界不清晰,给几何体的构建带来非常大的困难,因此在 Mimics 软件中只生成下颌骨、舌骨、气道的模型,在之后的步骤中再根据 CT 图片的具体位置进行肌肉简化模型的构建。所生成模型利用布尔运算将各个几何模型合体,模型如图 10 所示。

在 Mimics 中生成的模型以.iges 格式导入反求软件 Imageware 10.0 中对点云数据进行处理,通过降噪、去除突出点等工作,在该软件中对点云数据逐层进行 B 样条曲线拟合,并利用软件自带的调整曲线的曲率、控制点的位置等方法使曲线光顺,同时生成 Loft 曲面,用测量模块检验曲面与点云之间的差距,本项目的最大差值为 0.0013 mm,能够保证模型具有较高的几何相似性。在该软件中只进行线的拟合,并将几何特征以.iges 格式保存以导入 Ansys 8.0 软件从而生成体模型。

在 Ansys 软件中将导入的线框格式的骨、气道模型通过前处理模块进行面模型的构建,检查所有模型的连贯性后即可生成体模型。图 11 为在 Ansys 软件中通过线、面构

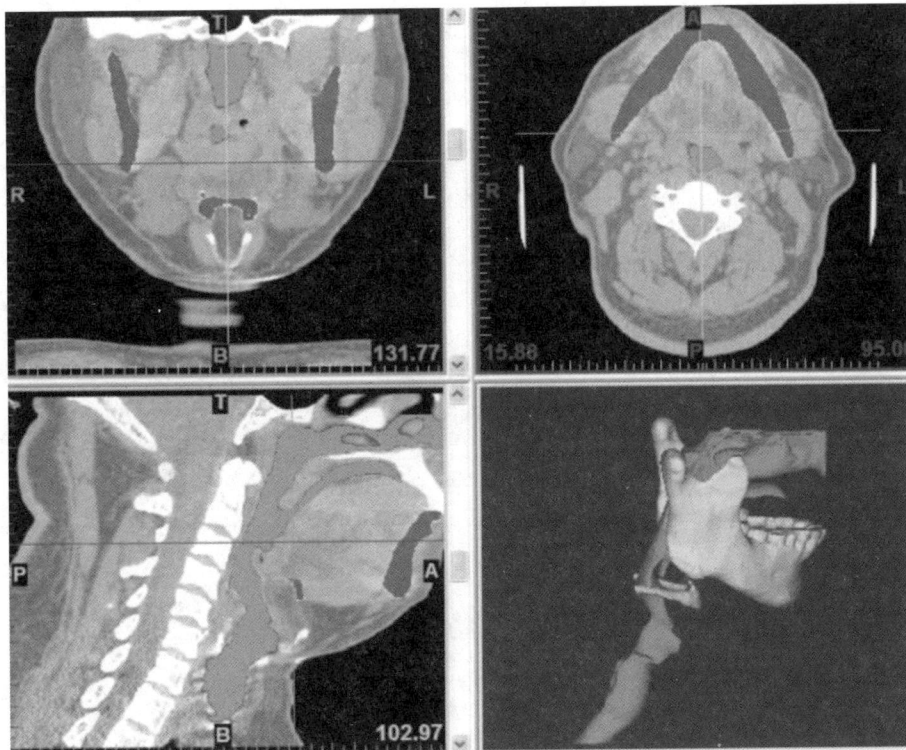

图 10   在 Mimics 软件中生成的骨、气道模型

建的骨、气道、肌肉模型,其中肌肉模型按照 CT 中的几何位置采用下颌骨、舌骨、气道已有的表面进行连接生成。为方便后续研究数据提取,所有模型均为模块化模型。

本项目的材料特性采用 Mimics 软件自动赋值与文献数据相结合的方式,骨的弹性模量为 2700 MPa,泊松比为 0.3;肌肉弹性模量为 20 MPa,泊松比为 0.45;气道弹性模量为 1 MPa,泊松比为 0.49(软件识别的最大值为 0.5,但是 Ansys 软件只能赋值为小于 0.5)。采用自动与手动相结合的方式进行所有体模型的网格划分,单元类型采用 10 节点的 Solid 92 四面体单元,骨、肌肉、气道得到的单元数和节点数分别为:214725、38826、22590 个单元,317305、60018、30720 个节点。有限元模型见图 11 右下。

在本项目中,为了简化分析计算与建模方便起见,在模型的构建中进行了如下假设与简化:

(1)将下颌骨模型全部作为皮质骨进行建模,未对其中的松质骨进行单独建模,因此,该模型会给今后的计算分析带来微小的误差。

(2)将连接下颌骨和舌骨之间的肌肉作为整体建模,而未对肌肉和骨之间的连接骨膜进行建模,只是在模型中对肌肉与骨的连接部分进行了共面处理,在今后的分析计算中也会带来误差。

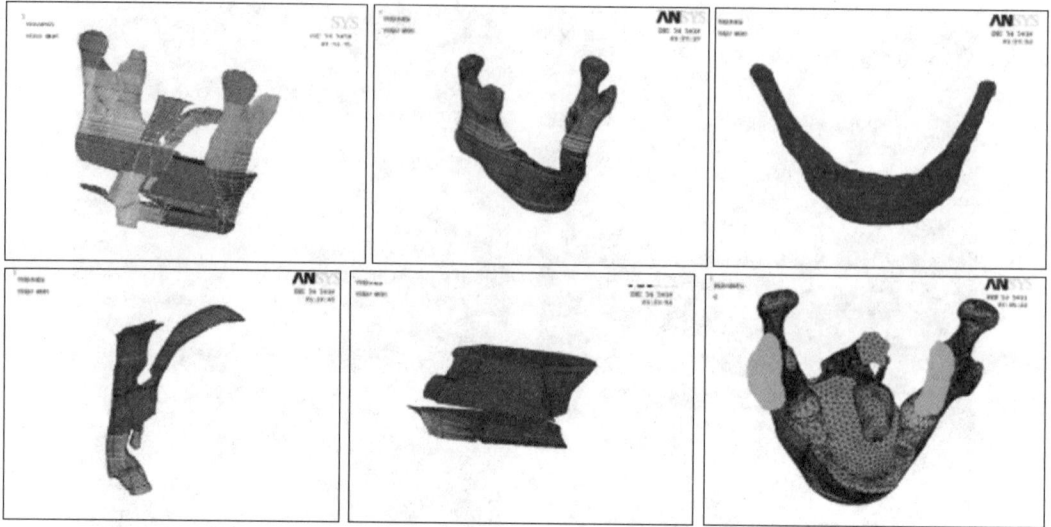

图 11　几何模型及有限元模型

(3)设定模型中各材料及组织为连续、均质和各同向性的线弹性材料。

2.4　整体模型的下颌骨前伸加载

对建立的模型进行相关力学相似性的验证：在下颌骨模型上根据文献数据,分别在磨牙、前磨牙及侧切牙上分别加载 300、150、60 N 的力,限制下颌角和髁突、喙突的刚性位移,对下颌骨进行加载,获得平均应力(如图 12 所示)。在该模型中能够明显看到髁状突颈部、喙突后侧、下颌角、磨牙区为应力集中区,形成从下颌体部至下颌角、下颌体部沿后牙牙槽嵴远端下颌升支前缘至喙突、喙突后侧沿乙状切迹至髁状突颈部三条应力轨迹线,与以往文献结论一致,说明建立的模型具有非常高的力学相似性,建立的模型有效。

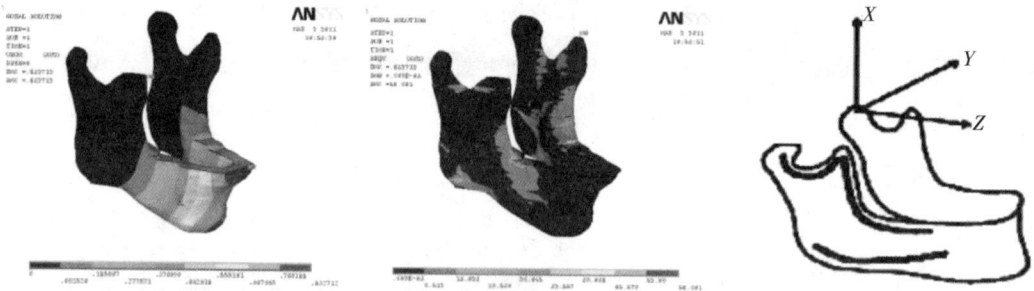

图 12　下颌骨有限元模型及平均应力轨迹

边界约束：实验设定上气道后壁不动,舌骨—肌肉—下颌骨连接为一整体、均质弹性体;将肌肉末端、舌骨内侧与相应上气道进行连接。对下颌骨的髁突、喙突限制所有自由度,下颌角肌肉附着处限制 X、Z 方向位移,不限制下颌前伸。在前牙列上模拟佩戴矫治器后施加前伸的位移量,分别从原始位加载下颌前伸 2、4、6、8 mm,依次定义为加载 1、加载 2、加载 3、加载 4,参照北京大学赵雪岩等[72]研究文献,在模型的上气道表面分别选取会厌尖横截面的横径及矢状径作为研究指标,位移数值增加记录为正值、减小记录为负值,观察下颌骨不同前伸量相应形态位移及应力变化。

3 结果

3.1 阻塞性睡眠呼吸暂停低通气综合征患者上气道及其周围结构的三维有限元模型

采用层厚 0.625 mm 薄层 CT 扫描技术,以 DICOM 格式将数据直接导入 Mimics 10.01 软件,利用软件对骨骼、气道等组织不同的灰度值进行边缘自动识别、填补空洞、生成 3D 模型、网格划分等程序,得到了 OSAHS 患者上气道、下颌骨、舌骨的三维实体模型。通过 Imageware 及 Ansys 8.0 软件实现自下而上的实体模型建立。由于实体模型软组织建模复杂及其与周围组织连接困难,我们人为地建立与下颌骨、舌骨相连接的肌肉束,定义为弹性体。设定模型中各材料和组织为连续、均质和各向同性的线弹性材料。实验各材料的参数参见 Mimics 软件赋值与国内外相关研究,选取骨弹性模量为 2700 MPa,泊松比为 0.30;肌肉弹性模量为 20 MPa,泊松比为 0.45;气道弹性模量为 1,泊松比为 0.49。本模型在单元的处理上,规定采用 10 节点的 Solid 92 四面体单元,提高了模型的相似性和准确度,分析结果更接近实际。经过计算机划分网格后,骨、肌肉、气道得到的单元数和节点数分别为:214725、38826、22590 个单元,317305、60018、30720 个节点。建立的模型不仅具有较为良好的几何形态和相似性,还可方便地利用该模块化模型对模型进行修改,为后续研究打下基础。

3.2 下颌逐步前伸对阻塞性睡眠呼吸暂停低通气综合征患者腭咽部三维有限元模型的影响

通过对三维有限元模型中的下颌骨模型加载下颌前伸 2、4、6、8 mm,发现上气道舌咽部平面发生改变,如表 1 及图 13-18 所示。具体计算结果如下:

在加载 1 作用下,气道舌咽会厌尖截面处横径增加 0.04 mm、矢状径减小约 0.3 mm,截面略变为椭圆形,同时应力最大为 0.33 MPa,位于上气道后壁区刚性固定处。

在加载 2 作用下,气道舌咽会厌尖截面处横径增加 0.09 mm,矢状径减小约 0.078 mm,截面增加,应力增加,最大为 0.85 MPa,主要集中在上气道前壁区肌肉牵拉处。

在加载 3 作用下,气道舌咽会厌尖截面处横径增加约 0.13 mm,矢状径减小约 0.11 mm,截面增加,平均应力增加至 0.99 MPa,主应力集中位置未发生明显改变。

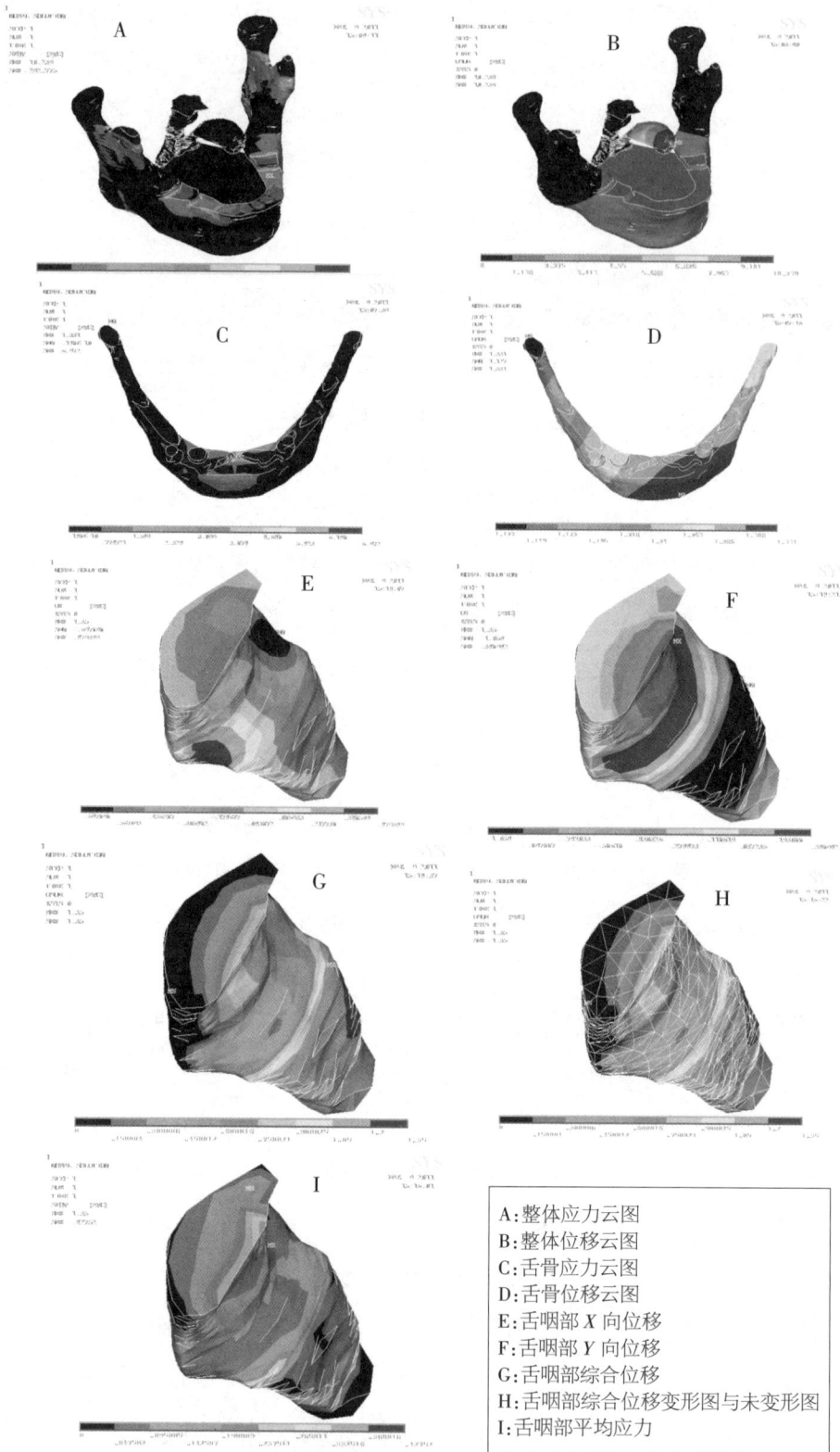

A:整体应力云图
B:整体位移云图
C:舌骨应力云图
D:舌骨位移云图
E:舌咽部 X 向位移
F:舌咽部 Y 向位移
G:舌咽部综合位移
H:舌咽部综合位移变形图与未变形图
I:舌咽部平均应力

图 13　下颌前伸 2 mm 时系统、舌骨、舌咽部应力、位移分布图

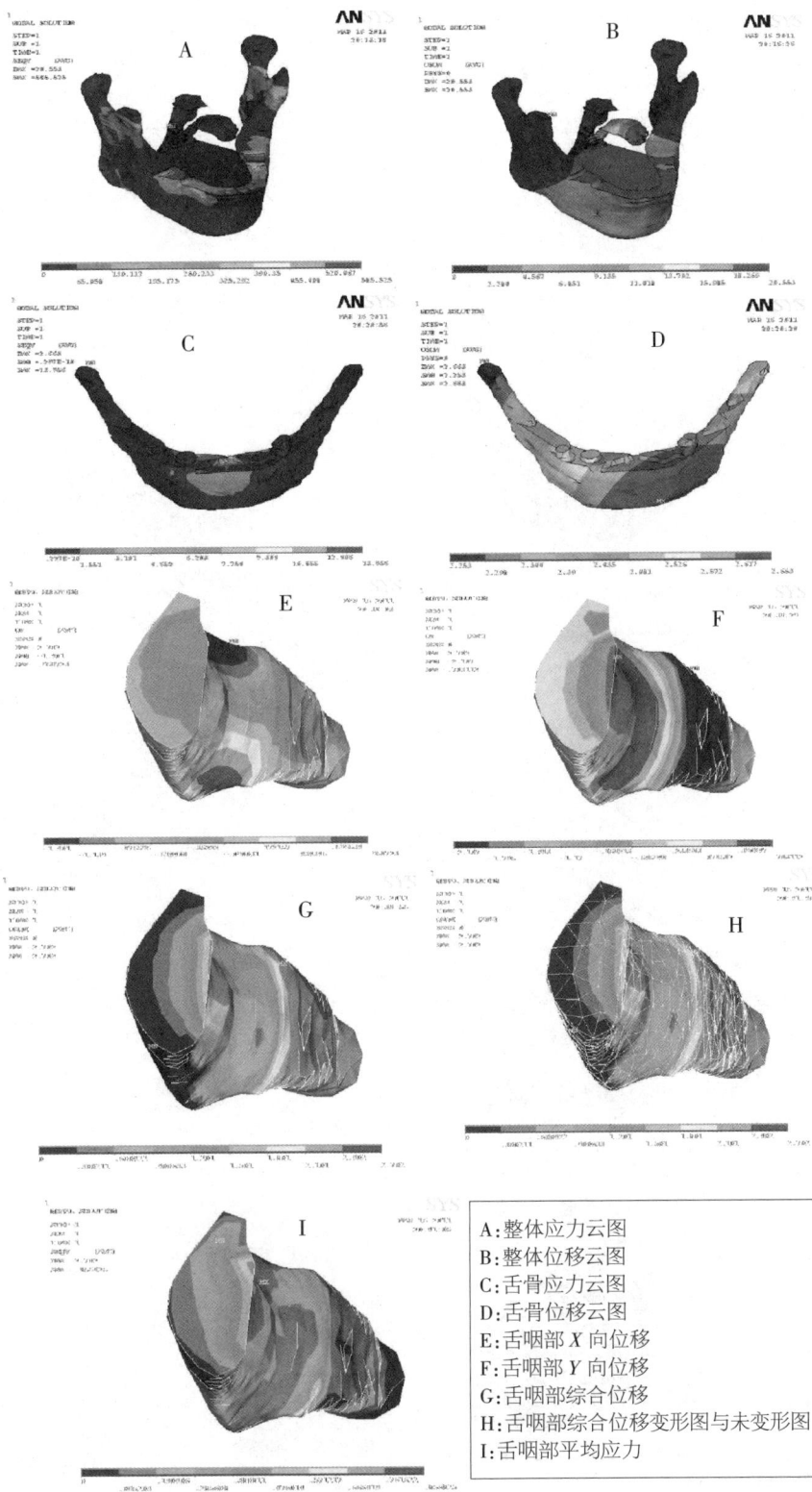

A:整体应力云图
B:整体位移云图
C:舌骨应力云图
D:舌骨位移云图
E:舌咽部 X 向位移
F:舌咽部 Y 向位移
G:舌咽部综合位移
H:舌咽部综合位移变形图与未变形图
I:舌咽部平均应力

图 14　下颌前伸 4 mm 时系统、舌骨、舌咽部应力、位移分布图

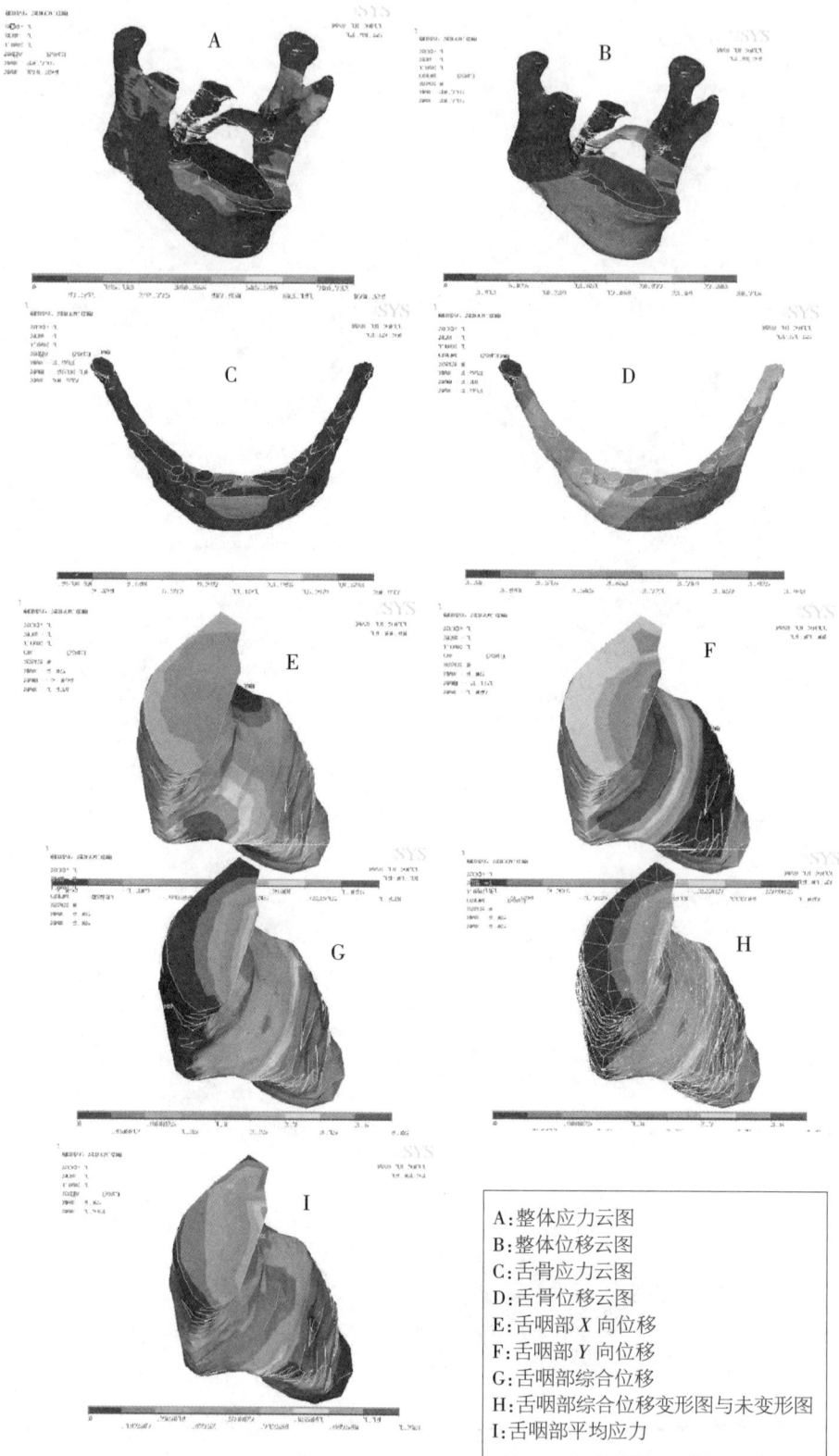

图 15　下颌前伸 6 mm 时系统、舌骨、舌咽部应力、位移分布图

A:整体应力云图
B:整体位移云图
C:舌骨应力云图
D:舌骨位移云图
E:舌咽部 X 向位移
F:舌咽部 Y 向位移
G:舌咽部综合位移
H:舌咽部综合位移变形图与未变形图
I:舌咽部平均应力

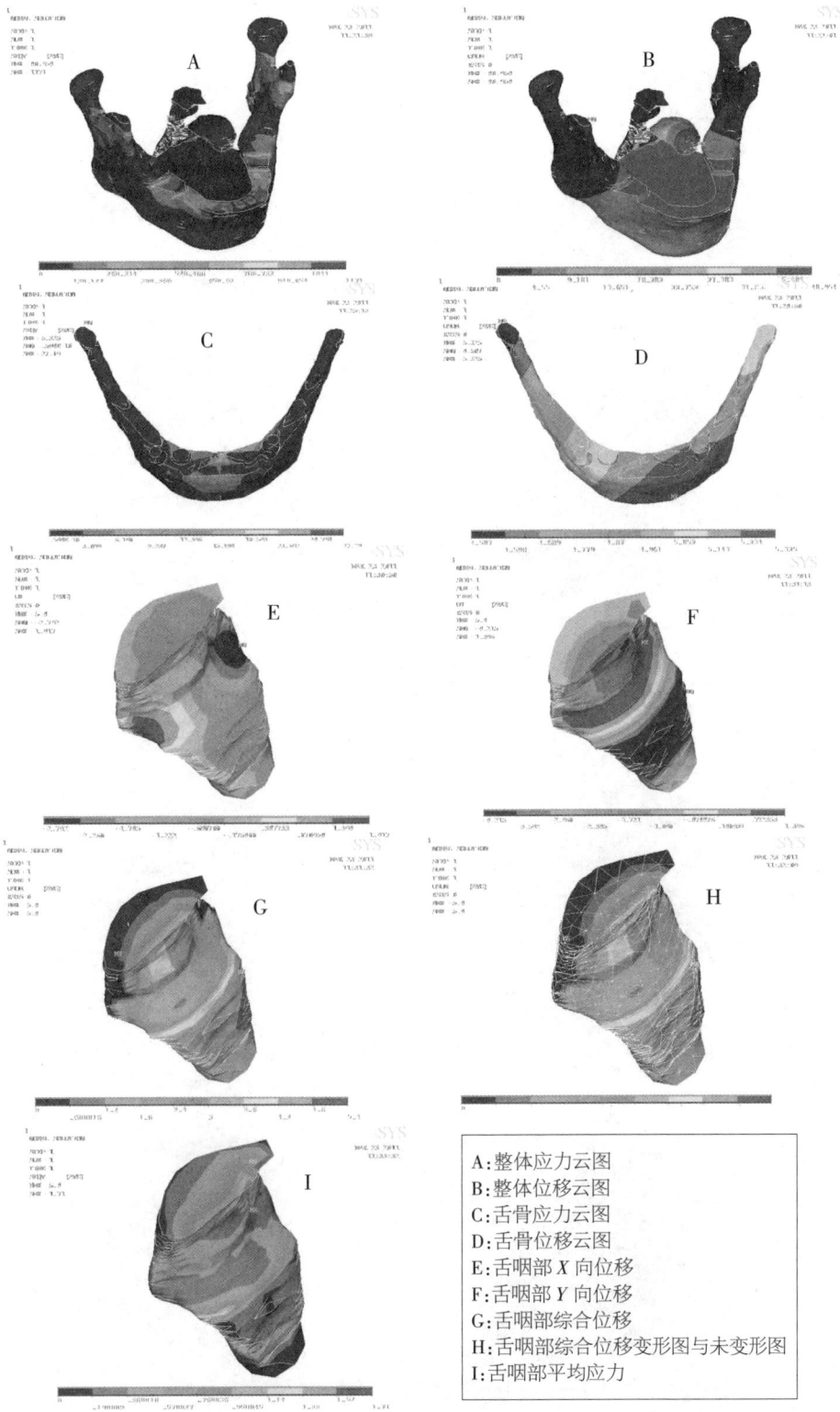

A:整体应力云图
B:整体位移云图
C:舌骨应力云图
D:舌骨位移云图
E:舌咽部 X 向位移
F:舌咽部 Y 向位移
G:舌咽部综合位移
H:舌咽部综合位移变形图与未变形图
I:舌咽部平均应力

图 16　下颌前伸 8 mm 时系统、舌骨、舌咽部应力、位移分布图

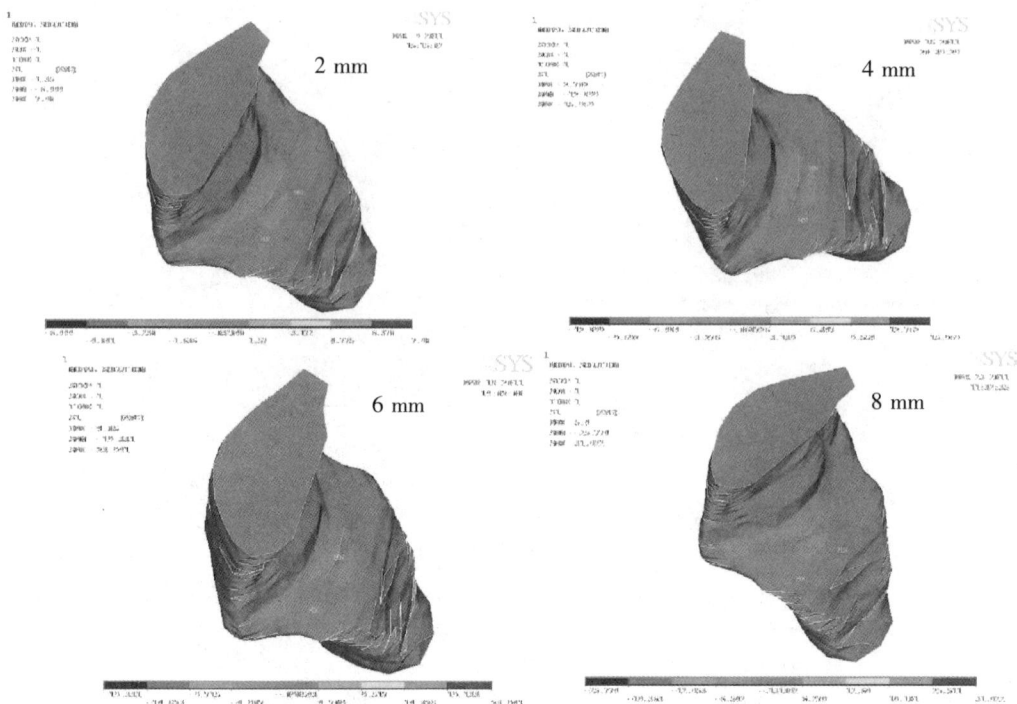

图 17　舌咽部在各加载状况下的第一主应力表现

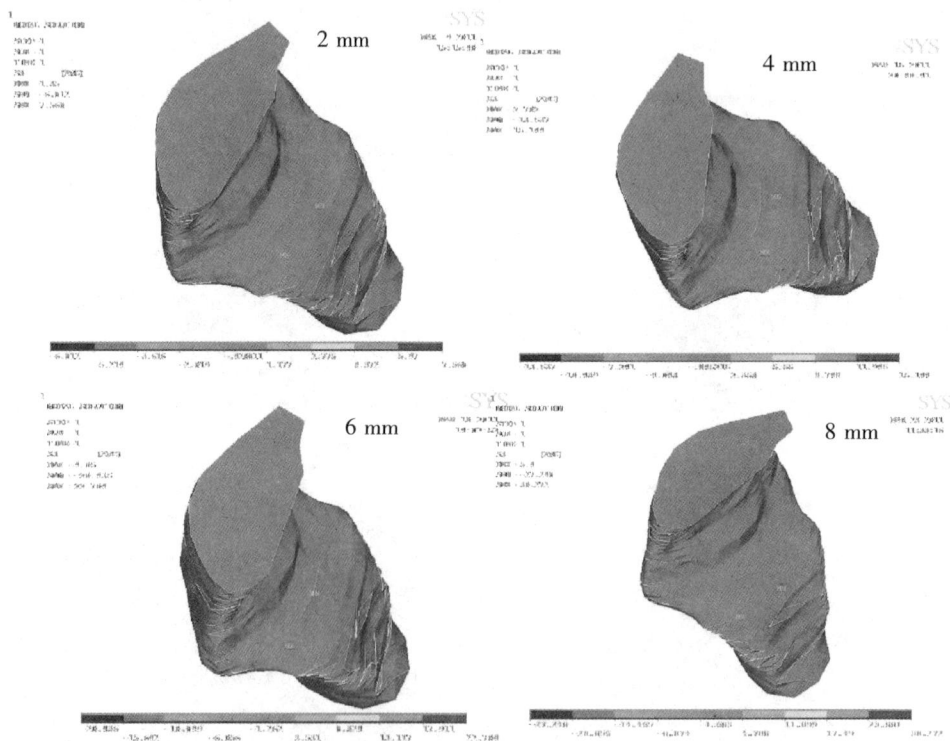

图 18　舌咽部在各加载状况下的第三主应力表现

在加载 4 作用下,气道舌咽会厌尖截面处横径增加 0.7 mm,矢状径减小 0.15 mm,截面增加,平均应力增加至 1.33 MPa,主应力区未发生明显变化,主要集中在上气道前、侧壁区。

表 2   上气道舌咽部平面在不同加载下的主要改变

项目	加载 1	加载 2	加载 3	加载 4
舌咽部横径/mm	0.04	0.09	0.13	0.70
舌咽部矢状径/mm	−0.04	−0.08	−0.11	−0.15
舌咽部应力值/MPa	0.33	0.85	0.99	1.33

在加载 1、2、3、4 作用下,舌咽部横径明显增加,最大增加了 0.7 mm;舌咽部矢状径随加载顺序呈减小趋势,最大减小 0.15 mm;从综合位移图中可以看出,气道舌咽会厌尖截面积也随下颌前伸量呈逐渐增加趋势,可能说明在舌咽部,相对于矢状径,横径对

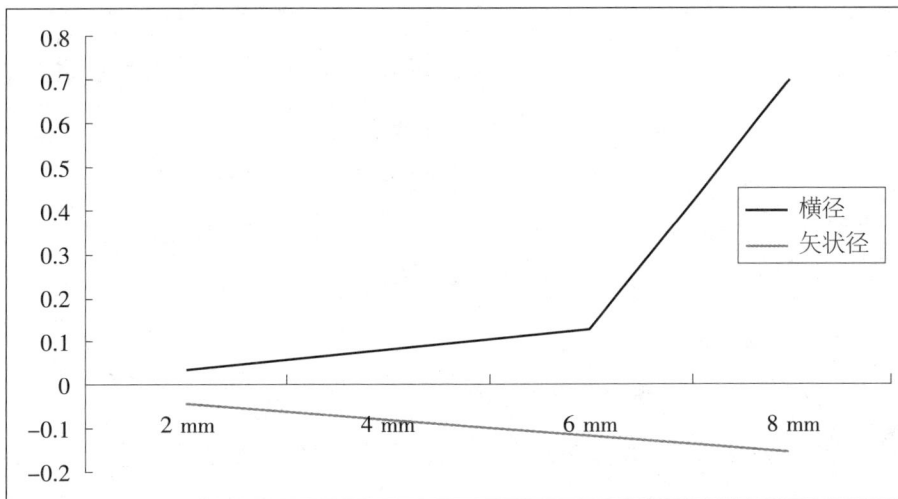

图 19   舌咽部横径、矢状径在不同加载下的主要改变

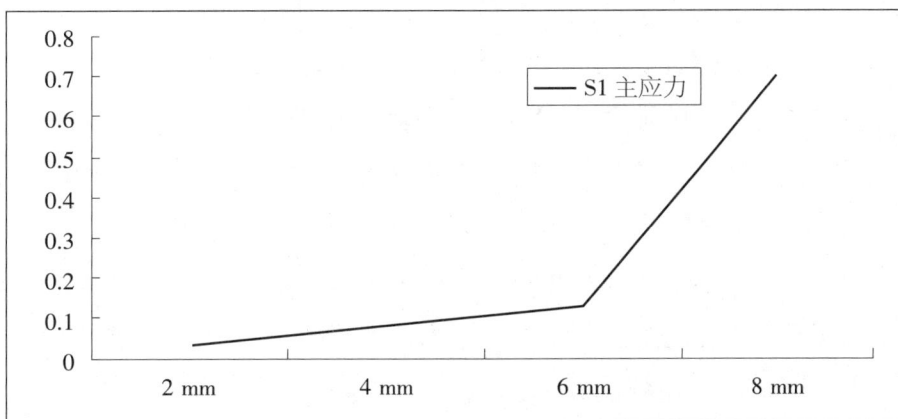

图 20   舌咽部 S1 主应力值(MPa)变化示意图

气道打开作用更为明显。

由此可见,通过对三维有限元模型中的下颌骨模型加载下颌前伸 2、4、6、8 mm,发现上气道舌咽部平面横径和横截面积均增加,矢状径减小;加载模型后,主应力分布位置未发生明显改变,主要集中于上气道前壁区肌肉牵拉处。但随着前伸距离增加,应力值不断增加,S1 主应力从最初的 0.33 MPa 增至加载 4 下的 1.33 MPa,第三主应力 S3 也随加载距离递增。

4 讨论

OSAHS 是一类复杂的综合征,由于患者睡眠中呼吸发生暂停,通气发生障碍,机体处于长期低氧状态,继而诱发心、脑、肾等并发症及全身性病变,患者生活质量不同程度下降,甚至威胁生命。随着其危害性逐步被人们认识且发病人数逐年增多,OSAHS 目前已受到医学界和相关学科的高度重视。

OSAHS 的发病机制至今仍不十分明确,不同学科的学者们从各个角度进行了研究和探讨,一般认为 OSAHS 患者睡眠时存在上气道的狭窄或阻塞。咽气道是一个肌性管道,缺乏骨性或软骨性支架,而呼吸又是一个正压、负压反复交替的过程。大量研究证实,绝大多数 OSAHS 患者上气道阻塞部位位于软腭和舌根后方的口咽部[26,5]。因此,对上气道的形态学研究成为研究 OSAHS 发生机制的重要方面。

4.1 CT 技术与三维有限元的结合

现代影像技术可获得 OSAHS 患者上气道及其周围软组织结构和功能相关的高分辨解剖学信息,正在逐渐成为一种有力的研究工具[71]。三维影像技术对上气道及其周围结构立体逐层显示,磁共振(magnetic resonance imaging, MRI)与 CT 均为三维水平的形态学工具,是较早用于认识 OSAHS 的手段之一,可以较准确地反映真实的上气道[72]。CT 是目前国内外广泛应用的检查设备,其操作方便,功能完善,采用卧位检查,接近睡眠时的体位,能够较真实地反映睡眠中上气道的情况和潜在的阻塞部位。对 OSAHS 的研究采用 CT 检查方法相对简单易行,无创无痛,可反映 OSAHS 患者上气道生理及病理状态下的阻塞情况,检测结果对 OSAHS 患者治疗方案的选择、手术疗效的预估具有重要意义。螺旋 CT 及其智能化工作站使 CT 图像处理及数据传输更为方便,使 CT 在 OS-AHS 的研究中显示了它的独特优势。MRI 技术避免了放射线照射,软组织分辨率高,能够多层面多方位成像,在上气道检查中的应用也日趋广泛,但是 MRI 扫描需要时间较长,扫描过程中可能受到的干扰因素也较多,不易观察到每个呼吸周期上气道的动态变化，且费用昂贵等[73]，这些因素使得它的应用不及 CT 普遍，但作为一种研究手段，MRI 对软组织的显影具有其他影像学检查所不具备的优势，相信在今后的研究中可以与 CT 相结合发挥更大的作用。

近年来，有限元模型已从简单的二维结构分析扩展到三维立体分析，建模方法也由传统的磨片切片法发展到借助影像技术进行断层扫描，并使用计算机软件来构建。有限元分析自 1973 年 Thresher[52]首先应用于口腔医学后，已成为口腔生物力学研究中最先进有效的一种生物力学分析方法，而建立高真实度和精确度的三维有限元模型是有限元分析的前提。基于此，本研究通过螺旋 CT 扫描获得精确的 OSAHS 患者上气道 DICOM 格式的图像信息，采用 Mimics 三维建模软件和 Ansys 有限元分析软件建立 OSAHS 患者上气道的三维有限元模型，并在此基础上进行有限元模型的加载分析，以期深入了解 OSAHS 的发病机理以及为口腔矫治器治疗 OSAHS 的优化设计等提供理论依据，并探索一种研究 OSAHS 的新的方法和途径，借此寻找更为方便、经济、高效的研究手段，为促进对 OSAHS 患者上气道的生物力学分析打下基础。

4.2 利用 Mimics 10.01、Imageware 10.0 和 Ansys 软件构建三维有限元模型的特点

本研究中我们采用薄层 CT 扫描技术扫描 OSAHS 患者上气道，将 CT 扫描所获得的 DICOM 格式数据刻录存盘，后将 DICOM 格式数据文件导入 Mimics 10.01 软件所得影像真实可靠，能够全面准确地再现上气道复杂的结构，该操作过程使图像失真、信息丢失的可能性降到了最低限度。以往建立三维有限元模型常采用 CT 胶片扫描或照相技术，容易引起图像的细节和信息在采集过程中发生丢失，不仅工作繁重，而且建模差异较大，影响模型的准确性、质量，进而影响到计算结果的准确性。

利用 Mimics 10.01 软件自带的阈值分割技术，通过规定组织的灰度值范围将所需组织如骨骼、肌肉、气道、软组织等通过不同的灰度值进行边缘自动识别，并通过区域生长等方法将边缘识别清晰，将所需组织在 CT 图片中逐张进行识别与处理，包括填充其中的空洞等，经三维图像计算生成三维实体模型，分别重建出下颌骨、舌骨、上气道及周围结构的三维实体模型图像。在 Mimics 10.01 的 Remesh 模块中将上述几何模型导入，通过修理功能完成模型的光滑处理、减少尖锐面及去除零碎面等工作后，利用软件的网格划分功能进行网格划分，将划分好网格的模型导入材料模块即可根据模型原有的灰度值进行自动赋值。通过 Imageware 软件和 Ansys 软件的处理可保证模型的光顺与原点云数据的高拟合度，同时在建模过程中只简化了下颌骨的松质骨，对其上的颏孔等解剖结构未进行简化，为后续的加载和肌肉力附着点提供了准确的依据，因此模型具有非

常高的几何相似性。再利用 Mimics 软件自动赋值给骨和肌肉，实现了较准确地模拟模型中力学的基础。然后利用模型进行相关力学相似性的验证，证明建立的模型具有非常高的力学相似性，建立的模型有效。

4.3　三维有限元方法研究 OSAHS 的现状及意义

目前采用三维有限元方法来研究 OSAHS 的报道并不多见。2005 年，哈佛大学医学院学者 Yaqi Huang 等[66]建立正常人上气道有限元模型来研究解剖因素对咽部塌陷的影响，指出运用有限元法研究 OSAHS 的可行性及有限元模型是一种推进研究理解 OSAHS 的重要工具。2006 年国内学者孙秀珍等[67]建立了健康志愿者的上气道三维有限元模型，该模型可以排除物模试验中各种不确定的干扰因素，能捕捉到通过试验很难观测到的现象，进而可以为 OSAHS 的研究提供一种高效的分析方法。2009 年，北京大学学者赵雪岩等人[68]利用 CT 扫描数据，建立一个由硬腭水平位置至气管约第 2、3 软骨下端的健康成年志愿者的上气道三维有限元模型，采用睡眠呼吸暂停综合征（OSAS）事件发作期间上气道内典型压力曲线和最大压力曲线，分别对模型上气道表面施加动态加载，分析解剖结构和生理过程之间的关系。2010 年，李松青、曲爱丽等建立了正常人群和 OSAHS 患者的上气道及其周围结构的三维有限元模型[69-70]，为上气道软硬组织有限元分析的探索，为本研究提供了原始经验并创造了条件。

随着有限元技术的发展，建模方法由二维发展到三维，更能体现实体组织结构，孙秀珍和赵雪岩等对上气道软组织结构进行了建模，但未涉及气道与下颌骨等周围结构的关系，对下颌前伸与上气道关系未进行探讨分析。李松青等建立了涉及下颌骨等周围结构的第一个有限元模型，本实验根据实验需要和以往经验进行改进，对软硬组织进行整合和拟合，遂建立了最新的上气道三维有限元模型。本研究建立的 OSAHS 患者上气道及其周围结构的三维有限元模型是从口腔科的角度建立包括下颌骨、舌骨、上气道及其周围结构的三维有限元模型，为后续试验的力学加载奠定了基础，为研究 OSAHS 患者上气道生物力学分析打下了基础。后期可借助此模型利用三维有限元方法分析研究下颌骨、舌骨的位置变化对上气道大小形态的影响，更有利于系统对影响 OSAHS 上气道改变的因素进行排选，便于 OSAHS 患者的个性化治疗。

对上气道的模型加载分析，孙秀珍与赵雪岩等均是从计算流体力学的角度研究气体流场，研究的重点都集中在上气道内气流压力的变化引起气道形态改变上，而未涉及下颌前伸与气道形态结构改变的加载分析，未对下颌定位对上气道的生物力学等进行研究。本实验通过模拟下颌前伸矫治器治疗 OSAHS 的机理，通过对已建立 OSAHS 上气道有限元模型加载下颌逐步前伸,观察和分析舌咽部的生物力学和形态学改变,为口腔矫治器治疗 OSAHS 提供理论依据, 从这样的逐步前伸过程中可以看到上气道形态结构变化趋势和改变,为后续研究打下基础。

4.4 下颌前伸对 OSAHS 上气道舌咽部三维有限元模型的加载分析

以往研究结果已证明,OSAHS 的上气道软组织发生病理性位移和坍陷,致使上气道阻塞,下颌前伸矫治器作为治疗 OSAHS 的一种有效手段,目前多认为其作用机理为:引导下颌前下移位,进而打开上气道,消除或缓解阻塞,改善呼吸通气状况,达到治疗目的。

下颌定位的前伸标准是口腔矫治器治疗 OSAHS 的研究热点之一,目前对下颌定位研究往往源于临床经验,对下颌定位前伸标准和最佳下颌前移位的争论不断,下颌前伸牵引的量化指标和正常参考范围也理应成为其中指标之一,探讨适宜前伸距离,理想状况下必须选择在一个合适的牵引方向下,使下颌在同一方向不同前伸距离发生移动,继而动态观察上气道软组织应力分布特征和有效节点位移变化。而三维有限元技术为解决此问题提供了一个新的研究方法。通过建立的 OSAHS 患者的上气道及周围结构的三维有限元模型,并模拟外界作用条件进行加载分析,研究相应因素对模型的影响,具有方便、可靠、精确的特点,能够排除实物试验中各种不确定的干扰因素。

临床上采用口腔矫治器治疗 OSAHS 患者时,为减轻下颌被动前伸时对牙列、颌骨、颅面和颞下颌关节的负面效应,多提倡使用下颌逐步前伸。本实验通过模拟下颌前伸矫治器使下颌逐步前伸的 OSAHS 的三维有限元模型的加载,通过下颌逐步前伸,观察上气道舌咽部生物力学改变和形态学变化,证实下颌前伸引发了上气道在三维方向的改变和下颌前伸机制治疗 OSAHS 的有效性,主要表现为下颌前伸后,咽部肌肉趋于绷紧状态,上气道体积增加并纠正咽部松弛和坍陷。但局部组织结构的位移特点不尽相同。

依据本实验结果,在加载 1、2、3、4 作用下,横径明显增加,最大增加了 0.7 mm;舌咽部矢状径随加载顺序相应减少;气道舌咽会厌尖截面也随着下颌前伸过程呈逐渐增加趋势,最大界面出现在加载 4 作用下,可能说明相对于矢状径,横径对面的影响作用更为明显。由此可见,通过对三维有限元模型中的下颌骨模型加载下颌前伸 2、4、6、8 mm,发现上气道舌咽部平面横径和横截面增加,矢状径减小;加载模型后,应力分布位置未发生明显改变,主应力主要集中于上气道前壁区肌肉牵拉处。但随着前伸距离增加,应力值不断增加,S1 主应力从最初的 0.33 MPa 增至加载 4 下的 1.33 MPa,第三主应力 S3 也随加载距离递增。

随着加载距离递增,舌咽部发生的生物力学改变特征,提示上气道舌咽部形态发生改变,表现为舌咽部横径和横截面增加,气道形态的变化有利于消除 OSAHS 患者该段狭窄和阻塞,能打开上气道,达到治疗 OSAHS 的作用。同时在实验过程中发现,随着下颌前伸距离增加,其应力区的应力更为集中,可引起患者的不适,故下颌前伸时初次不宜过大,最好能逐步增加,尽可能在最大减少患者不适感的情况下保证疗效。但对于下颌逐步前伸时所追加距离、最佳舒适位和最佳前伸位是否统一仍需要进一步的临床试验加以分析。

本实验还考察了包含下颌骨、舌骨、肌肉和气道在内的整体应力变化及随着前伸量不同各部分之间引起的应力变化,主要考察了舌骨的变化:随着下颌前伸,舌骨上的应力主要集中在与下颌、气道相连的肌肉处,而且应力大小随前伸量的增加而增大,证实了舌骨随着肌肉的牵拉主要沿前上方移动,因此在设计矫治器时可以考虑舌骨位置变化的趋势以取得较好的效果。

随着下颌前伸量的增加,整体模型的受力都在增加,尤其以下颌骨为甚。由于下颌骨的弹性模量是肌肉和气道组织的数百倍,故承担大部分应力,具有应力遮挡作用,由结果可以看出:当前伸量超过 6 mm 以上时应力遮挡严重,提示在设计矫治器时应避免前伸量过大。同时下颌骨前伸时,其上的应力线与垂直加载作用下的应力线有了较明显的变化:喙突后侧沿乙状切迹至髁状突颈部的应力明显增加,而下颌体部至下颌角的应力分布明显降低,提示在设计矫治器时要考虑到颞下颌关节的受力,确定适当的前伸量。

4.5　研究展望

建立精确的有限元模型是进行后续力学分析的基础,在后续试验的有限元分析中,可对其进行力学加载以研究上气道在加载作用下的各种应力及变形行为。为了模拟人在睡眠状态下下颌前伸矫治器治疗 OSAHS 患者时上气道的形态改变和力学行为,可以考虑其他加载方式,观察其他相应指标的改变。

以本实验为基础,可以进行以下方面的工作:

(1)继续其他影响骨、气道变化因素的研究,为进一步合理设计矫治器提供更为精确的理论依据;

(2)对现有临床矫治器的治疗效果进行生物力学评价,结合临床表现,进行相关组织学方面的研究,对矫治器加以改进设计;

(3)继续对下颌骨、舌骨、肌肉、气道之间的运动关系进行动力学研究,努力确定出肌肉力与下颌骨移位之间的代数关系,为临床确定最佳矫治伸长量提供依据。

5 结论

（1）本研究以 16 排螺旋 CT 断层影像作为数据来源,利用工作站上的数字图像传输技术,以医学数字成像和通信标准 DICOM 格式输出,避免了传统 CT 胶片的图像转换成数据时,人为因素造成的信息丢失,保持了原始图像信息的完整,降低了图像失真度;Mimics 软件实现了 CT 图像与三维模型的转换,尽可能地减少了主观因素所造成的数据和信息的丢失,提高了模型的几何精度和结构相似性,提高了建模的效率和可操作性。

（2）本次建模过程中涉及下颌骨、舌骨的硬组织结构和肌肉、上气道等软组织,必须将软硬组织模型拟合, 交界准确自然。本实验使用 Mimics 联合 Imageware 软件、Ansys 有限元分析软件重建 OSAHS 患者上气道的三维有限元模型, 在 Mimics 软件中只生成下颌骨、舌骨、气道的模型,根据 CT 图片的具体位置再进行肌肉整体模型的模拟;利用反求工程软件 Imageware 10.0 对点云数据进行处理,完成降噪、去除突出点等工作后,在该软件中对点云数据逐层进行 B 样条曲线拟合,在有限元模型上对软硬组织进行建立和分析;然后将几何特征以.iges 格式保存,导入 Ansys 8.0 软件以生成体模型,并根据需要进行网格划分,生成有限元模型。本研究对建立模型进行相关力学相似性的验证,证明了建立的模型具有非常高的力学相似性,建立的模型有效。

（3）通过对模型边界约束后加载分析发现:三维下颌骨模型加载下颌前伸 2、4、6、8 mm 时,上气道舌咽部平面发生改变,主要表现为舌咽部横径、气道舌咽会厌尖截面呈逐渐增加趋势;加载模型后主应力主要集中于上气道前壁区肌肉牵拉处,位置未发生明显改变,但应力值不断增加,提示下颌前伸可打开上气道,消除阻塞,有利于 OSAHS 治疗,为 OSAHS 上气道的后续有限元和生物力学研究奠定了基础, 同时验证了有限元研究方法的有效性。

（4）本研究用下颌逐步前伸的方法对 OSAHS 上气道有限元模型进行加载,通过观察 OSAHS 患者舌咽部三维有限元模型的变化和生物力学改变, 为下颌前伸矫治器的治疗机理提供证据,是从口腔医学角度对 OSAHS 的有限元建模和加载分析研究,为后期下颌前伸矫治器的优化设计和后续 OSAHS 有限元和生物力学分析提供了依据。

中英文缩略词表

英文缩写	英文全称	中文全称
OSAHS	obstructive sleep apnea and hypopnea syndrome	阻塞性睡眠呼吸暂停低通气综合征
PSG	polysomnography	多导睡眠图
AHI	apnea hyponea index	睡眠呼吸暂停低通气指数
CPAP	continuous positive airway pressure	持续正压通气
SaO_2	arterial oxygen saturation	血氧饱和度
CT	computer tomography	计算机 X 线断层摄影术
MRI	magnetic resonance imaging	磁共振成像
OA	oral appliances	口腔矫治器
3D–FEM	three–dimensional finite element method	三维有限元法
Ansys	analysis system	Ansys 软件
Mimics	Materialise 's Interactive Medical Image Control System	Mimics 软件
MAD	mandibular advancement appliance	下颌前伸矫治器

参考文献

［1］ Liu Y, Lowe A A, Fleetham J A, et al. Cephalometric and physiologic predictors of the efficacy of an adjustable oral appliance for treating obstructive sleep apnea ［J］. Am J Orthod Dentofacial Orthop, 2001, 120:639–647.

［2］ Schwab R J, Gupta K B, Gefter W B, et al. Upper airway and soft tissue anatomy in normal subjects and patients with sleep–disordered breathing ［J］. Am J Respir Care Med,1995,152（5pt1）:1673–1689.

［3］ Schwab R J. Upper airway imaging[J]. Clin Chest Med,1998,19(1):33–54.

［4］ 高雪梅,曾祥龙,傅民魁,等.鼻咽腔大小对阻塞性睡眠呼吸暂停综合征的影响[J].中华耳鼻咽喉科杂志,1999,34(3):166–169.

［5］ 叶京英,韩德民,张永杰,等.阻塞性睡眠呼吸暂停综合征患者上气道的形态学研究[J].中华耳鼻咽喉科杂志,2000,35:278–281.

［6］ Ikeda K,Ogura M,Oshima T,et al. Quantitative assessment of the pharyngeal airway by dynamic magnetic resonance imaging in obstructive sleep apnea syndrome ［J］. Ann Oto Rhinol Laryngol, 2001,110:183–189.

［7］ Rama A N, Tekwani S H, Kushida C A. Sites of obstruction in obstructive sleep apnea ［J］. Chest, 2002, 122:1139–1147.

［8］ Caples S M,Gami A S,Somers V K. Obstructive sleep apnea ［J］. Arm Intern Med,2005,142(3):187–197.

［9］ Tangugsorn V,Skotvedt O,Krogstad O,et al. Obstuctive sleep apnea Part I. Cervico –craniofacial skeletal morphology［J］. Eur J Orthod,1995,17:45–67.

［10］ 刘月华,曾祥龙,傅民魁,等.阻塞性睡眠呼吸暂停综合征患者颅颌面形态的 X 线头影测量研究［J］.北京医科大学学报,1998,30(3):242–245.

［11］ Jean Louis D P,Daniel Veale,Gilbert R Ferretti, et al. Obstructive Sleep Apnea Syndrome:Hooked Appearance of the Soft Palate in Awake Patients ephalometric and CT Findings ［J］. Radiology,1999,210:163–170.

［12］ 高萍,李五一,党玉庆,等.OSAHS 不同呼吸时相上气道变化的多层螺旋 CT 评价［J］.中国临床医学影像杂志,2008,19(8):536–540.

［13］ 高雪梅,曾祥龙,傅民魁,等.阻塞性睡眠呼吸暂停综合征上气道阻塞点的磁共振研究［J］.现代口腔医学杂志,2000,14(3):185–187.

［14］ Lane F,Donnelly. Obstructive Sleep Apnea in Pediatric Patients: Evaluation with Cine MR Sleep Studies［J］. Radiology,2005,236:768–778.

［15］ Young T, Palda M, Dempsey J,et al. The Occurrence of sleep disordered breathing in middle–aged adults［J］. N Engl J Med,1993,328(17):1230–1235.

［16］ 高雪梅,赵颖,曾祥龙,等.北京地区鼾症和睡眠呼吸暂停综合征的流行病学调查［J］.口腔正畸学杂志,1997,4(2):162–165.

［17］ 李长涛,戴嵘,高雪梅,等.OSAS 患者颅面上气道形态学与睡眠呼吸功能的相关性研究［J］.中国医刊,2006,41(6):25–27.

［18］ 中华医学会呼吸病学分会睡眠呼吸疾病学组.阻塞性睡眠呼吸暂停低通气综合征诊治指南(草案)［J］.中华结核和呼吸杂志,2002,25(4):195–196.

［19］ 季俊峰,周玫,江满杰,等.阻塞性睡眠呼吸暂停低通气综合征患者上气道扩张肌肌电活性的研究［J］.医学研究生学报,2006,19(9):806–813.

［20］ Schwartz A R,Bennett M L,Smith P L,et al. Therapeutic electrical stimulation of the hypoglossal nerve in obstructive sleep apnea［J］.Arch Otolaryngol Head Neck Surg,2001,127(10):1216–1223.

［21］ Bradford A,McGuire M,O'Halloran KD. Does episodic hypoxia affect upper airway dilator muscle function? Implications for the pathophysiology of obstructive sleep apnea［J］. Respir Physiol Neurobiol,2005, 147(2–3):223–234.

［22］ Kryger M H,Roth T,Dement WC. Principles and practice of sleep medicine ［M］. 4th ed. Philadelphia: Elsevier Saunders,2005:983–1000.

［23］ Chen N H,Li K K,Li S Y,et al. Airway Assessment by Volumetric Computed Tomography in Snorers and Subjects With Obstructive Sleep Apnea in a Far–East Asian Population ［J］. Laryngoscope,

2002,112(4):721-725.

[24] Schwab R J,Gefter W B,Pack A I,et al. Dynamic imaging of the upper airway during respiration in normal subjects[J]. J Appl Physiol,1993,74:1504-1514.

[25] Bates C J,McDonald J P. The relationship between severity of obstructive sleep apnoea / hypopnoea syndrome（OSAHS）and lateral cephalometric radiograph values: A clinical diagnostic tool[J]. Surgeon,2005,3(5):338-346.

[26] 刘月华,曾祥龙,傅民魁,等.阻塞性睡眠呼吸暂停综合征与上气道及颅面结构的相关研究[J].中华医学杂志,1998,78(11):849-849.

[27] Pepin J L,Veale D,Ferretti G R,et al. Obstructive sleep apnoea syndrome: hooked appearance of the soft palate in awake patients cephalometric and CT findings[J]. Radiology,1999,210:163-170.

[28] Isono S,Remmers J E. Anatomy and physiology of upper airway obstruction ［M］. Philadelphia：Saunders,1994,642-656.

[29] 夏洪波,张树成,孟祥远,等.儿童阻塞性睡眠呼吸暂停低通气综合征的上气道低剂量多层螺旋CT表现[J].实用放射学杂志,2008,24(11):1533-1536.

[30] Leiter J C. Upper airway shape: is it important in the pathogenesis of obstructive sleep apnea? ［J］. American Journal of Respiratory and Critical Care Medicine,1996,153(3):894-898.

[31] Rodenstein D O,Dooms G,Thomas Y,et al. Pharyngealshape and dimensions in healthy subjects, snorers, and patients with obstructive sleep apnoea[J]. Thorax,1990,45:722-727.

[32] Schwab R J,Gupta K B,Gefter W B,et al. Upper airway and soft tissue anatomy in normal subjects and patients with sleep disordered breathing,significance of the lateral pharyngeal walls ［J］. Am J Respir Crit Care Med,1995,152:1673-1679.

[33] 刘月华,古力巴哈尔,杨勇,等. 最大张口位与正中位上气道及周围结构差异的 X 线头影测量研究[J]. 口腔正畸学,2002,2(9):27-30.

[34] Van lunteran E,Strohe K P. The muscles of the upper airways[J]. Clin Chest Med,1986,7:171-188.

[35] Cuccia A M,Caradonna C. Mandibular advancement devices: indications and predictors of treatment outcome[J]. Minerva Stomatol,2007,56(9):427-443.

[36] 刘月华,曾祥龙,傅民魁,等.口腔矫治器治疗阻塞性睡眠呼吸暂停综合征[J].中华口腔医学杂志,1996,31(1):12-15.

[37] 赵颖,曾祥龙,傅民魁,等.阻鼾器对 OSAS 和鼾症患者治疗效果的研究[J].口腔正畸学,2001,8(1):13-16.

[38] 李巍然,McDonald J P. 下颌前移矫正器对阻塞性睡眠呼吸暂停综合征患者上气道影响的 X 线研究[J].口腔正畸学,2000,7(3):111-114.

[39] 高雪梅,曾祥龙,傅民魁,等.阻塞性睡眠呼吸暂停综合征矫治后的上气道磁共振影像改变[J].中华口腔医学杂志,1999,34(6):347-350.

［40］高雪梅,曾祥龙,傅民魁,等.口腔矫正器治疗阻塞性睡眠呼吸暂停综合征的上气道阻塞点变化
　　　［J］.实用口腔医学杂志,1999,15(6):407-410.

［41］Gao Xuemei,Zeng Xianglong,Fu Minkui,et al. Magnetic resonance imaging of the upper airway in
　　　obstructive sleep apnea before and after oral appliance therapy ［J］. The Chinese Journal of Dental
　　　Research,1999,2(2):27-35.

［42］贾培增,傅民魁,曾祥龙.下颌前伸对阻塞性睡眠呼吸暂停综合征患者上气道形态的作用[J].北
　　　京大学学报:医学版,2003,35(6):663-667.

［43］曾祥龙.现代口腔正畸学诊疗手册[M].北京:北京医科大学出版社,2000:596.

［44］高雪梅,曾祥龙,傅民魁,等.口腔矫治器治疗 OSAS 的下颌定位[J].口腔正畸学,2000,7(1):20-22.

［45］蒋孝煜.有限元法基础[M].北京:清华大学出版社,1992:35-36.

［46］Courant R. Variational Method for Solutions of Problems of Equilibrium and Vibrations ［J］. Bull Am
　　　Math Soc,1943,49:1-43.

［47］Turner M,Clough R,Martin H,et al. Stiffness and Deflection Analysis of Complex Structures ［J］. J
　　　Aero Soc,1956,23(9):805.

［48］Van Putten M C,Yamada S. Alloplastic cranial implants made from computed tomographic scan generated
　　　casts[J].J Prosthet Dent,1992,68(1):103-108.

［49］巢永烈,朱智敏,黄隆庆,等.计算机图象分析系统处理系列截面影象建立牙颌三维有限元模型
　　　［J］.华西医大学报,1995,26(1):11-14.

［50］何沙,白桦,戴汝平.电子束 CT 三维重建方法[J].CT 理论与应用研究,1998,7(4):5-12.

［51］Weinberg L A. CT scan as a radiologic data base for optimum implant orientation ［J］. J Prosthet
　　　Dent,1993,69(4):381-385.

［52］Thresher R W. The Stress Analysis of Human Teeth[J].J Biomech,1973,6:443.

［53］Yettramm A L. Center of Rotation of a Maxillary Center Incisor under Orthodontic Loading[J].Brit J
　　　Orthod,1977,4:23.

［54］Tanne K,Koening H A,Burstone C J. Moment to force ratios and the center of rotation ［J］. Am
　　　J Orthod Dentofac Orthop,1988,94(5):426.

［55］赵志河,房兵,赵美英.颅面骨三维有限元模型的建立[J].华西口腔医学杂志,1994,12(4):298-300.

［56］游素兰,黄远亮,徐伟,等.应用 Mimics 软件建立下颌无牙颌三维有限元模型[J].口腔医学研究,
　　　2008,24(4):381-383.

［57］徐晓,陶岚,熊焕国.不同洞缘设计对树脂充填应力影响的三维有限元分析[J].中华口腔医学杂
　　　志,1999,34(5):281-283.

［58］Arola D,Galles L A,Sarubin M F. A comparison of the mechanical behavior of posterior teeth
　　　with amalgam and composite MOD restorations[J].J Dent,2001,29(1):63-73.

［59］杨壮群,虎小毅,王正辉,等.模拟下颌骨骨折内固定以及骨折愈合进程的三维有限元模型的建立

[J].中国口腔颌面外科杂志,2004,2(1):48-51.

[60] 丁熙,陈树华,陈日齐,等.倾斜角度对种植体骨界面生物力学影响的三维有限元分析[J].中国口腔种植学杂志,2002,7(4):162-165.

[61] 贾安琦,骆小平,徐君伍.不同荷载方向下游离端附着体义齿基牙牙周及粘膜的有限元应力分析[J].第四军医大学学报,1998,19(1):5-7.

[62] 王慧媛,张玉梅,丁向东,等.下颌前牙金属烤瓷桥三维有限元模型的建立[J].牙体牙髓牙周病学杂志,2006,16(1):34-37.

[63] 李萌,王慧媛,张玉梅,等.套筒冠修复下颌前牙缺失的三维有限元模型的建立[J].牙体牙髓牙周病学杂志,2007,17(5):262-265.

[64] Jeon P D,Turley P K,Ting K. Analysis of stress in the periodontium of the maxillary first molar with a three-dimension finite element model [J]. Am J Orthod Dentofacial Orthop,1999,115(3):267-274.

[65] 李志华,陈扬熙,刘剑,等.上颌第一磨牙远中移动时牙周应力分布的三维有限元分析[J].华西口腔医学杂志,2003,21(4):267-269.

[66] Yaqi Huang, David P White, Atul Malhotro. The Impact of Anatomic Manipulations on Pharyngeal Collapse: Results From a Computational Model of the Normal Human Upper Airway [J]. Chest, 2005,128:1324-1330.

[67] 孙秀珍,于驰,刘迎曦,等.人体上呼吸道三维有限元重建与流场数值模拟[J].航天医学与医学工程,2006,19(2):129-133.

[68] 赵雪岩,黄任含,楼航迪,等.阻塞性睡眠呼吸暂停综合征的生物力学研究[J].北京大学学报:自然科学版,2009,45(5):737-742.

[69] 李松青,哈若水,杨随兴,等.阻塞性睡眠呼吸暂停低通气综合征患者的上气道及周围结构三维有限元模型的构建[J].宁夏医学杂志,2010,32(4):314-316.

[70] 赵燕玲,曲爱丽,杨随兴,等.健康成人上气道及周围结构的三维有限元模型的构建[J].宁夏医学杂志,2009,32(4):329-331.

[71] 马靖,王广发.阻塞性睡眠呼吸暂停低通气综合征的上气道检查[J].诊断学理论与实践,2009,8(6):582-588.

[72] 郭学军,王成林,刘鹏程.病理性鼾症的影像学诊断及其进展[J].中国 CT 和 MRI 杂志,2007,5(1):51-52.

[73] 胡娟,唐光健.阻塞性睡眠呼吸暂停低通气综合征及其影像学研究 [J].国际医学放射学杂志,2009,32(5):429-433.

（杨随兴　封　净　曲爱丽）

下颌逐步前伸对阻塞性睡眠呼吸暂停低通气综合征患者腭咽部形态影响的三维有限元分析

【摘要】

阻塞性睡眠呼吸暂停低通气综合征（obstructive sleep apnea hypopnea syndrome, OSAHS）是一种以睡眠中反复出现呼吸暂停、血氧饱和度下降、上气道阻塞为特征的复杂综合征。成年人 OSAHS 的发病率为 2%~4%[1]。它是高血压发病的危险因素，可导致心血管疾病以及白天嗜睡、生活质量下降等严重后果。OSAHS 发病机制目前尚不明确，多数学者认为其与上气道阻塞相关。导致上气道阻塞的主要原因是咽气道解剖和神经肌肉功能异常[2]，其中以上气道解剖性狭窄为重要因素[3-6]。因此，上气道解剖结构成为研究 OSAHS 发生机制的重要方面。

对 OSAHS 患者上气道形态的研究多采用影像学手段[7-12]，如 X 线头影测量法、计算机体层扫描技术（CT）和磁共振技术（MRI）等。但是 CT、MRI 技术只是 OSAHS 的一种影像学诊断技术，如果要研究 OSAHS 患者上气道的受力变化、应力分布等情况，有限元法无疑具有更大的优越性。其优越性在于[13]：不仅能够提供直观、数字化的三维影像，还能利用相关软件对所获得的三维影像进行三维有限元分析，从而提供动态解剖、功能学以及生物力学方面的信息。

本研究通过对 OSAHS 患者上气道拍摄螺旋 CT，获得 DICOM 格式的图像信息，运用医学建模软件 Mimics、逆向工程软件 Imageware 和有限元分析软件 Ansys 建立准确、可灵活模拟操作的 OSAHS 患者上气道及其周围结构的三维有限元模型。通过对有限元模型下颌骨前伸位移载荷分析，对 OSAHS 患者上气道及其周围结构进行生物力学分析，以期深入了解 OSAHS 的发生机制以及为口腔矫治器治疗提供理论依据，同时探索一种新的方法，为今后研究提供一种新的思路。

目的：建立 OSAHS 患者上气道及其周围结构的三维有限元模型，通过加载下颌逐步前伸，观察 OSAHS 患者腭咽部生物力学和形态学改变，为口腔矫治器治疗提供理论依据。

方法：对 OSAHS 患者上气道行薄层 CT 扫描，获得患者上气道 DICOM 格式的图像信息，采用 Mimics 三维建模软件、Imageware 逆向工程软件、Ansys 有限元分析软件建立上气道及其周围结构的三维有限元模型，然后通过加载下颌骨逐步前伸，观察腭咽部生物力学和形态学的变化及其规律。

结果：建立了 OSAHS 患者上气道及其周围结构的三维有限元模型，规定采用 10 节点 Solid 92 四面体单元划分网格，按要求划分网格后，骨、肌肉、气道得到的单元数和节点数分别为：214725、38826、22590 个单元，317305、60018、30720 个节点。通过逐步前伸下颌骨，腭咽部软腭末端横截面发生形态变化，主要表现为：截面位移增加最大出现在下颌前伸 8 mm 时，其中横径缩小而矢状径呈增大趋势；随着下颌逐步前伸，加载模型（后）的平均应力变化不大，分布均匀；随着位移载荷增加，S1 主应力有增加的趋势，但其分布位置未发生明显改变。

结论：应用螺旋 CT 技术联合使用 Mimics 三维建模软件、Imageware 逆向工程软件、Ansys 有限元分析软件建立 OSAHS 患者上气道及其周围结构的三维有限元模型，证实通过 CT 建立准确、可灵活模拟操作的 OSAHS 患者上气道及其周围结构三维有限元模型的方法，建模效率高、速度快，模型的几何相似性较好，使用灵活；通过下颌逐步前伸，对 OSAHS 腭咽部有限元模型进行载荷分析，有效展示下颌骨前伸与腭咽部之间的关系，为下颌前伸矫治器治疗 OSAHS 提供理论依据，同时为后续患者上气道生物力学研究打下良好的基础。

【关键词】 阻塞性睡眠呼吸暂停低通气综合征；下颌前伸；上气道腭咽；三维有限元法

The three–dimensional Finite Element analysis of an Obstructive Sleep Apnea Hypopnea Syndrome Patient's palatopharyngeal part with the titrated mandibular advancement

ABSTRACT

Obstructive sleep apnea hypopnea syndrome（OSAHS）is a complex syndrome characterized by collapsed upperairway resulting recurring sleep apnea, oxygen desaturation. The Morbidity rate of OSAHS in adult is to 2%~4%[1]. OSAHS is a risk factor of hypertension. In the long run, the OSAHS can lead to cardiovascular disease and daytime somnolence, affect one's living mass greatly. The pathogenesis of OSAHS is not yet very clear, generally considered it is related to the collapse of the upper airway. Abnormalities of the upper airway morphology and surrounding tissue defunction can result in the collapse of the upper airway [2]. Upper airway anatomic factors are thought to play a critical role [3-6]. Therefore, to study the upper airway anatomic structure become an important aspect of the pathogenesis study of OSAHS.

Currently scholars often use imaging methods to study the upper airway of OSAHS patient[7–12], including X cephalometric method, computer tomography technology（CT）and magnetic resonance imaging（MRI）, but CT and MRI are only imaging diagnosis method. Absolutely, the finite element analysis（FEA）have more superiority, if the stress analysis of the upper airway was demanded. FEA can supply not only visualized digital three–dimensional image, but also analysis to the three–dimensional image with relative software, and the information about dynamic anatomy, functional morphology and biomechanics[13].

This study obtained the accurate DICOM format of the image information of OSAHS patient's upper airway by using spiral CT scan and establish an model by using Mimics、Imageware and Ansys software, which can simulate OSAHS patient's upper airway accurately and flexiblely. Through the load analysis of finite element model, lay the foundation for the biomechanical analysis of the OSAHS patient's upper airway, in order to understand the pathogenesis of OSAHS, and provid a theoretical basis OSAHS therapy with Oral appliance while explor a new method of OSAHS research which can provide a new idea for future research of OSAHS.

Objective: Construct a three-dimensional finite element model of the Upper airway and adjacent structure of an Obstructive sleep apnea hypopnea syndrome patient for OSAHS biomechanical analysis. And then with titrated mandibular advancement, the biomechanics and morphologic changes of the palatopharyngeal part can be observed.

Methods: DICOM format image information of an OSAHS patient's upper airway obtained by thin-section CT scanning and digital image processing were utilized to construct a three-dimensional finite element model by Mimics、Imageware and Ansys software. And then titrated mandibular advancement, the changes and the law of glossopharyngeal part observed by biomechanics and morphologic.

Results: A case of OSAHS and the adjacent upper airway structure of three-dimensional finite element model is constructed. The model is formed by solid 92 tetrahedral which unit is 10-node mesh. Then the model has bone: 214725 elements, 317305 nodes; muscle: 38826 elements, 60018 nodes; upper airway: 22590 elements, 30720 nodes. With titrated mandibular advancement, glossopharyngeal part of three-dimensional finite element of OSAHS change signficately, The main manifestations are: After loading model, The cross-sectional area of palatopharyngeal parts was increased Largest when mandibular advanced at 8 mm. The sagittal diameter of palatopharyngeal were increased significantly, Although the transverse diameter was decreased correspondingly. With titrated mandibular advancement, the palatopharyngeal stress did not change significantly. The frist principal stress (S1) is increased, with the increasing of distance, but the location of frist principal stress concentration did not change significantly.

Conclusion: The joint use of spiral CT technology and Mimics software, Imageware software, Ansys software on the establishment of upper airway and vicinity structure of OSAHS patient, which confirmed by CT to establishment accurate, flexible three-dimensional finite element model of the upper airway and vicinity structure of an OSAHS patient. The model has good geometric similarity and good efficiency. Through titrated mandibular advancement，do load analysis to the finite element model of OSAHS palatopharyngeal part，show the relationship between mandibular advancement and the palatopharyngeal part effectively，which confirming that the study is feasibility，providing a theoretical basis for treatment of OSAHS with Mandibular advancement appliance and laying a good foundation for the follow-up study of upper airway in OSAHS patients with biomechanical analysis.

Key words：Obstructive sleep apnea hypopnea syndrome；mandibular advancement；palatopharyngeal part of upper airway；three-dimensional finite element method

1 引言

1.1 课题的研究背景及意义

上气道及其周围组织解剖形态的异常是 OSAHS 重要的发病机制[6]。因而，对 OSAHS 患者上气道及其周围组织形态的研究已成为寻找有效治疗 OSAHS 方法的重要途径。

早期 X 线头影测量被广泛用于上气道组织形态的研究，X 线头影测量虽然能对 OSAHS 的病因起到一定的定性和定位作用，但它是一种二维影像手段，其观测指标有限，对 OSAHS 患者上气道侧面区域形态变化难以表现出来，难以全面反映 OSAHS 的病理生理状态，对病因诊断存在局限性。比较而言，CT、MRI 等三维影像手段能提供更加清晰、全面的上气道及其周围组织的形态信息，通过长、宽、高三个方向的研究对上气道形态有较为全面的了解。但 CT 及 MRI 技术只是一种静态的影像学诊断技术，如果要研究 OSAHS 患者上气道的受力变化及应力分析等情况，有限元法无疑具有更大的优越性。随着计算机生物力学技术的发展，有限元法已被广泛应用于医疗界。运用三维有限元分析方法对上气道的研究也已取得一些进展，如孙秀珍等[14]认为建立的有限元模型较真实地反映了上气道实际的解剖结构形态；Khaled F 等认为[15]有限元分析方法可以动态地观测鼻咽横断面积的变化；Nithiarasu P 等[16]对上气道有限元分析结果显示，口咽、喉咽更易狭窄。这些研究充分证明三维有限元模型可以真实地反映上气道解剖结构，对上气道发生的生物力学变化进行准确的分析。

下颌前伸口腔矫治器以其简便、快捷、有效的特点，被广泛用于轻中度 OSAHS 的治疗。研究显示[17-19]，以消除睡眠中呼吸暂停及低通气这一临床症状为目标制作的下颌前伸口腔矫治器可以有效地治疗轻中度 OSAHS。对于口腔矫治器治疗 OSAHS 的机理，学者有不同观点。有人认为口腔矫治器是通过前伸下颌骨使上气道结构扩张从而起到治疗作用[20]，也有学者认为口腔矫治器通过增加上气道顺应性而发挥作用[21-22]。

本项实验试图通过将三维有限元模型及三维有限元分析方法与下颌前伸治疗 OSAHS 相结合，研究下颌前伸时 OSAHS 患者上气道发生的形态学变化，为下颌前伸矫治器治疗 OSAHS 的机理寻找形态学依据，以期通过这种有效的计算机模拟方法指导临床上对下颌前伸量的控制，使临床治疗更加节省时间和花费。本实验对已建立的 OSAHS 患者上气道及其周围结构的三维有限元模型中的下颌骨模型，分别加载下颌前伸 2、4、6、8 mm，观察患者上气道腭咽部组织形态及应力变化，以期为临床口腔矫治器治疗 OSAHS 提供理论依据。

1.2 OSAHS 简介

睡眠呼吸暂停综合征指主要以睡眠中反复出现呼吸暂停或低通气、低氧血症及高碳酸血症为特征，继而对机体各器官系统造成损害的一类疾病。临床上分为阻塞型、中枢型和混合型三种[23]：

中枢型(CSAS)：鼻、口腔以及胸腹呼吸同时消失；

阻塞型(OSAHS)：鼻与口腔无气流，胸腹呼吸运动存在；

混合型(MSAS)：一次暂停中既有中枢型也有阻塞型。

临床上以 OSAHS 最为常见，也是本项研究的重点。根据 Young 的流行病调查结果，成年人 OSAHS 的发病率为 2%~4%[1]，北京地区患病率达 3.1%[24]。其临床表现为[25]：睡眠时打鼾，呼吸暂停或变浅，夜间反复发生低氧血症、高碳酸血症和睡眠结构紊乱等，可导致白天嗜睡、心脑肺血管并发症乃至多脏器损害，如图 1 所示。因其对患者生活质量和寿命产生较大的影响而受到医学界的广泛关注。

1.2.1 诊断及分度

睡眠呼吸暂停定义：睡眠中口鼻气流停止超过 10 s 以上。

低通气定义：睡眠过程中呼吸气流强度(幅度)较基础水平降低 50%以上，且血氧饱和度(SaO_2)较基础水平下降≥4%。

OSAHS 诊断标准[26]：OSAHS 是指每夜 7 小时睡眠过程中呼吸暂停及低通气反复发作 30 次以上，或睡眠呼吸暂停低通气指数(Apnea hypopnea index，AHI，即平均每小时睡眠中呼吸暂停加上低通气次数)≥5 次/h。病情分度见表 1。

表 1　OSAHS 临床病情分度标准

病情分度	AHI/次·h⁻¹	夜间最低 SaO_2/%
轻度	5~20	85~89
中度	21~40	80~84
重度	>40	<80

临床对 OSAHS 的诊断除考虑临床症状、其他相关因素(有无鼻阻塞、咽腔狭窄、舌体肥厚等)外,睡眠多导监测仪(Polysomnography,PSG)仍为诊断 OSAHS 的"金标准"[27]。

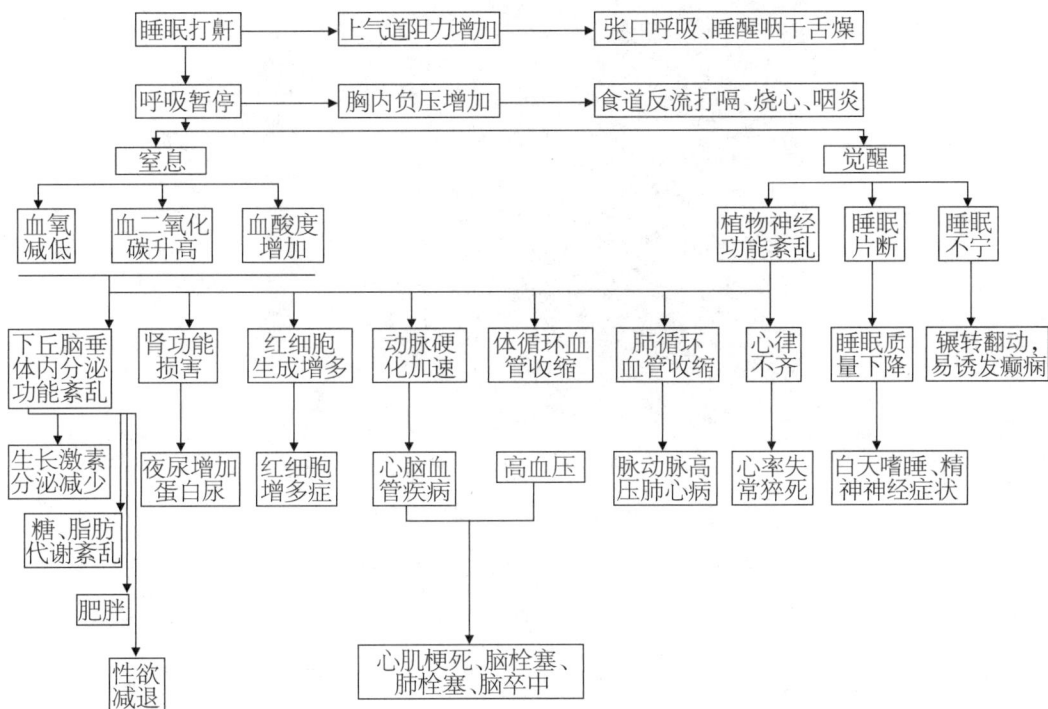

图 1　OSAHS 危害人体健康示意图

1.2.2　病因及发病机制

OSAHS 发病机制目前尚不明确,多数学者认为其与上气道阻塞相关。咽气道解剖异常和神经肌肉功能异常是导致上气道狭窄阻塞的重要因素,二者的共同作用决定了上气道功能状态[2]。有学者研究认为,OSAHS 发病机制主要与上气道解剖性狭窄有关[3-5],也有学者认为 OSAHS 的发生主要是因为扩张肌肌电活性的异常[28-30]。Caples 等认为[6],上气道及其周围组织解剖形态异常是 OSAHS 重要的发病机制。大量研究证实,绝大多数 OSAHS 患者上气道阻塞部位位于软腭和舌根后方的口咽部[31-33]。因此,上气道解剖结构成为 OSAHS 发生机制研究的重要方面。

1.2.3 OSAHS 患者上气道形态

核磁共振成像影像矢状面上通常将上气道分为[34]:鼻咽,鼻咽顶至硬腭;腭咽,硬腭至悬雍垂尖;舌咽,悬雍垂尖至会厌顶;喉咽,会厌顶至会厌底。对正常人群及 OSAHS 患者上气道形态的研究主要针对各段的大小、形态及其与周围组织的关系这三个方面进行(见图 2)。

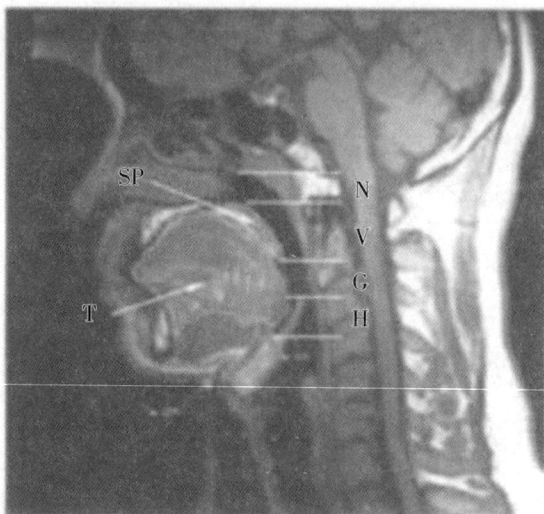

T:舌;SP:软腭;N:鼻咽;V:腭咽;G:舌咽;H:喉咽

图 2　上气道各段及舌体、软腭的划分

几乎所有研究均显示,OSAHS 患者上气道相对于正常无鼾人群的上气道更窄小,正常人上气道呈矢状径小于横径的椭圆形,其中腭咽段比值最小[35-36],而 Rodenstein 等[37]研究认为,OSAHS 患者上气道是以前后径为长轴的椭圆形, 这种形状差异可能是由患者上气道横径减小所致。因此研究认为[38],上气道横径的变化可以独立预测 OSAHS 患者的发生及其严重性,呼吸过程中横径变化具有重要意义。除上气道大小、形态异常外,OSAHS 患者常伴有上气道周围组织结构异常,如扁桃体肥大、腭垂过长过粗、舌体肥大等。刘月华等 [39] 研究指出, OSAHS 患者上气道及其周围解剖结构存在不同程度的异常:(1)口咽部上气道间隙狭窄;(2)软腭和舌的长度、厚度及截面积明显大于健康组,软腭与舌重叠较多,且软腭和舌位均较正常直立;(3)口咽剩余面积较小,舌根部位置较低。

1.2.4 OSAHS 治疗

OSAHS 发病率较高,给患者生活及健康带来较大危害,但在合理、有效的治疗下,其症状及危害可以减轻并得到很好的控制。主要治疗方法包括一般治疗、药物治疗、器

械治疗和手术治疗[40]:

一般治疗:(1)减肥,包括饮食控制、药物、手术;(2)睡眠体位改变,如侧位睡眠,抬高床头;(3)戒烟酒,避免服用镇静剂。

药物治疗:疗效不肯定,多用于减轻临床症状。

器械治疗:(1)持续气道正压通气(CPAP)。气道内持续正压送气,使患者功能残气量增加,上气道阻力减低,通过机械压力使上气道通畅,增加上气道肌张力,从而防止睡觉时上气道塌陷。其疗效肯定,但部分患者难以适应在正压通气下入睡,且该治疗需要专门设备、专业技术人员进行操作,使用较为不便。(2)口腔矫治器治疗。下颌前移器是目前临床应用较多的一种,通过前移下颌位置,使舌根部及舌骨前移,上气道扩大。其优点是简单、温和、费用低,适用于单纯性鼾症、轻中度 OSAHS 患者、不能耐受其他治疗方法者。

手术治疗:(1)鼻手术,对鼻中隔偏曲、鼻甲肥大、鼻息肉等,可相应采取鼻部手术。(2)腭垂软腭咽成形术(UPPP),是目前最常用的手术方法,适用于口咽部狭窄的患者。(3)激光辅助咽成形术,利用激光进行咽部成形术,局部麻醉,可在门诊进行,降低手术风险,疗效、适应证同 UPPP。(4)低温射频消融术,适用于单纯性鼾症或轻中度 OSAHS 患者,其安全、创伤小、可重复。(5)正颌手术,适用于下颌后缩、小颌畸形与下牙弓狭窄等患者。

1.3　口腔矫治器对 OSAHS 患者上气道形态的影响

口腔矫治器治疗 OSAHS 的原理主要是使下颌前移、上气道扩张,从而解除堵塞。因此,对下颌前伸状态下上气道形态变化的研究成为研究口腔矫治器治疗 OSAHS 机理的重要方面。目前,对下颌前伸状态上气道形态变化的研究主要集中在对矢状径、横径及截面的测量,也有少量关于容积改变方面的报道。

X 线头影测量在早期被广泛用于上气道结构的研究,对 OSAHS 病因起到一定的定性和定位作用。有研究认为,下颌前移口腔矫正器能增加患者上气道的宽度,变化最显著者在气道口咽部[41];也有学者认为,OSAS 患者口咽中的腭咽部气道增大最显著[42-43]。由于 X 线头影测量是一种二维影像手段,观测指标有限,难以表现出 OSAHS 患者上气道横径的变化,难以全面反映 OSAHS 的病理生理状态,故现今多用 CT、MRI 等三维手段进行研究。

CT、MRI 等三维影像较二维影像更加清晰、全面,能够提供上气道及其周围结构长、宽、高三个方向的立体信息。CT、MRI 等三维影像研究发现,下颌前伸对上气道各段的形态均产生影响，涉及矢状径、横径及上气道几何形状。

Gao X M 等[44]对 OSAHS 患者上气道 MRI 图片的研究指出，随着下颌的逐步前伸，OSAHS 患者上气道大小始终在增大状态，但从 75% 位置点开始，增长趋于平缓。赵晓光等[45]通过 MRI 观察 14 例非 OSAHS 年轻志愿者下颌处于不同矢状位和垂直位置时上气道的形态学变化，发现垂直向打开为 0 时，下颌最大前伸与前伸 50% 和 75% 相比，气道的最小截面积显著增加；75% 和最大前伸下颌位置的效果不同，最大前伸是下颌最有效的治疗位置。以上研究证明，不论 OSAHS 患者与否，随着下颌逐步前伸，上气道逐步打开，下颌最大前伸位时上气道扩张最大。

对上气道变化位置的研究认为[46]，下颌前伸时腭咽最小矢状径和平均值均变化不大，横径明显增宽；舌咽、喉咽最小矢状径和平均值变化较大。相反，有研究[47]认为，腭咽对下颌前伸的反应是积极而敏感的，矢向径、横向径都呈增加趋势；舌咽次之，横向径逐步增大；喉咽的变化比较缺乏规律性。

有对上气道形状改变的研究指出，下颌前伸主要扩张上气道侧壁[47]，在下颌前伸过程中，上气道的形状逐步趋向于更加扁平的椭圆，说明上气道前壁扩展小于侧壁扩展。贾培增等[46]的研究也认为，下颌前伸时上气道几何形状的变化主要集中在腭咽，腭咽矢状径与横径之比平均值的减小有显著性差异；正中颌位时，腭咽矢状径与横径之比平均值小于 1，说明腭咽在水平面上呈长轴位于水平方向的椭圆形，但是下颌前伸后，腭咽的椭圆形状有更加扁平的趋势。

Haskell 等[48]研究指出，下颌前伸可能引起上气道容积的增加，进而改善上气道阻塞情况，减轻 OSAHS 症状。杜林娜[49]研究显示，下颌前移类口腔矫治器可改变气道大小，使气道容积明显增大，尤其是腭咽和舌咽段容积显著增大。

综上所述，下颌前伸时上气道矢状径、横径及上气道几何形状均可变化，矢状径变化主要集中在腭咽、舌咽部，几乎各段的横径均增大（除喉咽以外）；上气道几何形状的变化主要集中在腭咽，正中颌位时腭咽呈长轴位于横径的椭圆形，下颌前伸后腭咽的椭圆形状有更加扁平的趋势，但尚未见舌咽部形状改变方面的结论。当然，上气道形态的变化不仅仅由下颌前伸的机械牵拉造成，还有神经调节以及其他尚未知晓的因素的共同作用[4]。形态变化只是构成口腔矫治器治疗 OSAHS 的形态学基础。

1.4 三维有限元方法简介

1.4.1 基于医学图像的三维有限元模型

三维重建与显示主要是[50]：根据二维组织连续切片图像在量化过程中被赋予的相

应的信息及其变化,按照其空间位置确定它们之间的连接关系,排列组成物体的三维数据;再利用计算机图像处理技术、图像生成理论及视觉心理学原理,在二维平面上形象直观地显示出具有生动性和立体感的三维图像。

随着科学技术的不断发展,三维重建技术已被广泛用于医学研究领域中。其优越性体现在[13]:它不仅能够提供直观数字化的三维影像,还能利用相关软件对所获得的三维图像进行三维有限元分析,从而提供动态解剖、功能学以及生物力学方面的信息。随着医学图像采集技术和图像三维可视化技术的发展,基于医学图像建立复杂三维有限元模型将成为人体生物力学研究的重要方向[51]。

建立人体复杂三维有限元模型的方法主要有基于医学图像的建模方法[52]、数字转换器建模方法[53]和三维分割法[54]。其中,医学图像直接反映人体真实的几何形态,加之近年来 CT、MRI 等医学图像的广泛使用和医学图像获取及可视化技术的快速发展,基于医学图像的建模方法成为建立人体三维有限元模型的主流[51],它可以帮助我们更好地了解人体结构及各结构在受力后所产生的变化。计算机三维重建技术因其快捷方便、立体直观的特点已被广泛应用于三维有限元模型的建立,目前较为理想的三维重建方法是螺旋 CT 扫描结合三维 CT 成像处理软件。

1.4.2 有限元法

对基于医学图像建立的三维有限元模型进行三维有限元分析,能够获得动态解剖、功能学以及生物力学等各个方面的医学信息[13]。

有限元法是一种对重建准确的生物模型进行数值模拟分析的方法。该方法首先把连续的弹性体分割为有限个单元,以其结合体来代替原弹性体,然后借助计算机进行数据处理及运算,对连续体离散成的有限个单元进行力学分析,并由此获得整个连续体的力学性质特征。简言之,就是化整为零分析,积零为整研究[55]。

在医学领域中,有限元法最初应用于与心血管相关的流体力学分析,随后主要用于骨性结构,如颅面骨、颌骨、四肢骨、牙齿及其附属结构、脊柱等的生物力学研究 [56-61]。近年来,随着三维影像技术的发展,有限元法在软组织生物力学研究领域也得到了广泛的应用,如李章政等[62]对生理状态下动脉瓣的应力场分布进行了分析;刘迎曦等[63]用表面重建的方法对鼻腔进行三维重建,并用有限元法对三维模型中的气流进行数值模拟。可见,有限元法是一种有效的、可以真实地反映组织特性的生物力学研究方法,基于三维有限元模型的有限元分析可以帮助我们更多地了解复杂的人体解剖形态及受力后形态发生的变化。

1.4.3 有限元法在上气道研究中的应用

医学图像采集技术及图像三维可视化技术的发展，使得基于医学图像建立复杂三维有限元模型并进行有限元分析成为研究复杂人体力学行为的有效方法。近年来，随着上气道解剖结构异常对 OSAHS 发病产生重要作用的揭示，上气道结构逐渐成为人们研究的焦点。用有限元法对上气道进行的研究主要以流场数值模拟为主，对其形态变化的研究较少。

2005 年，国内学者孙秀珍等[14]建立了上呼吸道三维有限元模型并在此模型基础上对上气道流场数值模拟进行了研究，认为模型较真实地反映了实际解剖结构形态。2006年，Khaled F 等[15]用有限元模型，通过对压力及气流的测量，准确得出健康人清醒或睡眠状态下一个呼吸循环过程中任意时间的鼻咽横断面积，且可以动态地观测鼻咽横断面积的变化，进一步证明三维有限元方法的有效性及高效性。为研究 OSA 患者咽腔内气流流场特性，2007 年 Jeong 等[13]根据 CT 数据建立了一个流体动力学模型，并进行数值计算，结果表明 OSA 患者在腭咽处较高的剪切力与压力引起气流的紊乱。2008 年，英国学者 Nithiarasu P 等[16]研究了稳定气流通过人上气道几何模型的切应力及压力，认为口咽、喉咽更易狭窄。以上研究多以上气道内流体动力学为主，较少涉及上气道形态的动态变化，且几乎较少包括上气道周围组织，而上气道周围组织在上气道形态变化方面起着主要作用。

1.5 本研究主要工作

基于 OSAHS 患者 CT 图像，建立包括上气道、下颌骨、舌骨、舌及周围软组织在内的三维有限元模型，将模型整合。对整合后模型中的下颌骨模型加载水平位移 2、4、6、8 mm，观察下颌在这四种位移加载情况下上气道腭咽段应力的变化，腭咽段最小截面处矢状径、横径、应力的变化。

2 材料与方法

2.1 样本来源

按中华医学会呼吸病学分会阻塞性睡眠呼吸暂停低通气综合征的诊断标准和中度病情标准，选取一名经夜间多导睡眠仪（PSG）监测并确诊为 OSAHS 的男性患者，AHI 为 36 次/h，Lowest SO_2（%）为 83.76%。曾经下颌前伸口腔矫治器治疗有效并自愿停用矫治器 3 个月，且未做其他任何治疗。其主要症状有临床打鼾、憋气、呼吸暂停、白天嗜睡，排除其他导致上气道阻塞的各种解剖或病理因素；详细询问病史并做口腔检查，排除严重牙体、牙周及颞下颌关节疾病和其他全身疾病。

2.2 设备条件与软件

美国 GE 公司 Lightspeed pro 16 螺旋扫描 CT 和 ADW 4.3 工作站；

Materialise Mimics 10.01 扫描数据模拟重建软件（Materialise 公司，比利时）；

Imageware 10.0 逆向工程软件（EDS 公司，美国）；

Ansys 8.0 软件（Ansys 公司，美国）。

Mimics（materialise's Interactive Medical Image Control System）软件是由比利时 Materialise 公司开发的交互式医学影像控制系统，它能输入各种扫描的数据（CT、MRI），建立 3D 模型进行编辑，然后输出通用的 CAD（计算机辅助设计）、FEA（有限元分析）、RP（快速成型）格式，可以在 PC 机上进行大规模数据的转换处理，是扫描 CT、MRI 等数据与快速成型 STL 文件格式、计算机辅助设计和有限元分析的工具界面。Mimics 具有将影像图片转化成三维实体的功能，也具有将三维实体转化成影像图片的逆向工程功能。

Imageware 软件是逆向工程软件，由美国 EDS 公司出品，主要用来做逆向工程。它处理数据的流程遵循点—曲线—曲面原则，主要功能是对点云进行对齐，对点阵进行判断，去除噪音点，使点云规则化、光滑化，为后续模型建立做适当修改并判断和决定生成哪种类型的曲线。

Ansys 8.0 软件是目前世界上最权威的大型有限元分析软件，由美国 Ansys 公司开发，能与多数 CAD 软件接口，实现数据的共享和交换。软件主要包括三个部分：前处理模块、分析计算模块和后处理模块。前处理模块提供了一个强大的实体建模及网格划分工具，用户可以方便地构造有限元模型；分析计算模块包括结构分析、流体动力学分析、电磁场分析等；后处理模块可将计算结果以彩色等值线、截面（可看到结构内部）等图形方式显示出来，也可将计算结果以图表、曲线形式显示或输出。

2.3 建立三维有限元模型

2.3.1 CT 图像数据采集

采用美国 GE 公司 Lightspeed（16 排）CT 机，扫描测试对象取材相关部位（甲状软骨至眼眶下缘）进行数据采集，患者取仰卧位，身体两侧对称无偏斜，使下颌骨后缘与 C_2 椎体前缘接近，上下齿自然对合，舌尖抵上切牙舌面，摄片过程中勿吞咽和咀嚼。扫描参数：球管电压与电流 120 kV/230 mA，层厚 0.625 mm，连续扫描，扫描线与颌平面平行，扫描过程中保证体位不变。共得到 218 层 CT 图像，以 DICOM 格式数据文件刻录存盘,其 CT 典型层如图 3 所示。

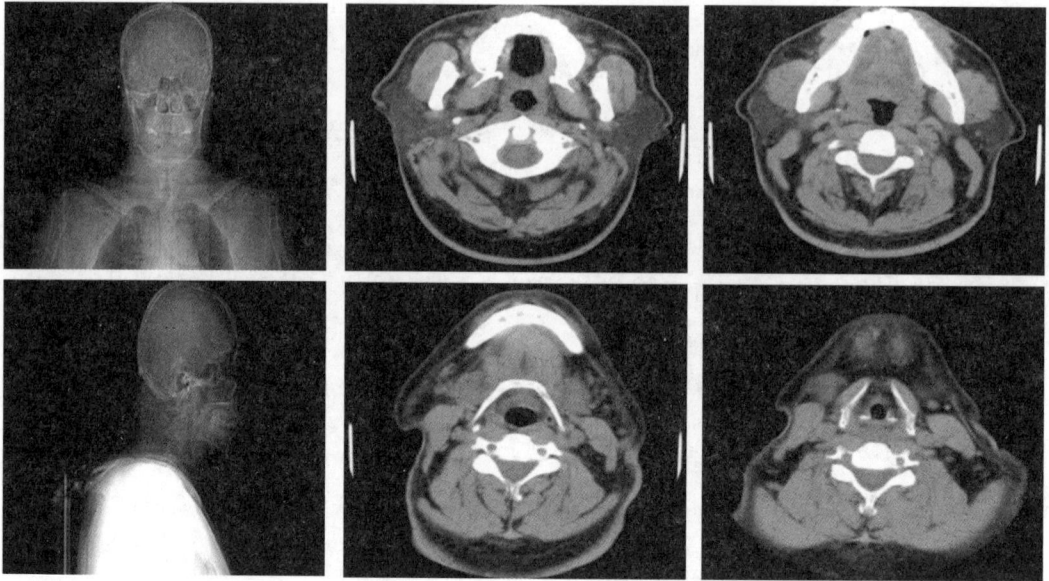

图 3　OSAHS 患者上气道 CT 图像

2.3.2　三维有限元模型建立的过程

将 CT 扫描所获得的 DICOM 格式数据文件导入 Mimics 10.0 软件中，经过转换后即可打开为三个视图:矢状面、冠状面和横断面。在 CT 图像上分别确定需要进行三维成像的组织范围,如图 4 所示。

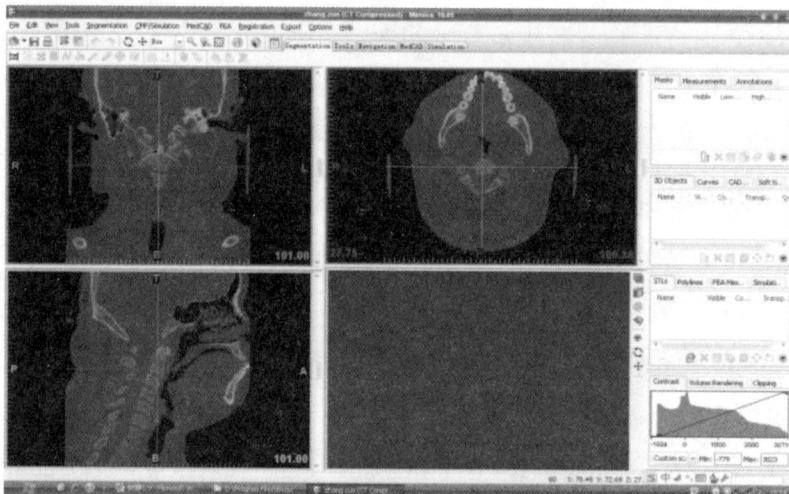

图 4　Mimics10.0 界面

在软件的分割模块中可以利用各种组织的不同分割识别范围分别识别出骨(bone):226-3071、-5-135 及气道(自定义):-1024-(-490),由于本课题所关注的肌肉(颏舌骨肌、下颌舌骨肌、颏舌肌)分别建模有困难,因此对肌肉的建模采取如下模拟方法：将肌肉作为一个整体进行建模，并将与气道接触处的肌肉边缘和气道的边缘重合，与骨接触处的肌肉边缘由骨的边缘确定，这一过程主要在 Ansys 软件内完成。下面以下颌骨面模型的建模过程为例来说明。

首先对图片进行阈值选取（Thresholding），根据重建组织密度范围的不同，选定所要重建组织的种类，该软件将自动得出该种组织的阈值范围，接受这一阈值范围后，便获得该种组织的原始蒙罩。方法：点击视图页面中 Segmentation 中的 Thresholding，将 Predifined thresholds set 调节为 bone(CT)值，对 CT 图像进行阈值分割，选出骨组织的灰度值，点 Apply 键进入下一步，如图 5 所示。

获得该种组织的原始蒙罩后，所有骨组织都被选取。要想获得我们感兴趣的那部分组织结构就要运用三维区域生长技术（3D Region Growing），选取欲重建的实体结构区域，进而得到新的蒙罩。方法：在刚才已经分割好的图片上点击 region growing 键，之后点击图片中的下颌骨组织，则下颌骨同样灰度值的组织变为黄色表示被选中，如图 6 所示。

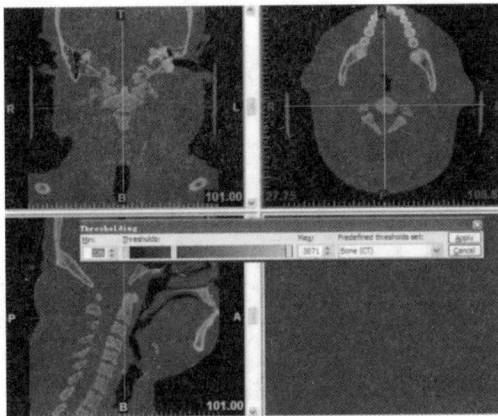

图 5　骨组织原始蒙罩　　　　图 6　感兴趣组织新蒙罩

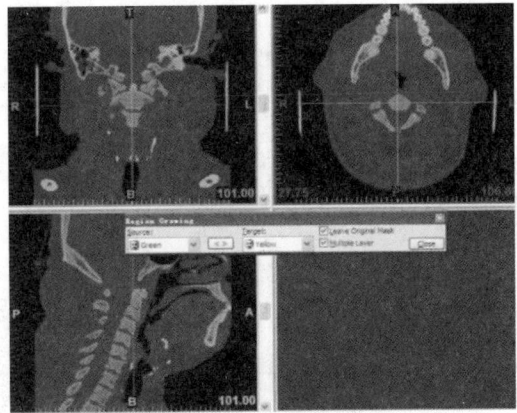

通过阈值分割及三维区域生长只能确定所有相似的组织，但是对于本课题感兴趣的组织而言还需要将多余的部分擦除。因此，利用软件中 Edit mask 模块中的 Edit 键，将多余的组织擦除，这项工作耗费时间长、工作量巨大且需要对所需建模组织断层图像的解剖结构非常熟悉，将边缘认识清晰，并在识别过程中将产生的空洞填补。图 7 为选取下颌骨组织过程中填补空洞及擦除多余组织前后的图片。

选取下颌骨及填补空洞以后，需要在三维实体（3D Object）菜单栏导入新生成的下颌骨蒙罩并加以运算，以获得所选取的实体结构区域的三维重建模型。此时的三维模型只是面模型，表面并不光滑，需要进一步进行光滑化处理。在光滑化处理过程中需选取更适合医学图像处理的轮廓内插法,通过矩阵减少、表面光滑、边减少、三角形减少等方式以提高生成三维实体模型的质量。

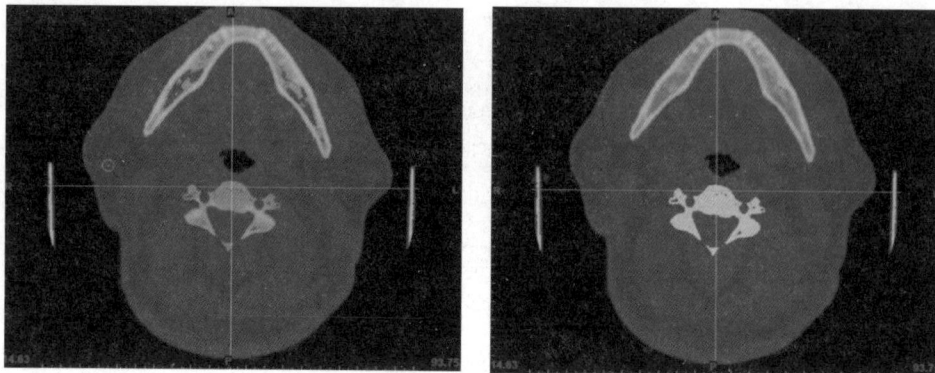

图 7　下颌骨填补空洞及擦除多余组织前后对比图

方法:点击软件右上图标中的 Caculate 3D from Masks,生成三维面模型,再点击 Remesh 按钮,进入自动网格划分模块,在此模块中重复进行组织的 smoothing、ruducing edge(points)、remesh,生成以−remesh 命名的光滑后的面模型,将该模型导出,另存为.iges 格式即可,见图 8。

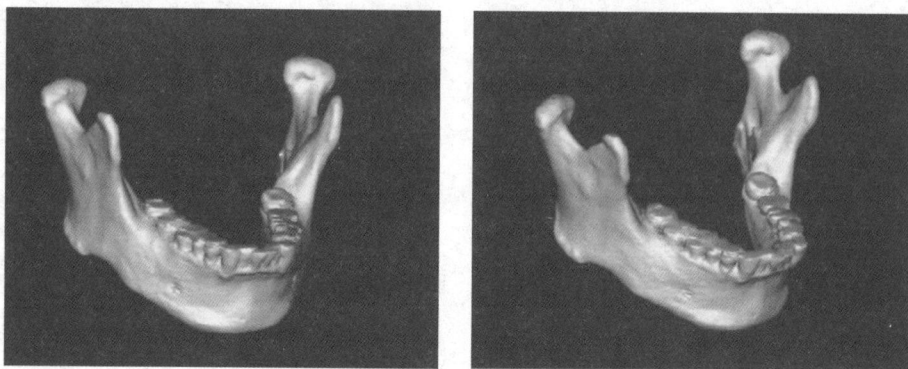

图 8　下颌骨三维实体模型光滑前后对比图

本实验运用以上方法在 Mimics 软件中分别重建出各个组织的三维面模型,利用布尔运算将所生成的各个面模型合体,合体后模型如图 9 所示。由于肌肉组织复杂、边界不清晰等特点,在 Mimics 软件三维重建过程中并没有建立肌肉模型,需待后续在 Ansys 软件中建立肌肉模拟模型。

此时得到的整体模型为面模型,将其以.iges 格式导出另存。此时的面模型不能进行修改,故我们将其导入逆向工程软件 Imageware 中,对已生成的面模型取点,对模型点云进行分层、对齐、去噪等处理后,在该软件中进行 B 样条曲线拟合、自由曲面拟合,同时在拟合过程中可以改变曲线或点的位置,使生成的曲面更趋于光滑。生成的曲线

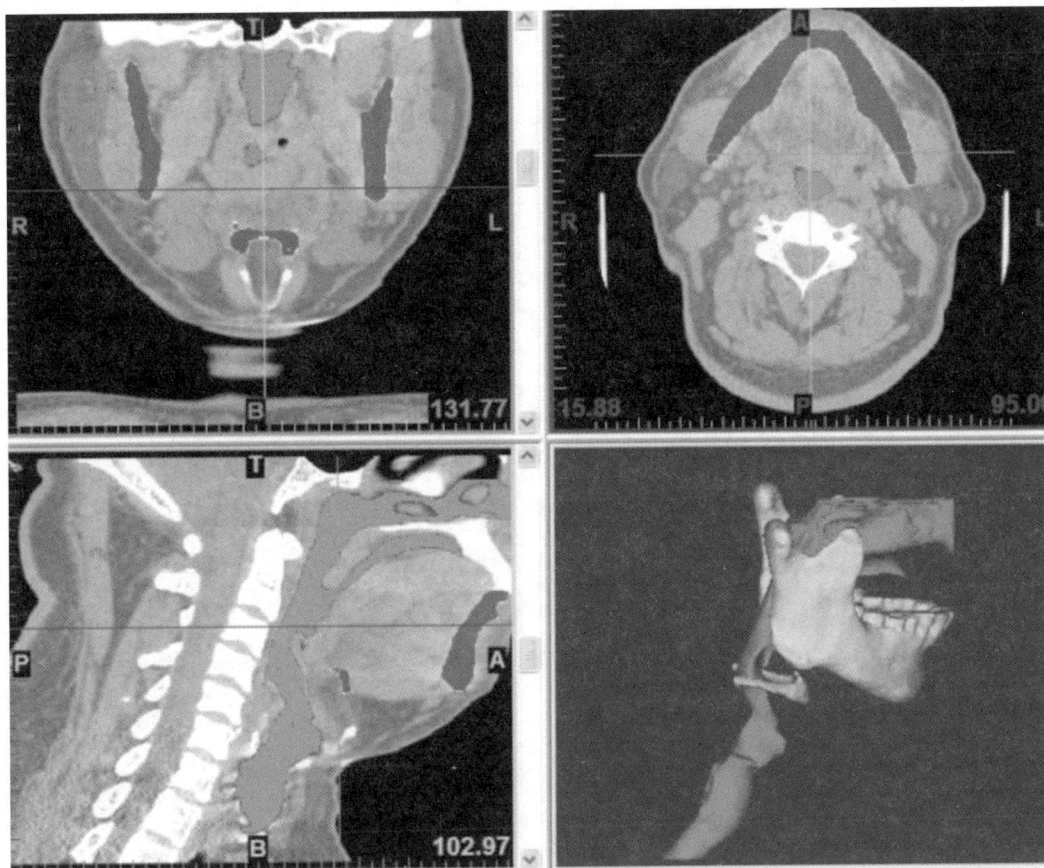

图 9　建立的上气道、下颌骨、舌骨三维面模型

以.iges 格式保存,以导入有限元模型进行体模型建立。

　　在 Ansys 8.0 软件中采用布尔运算等前处理方式将以上从 Imageware 中得到的曲线模型连接为面,进而生成体模型,即可得几何模型。由于肌肉边缘不清晰、连接点不明确,建模过程较为复杂,我们采用在 Mimics 中将下颌骨、舌骨、气道整合好,再在 Ansys 中利用已建立好的骨、气道的面通过连接获得肌肉的模拟模型,模拟颏舌肌、下颌舌骨肌、颏舌骨肌等关键肌肉,肌肉模型分为三块,从上至下依次为:气道与下颌骨之间、舌骨与下颌骨之间、气道与舌骨之间的肌肉。根据 CT 片中生理关系进行连接,生成的几何模型如图 10(a)所示。对该模型进行划分网格、加载约束条件后即生成如图 10(b)所显示的包含上气道、舌骨、下颌骨及周围肌肉的三维有限元模型。为方便实验后数据的读取与结果的实现,全部采用模块化模型。

　　依据 Mimics 软件自动赋值功能:骨的弹性模量为 2700 MPa,泊松比为 0.3;肌肉弹性模量为 20,泊松比为 0.45;由于气道为空腔结构,根据以往文献报道选取气道弹性模量为 1，泊松比为 0.49。网格采用自动与手动相结合进行划分，单元采用 10 节点的 Solid 92 四面体单元，骨、肌肉、气道各得到的单元数和节点数分别为：214725、38826、22590 个单元，317305、60018、30720 个节点，如图 10(b)所示。

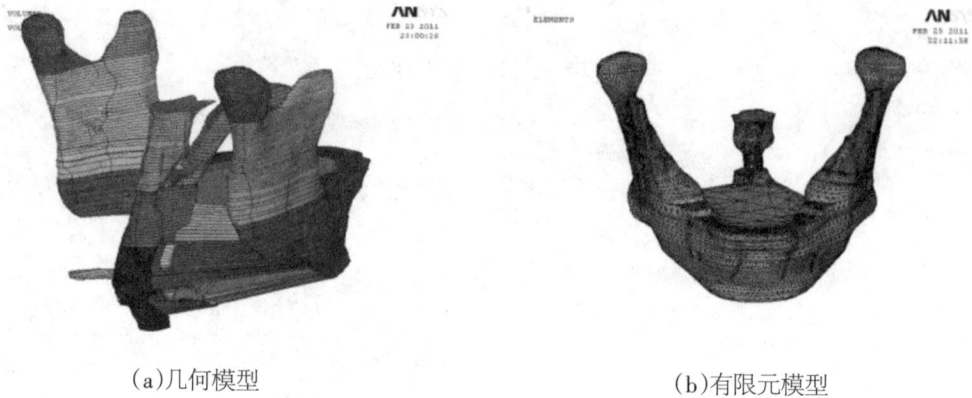

(a)几何模型　　　　　　　　　　　　(b)有限元模型

图 10　几何模型和有限元模型对比图

在本研究中，为了简化分析计算与建模方便起见，在模型的构建中进行了如下假设与简化：

(1)将下颌骨模型全部作为皮质骨进行建模，未对其中的松质骨进行单独建模，因此，该模型会给今后的计算分析带来误差。

(2)连接下颌骨和舌骨之间的肌肉作为整体模拟建模，未对肌肉和骨之间的连接骨膜进行建模，只是在模型中对肌肉与骨的连接部分进行了共面处理，在今后的分析计算中也会带来微小的误差。

(3)设定模型中各材料和组织为连续、均质和各向同性的线弹性材料。

2.4　整体模型边界约束及下颌骨前伸加载

2.4.1　加载方式及大小

采用给定位移矢量加载，下颌骨前牙区分别加载水平前移 2、4、6、8 mm。

2.4.2　边界条件

假设模型材料和组织为均质连续、各向同性的线弹性材料；材料受力变形为小变形；假设各部分结构在加载下不发生相对滑动；完全限制气道后半部分的位移，对下颌骨采用限制颏突的位移，限制下颌角部位 X、Z 方向的位移。

参照北京大学赵雪岩等[64]方法，为便于讨论，在模型的上气道表面选取软腭末端横截面的横径及矢状径作为观测指标，观察下颌骨不同工况下的位移变化和应力变化。

3 结果

3.1 建立了 OSAHS 患者上气道及其毗邻结构的三维有限元模型

采用薄层 CT 扫描技术,以 DICOM 格式将数据直接导入 Mimics 10.0 软件,利用软件对骨骼、气道等组织不同的灰度值进行边缘自动识别、填补空洞、生成 3D 模型、划分网格等程序,得到了 OSAHS 患者上气道、下颌骨、舌骨的三维实体模型。将三维实体模型以逆向工程软件 Imageware 能识别的格式保存后在 Imageware 中对点云数据进行降噪、对齐等处理,并对点云进行 B 样条曲线、自由曲面的光滑化处理及建模,将此时得到的模型导入 Ansys 8.0 软件进行前处理,获得体模型后进行网格划分。由于实体模型软组织建模的复杂性及其与周围组织连接困难,我们人为地建立与下颌骨、舌骨相连接的肌肉束,定义为弹性体。因此,我们建立了 OSAHS 患者上气道及其周围结构的三维有限元模型。设定模型中各材料和组织为连续、均质和各向同性的线弹性材料。各材料的参数采用参阅文献及由 Mimics 软件赋值相结合的方式确定,采用 10 节点的 Solid 92 四面体单元,提高了模型的相似性和准确度,分析结果更接近实际。经过计算机划分网格后, 骨、肌肉、气道得到的单元数和节点数分别为:214725、38826、22590 个单元,317305、60018、30720 个节点。所建模型不仅具有较为良好的几何形态和高度真实性,还可对模型进行删减和添加,方便了模型的载荷分析。

3.2 模型验证

对建立的下颌骨模型加载磨牙、前磨牙、侧切牙的垂直载荷(载荷见文献),位移及压力验证结果如图 11 所示。下颌骨最大位移位于前牙区及颏部;下颌骨两侧应力分布均匀,其中髁突颈部、冠突后侧、下颌角为应力集中区,形成从下颌骨体部至下颌角、下颌骨体部沿后牙牙槽嵴远端至下颌支前缘、冠突及冠突后侧沿下颌切迹至髁突颈部三

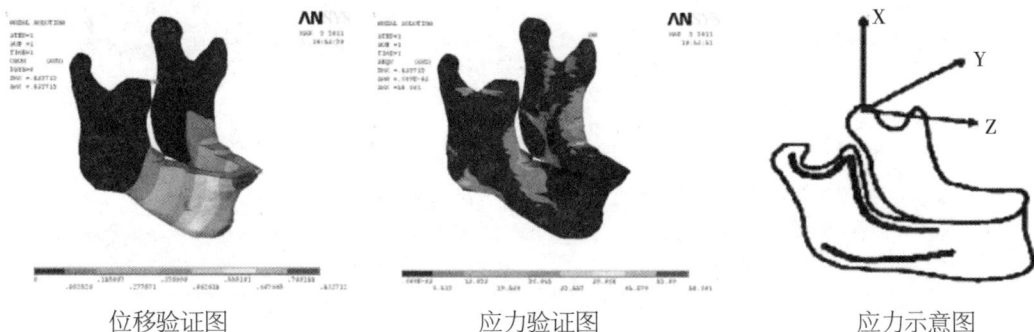

位移验证图　　　　　　应力验证图　　　　　　应力示意图

图 11　下颌骨加载前移时,其位移、应力验证图及应力轨迹图

条应力轨迹线,如图 11 所示。

3.3 下颌逐步前伸对 OSAHS 患者上气道腭咽部形态的影响

通过对三维有限元模型中的下颌骨模型前牙区加载下颌前伸 2、4、6、8 mm,发现上气道腭咽部平面发生改变,具体加载结果如下。

在载荷 1 的作用下,气道腭咽部软腭末端横截面处横径缩小约 0.01 mm,矢状径伸长约 0.05 mm,截面形状亦有变化,其中横径变化最大处位于气道侧壁中央,矢状径在截面各处位移均较大。应力在截面积处分布均匀,S1 应力值为 0.12 MPa,如图 12 所示。

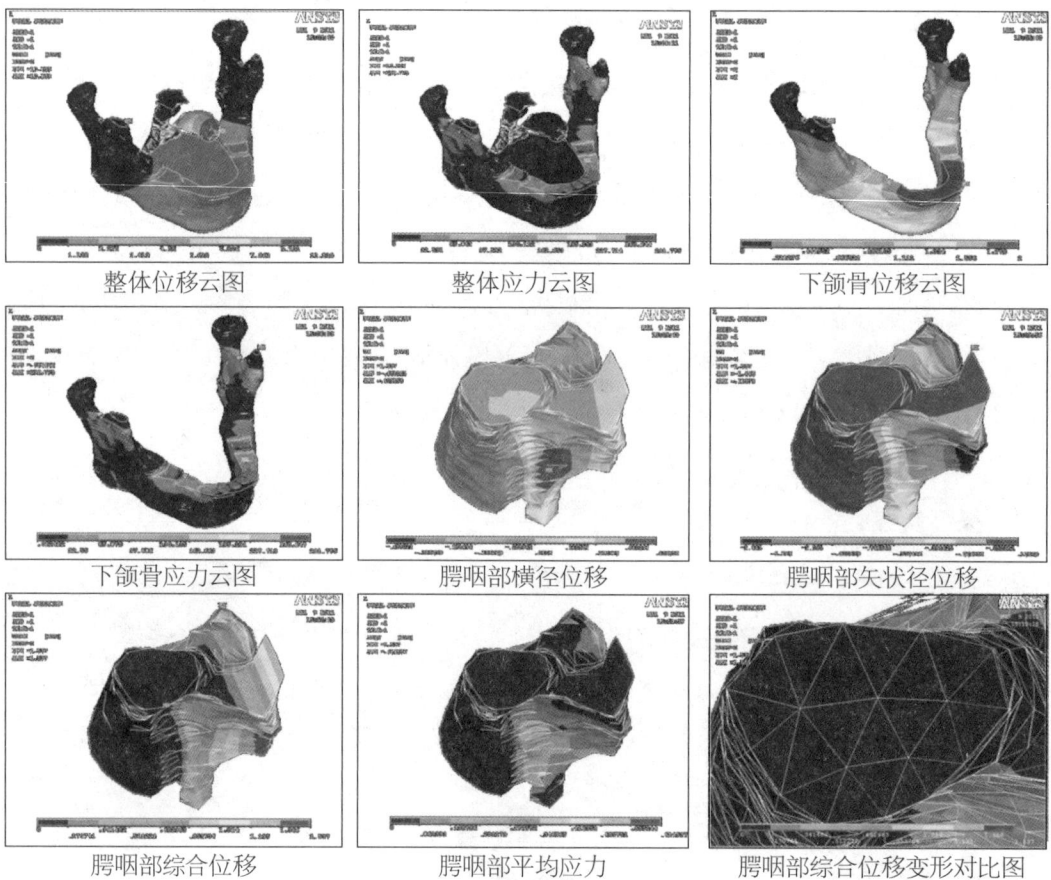

整体位移云图	整体应力云图	下颌骨位移云图
下颌骨应力云图	腭咽部横径位移	腭咽部矢状径位移
腭咽部综合位移	腭咽部平均应力	腭咽部综合位移变形对比图

图 12　加载下颌前伸 2 mm 时,整体、下颌骨、腭咽部位移、应力云图

在载荷 2 的作用下,气道腭咽部软腭末端横截面处横径缩小约 0.02 mm,矢状径伸长约 0.09 mm,截面形状趋于长轴位于矢状方向的椭圆形,其中横径变化最大处仍位于气道侧壁中央,截面各处矢状径位移均较大。平均应力在截面积处分布均匀,S1 应力值为 0.36 MPa,如图 13 所示。

整体位移云图

整体应力云图

下颌骨位移云图

下颌骨应力云图

腭咽部横径位移

腭咽部矢状径位移

腭咽部综合位移

腭咽部平均应力

腭咽部综合位移变形对比图

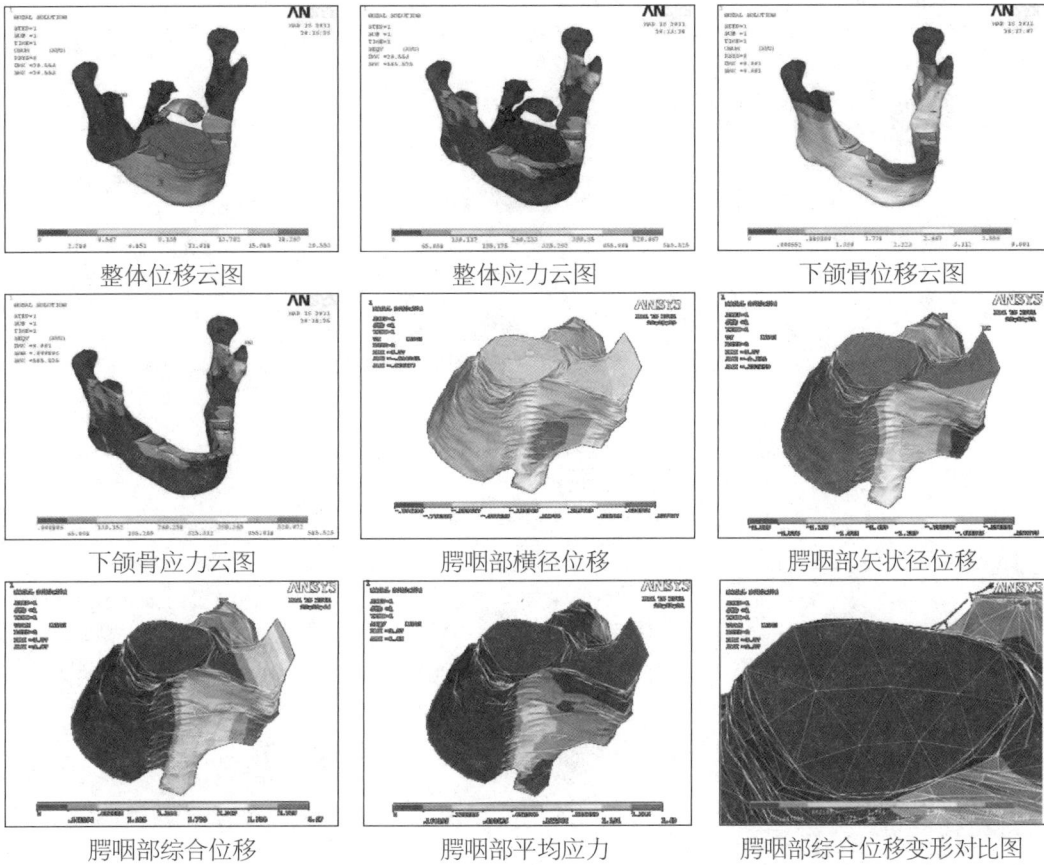

图 13　加载下颌前伸 4 mm 时,整体、下颌骨、腭咽部位移、应力云图

在载荷 3 的作用下,气道腭咽部软腭末端横截面处横径缩小约 0.03 mm,矢状径伸长约 0.15 mm,截面形状趋于长轴位于矢状方向的椭圆形,其中横径变化最大处仍位于气道侧壁中央,截面各处矢状径位移均较大。平均应力在截面积处分布均匀,S1 应力值为 0.36 MPa,如图 14 所示。

在载荷 4 的作用下,气道腭咽部软腭末端横截面处横径缩小约 0.04 mm,矢状径伸长约 0.20 mm,截面形状更趋于长轴位于矢状方向的椭圆形,其中横径变化最大处仍位于气道侧壁中央,截面各处矢状径位移均较大。平均应力在截面积处分布均匀,S1 应力值为 0.47 MPa,如图 15 所示。

综上所述,气道腭咽部软腭末端截面最大位移出现在下颌前伸 8 mm 时,其中横径缩小且位移较大处主要位于侧壁中央区域,矢状径增大且位移分布均匀但总体位移较小;随着下颌逐步前伸,截面处的形状更趋于长轴位于矢状方向的椭圆形;加载模型后的平均应力变化不大,分布均匀;随位移加载增加,S1 主应力有增加的趋势,但其分布位置未发生明显改变。下颌骨的应力结果显示,随着位移加载的增加,应力分布区域发

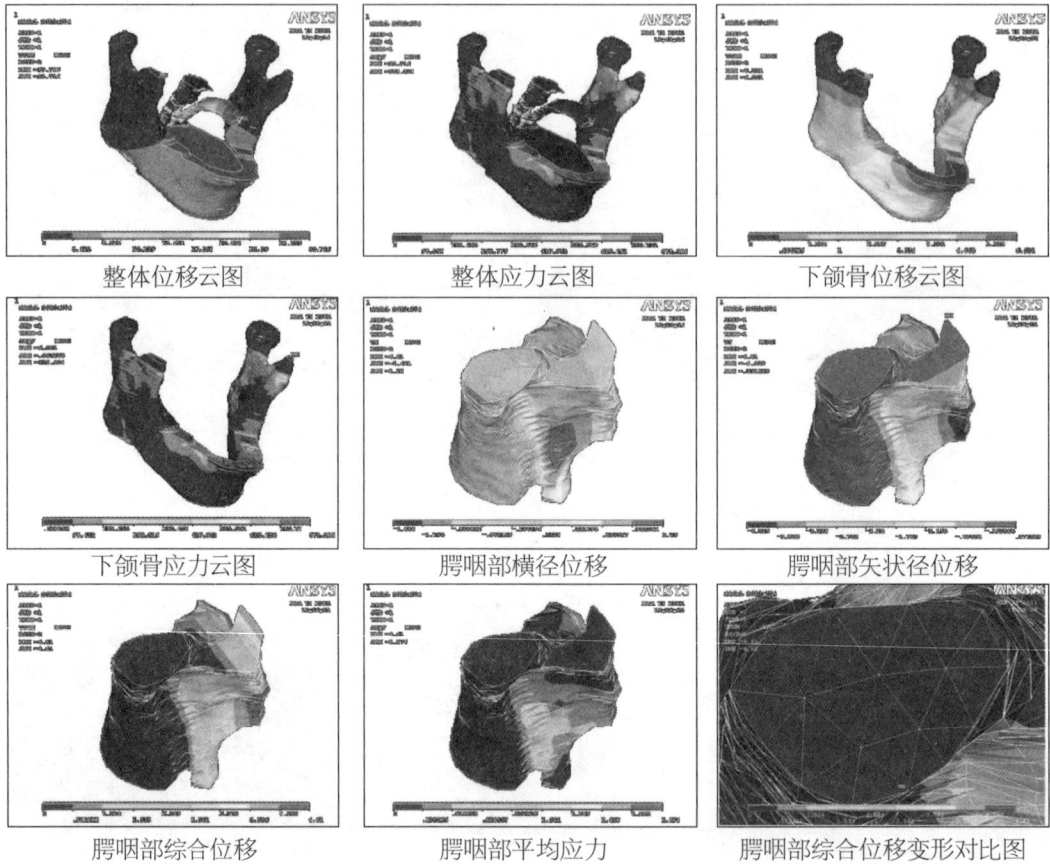

<table>
<tr><td>整体位移云图</td><td>整体应力云图</td><td>下颌骨位移云图</td></tr>
<tr><td>下颌骨应力云图</td><td>腭咽部横径位移</td><td>腭咽部矢状径位移</td></tr>
<tr><td>腭咽部综合位移</td><td>腭咽部平均应力</td><td>腭咽部综合位移变形对比图</td></tr>
</table>

图 14　加载下颌前伸 6 mm 时,整体、下颌骨、腭咽部位移、应力云图

生变化,喙突后侧沿乙状切迹至髁突颈部的应力明显增加,而下颌体部至下颌角的应力明显降低。下颌骨位移分析结果显示,随着加载增加,位移分布左右对称且区域变化不明显。

4　讨论

OSAHS 是一种复杂综合征,其发病机制目前尚不明确,多数学者认为其与上气道阻塞相关。导致上气道狭窄阻塞的重要因素是[2]:咽气道解剖异常和神经肌肉功能异常。有研究显示发病机制主要与上气道解剖性狭窄有关[3-5],上气道及其周围组织解剖形态的异常是 OSAHS 重要的发病机制[6]。因此,上气道解剖形态已成为研究 OSAHS 发生机制的重要方面。

现今对 OSAHS 患者上气道形态的研究多采用 X 线、CT 和 MRI 等影像学手段。但 X 线、CT、MRI 技术只是 OSAHS 的一种影像学诊断技术,如果要研究 OSAHS 患者上气道的受力变化、应力分析等情况,有限元法无疑具有更大的优越性。它不仅能够提供直

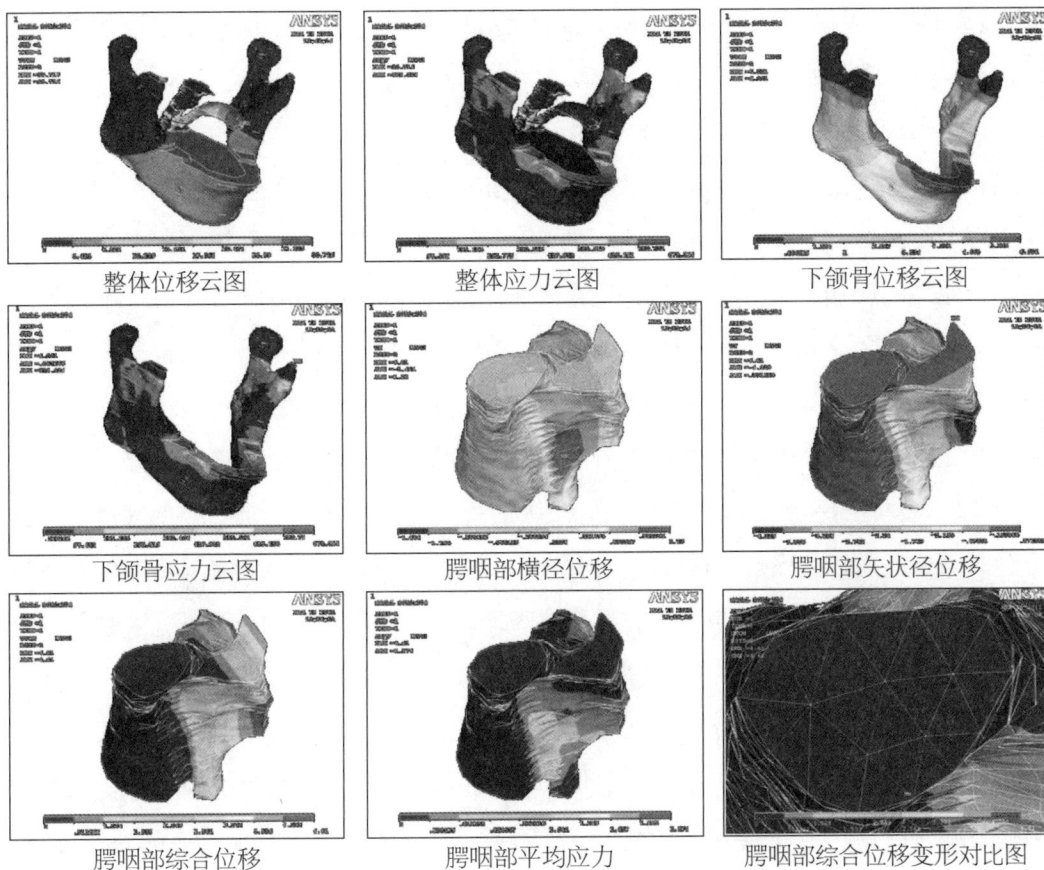

整体位移云图	整体应力云图	下颌骨位移云图
下颌骨应力云图	腭咽部横径位移	腭咽部矢状径位移
腭咽部综合位移	腭咽部平均应力	腭咽部综合位移变形对比图

图 15　加载下颌前伸 8 mm 时，整体、下颌骨、腭咽部位移、应力云图

观数字化的三维影像，还能利用相关软件对所获得的三维图像进行三维有限元分析，从而能提供动态解剖、功能学以及生物力学方面的信息[13]。

4.1　基于 CT 图像上气道及其周围结构三维有限元模型的建立

随着科学技术的不断发展，三维重建技术已被广泛用于医学研究领域。医学图像采集技术和图像三维可视化技术的发展，使得基于医学图像建立复杂三维有限元模型将成为人体生物力学研究的重要方向[50]。

建立人体复杂三维有限元模型的方法主要有基于医学图像的建模方法[51]、数字转换器建模方法[52]和三维分割法[53]。其中，医学图像直接反映人体真实的几何形态，加之近年来 CT、MRI 等医学图像的广泛使用及医学图像获取、可视化技术的快速发展，基于医学图像的建模方法成为建立人体三维有限元模型的主流[50]，它可以帮助我们更好地了解人体结构及各结构在受力后所产生的变化。本实验基于 OSAHS 患者上气道 CT 扫描图片，结合三维 CT 成像处理软件 Mimics 10.0，重建出真实的 OSAHS 患者上气道、下颌骨、舌骨面模型。该面模型真实地展现了 OSAHS 患者上气道及其周围骨组织的结构及形态。基于此面模型建立的有限元模型具有更好的形态相似性及力学相似性,便于后续加载获得更准确的数据。

近年来随着上气道解剖结构异常对 OSAHS 发病产生重要作用的揭示,运用三维有限元法对上气道的研究也逐渐增多,以上气道内流场数值模拟为主,对其形态变化的研究较少。2005 年,国外 Yaqi Huang 等[65]建立正常人上气道有限元模型研究解剖因素对咽部塌陷的影响,指出有限元模型是一种推进研究理解 OSAHS 及其各种不同治疗方法的重要工具。2006 年,国内学者孙秀珍等[14]做了人体上呼吸道三维有限元重建与流场数值模拟的研究,证实所建模型较真实地反映了实际解剖结构形态,进而可以为 OSAHS 的研究提供一种高效的分析方法。2006 年,Khaled F 等[15]用三维有限元分析方法,对压力及气流进行测量,准确得出健康人清醒或睡眠状态下一个呼吸循环过程中任意时间的鼻咽横断面积,且可以动态观测鼻咽横断面积的变化,证实有限元方法的有效性及准确性。为研究 OSA 患者咽腔内气流流场特性,2007 年 Jeong[13]根据 CT 数据建立了一个流体动力学模型,并进行数值计算,结果表明 OSA 患者在腭咽处较高的剪切力与压力引起气流的紊乱。2008 年,英国学者 Nithiarasu P 等[16]研究了稳定气流通过人上气道几何模型的切应力及压力,认为口咽、喉咽更易狭窄。这些学者的研究证实三维有限元模型可以真实地反映上气道的结构及形态,有限元法是研究上气道的有效方法。2009 年,北京大学学者赵雪岩等[64]利用 CT 扫描数据,建立一个由硬腭水平位置至气管约第 2、3 软骨下端的健康成年志愿者的上气道三维有限元模型,采用睡眠呼吸暂停综合征(OSAS)事件发作期间上气道内典型压力曲线和最大压力曲线,分别对模型上气道表面施加动态载荷,分析解剖结构和生理过程之间的关系。但该模型并没有包含与上气道相连接的相关肌肉组织模型,只分析了上气道在不同压力下动态解剖结构的变化,也并未涉及周围组织结构改变对上气道形态产生的影响。

以上建立的上气道相关模型多以研究上气道内流体动力学为主,较少涉及上气道形态的动态变化,且几乎较少包括上气道周围组织,尤其是连接上气道、舌骨及下颌骨之间的肌肉组织,而上气道周围组织在上气道形态变化方面起主要作用。2010 年,赵燕玲、李松青等建立了正常人群和 OSAHS 患者的上气道及其毗邻结构的三维有限元模型[66-67],该模型涵盖了下颌骨、舌骨、上气道及其周围肌肉组织结构,为上气道软硬组织建模相结合的首次探索,为本实验提供了原始经验并创造了条件。

本实验所建立的上气道及其周围组织模型包含上气道、舌骨、下颌骨及口咽部上气道周围主要的肌肉结构。该模型考虑肌肉的牵拉作用对上气道产生的影响,有别于以往模型的建立。对所建立的下颌骨模型进行模型验证,采用文献数据在下颌骨模型上的磨牙、前磨牙及侧切牙上分别加载300、150、60 N的力,限制下颌角和髁突、喙突的刚性位移,对下颌骨进行加载,结果显示髁突颈部、冠突后侧、下颌角等部位为最大应力分布区,形成下颌骨体部至下颌角、下颌骨体部沿后牙牙槽嵴远端下颌支前缘至喙突、喙突及喙突后侧沿下颌切迹至髁突颈部三条应力轨迹线。该结果与以往研究下颌骨应力分布区多位于髁突前斜面、冠突、下颌切迹等部位相一致[68-69],验证了这种建模方法的有效性。

综上所述,利用Mimics 10.01、Imageware 10.0、Ansys 8.0软件重建OSAHS患者上气道及其周围组织的三维有限元模型,不但简化了以往研究中对CT断层图像处理和转化以提取其边缘轮廓线等繁琐过程,而且尽可能地减少了主观因素所造成的数据和信息的丢失,提高了模型的几何精度和结构相似性。上述软件可实现CT图像与三维模型的转换,可在可视化的界面下对模型进行选取及计算,缩短了建模时间,提高了建模的效率和可操作性。通过此方法成功地建立了表面形态和内部组织结构都与OSAHS患者上气道及毗邻结构高度一致的有限元模型。建立的OSAHS患者上气道及周围毗邻结构三维有限元模型具有良好的几何形态,可任意旋转至各观察角度,亦可进行任意剖面的分割以观察模型内部情况,为后续试验力学加载奠定基础,为研究OSAHS患者上气道生物力学分析打下基础。利用有限元分析法,对该模型下颌骨加载位置变化,观察上气道大小、形态产生的变化,为OSAHS患者上气道形态学研究提供一种新的方法,增加对下颌前伸口腔矫治器治疗OSAHS机制的认识,为临床上口腔矫治器的优化设计提供依据。

4.2 加载下颌前伸对OSAHS患者上气道腭咽部的影响

口腔矫治器治疗OSAHS原理主要是使下颌前移、上气道扩张,从而解除堵塞。因此,对下颌前伸上气道形态变化的研究成为探究口腔矫治器治疗OSAHS机理的重要方面。目前对下颌前伸状态上气道形态变化的研究主要集中在对矢状径、横径及截面的测量,也有少量关于容积改变方面的报道。

对上气道改变部位研究显示,下颌前移口腔矫治器能增加患者上气道的宽度,其中OSAS患者口咽中的腭咽部气道增大最显著[42-43]。因此,本研究选取上气道腭咽部为主要对象,参照北京大学赵雪岩等[64]方法,在模型上气道表面选取软腭末端横截面的横径及矢状径变化作为观测指标。

正常人上气道呈矢状径小于横径的椭圆形,其中腭咽段比值最小[35-36]。而Rodenstein

等[37]研究认为,OSAHS 患者上气道是以前后径为长轴的椭圆形,这种形状差异可能是由 OSAHS 患者上气道横径减小所致。本研究结果显示,在 OSAHS 患者上气道腭咽部,气道呈矢状径大于横径的扁椭圆形,同 Rodenstein 等的研究结果相符;同样,OSAHS 患者腭咽部的形态不同于正常人,其横径更小,与以往研究结果相同。

Tsuiki 等[43]对 10 例 OSAHS 患者清醒状态下仰卧位下颌分别处于正常位置、前伸 33%、67%位置和最大前伸位时的头颅定位侧位片进行研究,发现下颌前伸至 67%或最大前伸位时,口腔矫治器可使腭咽部上气道的矢状径显著增大,与本项研究的结果相同。本研究对腭咽部的观察结果显示,随着下颌骨逐步前伸,上气道腭咽部软腭末端横截面处横径逐渐缩小、矢状径逐渐增大,但增大的趋势大于缩小。总体来说,随着下颌逐步前伸,上气道腭咽段呈逐步增大趋势,下颌骨移动最大时增大最大。赵晓光等[45]通过 MRI 观察 14 例非 OSAHS 年轻志愿者下颌处于不同矢状位和垂直位置时上气道的形态学变化,发现垂直向打开为 0 时,下颌最大前伸与前伸 50%和 75%相比,气道的最小截面积显著增加;75%和最大前伸下颌位置的效果不同,最大前伸是下颌最有效的治疗位置。而 Gao X M 等[44]对 OSAHS 患者上气道 MRI 图片的研究指出,随着下颌逐步前伸,OSAHS 患者上气道大小始终在增大状态,但从 75%位置点开始,增长趋于平缓,这一研究结果与本研究略有不同,可能与本研究所选取的观测平面有关,但结果并不矛盾。

以往对上气道几何形状的研究认为[46],下颌前伸时腭咽最小矢状径和平均值均变化不大,而上气道几何形状的变化主要集中在腭咽,腭咽矢状径与横径之比平均值的减小有显著性差异;正中颌位时,腭咽矢状径与横径之比平均值小于 1,说明腭咽在水平面上呈长轴位于水平方向的椭圆形,但是下颌前伸后腭咽的椭圆形状有更加扁平的趋势。也有研究认为[47]腭咽对下颌前伸的反应是积极而敏感的,矢向径、横向径都呈增加趋势。本研究结果显示,腭咽部随下颌逐步前伸发生变化,矢状径呈逐渐增大趋势,横径呈缩小趋势,形状更趋于以矢状径为长轴的椭圆形,但由于本研究只针对腭咽部变化进行了研究,并没有涉及上气道其他各段面积变化的研究,故尚不能认为腭咽部形态的变化对下颌前伸是敏感的。

本研究结果显示,随着下颌逐步前伸,上气道腭咽部软腭后区平均应力未发生明显变化,而 S1 应力即拉应力呈逐渐增加的趋势,说明软腭后区变化以拉应力逐渐增加为特点。同时本研究也观察了整体模型的应力变化,结果显示整体模型位移最大处主要集中在软腭顶端与口腔相连接的气道处,这可能是因为气道空腔结构刚度小,且该处没有肌肉及组织牵拉;整体模型应力最大处位于前牙的加载区,是由于对该处牙齿直接进行位移加载。对下颌骨的应力分析显示,随着位移加载的增加,应力分布区域发生变化,喙突后侧沿乙状切迹至髁突颈部的应力明显增加,而下颌骨体部至下颌角的应力明显降低,提示在设计口腔矫治器时要考虑到颞下颌关节的受力,确定适当的前伸量;同时下颌骨的应力逐渐增加,当前伸量超过 6 mm 以上时应力值较大,提示在设计口腔矫治器时应避免前伸量过大对下颌骨产生过大的压力。对下颌骨位移分析结果显示,随着加载量不同,位移分布左右对称且区域变化不明显,说明下颌骨各部的位移是水平前移并逐渐递增,其中最大位移发生在前牙区,提示在口腔矫治器的制作过程中以前牙区位移为下颌前移量的参考。

综上所述,三维有限元模型可以还原真实的 OSAHS 患者上气道及其周围组织的结构及形态,有限元法是研究上气道及其周围组织形态受力后发生变化的有效生物力学方法。本实验对所建立的三维有限元模型进行载荷分析,所得出的数据真实、有效,为下颌前伸状态下 OSAHS 患者上气道形态改变的研究提供了一种新方法。当然,上气道形态变化不仅仅由下颌前伸的机械牵拉造成,还有神经调节以及其他尚未知晓的因素的共同作用[4]。形态变化只是构成口腔矫治器治疗 OSAHS 的形态学基础。

4.3 研究展望

建立更为精确的肌肉有限元模型,为进行舌咽、喉咽分析奠定基础,对下颌前伸引起的上气道各段形变进行分析;添加矫治器的生物力学模型,更好地模拟矫治器戴入口腔后上气道形态发生的变化;模拟睡眠状态下下颌前移矫治器治疗 OSAHS 患者时上气道的形态改变及力学变化;寻找下颌骨位移变化与上气道大小、形态改变间的量化关系,以期通过计算机模拟来指导临床患者个性化矫治器的制作。

5 结论

(1)本实验基于 OSAHS 患者上气道 CT 扫描图片,结合三维 CT 成像处理软件 Mimics 10.01,重建出真实的 OSAHS 患者上气道、下颌骨、舌骨面模型,在此面模型上建立的有限元模型具有更好的形态相似性及力学相似性,便于后续加载获得更准确的数据。实验所建立的上气道及其周围组织模型考虑了肌肉的牵拉作用对上气道产生的影响,有别于以往模型的建立。其中建立的肌肉模型包括气道与下颌骨间肌肉、下颌骨与舌骨间肌肉、舌骨与气道间肌肉,通过这些肌肉将舌骨、下颌骨、上气道连接为一个连动的整体。

（2）本实验首次对 OSAHS 患者包含上气道及其周围组织结构的三维有限元模型采用加载下颌逐步前伸的方法。通过观察 OSAHS 患者三维有限元模型腭咽部形态及生物力学改变,证实下颌前伸对患者上气道形态产生影响。随着下颌逐步前伸,软腭末端横截面横径逐渐缩小，矢状径逐渐伸长，形状更趋于长轴位于矢状方向的椭圆形,最大位移出现在下颌前伸 8 mm 时;软腭末端横截面的平均应力变化不大,分布均匀;随位移载荷增加,S1 主应力即拉应力有增加的趋势,但其分布位置未发生明显改变。

（3）对下颌骨应力变化的研究显示,随着下颌逐步前伸,下颌骨应力分布位置发生变化,主要位于髁突颈部、喙突后侧,尤其在下颌前伸大于 6 mm 时更明显,提示临床设计矫治器时应控制下颌最大前伸量。

中英文缩略词表

英文缩写	英文全称	中文全称
OSAHS	obstructive sleep apnea and hypopnea syndrome	阻塞性睡眠呼吸暂停低通气综合征
PSG	polysomnography	多导睡眠图
AHI	apnea hypopnea index	睡眠呼吸暂停低通气指数
CPAP	continuous positive airway pressure	持续正压通气
SaO_2	arterial oxygen saturation	血氧饱和度
CT	computer tomography	计算机 X 线断层摄影术
MRI	magnetic resonance imaging	磁共振成像
3D-FEM	three-dimensional finite element method	三维有限元法
Ansys	analysis system	Ansys 软件
Mimics	materialise 's interactive medical image control system	Mimics 软件
MAD	mandibular advancement appliance	下颌前伸矫治器

参考文献

[1] Young T, Palta M, Dempsey J, et al. The occurrence of sleep-disordered breathing among middle-aged adults[J]. N Engl J Med, 1993,328:1230-1235.

[2] Isono S, Feroah T R, Hajduk E A, et al. Anatomy of the pharyngeal airway in sleep apneics:separating anatomic factors from neuromus-cular factors[J]. Sleep,1993,16:S80-S84.

[3] Schwab R J, Gupta K B, Gefter W B, et al. Upper airway and soft tissue anatomy in normal subjects and patients with sleep-disordered breathing [J]. Am J Respir Care Med,1995,152（5pt1）:1673-

1689.

[4] Rama A N, Tekwani S H, Kushida C A. Sites of obstruction in obstructive sleep apnea [J]. Chest, 2002, 122:1139–1147.

[5] Ikeda K, Ogura M, Oshima T, et al. Quantitative assessment of the pharyngeal airway by dynamic magnetic resonance imaging in obstructive sleep apnea syndrome [J]. Ann Otol Rhinol Laryngol, 2001,110: 183–189.

[6] Caples S M,Gami A S,Somers V K. Obstructive sleep apnea[J]. Arm Intern Med,2005,142(3):187–197.

[7] Tangugsorn V, Skotvedt O,Krogstad O, et al. Obstuctive sleep apnea Part I. Cervico–craniofacial skeletal morphology[J]. Eur J Orthod,1995,17:45–67.

[8] 刘月华,曾祥龙,傅民魁,等.阻塞性睡眠呼吸暂停综合征患者颅颌面形态的 X 线头影测量研究 [J].北京医科大学学报,1998,30(3):242–245.

[9] Jean Louis D P, Daniel Veale,Gilbert R Ferretti, et al. Obstructive Sleep Apnea Syndrome:Hooked Appearance of the Soft Palate in Awake Patients ephalometric and CT Findings[J]. Radiology,1999; 210:163–170.

[10] 高萍,李五一,党玉庆,等. OSAHS 不同呼吸时相上气道变化的多层螺旋 CT 评价[J]. 中国临床 医学影像杂志,2008,19(8):536–540.

[11] 高雪梅,曾祥龙,傅民魁,等. 阻塞性睡眠呼吸暂停综合征上气道阻塞点的磁共振研究[J]. 现代口 腔医学杂志,2000,14(3):185–187.

[12] Lane F,Donnelly. Obstructive Sleep Apnea in Pediatric Patients:Evaluation with Cine MR Sleep Studies[J]. Radiology,2005,236:768–778.

[13] Jeong S J,Kim W S,Sung S J, et al. Numerieal investigation on the flow characteristics and aerodynamic froce of the upper airway of Patient with obstructive sleep apnea using computational fluid dynamics[J]. Medical Engineering&Physics,2007,29(6):637–651.

[14] 孙秀珍,于驰,刘迎曦,等.人体上呼吸道三维有限元重建与流场数值模拟[J].航天医学与医学工 程杂志,2006,19(2):129–133.

[15] Khaled F Mansour, James A Rowley, M Safman Badr. Measurement of Pharyngeal Cross–Sectional Area by Finite Element Analysis [J]. Appl Physiol,2006,100:294–303.

[16] Nithiarasu P, Hassanand O, Morgan K. Steady flow through a realistic human upper airway geometryh [J]. International Journal of Numerical Methods for Heat & Fluid Flow,2008,57:631–651.

[17] Kato J, Isono S, Tanaka A, et al. Dose–dependent effects of mandibular advancement on pharyngeal mechanics and nocturnal oxygenation in patients with sleep –disordered breathing [J]. Chest, 2000,117:1065–1072.

[18] L C Dort, E Hadjuk, J E Remmers. Mandibular advancement and obstructive sleep apnoea: a method for determining effective mandibular protrusion[J]. Eur Respir J,2006,27:1003–1009.

[19] 刘月华,王飞,兰庭超,等. 口腔矫治器治疗阻塞性睡眠呼吸暂停低通气综合征——计算机辅助下颌前伸定位[J]. 实用口腔医学杂志,2007,23(5):611-655.

[20] Niels Petri, Palle Svanholt, Beni Solow. Mandibular advancement appliance for obstructive sleep apnoea: results of a randomised placebo controlled trial using parallel group design [J]. J Sleep Res., 2008,17:221-229.

[21] Talmant J, Renaudin S, Renaud P. Ventilation and mechanics of the oropharynx [J]. Rev Orthop Dento Faciale, 1998,32:105-166.

[22] Tsuiki S, Lowe A A, Almelda F R, et al. Effects of an anteriorly titrated mandibular position on awake airway and obstructive sleep apnea severity [J]. Am J Orthod Dentofacial Orthop, 2004,125: 548-555.

[23] 许世雄,Chew Y T,Low H T,等.下呼吸道重开的生物流体力学研究:实验模拟[J].生物物理学报,2000,26(2):380-386.

[24] 高雪梅,赵颖,曾祥龙,等. 北京地区鼾症和睡眠呼吸暂停综合征的流行病学研究[J]. 口腔正畸学杂志,1997,4:162-165.

[25] 姚大康.鼾症气道应力与生长及其对心血管影响[D]. 上海:复旦大学博士学位论文,2001.

[26] 中华医学会呼吸病学分会睡眠呼吸疾病学组.阻塞性睡眠呼吸暂停低通气综合征诊治指南(草案)[J]. 中华结核和呼吸杂志,2002,25(4):195-196.

[27] Li K K,Powell N B,Riley R W, et al. Radiofrequency volumetric reduction of the palate:An extended follow-up study[J]. Otolaryngol Head Neek Surg,2000,122(3):410-414.

[28] 季俊峰,周玫,江满杰,等. 阻塞性睡眠呼吸暂停低通气综合征患者上气道扩张肌肌电活性的研究[J]. 医学研究生学报,2006,19(9):806-813.

[29] Schwartz A R, Bennett M L, Smith P L, et al. Therapeutic electrical stimulation of the hypoglossal nerve in obstructive sleep apnea[J]. Arch Otolaryngol Head Neck Surg,2001,127(10):1216-1223.

[30] Bradford A, McGuire M, O'Halloran K D. Does episodic hypoxia affect upper airway dilator muscle function? Implications for the pathophysiology of obstructive sleep apnea [J]. Respir Physiol Neurobiol, 2005, 147(2-3):223-234.

[31] Kryger M H, Roth T, Dement W C. Principles and practice of sleep medicine [M]. 4th ed. Philadelphia: Elsevier Saunders,2005:983-1000.

[32] Chen N H, Li K K, Li S Y, et al. Airway Assessment by Volumetric Computed Tomography in Snorers and Subjects With Obstructive Sleep Apnea in a Far-East Asian Population[J]. Laryngoscope, 2002, 112(4):721-725.

[33] Schwab R J, Gefter W B, Pack A I, et al. Dynamic imaging of the upper airway during respiration in normal subjects[J]. J Appl Physiol, 1993,74:1504-1514.

[34] Schwab R J . Upper air way imaging[J]. Clin Chest Med, 1998,19:33-54.

［35］李向东,高雪梅,曾祥龙.83例无鼾男性上气道及周围组织的磁共振研究[J].北京大学学报:医学版,2005,37(2):190-194.

［36］Ciscar M A,Juan G,Martinez V,et al. Magnetic resonance imaging of the pharynx in OSA patients and healthy subjects[J]. Eur Respir J, 2001,17(1):79-86.

［37］Rodenstein D O, Dooms G, Thomas Y, et al. Pharyngealshape and dimensions in healthy subjects, snorers, and patients with obstructive sleep apnoea[J]. Thorax, 1990,45:722-727.

［38］Malhotra A,Huang Y,Fogel R,et al. Aging influences on pharyngeal anatomy and physiology:the predisposition to pharyngeal collapse[J]. Am J Med,2006,119(1):72.e9-14.

［39］刘月华,古力巴哈尔,杨勇,等.最大张口位与正中位上气道及周围结构差异的X线头影测量研究[J].口腔正畸学, 2002,2(9):27-30.

［40］陆再英,钟南山.内科学[M].第7版.北京:人民卫生出版社,2008:135-140.

［41］李巍然,James P Mc Donald.下颌前移矫正器对阻塞性睡眠呼吸暂停综合征患者上气道影响的X线研究[J].口腔正畸学,2000,7(3):111-114.

［42］张桂荣、李继强、周青.Silensor阻鼾器治疗前后阻塞性睡眠呼吸暂停综合征患者上气道结构改变的分析[J].华西口腔医学杂志,2006,24(1).

［43］Tsuiki S,Hiyama S,Ono T,et al. Effects of a titratable oral appliance on supine airway size in awake non- apneic individuals[J]. Sleep,2001,24(5):554-560.

［44］Gao X M, Ohtsuka L, Ono T, et al. Effect of titrated mandibular advancement and jaw opening on the upper airway in awake nonapneicmen: a magnetic resonance imaging and cephalometric study [J]. Am J Orthod Dentofacial Orthop, 2004,125:191-199.

［45］赵晓光、刘月华.下颌渐进前伸对清醒时阻塞性睡眠呼吸暂停患者上气道三维结构的影响[C].2004年上海市口腔医学学术年会论文汇编,2004.

［46］贾培增,傅民魁,曾祥龙.下颌前伸位对OSAS患者上气道形状的影响[J].口腔正畸学,2004,1(1):37-41.

［47］高雪梅,大塚亮,小野卓史,等.下颌逐步前伸中上气道形状改变的磁共振研究[J].中国耳鼻喉头颈外科杂志,2005,40(2):137-140.

［48］Haskell J A, McCrillis J, Bruce S, et al. Effects of mandibular advancement device (MAD) on airway dimensions assessed with Cone-Beam computed tomography[J]. Semin Orthod,2009,15(2):132-158.

［49］杜林娜.可调型下颌前移类矫治器治疗OSAHS上气道容积变化及相关因素分析[D].济南:山东大学硕士学位论文,2010.

［50］于金苓.应用天然牙—种植体联合固定桥种植修复的生物力学研究[D].长春:吉林大学硕士学位论文,2006.

［51］黄启今,刘国权,马远征,等.基于CT图像重建腰椎活动节段三维有限元模型及其应用[J].中国

体视学与图像分析,2004,9(2):120-124.

[52] Cooper R,Cardan C,Allen R, et al. Computer visualisation of the moving human lumbar spine[J]. Comput Biol Med,2001,31(6):451-469.

[53] Lee K,Qiu T X,Teo E C, et al. 3-D finite element modeling of lumbar spine (L2/L3)using digitizer [J]. International Journal of Information Technology, 2002,8(2):161-163.

[54] Kanunsky J,Klinge P,Bokemeyer M, et al. 3Dsegmentation and finite element modelling of spine segments[J]. International Congress Series,2003,1256:41-46.

[55] 蒋孝煜.有限元法基础[M].北京:清华大学出版社,1992:35-36.

[56] Belytsehko T,Kulak R F,Schultz A B, et al. Finite element stress analysis of an intervertebral disc [J]. Journal of Biomechanics,1974,7(3):277-285.

[57] Liu Y K,Ray G,Hirsch C, et al. The resistance of the lumber spine to direct shear [J]. Orthop Clin north Am,1975,6(1):33-49.

[58] Gross M D,Arbel G,Hershkovitz I, et al. Three-dimensional finite element analysis of the facial skeleton on simulated occlusal loading[J]. J Oral Rehabil,2001,28(7):684-694.

[59] Valliappan S,Svensson N L,Wood R D, et al. Three dimen sional stress analysis of the human femur [J]. Comput Biol Med,1977,7(4):253-264.

[60] Olofsson H. Three-Dimensional FEM Calculation of Elastic Stress Field in Human Femur.institute of Technology[J]. Uppsala University,Sweden,1976.

[61] Lin C L,Chang C H,Ko C C, et al. Multifactorial analysis of an MOD restored human premolar using auto-mesh finite element approach[J]. J Oral Rehabil,2001,28(6):576-585.

[62] 李章政,于建华,李晋唐,等.生理状态下动脉瓣应力场分析[J].中国生物医学工程学报,1999,18 (2):187-193.

[63] 刘迎曦,于申,孙秀珍,等.鼻腔结构形态对鼻腔气流的影响[J].中华耳鼻咽喉头颈外科杂志, 2005,40(11):846-849.

[64] 赵雪岩,黄任含,楼航迪,等.阻塞性睡眠呼吸暂停综合征的生物力学研究[J].北京大学学报:自 然科学版,2009,45(5):737-742.

[65] Yaqi Huang, David P White, Atul Malhotro. The Impact of Anatomic Manipulations on Pharyngeal Collapse: Results From a Computational Model of the Normal Human Upper Airway [J]. Chest, 2005,128:1324-1330.

[66] 李松青,哈若水,杨随兴,等.阻塞性睡眠呼吸暂停低通气综合征患者的上气道及周围结构三维 有限元模型的构建[J].宁夏医学杂志,2010,32(4):314-316.

[67] 赵燕玲,曲爱丽,杨随兴,等.健康成人上气道及周围结构的三维有限元模型的构建[J].宁夏医学 杂志,2009,32(4):329-331.

[68] 胡凯,周继林,洪民,等.建立模拟功能状态下的下颌骨有限元模型 [J]. 口腔颌面外科杂志,

1997,7:183-187.

[69] Vollmer D,Meyer U,Joos D,et al. Experimental and finite element study of a human mandible [J]. J Craniomaxillofac Surg,2000,28(2):91-96.

（封　净　杨随兴　曲爱丽）

三维有限元模型分析 OSAHS 患者下颌
不同前伸位置的舌骨位置变化的研究

【摘要】

目的: 建立阻塞性睡眠呼吸暂停低通气综合征(OSAHS)患者上气道及毗邻结构的三维有限元模型,通过逐步前伸下颌,观察 OSAHS 患者舌骨位置的改变及其与下颌前伸量之间的关系,为下颌前伸类口腔矫治器治疗 OSAHS 的机理研究提供理论依据。

方法: 对 OSAHS 患者上气道行薄层 CT 扫描,以 DICOM 格式输出数据,采用 Mimics 三维建模软件和 Ansys 有限元分析软件建立上气道及毗邻结构的三维有限元模型,然后通过加载下颌骨逐步前伸,观察舌骨位置的变化及其规律。

结果: 建立了 OSAHS 患者上气道及毗邻结构的三维有限元模型,规定采用 10 节点的 Solid 92 四面体单元划分网格,按要求划分网格后,皮质骨、松质骨、肌肉及气道得到的单元数和节点数分别为:562920、50141、336789 个单元,544929、84869、303134 个节点。通过逐步前伸下颌骨,舌骨位置向上向前移动,随着下颌逐步前伸,气道所观察截面横径逐渐减小,而截面矢状径逐渐增大,截面的形状更趋于长轴位于矢状方向的椭圆形。经统计学回归分析,下颌骨前伸与舌骨位置变化相关,并得出回归系数方程:$y=-0.03+0.232x$。

结论: 应用螺旋 CT 技术联合使用 Mimics 三维建模软件、Ansys 有限元分析软件建立 OSAHS 患者上气道及其毗邻结构三维有限元模型,该模型的几何相似性较好,使用灵活;通过下颌逐步前伸,对舌骨位置变化进行分析,显示下颌骨前伸与舌骨位置变化呈正相关,证实了研究方法的可行性,为下颌前伸矫治器治疗 OSAHS 提供理论依据,同时为后续研究患者上气道生物力学分析打下良好的基础。

【关键词】:阻塞性睡眠呼吸暂停低通气综合征;下颌前伸;上气道腭咽;三维有限元法

The three-dimensional Finite Element analysis of an Obstructive Sleep Apnea Hypopnea Syndrome Patient's hyoid bone position changement with titrated mandibular advancement

ABSTRACT

Obstructive sleep apnea hypopnea syndrome (OSAHS) is characterized by repetitive sleep apnea, oxygen saturation decreased due to upper airway collapse.

There are many studies about position changes of hyoid in OSAHS patient, but whether if there is relevence between position change of hyoid and mandibular advancement, and even there is regulation in position change of hyoid are still in argue. Most of the past studies are two-dimensional, three-dimensional methods such as computerized tomography (CT)are still and interval. These methods can analyze one movement position of hyoid while Three-dimensional Finite Element analyse can analysis the whole process of position change of hyoid with mandibular advancement escaping from extra radiation and disturbance.

Three-dimensional finite element method is the most advanced and effective method of biomechanical analysis in medicine. This study obtained the accurate DICOM format of the image information of OSAHS patient's upper airway by using spiral CT scan and establish an accurate, flexible simulation OSAHS patient's upper airway model by using Mimics and Ansys software. Through loading of mandibular advancement, position change of hyoid can be simulated, which lay the foundation for the OSAHS patient's upper airway biomechanical analysis, as well as provide a theoretical basis for Oral appliance optimal design for OSAHS therapy, while exploring a new way of thinking for future research of OSAHS.

Objective: Construct a three-dimensional finite element model of the Upper airway and adjacent structure of an Obstructive sleep apnea hypopnea syndrome patient and regulate protrusion of mandibular, the position changes of hyoid and its relationship with the mandibular protrusion can be observed and analysized which providing theoretical basis for mechanism studies of treatment to OSAHS with mandibular protraction.

Methods：DICOM format image information of an OSAHS patient's upper airway obtained by thin-section CT scanning and digital image processing were utilized to construct a three-dimensional finite element model by Mimics and Ansys software. And then titrated mandibular advancement, the changes and the law of palatopharyngeal part observed by biomechanics and morphologic.

Results：A case of OSAHS and the adjacent upper airway structure of three-dimensional finite element model is constructed which is formed by solid 92 tetrahedral unit of a 10-node mesh. The model has cortical bone：562920 elements，544929 nodes；spongy bone：50141 elements，84869 nodes；muscle and upper airway：336789 elements，303134 nodes. After mandibular advancement，hyoid part of three-dimensional finite element of OSAHS change significantly. The main manifestations are：the hyoid move ahead and upward；the section of palatopharyngeal part which shape of oval reduce in transverse diameter while increase in sagittal diameter. Regression analysis has been taken between mandibular advancement and displacement of hyoid bone，which showed that they relevant greatly. A regression equation have been reached：$y=-0.03+0.232x$.

Conclusion：Establish accurate，flexible three-dimensional finite element model of the upper airway and vicinity structure of an OSAHS patient with the use of spiral CT technology and Mimics software，Ansys software. The model has good geometric similarity and good flexibility. Through mandibular advancement，palatopharyngeal part on OSAHS loading analysis of finite element model，the effective show great relevance between mandibular advancement and the hyoid displacement，which confirming that the study is feasibility，providing a theoretical basis for treatment of OSAHS with Mandibular advancement appliance and laying a good foundation for the following study of upper airway in OSAHS patients with biomechanical analysis.

Key words：obstructive sleep apnea hypopnea syndrome；hyoid；palatopharyngeal part of upper airway；three-dimensional finite element method

1 引言

1.1 OSAHS 概述

阻塞性睡眠呼吸暂停低通气综合征（obstructive sleep apnea hypopnea syndrome，OSAHS)是指患者在每晚 7 小时睡眠当中,呼吸暂停及低通气反复发作 30 次以上,或者睡眠呼吸暂停低通气指数(AHI,即平均每小时睡眠中呼吸暂停加上低通气次数)大于或等于 5 次[1]。呼吸暂停(SA)是指睡眠过程中口鼻呼吸气流均停止 10 s 以上。低通气是指睡眠过程中呼吸气流强度(幅度)较基础水平降低 50% 以上并伴有血氧饱和度(SaO_2)较基础水平下降 ≥4%。

OSAHS 的临床表现主要为睡眠时打鼾,鼾声不规则、响亮,可有断续,甚至夜间憋醒。患者醒来后自觉憋气、心慌、夜尿增多,次日起床后头痛、白天嗜睡、易疲劳并出现记忆力下降等症状。国外资料显示,OSAHS 在成年人中的患病率为 2%~4%,是多种全身疾患的独立危险因素[2]。1994 年,国内高雪梅等[3]对北京地区 1621 名(男 765 名,女 856 名)年龄 12~92 岁、平均身体质量指数(BMI)为 22.6 的人群进行睡眠呼吸问卷调查,结果显示,睡眠呼吸暂停的患病率为 3.1%。流行病学调查表明,OSAHS 可累及 10% 的中年男性和 5% 的中年女性[3]。这些足以说明 OSAHS 是一种常见病和多发病。OSAHS 严重危害人们的健康,因严重影响患者生活质量并有潜在致命危险,越来越受到呼吸内科、耳鼻喉科、口腔科等多个医学学科的重视。

1.1.1 OSAHS 的诊断

临床对 OSAHS 的诊断除了根据病史、症状、体征以外,PSG 监测十分重要。整夜 PSG 监测被视为诊断 OSAHS 的"金标准"。PSG 监测每夜 7 小时睡眠过程中呼吸暂停低通气反复发作 30 次以上,或 AHI≥5 次/h,呼吸暂停以阻塞性为主[1]。

本课题中,为保证样本纳入的准确,附加了具体纳入和排除标准。

纳入标准:(1)多导睡眠仪诊断为 OSAHS,每夜呼吸暂停低通气反复发作 20 次/h 或 AHI≥5 次/h 的中度 OSAHS 男性患者;(2)口腔矫治器治疗有效,并已戴用矫治器 6 个

表 1 SAHS 的病情分度

病情分度	AHI/次·h^{-1}	夜间最低 SaO_2/%
轻度	5~20	85~89
中度	21~40	80~84
重度	>40	<80

月;(3)患者自愿接受自行调节式口腔矫治器,实验前签订知情同意书。

排除标准:(1)气道阻塞等耳鼻喉疾病;(2)牙周疾病;(3)颞下颌关节紊乱综合征。

1.1.2　OSAHS 的病因和发病机制

OSAHS 的病因比较复杂,目前研究认为鼻咽部疾病、颌面部发育异常、遗传因素、神经内分泌因素、肥胖、吸烟、饮酒、性别、年龄、头颈部肿瘤等均可导致 OSAHS 发生。研究[4]证实上气道塌陷、狭窄及肥胖、性别、年龄是导致 OSAHS 的主要危险因素,以肥胖和气道狭窄尤为重要。上气道解剖性狭窄是公认的最常见原因[5],因此所有导致鼻腔、咽腔和喉腔任何部位狭窄的原因都可以成为 OSAHS 的致病因素。

(1)上气道狭窄:上气道是一个肌膜管,根据不同的参考平面,整个咽腔自上而下分为鼻咽、腭咽、舌咽和喉咽四个部分,其中腭咽和舌咽共同形成口咽。

鼻咽:上界为整个咽腔的顶,下界为硬腭水平,前方与后鼻道相通。各种导致鼻腔阻力增加的鼻腔疾病均可能是 OSAHS 发病的独立危险因素[6],包括鼻瓣区狭窄、鼻中隔偏曲、慢性肥厚性鼻炎、过敏性鼻炎、鼻息肉、鼻腔肿瘤等。

口咽分为腭咽和舌咽两个部分。腭咽上界为硬腭水平,下界为软腭游离缘水平,前壁由软腭构成。软腭体积或厚度的异常增加都有可能使其侵入腭咽内,使腭咽减小,影响腭咽的通畅性,不仅是睡眠打鼾的重要原因,还可以阻塞上气道,导致 OSAHS 的发生。舌咽上界为软腭游离缘水平,下界为会厌上缘水平,前壁由大部分舌根构成。舌根肥大或舌根后坠等形态或位置的异常可能会影响舌咽的大小,局部气道出现狭窄。扁桃体肥大、软腭增厚、悬雍垂肥大及过长、咽壁增厚等均是其危险因素。

喉咽由会厌上缘至环状软骨下缘,向下与食管连接,其前部为喉。声带麻痹、会厌水肿等是引起喉咽部狭窄的因素。

而在这三个部分中,目前研究[7]认为口咽部狭窄在 OSAHS 发病过程中最为重要。

(2)肥胖:肥胖是 OSAHS 的重要危险因素之一。OSAHS 患者的脂肪堆积主要集中在颈部,即使 BMI 正常者亦可能存在上气道软组织的相对肥厚[8]。据统计[9-10],OSAHS 患者有70%体重都是超常的。Martin 和 Welch 等人认为,体重、BMI 和上气道大小呈负相关[11-12]。肥胖可导致气道脂肪过度堆积和颈部脂肪压迫,肥胖伴 OSAHS 患者多有颈粗短,颈部和咽周脂肪垫过多可能是气道狭窄的重要原因。李向东、高雪梅等[13]研究发现咽旁的脂肪垫体积与体重、BMI 呈正相关,脂肪垫间距与 BMI 呈负相关。这说明随着体重和 BMI 的增加,咽旁脂肪逐渐沉积而对气道的压迫更为明显。

(3)性别:OSAHS 患者中,男性患者明显多于女性。男性 OSAHS 的发病率是女性的 2~3 倍[14],目前认为这主要与两性之间激素水平差异有关,而且两性脂肪分布的差异也可能是造成这种患病差异的原因。胡宝明等[15]调查研究后认为,女性 OSAHS 患病率与其激素水平相关。生育期女性、绝经期未接受女性激素替代治疗的女性、绝经期接受女性激素替代治疗的女性的 OSAHS 患病率分别为 0.6%、2.7%、0.5%,但是女性患者病情明显轻于男性患者。

(4)年龄:成年后,OSAHS 患病率随年龄增长而增加;女性绝经期后患病率增加,70 岁以后患病率又复趋于稳定。关于 OSAHS 与年龄的关系,黄席珍[16]研究表明 30~60 岁是 OSAHS 的高发年龄。

OSAHS 的确切发病机制至今仍不明确,但上气道解剖性狭窄是公认的最常见的原因[17]。咽气道作为一个肌性管道,缺乏骨性或软骨性支架,然而呼吸又是一个正压、负压反复交替的过程。因此,上呼吸道任何原因造成的阻塞或通气不畅都可导致 OSAHS 的发生[5]。从生理解剖上看,上气道自上而下分为鼻咽、口咽和喉咽。舌骨作为舌体和其他相关肌肉的附着骨,其所处的口咽部是上气道阻塞的主要部位。下颌前伸类口腔矫治器治疗 OSAHS 的机理[17]正是使下颌前移,因而颏舌肌、舌骨舌肌等肌肉张力增大,从而带动舌根部及舌骨向前移 ,口咽部气道间隙增大,这使得口咽部组织因睡眠吸气期负压而产生塌陷的可能性明显减小,从而削弱了呼吸暂停发生的病理基础。

1.1.3 OSAHS 的治疗

目前,OSAHS 的治疗主要分为手术治疗和非手术治疗,其中非手术治疗包括经鼻持续正压通气(CPAP)、口腔矫治器治疗和药物治疗等。非手术治疗中 CPAP 是治疗 OSAHS 较为经典的方法,但是其价格昂贵,携带不便。相比较而言,口腔矫治器作为治疗 OSAHS 的另一种非手术方法,以其无创、经济、便携而越来越为大多数患者所接受,其应用效果也在临床上得到肯定[18],是 CPAP 之外一种较好的保守疗法。但口腔矫治器和 CPAP 只能用于预防而不能治愈,需终生戴用,因此口腔矫治器的进一步发展方向将是在保证疗效的基础上更加舒适、便利。以 AHI 较治疗前降低 50%或降至 5 次/h 以下为标准,口腔矫治器的有效率可达 80%以上[19],所以口腔矫治器治疗轻、中度 OSAHS 患者有效,对于重度患者,则可以配合 CPAP 达到治疗效果。

1.2 口腔矫治器治疗 OSAHS

1982 年,Cartright 和 Samelson 发明了第一种治疗 OSAHS 的口腔矫治器,1984 年,Meier Ewert 等首次将下颌前移矫治器用于治疗 OSAHS。口腔矫治器作为OSAHS 的一种保守治疗手段,已经应用 20 余年,因其避免了手术治疗的危险性和不良反应而

得到广泛应用。[20-22]

目前,治疗 OSAHS 的口腔矫治器主要有以下几种类型:(1)舌牵引器。矫治器直接作用于舌体,靠真空负压原理将舌尖吸附在奶嘴样弹性塑料泡的口腔前庭盾,舌的前伸使腭咽、舌咽扩大。舌牵引器的使用远不如下颌前移矫治器广泛。(2)软腭作用器。它是通过将软腭上抬,加大软腭与舌背之间的空间,而不易产生鼾声。此类矫治器舒适度较差,现今使用较少。(3)下颌前移矫治器。它是目前应用最为广泛的一类矫治器,睡眠时通过将下颌被动地固定于向前向下的位置,进而使颏舌肌、舌骨舌肌等肌肉张力增大,并带动舌根部及舌骨向前移动,同时由于颏舌肌收缩带动舌体前移,狭窄的咽气道增大,增加上气道的稳定性,从而使睡眠呼吸紊乱得到缓解。改良 Activator 式矫治器、改良 Twin-Block 式矫治器、Herbst 矫治器、Silensor 矫治器、阻鼾器及软塑料复位器式矫治器等均属此类。

口腔矫治器主要应用于轻、中度 OSAHS 患者的治疗,其治疗[21]机理主要是利用形态学的特点,即增加气道体积,特别是口咽部气道体积,通过牵引下颌骨向前,抬高软腭,同时牵引舌主动或被动前移,使腭咽和舌咽的容积增加,软腭长度减小,软腭与舌体接触长度缩短,舌骨位置升高,减少舌体对软腭及悬雍垂的压迫,从而使后气道间隙扩大,消除上气道的阻塞。同时,通过刺激颞下颌关节的感受器,激活颏舌肌活性,缓解呼吸暂停,从而改善睡眠呼吸质量,进一步降低呼吸紊乱程度。

高雪梅等[23]研究中直接观察到阻塞点减少或消失,多点阻塞转为单点阻塞,这是矫治器能够治疗 OSAHS 的直接原因。Sanner 等[24]在 Müller 动作时对上气道进行 MRI 成像,发现上气道的打开与下颌矫治器的有效治疗有关。弓煦等[25]在 2007 年的全国睡眠呼吸障碍学术会议上做了《OSAHS 患者长期戴用口腔矫治器的情况调查》报告,指出长期使用口腔矫治器治疗患者耐受性高,疗效较好,能提高患者的生活质量,不适副作用较轻,86% 的副作用能够在患者一段时间的适应后消退。近年来临床上使用的自行调节式口腔矫治器[25]能根据患者的自觉症状,在医师指导下由患者自行调节下颌前伸位置,减少了副作用,提高了患者的舒适度,取得了较好的临床疗效[18]。

综上所述,口腔矫治器作为除 CPAP 之外的一种有效保守治疗手段,正被越来越多的 OSAHS 患者所接受。通过睡眠质量问卷调查[25]发现,口腔矫治器大大改善了患者的生活质量。尽管如此,口腔矫治器还是会给患者带来一些不适,如何在取得最大治疗效果的同时,将副作用降到最低正是学者们努力的目标。本文从 OSAHS 患者的解剖和治疗机理入手,为今后的进一步研究奠定基础。

1.3　三维有限元在 OSAHS 中的应用

有限单元法（Finite element method，FEM）是一种在工程科学技术中广泛应用的数学物理方法，它将待分析的连续实体离散成若干个单元，然后以各单元的结合体代替原连续体并逐个研究每个单元的力学性质，建立单元的刚度方程，最后根据给定的载荷条件将其组集成总体刚度方程，按照给定的边界位移条件求解总体刚度方程组，得到单元所有节点的位移，并据此计算单元的内力和应力[26]。

1956 年 Turner 等提出有限元的概念以来，有限元理论及应用得到了迅速的发展。20 世纪 80 年代以来，生物力学逐渐在口腔领域得到了越来越广泛的应用，使有限元为代表的数值分析方法在口腔医学领域得到了进一步发展。有限元法建立的模型更加接近客观实体，而且在模拟实验中，可以根据实验要求对模型进行模拟拉伸、弯曲、扭转、三点弯、抗疲劳等力学实验，进而分析模型的应力变化情况。[27-28]

三维有限元用于 OSAHS 患者气道流场方面的研究比较多。1998 年，Shome 等人[29]对 OSAS 患者的咽腔进行了三维重建，模拟患者吸气时的气流特性，并与治疗后 OSAS 患者的咽腔流场特性进行了比较。2004 年，Allen 等人[30]建立了 OSA 小儿上气道的三维有限元模型，对其中的气体流场进行了稳态模拟及分析。2006 年，孙秀珍等[31]用表面重建的方法对人体上呼吸道进行三维重建并用有限元方法对整个腔体中的气体流动进行数值模拟及分析，证实所建模型较真实地反映了实际解剖结构形态。同年，Khaled F 等[32]用有限元模型，准确地得出健康人清醒或睡眠状态下一个呼吸循环过程中任意时刻的鼻咽横断面积，并可动态地观测鼻咽横断面积的变化。2009 年，王莹等[33]基于 OSAHS 患者与正常人上呼吸道螺旋 CT 影像数据及 Weibel 模型 A 的气管—支气管模型，建立了精确量化的上呼吸道生物力学模型，将患者与正常人的数值模拟结果进行比较，得出患者上呼吸道气流速度、压力和壁面剪切应力的分布以及数值均明显异于正常人。李松青等[34]建立了正常人群和 OSAHS 患者的上气道及其毗邻结构的三维有限元模型，首次进行软硬组织相结合的建模，该模型包括下颌骨、舌骨、上气道及其周围连接的肌肉组织结构，为本实验提供了经验和基础。

口腔医学领域中，有限元法在殆模型以及气道流场分析方面应用较多，并且相对比较成熟。但有关上气道三维有限元模型建立的研究国内外都很少，而且目前运用三维有限元进行软组织重建的例子也很少，软硬组织的成功拟合也是一个技术难题。但基于有限元模型与解剖模型的高度几何相似度、生物相似性以及模型分析时可以方便地观察上气道在不同状态下的变化，我们拟建立上气道及其周围组织的三维有限元模型，通过对下颌骨加载不同的前伸量，模拟下颌前伸类口腔矫治器，观察舌骨位置的变化，为 OSAHS 的病因研究及临床治疗提供参考。

1.4　本课题的研究意义

许多学者研究发现 OSAHS 患者在戴用口腔矫治器前后舌骨位置发生了变化。赵颖等[35]用 X 线头影测量法比较了 31 例 OSAS 患者和鼾症患者戴用 Snoreguard 治疗前后上气道及其周围结构的形态变化，发现戴用 Snoreguard 后舌骨向前向上移动。高雪梅等[36]认为口腔矫治器治疗机制得以实现的一个假说是通过"下颌 →舌骨 →舌 "的相连改变扩大舌咽，进而扩大上气道。有学者认为[37]，通过矫治器为 OSAHS 患者提供稳定的下颌前移位置并避免舌骨的下移是这种方法取得良好疗效的重要因素。温伟生等[38]等通过对 30 例青年男性分别拍摄常规头影测量侧位片及仰卧位头颅侧位片，将舌骨位置与最小矢状咽径大小做相关分析，得出舌骨的位置可作为判定下咽气道大小的重要指标的结论。

以上研究表明，舌骨位置与上气道大小之间是有关联的，但通常口腔矫治器前伸和垂直打开下颌是治疗的主要途径。研究舌骨位置的变化是否与下颌前伸量之间存在某种直接或间接的联系，将对临床上下颌的前伸定位具有一定的指导意义。

关于下颌前伸对 OSAHS 患者舌骨位置影响的研究很多，有二维研究（X 线头影测量）和三维研究（CT、MRI），但运用计算机虚拟技术研究下颌前伸对 OSAHS 患者舌骨位置影响的研究国内尚未见报道。三维有限元分析以其能对复杂的结构、形态、载荷和材料力学性能进行应力分析比较 ，成为口腔生物力学研究中的重要手段[37]。本课题拟用三维有限元分析方法研究自行调节式口腔矫治器对 OSAHS 患者舌骨位置的影响，为今后矫治器治疗机理提供一定依据。

2　材料与方法

2.1　有限元三维重建的发展

有限元分析法的基础是有限元模型的建立 ，模型的准确与否直接关系到研究的结果和意义。它可以对复杂几何形状物体进行建模，求得整体和局部的应力和位移值及其分布规律，并可以根据需要改变载荷与边界约束条件等力学参数，方便地对其应力大小和分布变化进行对比分析。该研究方法高效、精确，已成为非线性分析的一种实用、有效、方便的应力分析方法[38]。目前三维有限元法在国内外口腔研究中的应用已十分广泛，基于医学图像建立三维有限元模型已经成为人体生物力学研究的一个重要方向。

如今,有限元模型已广泛应用于人体生物力学的研究。随着计算机可视化技术的快速发展,特别是计算机断层射线扫描成像(CT)和核磁共振成像(MRI)技术中二维医学图像的清晰获取,使人体中不能被完全描述的内部信息、各脏器不易得到的相对空间中的位置关系,可以通过三维有限元模型的重建得到直观的表达,为医生临床实践提供直观的参照。这些因素促使三维重建技术在医学诊断及研究领域的应用日益增多。近年来,电子计算机技术的发展以及一些大型三维重建软件如 Mimics 的出现,使建立复杂、精确的三维有限元模型成为可能,有限元计算软件如 Ansys、Abaqus 的开发使有限元模型的建立更为简单。

目前有限元三维建模的方法主要有以下几种[39]:

(1)磨片切片法:通过切割模型,逐层测绘断层外形坐标,把截面图像输入计算机,进行图像处理及分析。此法会破坏模型,过程比较复杂,在切片时无法做到精确,主观性大,对一些复杂精细的结构无法准确表达。

(2)三维测量法:对模型采用扫描、全息照相的方法进行测量,获取三维数据,在计算机中建成三维模型。其缺点是成本较高,数据处理时间较长[40];模型生成后还要进行数据转换,才能为有限元建模使用;只能得到表面数据,无法反映内在的组织结构特性。

(3)图像处理法:采用 CT 扫描拍摄胶片,再经摄像、图像采集等多种手段对 CT 断层片图像进行处理和转化,在反复操作过程中易因各种人为因素造成数据损失。

(4)DICOM 数据直接建模法:此法简化了 CT 建模的程序,可直接进行数据的存取和传输,最大限度地保证信息和数据的完整和准确性,且数据和图像可重复使用。

本实验采用 DICOM 数据直接建模法,将图像信息直接导入 Mimics 软件,对 DICOM 数据进行直接建模。此法简化了 CT 建模的程序,避免因反复操作造成数据失真或丢失,真正实现了自动化辅助建模[41]。

2.2　建立上气道及其毗邻结构的三维有限元模型

2.2.1　样本来源

根据阻塞性睡眠呼吸暂停低通气综合征诊断标准（2007 年中华医学会呼吸病学分会制定）,以及本实验的纳入和排除标准,选取一名经夜间多导睡眠仪(PSG)监测并确诊为 OSAHS 的男性患者,AHI 为 36 次/h,Lowest SO_2(%)为 83.76%,经下颌前伸矫治器治疗有效并自愿停用矫治器 3 个月,停用期间未接受其他任何治疗。其主要症状有临床打鼾、憋气、呼吸暂停、白天嗜睡,排除了其他导致上气道阻塞的各种解剖或病理因素。

2.2.2 设备条件与软件

设备：美国 GE 公司 Lightspeed pro 16 螺旋扫描 CT 和 ADW 4.3 工作站软件；Materialise Mimics 10.01 扫描数据模拟重建软件（Materialise 公司，比利时）；Imageware 10.0 逆向工程软件（EDS 公司，美国）；Ansys 8.0 软件（Ansys 公司，美国）。

Mimics 是 Materialise 公司的交互式医学影像控制系统，即 Materialise's interactive medical image control system。它是模块化结构的软件，其基础模块能够导入多种格式（特别是符合 DICOM 标准的格式）断层扫描图像，建立 3D 模型进行编辑，然后输出通用的 CAD（计算机辅助设计）、FEA（有限元分析）、RP（快速成型）格式，可以在 PC 机上进行大规模数据的转换处理，是扫描（CT、MRI）等数据与快速成型 STL 文件格式、计算机辅助设计和有限元分析之间的工具界面。Mimics 可以直接读取 CT 输出的图像信息，并对其进行直接建模，打破了以往 CT、MRI 等二维断层扫描技术的局限性，将这些图片进行三维重建，是连接断层扫描图片与快速原型制造的桥梁[42]。Mimics 具有将影像图片转化成三维实体的功能，同时也具有将三维实体转化成影像图片的逆向工程功能。它提供了多个有限元软件的接口，通过这些接口可以将重建的三维模型输出。Mimics 输出的面模型被读入有限元软件进行体网格的划分，从而利用力学求解器求解。本研究中，我们选用 Ansys 软件进行有限元模型的分析。Mimics 三维重建后的模型是面网格格式的模型，所以被读入有限元软件中不能直接进行有限元分析。目前 Mimics 提供的接口主要有 Patran、Nastran、Abaqus、Fluent 和 Ansys。

Imageware 软件是逆向工程软件，由美国 EDS 公司出品，主要用来做逆向工程。它处理数据的流程遵循点—曲线—曲面原则，其主要处理流程包括点过程、曲线创造过程和曲面创建过程。首先利用三坐标测量仪器测出模型表面点阵数据，并用诸如圆柱面、球面、平面等特殊的点信息将点阵准确对齐，对点阵进行判断，去除噪音点，然后通过改变控制点的数目来调整曲线（控制点增多则形状吻合度好，控制点减少则曲线较为光顺），为后续模型建立做适当修改并判断和决定生成哪种类型的曲面。

Ansys 8.0 软件由世界上最大的有限元分析软件公司之一的美国 Ansys 开发，Ansys 软件主要包括三个部分：前处理模块、分析计算模块和后处理模块。前处理模块提供了一个强大的实体建模及网格划分工具，用户可以方便地构造有限元模型；分析计算模块包括结构分析、流体动力学分析、电磁场分析等，可模拟多种物理介质的相互作用，具有灵敏度分析及优化分析能力；后处理模块可将计算结果以彩色等值线、截面（可看到结构内部）等图形方式显示出来，也可将计算结果以图表、曲线形式显示或输出。通过 Mimics 与

Ansys 的专用接口,可将附好材质的实体模型完整地导入 Ansys 10.0,避免了数据转换导致的数据丢失与识别错误。

2.2.3 CT 图像数据采集

设备:美国 GE 公司 Lightspeed pro 16 螺旋扫描 CT。

摄片体位:仰卧位,身体两侧对称无偏斜,使下颌骨后缘与 C_2 椎体前缘接近,上下齿自然对合,舌尖抵上切牙舌面,摄片过程中勿吞咽和咀嚼。

扫描参数:球管电压与电流 120 kV/230 mA,对患者自颅顶至环状软骨下端进行连续扫描,扫描间距 0.625 mm,扫描线与颌平面平行。保证拍摄过程中体位不变。共得到 218 层 CT 图像,以 DICOM 格式数据文件刻录存盘。

2.2.4 上气道及其毗邻结构三维有限元模型的建立

将 CT 扫描所获得的 DICOM 格式数据文件导入 Mimics 10.01 软件中,由于该软件难以自动区分扫描方向,需手动设置相应视图方向,设定完成后顺利读入建模数据,此时可以看到轴状面、冠状面、矢状面的三个视图。

基于 Mimics 强大的图像分割工具,用户可以方便地选定目标组织。Mimics 根据灰度值来区分不同组织,它可通过自带的阈值分割技术,对不同组织进行自动识别。灰度值大的组织,阈值就高,因此可以通过设定不同的阈值区间来识取不同的组织,识别出骨(bone):226—3071、软组织(soft tissue):-188—151 及气道(airway):-1024—(-490)。准确的阈值设置是提取组织的关键,可以结合视图,检查阈值为当前设定值时提取的组

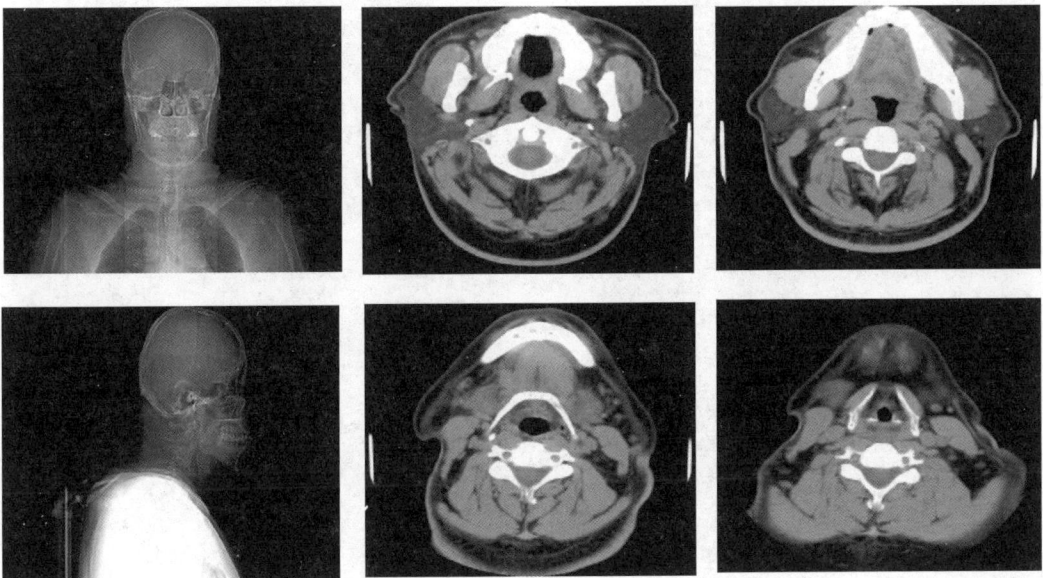

图 1 CT 的典型图层

织是否合适。如果阈值最小值设置得太低,会提取许多噪点;反之,阈值最小值设置得太高,会有许多组织丢失[43]。

由于 CT 对软组织识别的局限性,本课题中所需肌肉(颏舌骨肌、下颌舌骨肌、颏舌肌)分别建模有困难,因此对肌肉的建模采取如下简化方法:将肌肉作为一个整体进行建模,并将与气道接触处的肌肉边缘和气道的边缘重合,与下颌骨接触处的肌肉边缘由下颌骨的边缘确定,这一过程主要在 Ansys 软件内完成。下面以舌骨为例说明建模的过程。

(1)将 CT 数据导入 Mimics 软件中,初始界面如图 2 所示。对原始 CT 扫描图像进行筛选,选出所需组织所在的 CT 层面。

(2)点击 Segmentation 模块中的 Threshold 进行阈值选取,定义 CT 值为 bone(CT),由此识取出所需的骨组织部分,如图 3。

(3)如图 6,获得骨组织的原始蒙罩后,就要具体提取舌骨部分,选择轴状面视图,并在舌骨部分选择区域生长,舌骨部分自动显示出黄色区域。

区域生长通过在灰度级中观察两个空间邻接像素之间或像素集合的平均灰度级间的最小差分,从而产生不同的区域。它能将具有相同特征的联通区域分割出来,并能提供很好的边界信息和分割结果。但是噪声和灰度不均一可能会导致空洞和过分割,所以为了不遗失所需组织,并避免给后续分析带来麻烦,有必要对空洞进行填充。

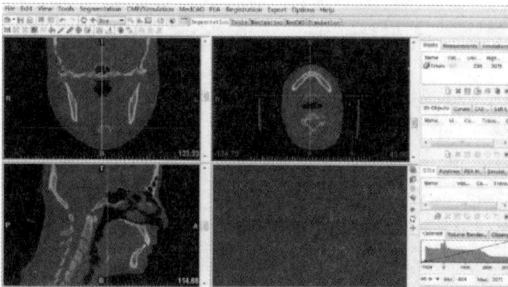

图 2　Mimics 初始界面

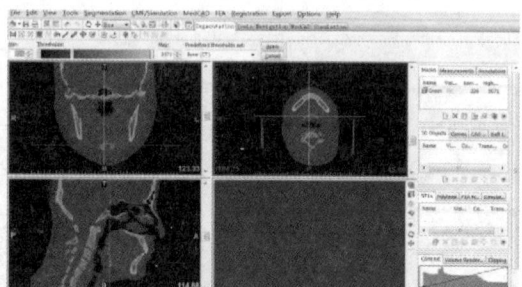

图 3　阈值选取

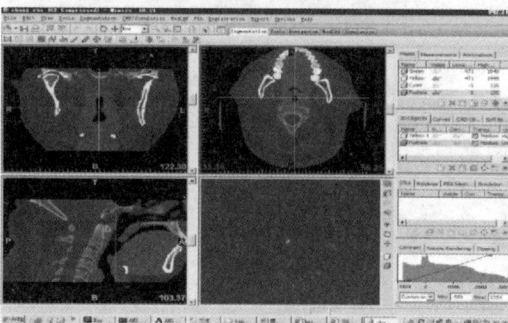

图 4　各组织的选取图

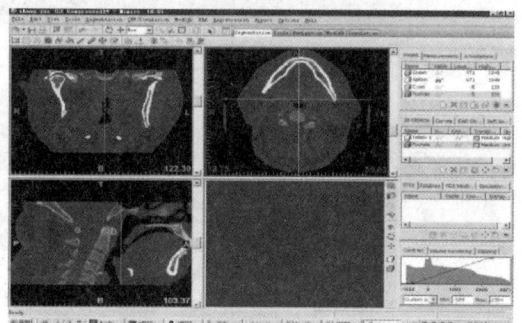

图 5　皮质骨和松质骨分离

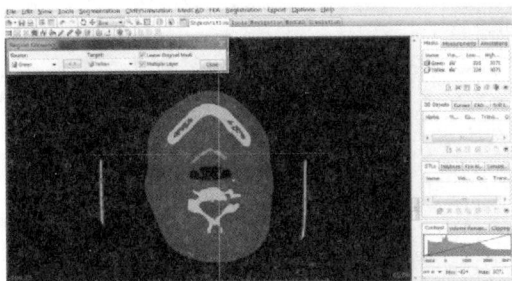

图 6 区域生长

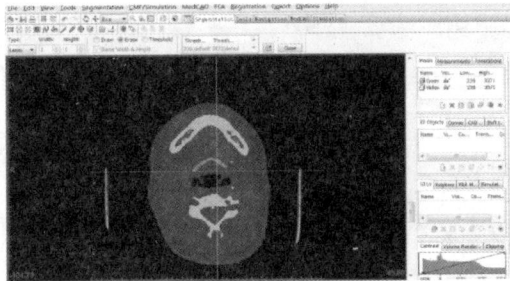

图 7 区域生长完成

（4）如图 8，为了彻底提取出所需要的组织并方便后续计算，需要擦除其他不需要的部分，并对所需要组织进行空洞填充。

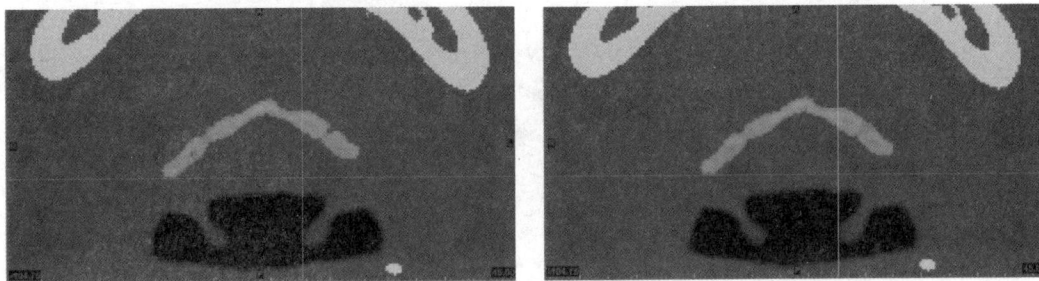

图 8 空洞填充前后

（5）对舌骨所在的所有层面重复以上操作后，初步的舌骨几何模型就可以建立了。

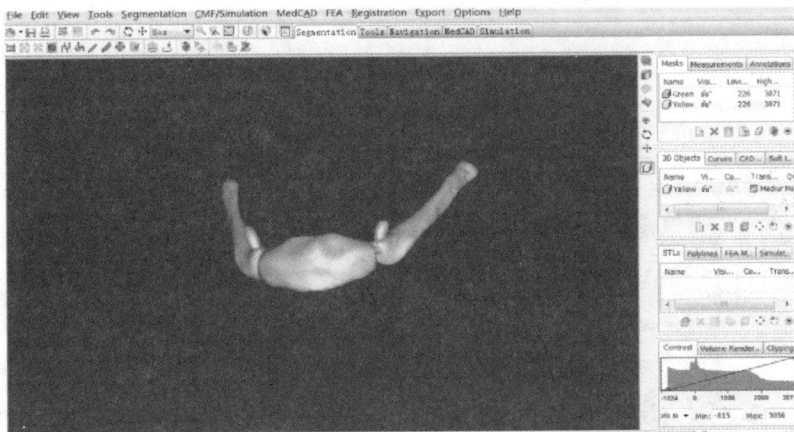

图 9 舌骨几何模型

需要注意的是，这里的舌骨几何模型还只是一个壳模型，不是实体模型，然而之后的分析需要对三维实体模型进行分析研究，因此，要进一步生成体模型，这时要借助其他建模软件。

在进行体模型生成之前，还需要对当前的面模型进行优化光滑处理，并对面单元进行校正，提高单元质量。Magics 是 Mimics 自带的对模型进行重划分的 FEA 软件[44]，可以有效解决这个问题,大大简化了后续的计算分析。

(6)点击 FEA 模块中的 Remesh 按钮,自动调用 Magics 软件。

在工具栏中选择 Smoothing 和 Triangle reduction,分别对模型进行光滑处理和重新划分网格并清除网格质量差的三角片,不仅最大化地优化了模型,而且减少了有限元的分析量[45]。

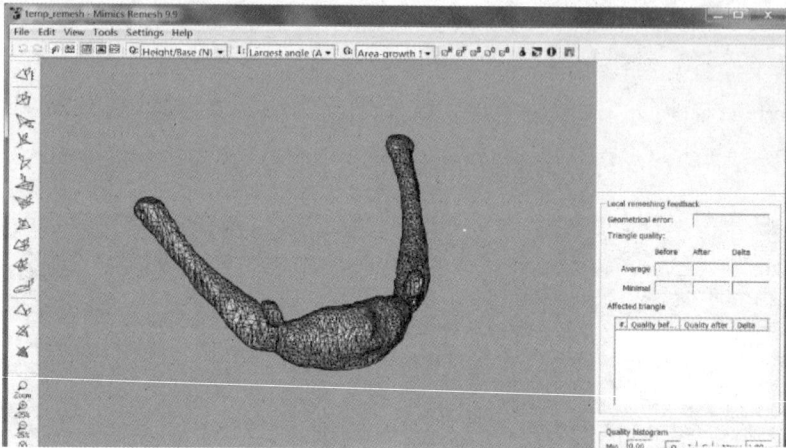

图 10　打开 Remesh 窗口

Mimics 中的 Boolean Operations(布尔运算)包括 Unite(加)、Minus(减)和 Intersect(相交),通过加运算可以实现气道、下颌骨、舌骨的整合。此时,Mimics 三维重建后的模型是面网格格式的模型,读入到有限元软件中是不能直接进行有限元分析的。将其以.iges 格式导出另存,导入到逆向工程软件 Imageware 中。

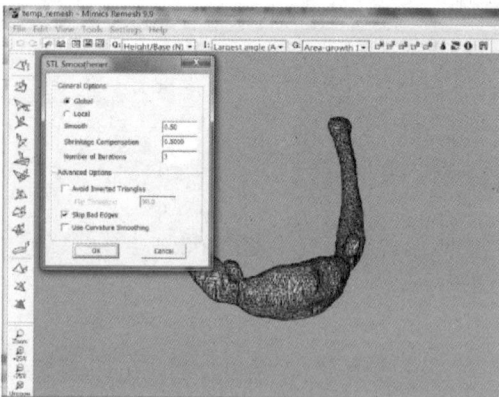

图 11　模型光滑

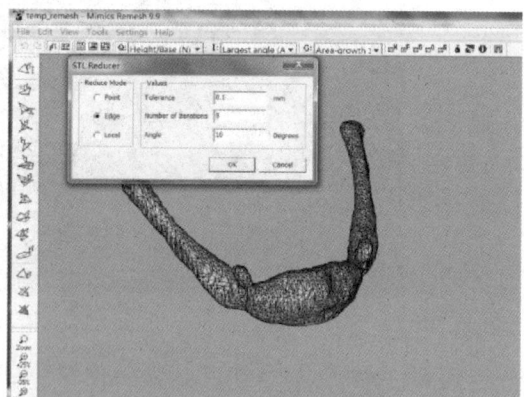

图 12　减少质量差的三角片

(7)从 Mimics 中将文件以.iges 格式导出,之后导入 Imageware 软件,在 Imageware 中将点云连接成 B-spline 样条曲线,为之后在 Ansys 中进一步工作做准备。

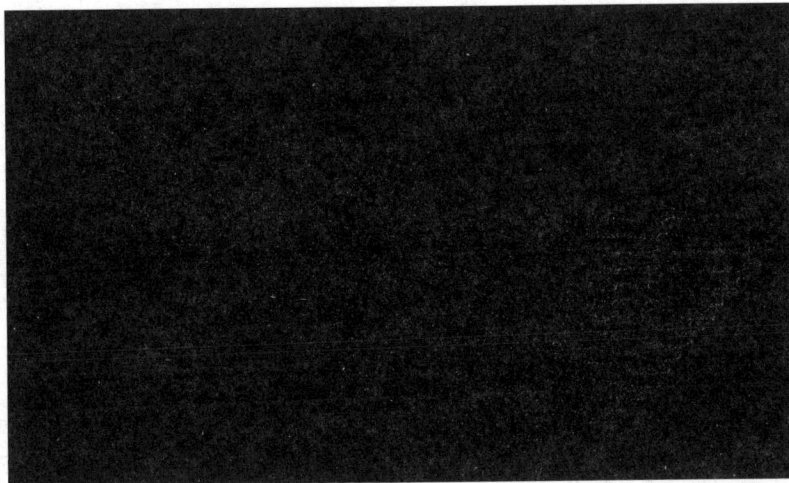

图 13　点云

（8）选取部分点云。

（9）如图 14 所示，Creat-3D curve-3D B-spline 打开线构建窗口。

（10）如图 15，开始构建 B-spline 样条曲线。

（11）将所有点云连成 B-spline 样条曲线后，删除点云，只留下样条曲线并保存，所存文件即为下一步过程所要使用的.iges 格式文件。

（12）曲面的创建。

（13）重复以上过程，将气道、下颌骨的松质骨和皮质骨、髁突与颞下颌关节盘以及肌肉分别连成 B-spline 样条曲线。对已生成面模型取点，对模型点云进行分层、对齐、去噪等处理后，在该软件中进行 B 样条曲线拟合、自由曲面拟合，拟合过程中可以改变曲线或点的位置，使生成的曲面更趋于光滑。此部分点云数量巨大，工作量繁重，生成的曲线以.iges 格式保存并导入 Ansys 软件进行体模型建立。

（14）在 Ansys 8.0 软件中采用布尔运算等前处理方法将从 Imageware 中得到的曲线模型连接为面，进而生成体模型，即可得几何模型。肌肉模型则是利用 Ansys 中已建立好的骨、肌肉软组织、气道的面通过共面处理获得的简化肌肉模型，该模型真实还原了颏舌肌、下颌舌骨肌、颏舌骨肌等关键肌肉，根据 CT 片中生理解剖关系进行连接。生成的几何模型如图 19 所示。

（15）将体网格文件导回 Mimics，将图像的 CT 值与单元材料属性建立函数关系从而给不同的下颌骨单元赋予不同的材质，各单元材料特性依据 CT 值—密度—弹性模量间的经验关系进行计算，其原理为 CT 扫描后的颅骨影像数据含有骨灰度值（CT 值），在 Mimics 中，由经验公式根据灰度值可计算出密度，然后由密度求出弹性模量。

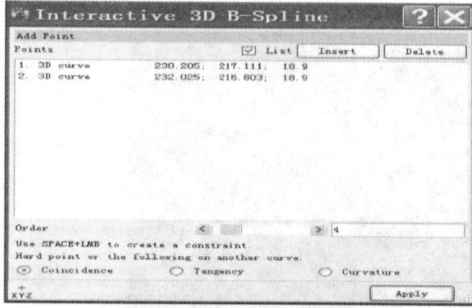

图 14 打开线构建窗口

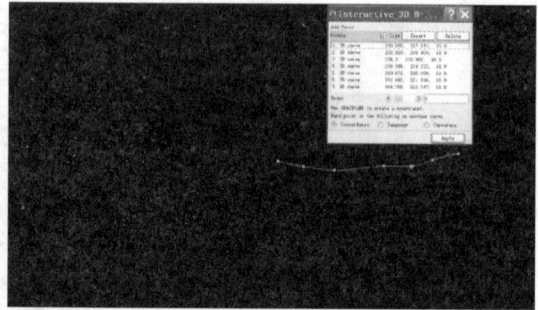

图 15 构建 B-spline 样条曲线

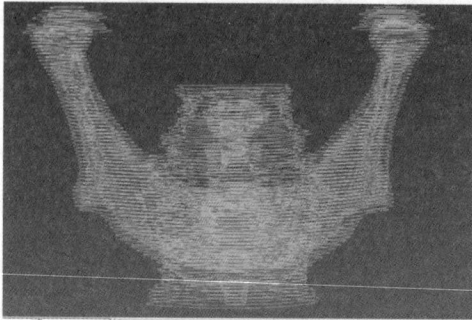

图 16 打开线构建窗口

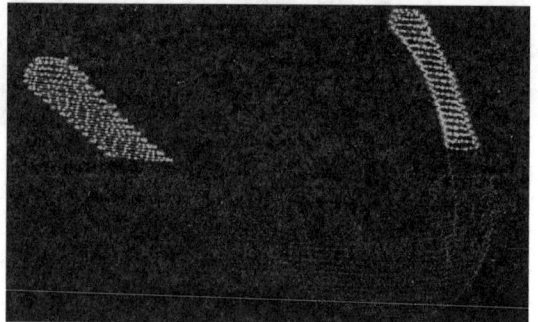

图 17 曲面构建

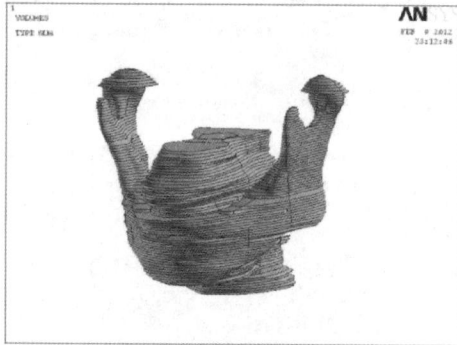

图 18 面模型

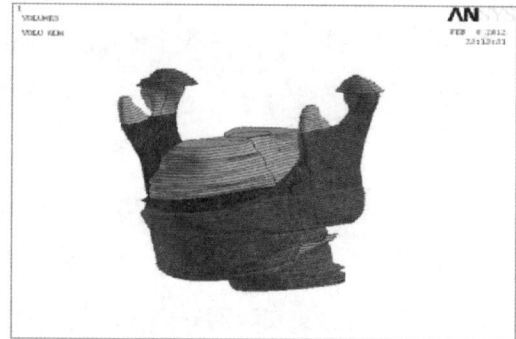

图 19 几何模型

表 2 材料属性

材料名称	弹性模量	泊松比
皮质骨	13700	0.3
松质骨	1370	0.3

经验公式中,Gv(Grayvalue)代表下颌骨的灰度值(CT 值)。

密度(Density)=-13.4+1017×Gv   (1)

弹性模量(E-Modulus)=-388.8+5925×Density   (2)

经经验公式得出,骨的弹性模量为 2700 MPa,泊松比为 0.3;肌肉的弹性模量为 20 MPa,泊松比为 0.45;由于气道为空腔结构,根据以往文献报道选取气道弹性模量为

1 MPa,泊松比为0.49。网格采用自动与手动相结合的方式进行划分,单元采用10节点的Solid 92四面体单元,皮质骨、松质骨、肌肉及气道得到的单元数和节点数分别为:562920、50141、336789个单元,544929、84869、303134个节点。

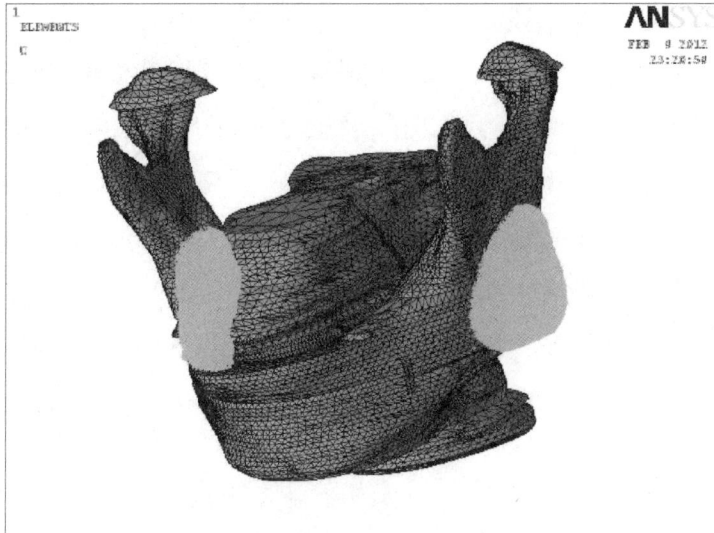

图20　有限元模型

(16) 对该模型进行划分网格、加载约束条件后即生成如图20所示的包含上气道、舌骨、下颌骨及周围肌肉的三维有限元模型。为方便实验后数据的读取与结果的实现,全部采用模块化模型。

2.3　条件假设及边界约束

2.3.1　模型的实验条件假设

为了简化分析计算与建模方便起见,在模型的构建中进行了如下假设与简化:

(1)将连接下颌骨和舌骨之间的肌肉作为整体建模,没有对连接肌肉和骨之间的骨膜进行建模,只是在模型中对肌肉与骨的连接部分进行了共面处理,在今后的分析计算中会带来微小的误差。

(2)所有组织都假定为各向同性、均质材料。

2.3.2　整体模型边界约束及下颌骨前伸加载

(1)加载方式及大小:采用给定位移矢量加载,选定下颌骨矢状正中最前点作为模拟位移加载点, 对下颌骨加载前伸位移, 分别模拟下颌位于下颌最大前伸量的20%、40%、60%、68%(医师经验位[45-47])、70%、75%、80%、100%以及患者调节位。临床上测量患者下颌最大前伸量为13.00 mm,患者调节位为9.10 mm,故模拟的下颌前伸位移分别为2.60、5.20、7.80、8.84、9.10、9.75、10.40、13.00 mm。

（2）边界条件：假设模型材料和组织为均质连续、各向同性的线弹性材料；材料受力变形为小变形；假设各部分结构在加载下不发生相对滑动；限制与颈椎相连的肌肉部分的位移，对下颌骨限制与髁突相连的关节盘表面的位移，限制下颌角部位的位移。

参照北京大学赵雪岩等[48]的研究方法，在模型的上气道选取软腭末端横截面的横径及矢状径变化作为观测指标。由于截面的面积无法取得，我们对矢状径与横径分别取权重，得出一个气道综合变化因子，以此代表气道截面的变化，对不同下颌前伸位置进行疗效评测。由于目前没有文献证实矢状径与横径对气道的影响比重，故对二者分别取 0.5 的权重，假设气道综合变化因子为 M，M=0.5$^\triangle$矢状径+0.5$^\triangle$横径，选取 M 作为相应上气道测量指标并观察腭末端横截面的变化。以舌骨矢状正中最前点为舌骨位置变化观测点，观察下颌骨不同工况下舌骨位移变化及应力变化，分析下颌前伸量与舌骨位置变化之间的相关性。

3 结果

3.1 建立OSAHS 患者上气道及其毗邻结构的三维有限元模型

采用螺旋 CT 扫描技术，以 DICOM 数据直接建模法建立模型。首先将 CT 图像以 DICOM 格式导入 Mimics 10.01 软件中，利用软件自带的阈值分割技术，根据灰度值对不同组织进行自动识别，进而区分骨骼、肌肉、气道等不同组织。之后通过边缘识别、空洞填补、3D 模型生成、网格划分等程序，建立了包含下颌骨、舌骨、舌体、软腭、上气道、上气道周围肌肉及软组织的三维模型。在 Imageware 中遵循点—曲线—曲面原则，对模型点云数据进行降噪、对齐，并对点云进行 B 样条曲线、曲面创建、自由曲面的光滑化处理及建模，并将得到的面模型导入 Ansys 8.0 软件进行前处理，获得体模型并进行网格划分。由于实体模型软组织建模的复杂性及其与周围组织连接困难，故将连接下颌骨和舌骨以及气道之间的肌肉作为一个整体进行建模，对模型中肌肉与骨的连接部分进行共面处理，建立了 OSAHS 患者上气道及其周围结构的三维有限元模型。由于实验分析需要，要对模型进行材质赋予。为了简化计算分析，假设模型中各材料和组织为连续、均质和各向同性的线弹性材料。实验各材料的弹性模量参阅文献并与 Mimics 软件赋值相结合，采用 10 节点的 Solid 92 四面体单元，提高了模型的相似性和准确度，分析结果更接近实际。计算机按要求划分网格后，所划分的网格单元采用 10 节点的 Solid 92 四面体单元划分单元和节点，皮质骨、松质骨、肌肉及气道得到的单元数和节点数分别为：562920、50141、336789 个单元，544929、84869、303134 个节点。

3.2 模型验证

对建立的下颌骨模型加载前伸位移,其相应的应力和位移验证结果如图 21 所示。下颌骨最大位移位于前牙区;下颌骨整体应力分布均匀,两侧应力分布对称,其中髁突颈部、冠突后侧、下颌角为应力集中区,形成从下颌骨体部至下颌角、下颌骨体部沿后牙牙槽嵴远端到下颌支前缘、冠突及冠突后侧沿下颌切迹至髁突颈部三条应力轨迹线。

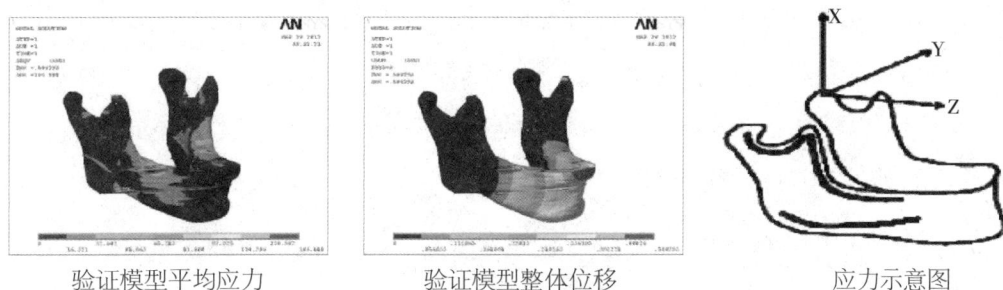

| 验证模型平均应力 | 验证模型整体位移 | 应力示意图 |

图 21　下颌骨模型验证图

3.3 下颌逐步前伸对 OSAHS 患者舌骨位移变化及应力变化的影响

对三维有限元模型中的下颌骨模型前牙区分别加载下颌前伸 2.60、5.20、7.80、8.84、9.10、9.75、10.40、13.00 mm 时,发现舌骨位置及舌骨所受应力均发生改变,由于主要观察舌骨在矢状方向和垂直方向的变化,故选取 Y 轴和 Z 轴进行观察。具体加载结果如下:

加载下颌前伸 2.60 mm 时,舌骨整体位移在舌骨体正中最大,为 0.60 mm,其两侧由于解剖因素,稍不对称;在 Y 轴方向上,舌骨各部分均沿 Y 轴负向移动,其中舌骨体正中移动 0.10 mm;在 Z 轴方向上,舌骨各部分均沿 Z 轴正向移动,舌骨体正中位移最大,为 0.57 mm。舌骨平均应力最大为 2.51。

加载下颌前伸 5.20 mm 时,舌骨整体位移在舌骨体正中最大,为 1.20 mm,其两侧由于解剖因素,稍不对称;在 Y 轴方向上,舌骨各部分均沿 Y 轴负向移动,其中舌骨体正中移动 0.377 mm;在 Z 轴方向上,舌骨各部分均沿 Z 轴正向移动,舌骨体正中位移最大,为 1.14 mm。舌骨平均应力分布未变,最大为 5.03。

加载下颌前伸 7.80 mm 时,舌骨整体位移在舌骨大角处最大,为 12.587 mm,舌骨体正中最小,为 5.689 mm,其两侧对称;在 Y 轴方向上,舌骨体上方及舌骨大角沿 Y 轴负向移动,其中舌骨体下部沿 Y 轴正向移动;在 Z 轴方向上,舌骨体前部均沿 Z 轴正向移动,舌骨体正中位移最小,为 5.49 mm。舌骨平均应力分布改变,变化最大为 2.65。

加载下颌前伸 8.84 mm 时,舌骨整体位移在舌骨体正中最大,为 2.05 mm,其两侧由于解剖因素,稍不对称;在 Y 轴方向上,舌骨各部分均沿 Y 轴负向移动,其中舌骨体正中移动最大,为 0.69 mm;在 Z 轴方向上,舌骨各部分均沿 Z 轴正向移动,舌骨体正中位移最大,为 1.94 mm。舌骨平均应力分布未变,最大为 8.59。

加载下颌前伸 9.10 mm 时,舌骨整体位移在舌骨体正中最大,为 2.10 mm,其两侧由于解剖因素,稍不对称;在 Y 轴方向上,舌骨各部分均沿 Y 轴负向移动,其中舌骨体正中移动 0.66 mm;在 Z 轴方向上,舌骨各部分均沿 Z 轴正向移动,舌骨体正中位移最大,为 2.00 mm。舌骨平均应力分布未变,最大为 8.79。

加载下颌前伸 9.75 mm 时,舌骨整体位移在舌骨体正中最大,为 2.26 mm,其两侧由于解剖因素,稍不对称;在 Y 轴方向上,舌骨各部分均沿 Y 轴负向移动,其中舌骨体正中移动 0.71 mm;在 Z 轴方向上,舌骨各部分均沿 Z 轴正向移动,舌骨体正中位移最大,为 2.14 mm。舌骨平均应力分布未变,最大为 9.92。

加载下颌前伸 10.40 mm 时,舌骨整体位移在舌骨体正中最大,为 2.41 mm,其两侧由于解剖因素,稍不对称;在 Y 轴方向上,舌骨各部分均沿 Y 轴负向移动,其中舌骨体正中移动 0.76 mm;在 Z 轴方向上,舌骨各部分均沿 Z 轴正向移动,舌骨体正中位移最大,为 2.28 mm。舌骨平均应力分布未变,最大为 10.05。

加载下颌前伸 13.00 mm 时,舌骨整体位移在舌骨体正中最大,为 3.01 mm,其两侧由于解剖因素,稍不对称;在 Y 轴方向上,舌骨各部分均沿 Y 轴负向移动,其中舌骨体正中移动 0.98 mm;在 Z 轴方向上,舌骨各部分均沿 Z 轴正向移动,舌骨体正中位移最大,为 2.85 mm。舌骨平均应力分布未变,最大为 12.56。

加载下颌前伸分别为 2.60、5.20、7.80、8.84、9.10、9.75、10.40、13.00 mm 时,舌骨矢状正中最前点的位移分别为 0.59502、1.19、5.885、2.0231、2.0826、2.2313、2.3801 和 2.9751,除 7.80 mm 位点突然增大外,舌骨矢状正中最前点位移呈递增趋势。

综上结果显示,除加载下颌前伸 7.80 mm 以外,随下颌加载前伸量增大,舌骨整体位移增大,舌骨体正中位移增大;在 Y 轴方向上,舌骨各部分均沿负向移动,位移量随加载量增大而增大,在 13.00 mm 时达到最大;在 Z 轴方向上,舌骨各部分均沿正向移动,舌骨正中位移最大,随加载量增大而增大。整个加载过程中,舌骨应力分布基本不变。加载下颌前伸 7.80 mm 时,舌骨各项参数都达到最大。舌骨整体位移增大至 12.587 mm,在舌骨大角处最大,舌骨体正中最小,为 5.689 mm;在 Y 轴方向上,舌骨体上方及舌骨大角沿 Y 轴负向移动,其中舌骨体下部沿 Y 轴正向移动,舌骨呈旋转变化;在 Z 轴方向上,舌骨各部分均沿正向移动,舌骨正中位移最小,舌骨应力分布也不同于其他加载位置。

3.4 下颌逐步前伸对 OSAHS 患者口咽部上气道壁的影响

对三维有限元模型中的下颌骨模型前牙区加载下颌前伸 2.60、5.20、7.80、8.84、9.10、9.75、10.40、13.00 mm，参照北京大学赵雪岩等[48]的研究方法，在模型的上气道选取软腭末端横截面的横径及矢状径变化作为观测指标，观察气道截面变化。具体加载结果如下：

加载下颌前伸 2.60 mm 时，上气道腭咽软腭末端截面在 X 轴位移云图上，右侧沿 X 轴正向移动了 0.04652 mm，左侧沿 X 轴负向移动了 0.04015 mm，气道截面在 X 轴方向上减小了 0.08667 mm，即气道横径减小了 0.08667 mm。上气道腭咽平面在 Y 轴位移云图上，气道前后壁均沿 Y 轴负向移动，前壁前移了 0.5568 mm，后壁前移了 0.2017 mm，即气道矢状径减小了 0.3551 mm。矢状径减小值大于横径减小值。

加载下颌前伸 5.20 mm 时，上气道腭咽软腭末端截面在 X 轴位移云图上，右侧沿 X 轴负向移动了 0.1678 mm，左侧沿 X 轴正向移动了 0.0931 mm，气道截面在 X 轴方向上增大了 0.2609 mm，即气道横径增加了 0.2609 mm。上气道腭咽平面在 Y 轴位移云图上，气道前后壁均沿 Y 轴负向移动，前壁前移了 1.114 mm，后壁前移了 0.1668 mm，即气道矢状径增大了 0.9472 mm。矢状径增大值大于横径增大值。

加载下颌前伸 7.80 mm 时，上气道腭咽软腭末端截面在 X 轴位移云图上，右侧沿 X 轴正向移动了 0.6168 mm，左侧沿 X 轴正向移动了 0.5158 mm，气道截面在 X 轴方向上减小了 0.101 mm，即气道横径减小了 0.101 mm。上气道腭咽平面在 Y 轴位移云图上，气道前后壁均沿 Y 轴负向移动，整体前移，矢状径变化为 0.653 mm。

加载下颌前伸 8.84 mm 时，上气道腭咽软腭末端截面在 X 轴位移云图上，右侧沿 X 轴正向移动了 0.1581 mm，左侧沿 X 轴负向移动了 0.2839 mm，气道截面在 X 轴方向上减小了 0.442 mm，即气道横径减小了 0.442 mm。上气道腭咽平面在 Y 轴位移云图上，气道前后壁均沿 Y 轴负向移动，前壁前移了 1.893 mm，后壁前移了 0.2835 mm，即气道矢状径增大了 1.6095 mm。

加载下颌前伸 9.10 mm 时，上气道腭咽软腭末端截面在 X 轴位移云图上，右侧沿 X 轴正向移动了 0.1629 mm，左侧沿 X 轴负向移动了 0.2923 mm，气道截面在 X 轴方向上减小了 0.4552 mm，即气道横径减小了 0.4552 mm。上气道腭咽平面在 Y 轴位移云图上，气道前后壁均沿 Y 轴负向移动，前壁前移了 1.949 mm，后壁前移了 0.2911 mm，即气道矢状径增大了 1.6579 mm。

加载下颌前伸 9.75 mm 时，上气道腭咽软腭末端截面在 X 轴位移云图上，右侧沿

X 轴正向移动了 0.1745 mm，左侧沿 X 轴负向移动了 0.3131 mm，气道截面在 X 轴方向上减小了 0.4876 mm，即气道横径减小了 0.4876 mm。上气道腭咽平面在 Y 轴位移云图上，气道前后壁均沿 Y 轴负向移动，前壁前移了 2.088 mm，后壁前移了 0.3127 mm，即气道矢状径增大了 1.7753 mm。

加载下颌前伸 10.40 mm 时，上气道腭咽软腭末端截面在 X 轴位移云图上，右侧沿 X 轴正向移动了 0.1861 mm，左侧沿 X 轴负向移动了 0.3340 mm，气道截面在 X 轴方向上减小了 0.5201 mm，即气道横径减小了 0.5201 mm。上气道腭咽平面在 Y 轴位移云图上，气道前后壁均沿 Y 轴负向移动，前壁前移了 2.227 mm，后壁前移了 0.3335 mm，即气道矢状径增大了 1.8935 mm。

加载下颌前伸 13.00 mm 时，上气道腭咽软腭末端截面在 X 轴位移云图上，右侧沿 X 轴正向移动了 0.2326 mm，左侧沿 X 轴负向移动了 0.4175 mm，气道截面在 X 轴方向上减小了 0.6501 mm，即气道横径减小了 0.6501 mm。上气道腭咽平面在 Y 轴位移云图上，气道前后壁均沿 Y 轴负向移动，前壁前移了 2.784 mm，后壁前移了 0.4169 mm，即气道矢状径增大了 2.3671 mm。

综上结果显示，患者上气道是以前后径为长轴的椭圆形，气道腭咽软腭末端截面最大位移出现在下颌前伸 13.00 mm 时，其中横径最小、矢状径最大；随着下颌逐步前伸，截面横径呈减小趋势、矢状径呈增大趋势，截面的形状更趋于长轴位于矢状方向的椭圆形。

运用 SPSS 13.0 软件，对下颌前伸加载量与相应位置的舌骨整体位移的相关性进行回归分析，假设下颌前伸加载量为自变量 x，相应位置的舌骨整体位移为应变量 y。统计结果中，相关系数 $r=0.290$，回归验证 $F=3.678$，$P=0.062>0.05$，回归系数 $\beta=0.461$，从而得出二者的回归系数方程为：$y=1.211+0.461x$。此时，下颌前伸加载量与舌骨整体位移间相关系数仅为 0.290，可以认为二者间相关性很低。若剔除 7.80 mm 时的数值，对余下的下颌前伸加载量与相应位置的舌骨整体位移的相关性进行回归分析，得到相关系数 $r=0.999$，回归验证 $F=11219009.06$，$P=0.000<0.05$，回归系数 $\beta=0.232$，从而得出二者的回归系数方程为：$y=-0.03+0.232x$。此时，下颌前伸加载量与舌骨整体位移间的相关系数达到 0.999，几乎完全相关。

此外，对下颌前伸加载量与舌骨矢状正中最前点位移进行回归分析，包括 7.80 mm 位置数值时，二者相关系数仅为 0.402。排除 7.80 mm 位置数值时，二者相关系数高达 0.999。

表3　OSAHS患者下颌前伸模拟计算最大分析值

项目	下颌前伸量							
	2.60 mm	5.20 mm	7.80 mm	8.84 mm	9.10 mm	9.75 mm	10.40 mm	13.00 mm
气道横径变化/mm	0.142↓	0.2609↑	0.101↓	0.442↓	0.4552↓	0.4876↓	0.5201↓	0.6501↓
气道矢状径变化/mm	0.3551↓	0.9472↑	0.653↑	1.6095↑	1.6579↑	1.7753↑	1.8935↑	2.367↑
气道综合变化因子 M/mm	0.2486↓	0.6041↑	0.276↑	0.608↑	0.6014↑	0.6339↑	0.6867↑	0.9668↑
舌骨 von-Mises 值/Pa	2.51	5.03	2.65	8.59	8.79	9.92	10.05	12.56
舌骨整体位移值/mm	0.60	1.20	12.587	2.05	2.11	2.26	2.41	3.01
舌骨 Y 方向位移值/mm	−0.195	−0.29	2.66	−0.69	−0.66	−0.71	−0.76	−0.98
舌骨 Z 方向位移值/mm	0.57	1.14	12.578	1.94	1.997	2.14	2.28	2.85
舌骨矢状正中最前点位移值/mm	0.59502	1.19	5.885	2.0231	2.0826	2.2313	2.3801	2.9751

注:"↑"代表增加,"↓"代表减少。

4　讨论

国内外资料显示,OSAHS在成年人中的患病率为2%~4%,是多种全身疾患的独立危险因素[47]。OSAHS严重危害人们的健康,导致心脑血管病,而心脑血管病已居全球疾病死因的首位。

OSAHS的发病机制至今仍不十分明确,但上气道解剖性狭窄是公认的最常见原因[1]。舌骨位置改变是OSAHS发病的一个重要因素也已被大家公认[5]。高雪梅等[36]认为口腔矫治器治疗机制得以实现的一个假说是通过"下颌→舌骨→舌"的相连改变扩大舌咽,进而扩大上气道。

目前,对OSAHS患者上气道形态的研究多采用X线、CT和MRI等影像学手段,但X线、CT、MRI技术只是OSAHS的一种影像学诊断技术,难以对患者进行数值模拟及分析。通过三维有限元技术,可以对患者解剖结构建模,赋予结构材质,模拟数值加载,从而对复杂的形态结构的力学性能进行应力分析,进而比较上气道的受力变化、应力分析等情况。因此,有限元法无疑具有更大的优势。它不仅能够提供直观的三维影像,还能利用相关软件对所获得的三维图像进行三维有限元分析,从而为研究分析带来极大的便捷。

4.1　DICOM数据直接建模法建立上气道及其毗邻结构的三维有限元模型

随着计算机可视化技术的快速发展,特别是计算机断层射线扫描成像(CT)和核磁共振成像(MRI)技术中二维医学图像的清晰获取,人体不能被完全描述的内部信息以及各脏器不易得到的相对空间中的位置关系,可以通过三维有限元模型的重建得到直观的表达,为医生临床实践提供直观的参照。这些因素促使三维重建技术在医学诊断及研究领域的应用日益增多。有限元分析法的基础是有限元模型的建立,模型的准确与否直接关系到研究的结果和意义。目前,有限元三维建模的方法主要有磨片切片法、三维测量法、图像处理法和 DICOM 数据直接建模法。

三维有限元用于 OSAHS 患者气道流场方面的研究比较多。1998 年,Shome 等人[29]对 OSAS 患者治疗前后咽腔进行三维重建,模拟吸气时的气流特性,并对流场特性进行比较。2004 年,Allen 等人[30]建立了小儿 OSAHS 患者上气道的三维有限元模型,对其气体流场进行了模拟及分析。2006 年,孙秀珍等[31]用表面重建的方法对人上气道进行三维重建并用有限元方法对腔体的气体流场进行数值模拟及分析,得出了三维重建能够真实反映实际解剖结构形态的结论。同年,Khaled F 等[32]用有限元模型,动态地观测鼻咽横断面积的变化。2009 年,王莹、孙秀珍等[33]基于 OSAHS 患者与正常人上呼吸道螺旋CT 影像数据及 Weibel 模型 A 的气管—支气管模型,建立了精确量化的上呼吸道生物力学模型,并将患者与正常人的数值模拟结果进行比较,得出患者上呼吸道气流速度、压力和壁面剪切应力的分布以及数值均明显异于正常人。

以上建立的上气道相关模型多以研究上气道内流体动力学为主,较少涉及上气道形态的动态变化,且几乎较少包括上气道周围组织,尤其是连接上气道、舌骨及下颌骨之间的肌肉组织,而上气道周围组织在上气道形态变化方面起主要作用。2010 年,赵燕玲等[49]建立了正常人群和 OSAHS 患者上气道及其毗邻结构的三维有限元模型,该模型涵盖了下颌骨、舌骨、上气道及其周围连接的肌肉组织结构,为上气道软硬组织建模相结合的首次探索,为本实验提供了原始经验和创造了条件。

本实验采用 DICOM 数据直接建模法,将图像信息直接导入 Mimics 软件,对DICOM 数据进行直接建模。此法简化了 CT 建模的程序,避免了因反复操作造成数据失真或丢失,真正实现了自动化辅助建模[41]。本实验所建立的上气道及周围组织模型包含了下颌骨、舌骨、舌体、颞下颌关节盘及口咽部肌肉、上气道及与其相连的肌肉结构等。假设各部分结构在加载下不发生相对滑动,限制与颈椎相连的肌肉部分的位移,对下颌骨限制与髁突相连的关节盘表面的位移,限制下颌角部位的位移。实验中,将下颌骨模型中的密质骨和松质骨分别进行单独建模,模型相比以前更精确。采用 10 节点的Solid 92 四面体单元划分单元和节点,皮质骨、松质骨、肌肉及气道得到的单元数和节点数分别为:562920、50141、336789 个单元,544929、84869、303134 个节点。相较以往的模型,网格划分更为精细,节点更多,模型更为精确。而且本次实验中所加入相关软组织更多, 观察相对更为全面。对下颌骨整体加载前伸位移分别为 2.60、5.20、7.80、8.84、9.10、9.75、10.40、13.00 mm。

DICOM 数据直接导入与三大软件 Mimics 10.01、Imageware 10.0、Ansys 8.0 的共同应用,避免了数据反复操作过程中的误差或丢失,同时也简化了以往研究中对 CT 断层图像处理和转化以提取其边缘轮廓线等繁琐过程, 为建立高真实度和精确度的三维有限元模型提供了硬件基础。利用有限元分析法,对该模型加载下颌骨位置变化,观察上气道大小、形态产生的变化,为 OSAHS 患者上气道形态及病因研究提供一种新的方法,增加对下颌前伸矫治器治疗 OSAHS 机制的认识,为临床上矫治器的优化设计提供依据。

4.2 加载下颌前伸对 OSAHS 患者舌骨的影响

临床上成功利用口腔矫治器治疗 OSAHS 的机理[50-51]是使舌骨位置前移,引导舌体及下颌骨前移,舌体前移使舌体后气道间隙增加,从而解除上气道的阻塞,达到治疗的目的。高雪梅等[36]认为口腔矫治器治疗机制得以实现的一个假说是通过"下颌→舌骨→舌"的相连改变扩大舌咽,进而扩大上气道。刘月华等[52]用 X 线头影测量技术对 OSAHS 患者舌骨位置进行研究,指出 OSAHS 患者的发病与舌骨位置异常有关。

Djupesland 等[53]报道绝大多数 OSAHS 患者舌骨在 $C_4 \sim C_6$ 水平,而正常人大多在 $C_3 \sim C_4$ 水平。口腔颌面外科及耳鼻喉科使用舌骨悬吊术即通过舌骨位置的前移来治疗 OSAHS。Battagel 等[54]对 58 例 OSAHS 患者分别于正中咬合位和最大适宜前伸位拍摄 X 线头颅侧位片,发现下颌前伸引起舌骨位置变化的数值和方向变化范围很大。2009 年,李松青等[26]研究 OSAHS 患者使用自行调节式口腔矫治器中舌骨位置的变化情况,得出下颌前移后,舌骨向前上移动的方向和距离是治疗 OSAHS 成功的一个观测点的结论。

本实验中对所建立的有限元模型中的下颌骨整体加载前伸位移分别为 2.60、5.20、7.80、8.84、9.10、9.75、10.40、13.00 mm。结果显示,随下颌加载前伸量增大,舌骨整体位移增大,均为正向,舌骨正中位移最大;Y 轴方向上,舌骨各部分均沿负向移动,位移量随加载量增大呈增大趋势;在 Z 轴方向上,舌骨各部分均沿正向移动,舌骨正中位移最大,随加载量增大而增大。整个加载过程中,舌骨应力分布基本不变,平均应力逐渐增大。而在加载位点中,下颌前伸 7.80 mm 时,舌骨向上向前的位移突然增大,而舌骨应力突然减小,接近 2.60 mm 时的舌骨平均应力值。

运用 SPSS 13.0 软件, 对下颌前伸加载量与相应位置的舌骨整体位移的相关性进行回归分析,统计学分析结果表明,下颌前伸加载量与舌骨整体位移间的相关系数仅为 0.290,相关度很小。而不包括 7.80 mm 加载量时,统计学分析结果表明,下颌前伸加载量与舌骨整体位移间的相关系数达到 0.999,几乎完全相关,进而得出二者的回归系数方程为:$y=-0.03+0.232x$。本结果一方面说明下颌前伸时,舌骨向上向前移动,且这种趋势随下颌前伸增加而增加;另一方面也说明 7.80 mm 是下颌前伸加载的一个重要拐点。

4.3 加载下颌前伸对 OSAHS 患者腭咽部软腭末端气道平面的影响

咽气道是一个肌性管道,缺乏骨性或软骨性支架,而呼吸又是一个反复正压、负压交替的过程。因此,上呼吸道任何原因造成的阻塞或通气不畅都可导致 OSAHS 的发生[54]。口腔矫治器治疗 OSAHS 的原理主要是使下颌前移、上气道扩张,从而解除堵塞,因此对下颌前伸状态上气道形态变化的研究成为口腔矫治器治疗 OSAHS 机理的重要方面。

目前,对下颌前伸状态上气道形态变化的研究主要是对矢状径、横径及截面积的测量。Rodenstein 等[55]研究认为,OSAHS 患者上气道是以前后径为长轴的椭圆形,这种形状差异可能是由上气道横径减小所导致。本研究结果显示,在 OSAHS 患者上气道腭咽部,气道呈矢状径大于横径的扁椭圆形,同 Rodenstein 等的研究一致,因此本研究参照北京大学赵雪岩等[48]选取上气道腭咽部为主要气道观测平面,在模型的上气道表面选取软腭末端横截面的横径及矢状径变化作为观测指标。

Tsuiki 等[56]对 10 例 OSAHS 患者清醒状态下仰卧位下颌分别处于正常位置、前伸 33%、67%位置和最大前伸位时的头颅定位侧位片进行了研究,发现下颌前伸至 67% 或最大前伸位时,口腔矫治器可使腭咽部上气道的矢状径显著增大,但考虑到颞下颌关节耐受等问题,可以用 67%的下颌前伸替代最大下颌前伸。本实验中,患者上气道是以前后径为长轴的椭圆形,随着下颌逐步前伸,截面矢状径呈增大趋势。气道腭咽软腭末端截面最大位移出现在下颌前伸 13.00 mm 时,气道截面矢状径达到最大,这点与 Tsuiki 等的研究结果一致。

近年对上气道形态的研究发现[57],实际上横向扩张是更为主要的变化。高雪梅等[58]通过磁共振研究下颌逐步前伸时上气道的形状改变,验证了下颌前伸主要扩张上气道侧壁。而本实验结果显示,随着下颌逐步前伸,截面横径呈减小趋势,且截面的形状更趋于长轴位于矢状方向的椭圆形。本实验中下颌前伸 13.00 mm 时,气道截面横径最小,矢状径最大,这与以上观点不同,可能与观察角度和截面不同有关。

本研究进一步证实 OSAHS 患者上气道是以前后径为长轴的椭圆形。随着下颌逐步前伸,截面横径呈减小趋势,而截面矢状径呈增大趋势,且截面的形状更趋于长轴位于矢状方向的椭圆形。下颌最大前伸位时,气道截面横径最小,矢状径最大。由于截面横径减小,矢状径增大,所以具体截面的变化无法预知。由于目前没有文献证实矢状径与横径对气道的影响比重,故对二者分别取 0.5 的权重,在本实验中,13.00 mm 时具有最大截面,但考虑到患者颞下颌关节的耐受,还需要对患者下颌前伸进一步定位。

下颌前伸 7.80 mm 时,舌骨向上向前的位移突然增大,舌骨应力突然减小,接近 2.60 mm 时的舌骨平均应力值。同时相应的气道腭咽软腭末端截面在此加载位置时,横径较前面加载位置开始减少,矢状方向上气道整体前移,但矢状径变化不大,根据权重假设,此时的气道截面是所有位置中仅次于 2.60 mm 时的。因此,推断此加载位点可能是一个拐点,但可能临床效果并不是很好。在此位点上的相应变化的具体机制,也有待今后进一步研究探讨。

4.4 医师经验位和患者调节位各项指标的对比

医师经验位的确定:咬合重建时,将患者最适前伸量/最大前伸量的 68% 作为医师经验下颌定位[59~60]。患者调节位的确定:医师经验位确立后,教会患者根据自身情况及自觉症状通过自行调节上下颌牙托间牵引装置力量大小的方法调节下颌位置,经过一段时间调节,患者下颌完全到达了自觉最佳的位置,即患者调节位。患者戴用自行调节式口腔矫治器后 4 个月(即医师经验位确立后 3 个月)选择经 PSG 监测有效的患者,拍摄头颅侧位片。该片下颌位置即为患者调节位。在本研究中我们应用医师经验位,即下颌加载量为 8.84 mm。患者调节位在本实验中为 9.10 mm,与下颌最大前伸量的 70% 重复。

按照本实验所设定的综合测评对上气道腭咽软腭末端平面的横径和矢状径分别取权重,得出每个加载位置时的相应综合变化因子 M。M 随下颌前伸逐渐增加,说明下颌前伸量越大,相应气道的截面越大,则治疗 OSAHS 的疗效越好。我们也可以观察到,随下颌前伸,舌骨向上向前移动,同时舌骨的平均应力也在增大。此实验中,患者调节位舌骨向上向前的位移量均大于医师经验位,且舌骨的应力分布变化不明显,舌骨平均应力相对较大。

按实验的结果,前伸量越大,气道截面越大。而患者调节位的优越性在于其在尽可能保证疗效的同时,还兼顾到患者的舒适度。这也正是 Fleury 等[61]认为 OSAHS 患者的治疗中,下颌的前伸定位应个体化,而不是简单经验位治疗的原因。

综上所述,三维有限元模型可以真实地反映 OSAHS 患者上气道及毗邻组织的结构及形态，有限元方法是研究上气道及周围组织形态受力后发生变化的有效生物力学方法。本实验对所建立的三维有限元模型进行载荷分析，所得数据真实、有效，为下颌前伸状态下 OSAHS 患者舌骨位置变化和上气道形态改变研究提供了一种新方法。

4.5 研究展望

引进更先进的建模软件及技术，建立更为精确的有限元模型，为今后力学分析奠定基础；模拟睡眠状态下，下颌前移矫治器治疗 OSAHS 患者时上气道的形态改变和力学行为；添加矫治器的生物力学模型，更好地模拟矫治器戴入口腔后上气道形态发生的变化；寻找下颌骨位移变化与上气道大小形态改变间的量化关系，指导临床患者矫治器的前伸定位。

5 结论

（1）本实验基于 OSAHS 患者上气道 CT 扫描图片，利用 DICOM 数据直接建模法结合建模软件 Mimics 10.01 重建出接近真实的 OSAHS 患者下颌骨、舌骨、舌体、口咽部相关肌肉、颞下颌关节盘、上气道及其相连组织等的面模型。DICOM 数据直接建模法简化了 CT 建模的程序，避免了对 CT 断层片图像进行处理和转化的反复操作，直接将数据进行存取和传输，保证了信息和数据的完整和准确性，且数据和图像可重复使用。首次将下颌骨模型中的密质骨和松质骨分别进行单独建模，模型相比以前更精确。

（2）本实验所建立的上气道及毗邻组织三维有限元模型，包含了颌骨、舌骨、舌体、口咽部相关肌肉、颞下颌关节盘、上气道及其相连组织等，考虑了肌肉牵拉作用对上气道产生的影响。其中建立的肌肉模型包括气道与下颌骨间肌肉、下颌骨与舌骨间肌肉、舌骨与舌体间肌肉、舌骨与气道间肌肉，通过这些肌肉将舌骨、舌体、下颌骨、上气道连接为一个连动的整体。载荷结果显示，随着下颌逐步前伸，舌骨整体呈垂直向上、水平向前的运动，舌骨体正中位移最大，且在下颌最大前伸时达到最大，舌骨应力分布基本不变，平均应力逐渐增大；对上气道腭咽部软腭末端截面分析证实，患者上气道是以前后径为长轴的椭圆形，且随着下颌逐步前伸，截面的形状更趋于长轴位于矢状方向的椭圆形。气道腭咽软腭末端截面最大位移出现在下颌最大前伸时，其中横径最小、矢状径最大。按照本实验中的权重假设，随着下颌逐步前伸，气道截面横径呈增大趋势，在下颌最大前伸时达到最大。随着下颌逐步前伸，舌骨整体呈垂直向上、水平向前的运动，气道截面横径呈增大趋势，证实舌骨的位置可作为判定下咽气道大小的重要指标的结论。

（3）下颌前伸加载量与舌骨整体位移间的相关系数达到 0.999，几乎完全相关。二者的回归系数方程为:$y=-0.03+0.232x$。本结果验证了口腔矫治器治疗 OSAHS 的机理是使舌骨位置前移,并进一步证实下颌前伸与舌骨向前向上移动正相关。

(4)本实验所设定的综合变化因子 M,随下颌前伸逐渐增加,说明下颌前伸量越大,相应气道的截面越大,则治疗 OSAHS 的疗效越好。同时,舌骨向上向前移动,舌骨的平均应力也在增大。患者调节位在尽可能保证疗效的同时,兼顾到患者舒适度。这也正是 Fleury 提倡下颌前伸定位应个体化,而不是简单的经验位治疗的原因。

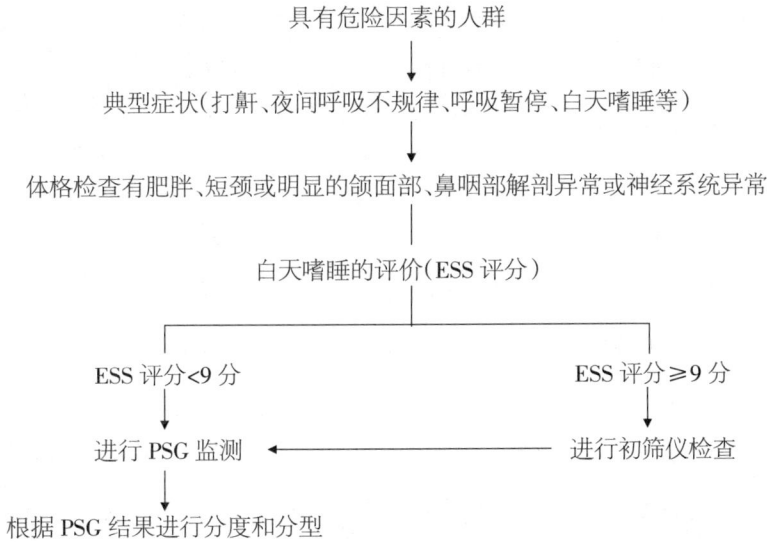

具有危险因素的人群

↓

典型症状(打鼾、夜间呼吸不规律、呼吸暂停、白天嗜睡等)

↓

体格检查有肥胖、短颈或明显的颌面部、鼻咽部解剖异常或神经系统异常

↓

白天嗜睡的评价(ESS 评分)

ESS 评分<9 分　　　　　　　　　ESS 评分≥9 分

↓　　　　　　　　　　　　　　　↓

进行 PSG 监测 ←──────── 进行初筛仪检查

↓

根据 PSG 结果进行分度和分型

图 22　诊断流程

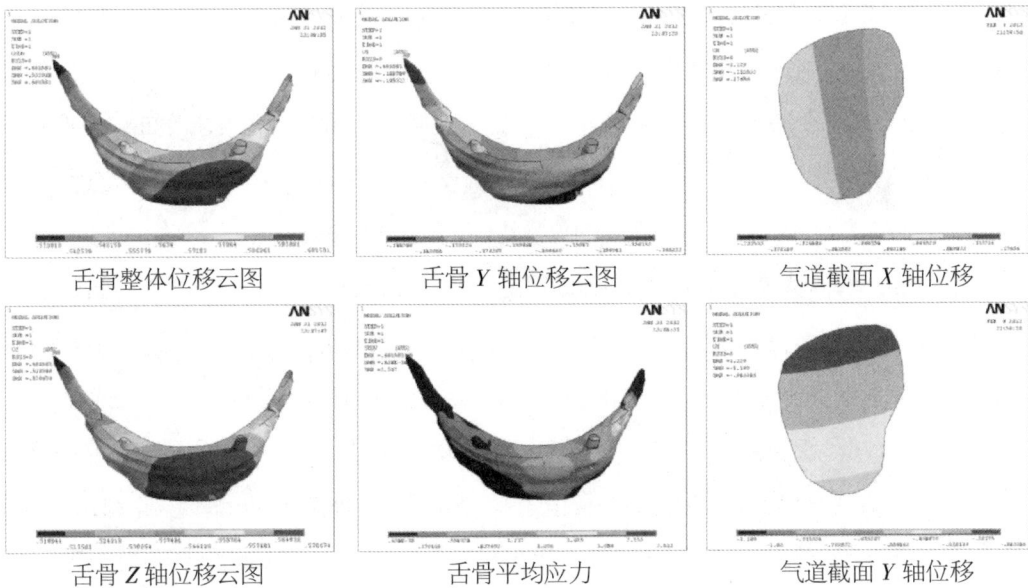

舌骨整体位移云图　　　舌骨 Y 轴位移云图　　　气道截面 X 轴位移

舌骨 Z 轴位移云图　　　舌骨平均应力　　　气道截面 Y 轴位移

图 23　加载下颌前伸 2.60 mm 时,舌骨和气道位移云图及舌骨平均应力图

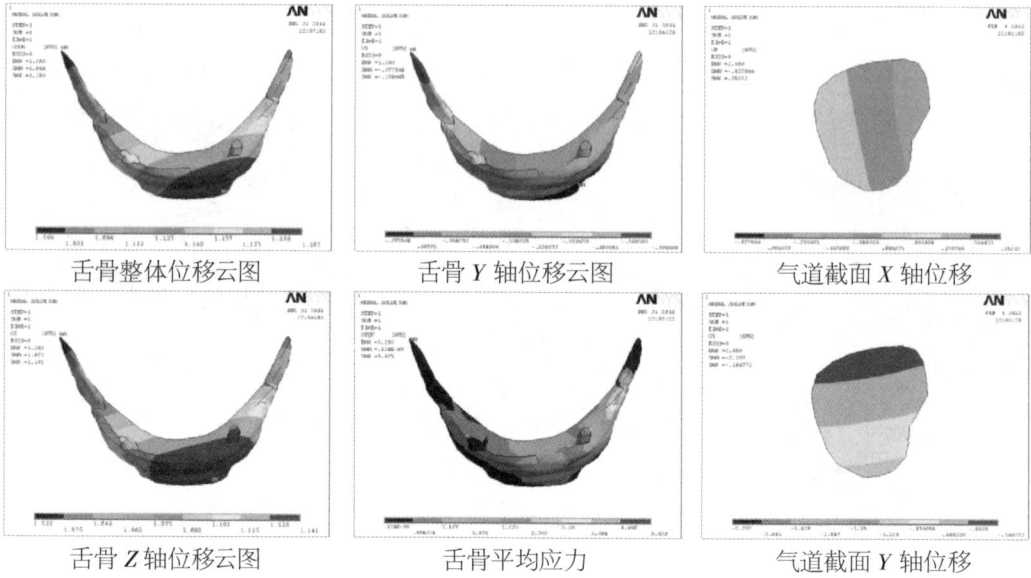

舌骨整体位移云图　　　　舌骨 Y 轴位移云图　　　　气道截面 X 轴位移

舌骨 Z 轴位移云图　　　　舌骨平均应力　　　　气道截面 Y 轴位移

图 24　加载下颌前伸 5.20 mm 时,舌骨和气道位移云图及舌骨平均应力图

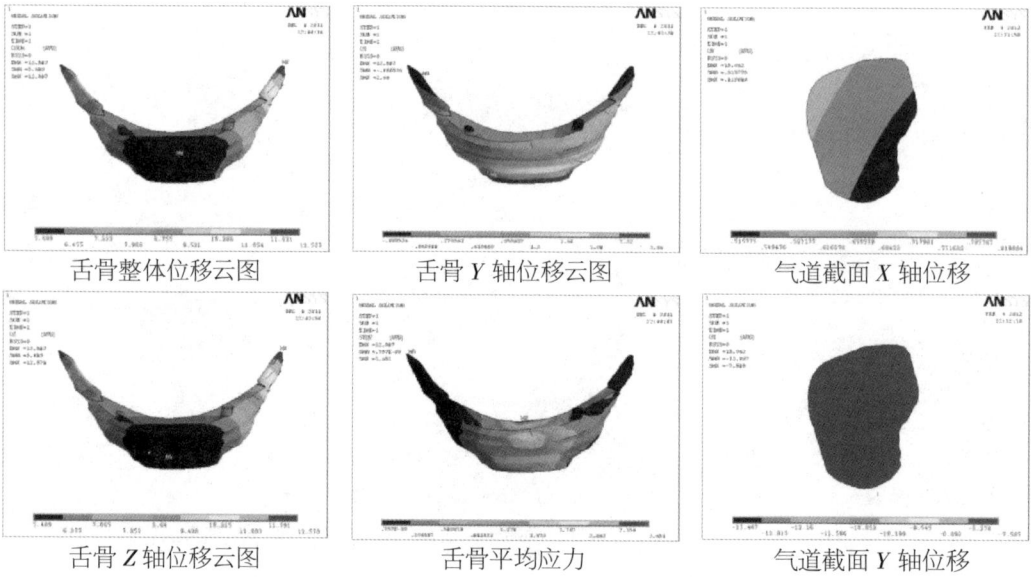

舌骨整体位移云图　　　　舌骨 Y 轴位移云图　　　　气道截面 X 轴位移

舌骨 Z 轴位移云图　　　　舌骨平均应力　　　　气道截面 Y 轴位移

图 25　加载下颌前伸 7.80 mm 时,舌骨和气道位移云图及舌骨平均应力图

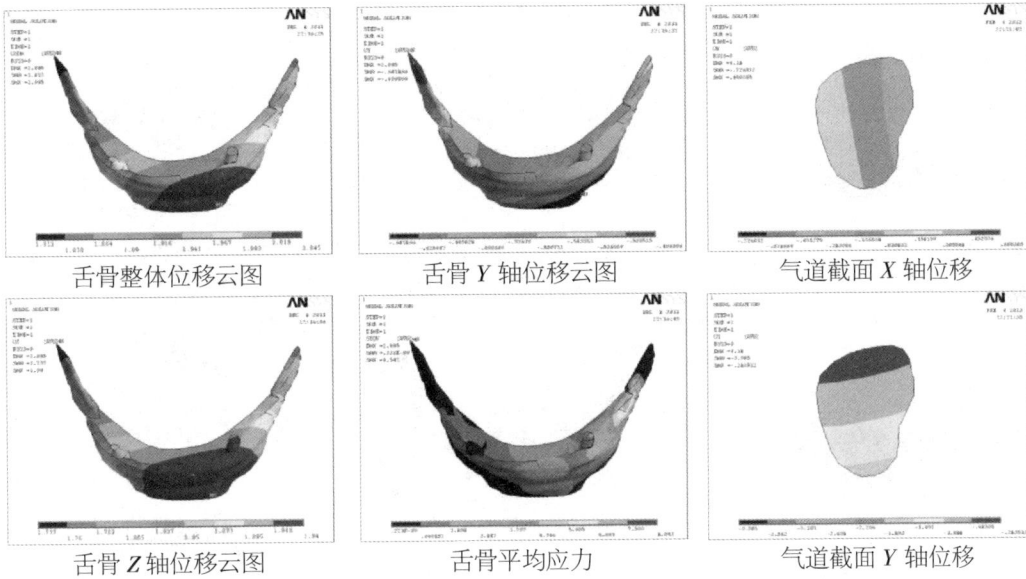

舌骨整体位移云图　　　　　　舌骨 Y 轴位移云图　　　　　　气道截面 X 轴位移

舌骨 Z 轴位移云图　　　　　　舌骨平均应力　　　　　　气道截面 Y 轴位移

图 26　加载下颌前伸 8.84 mm 时,舌骨和气道位移云图及舌骨平均应力图

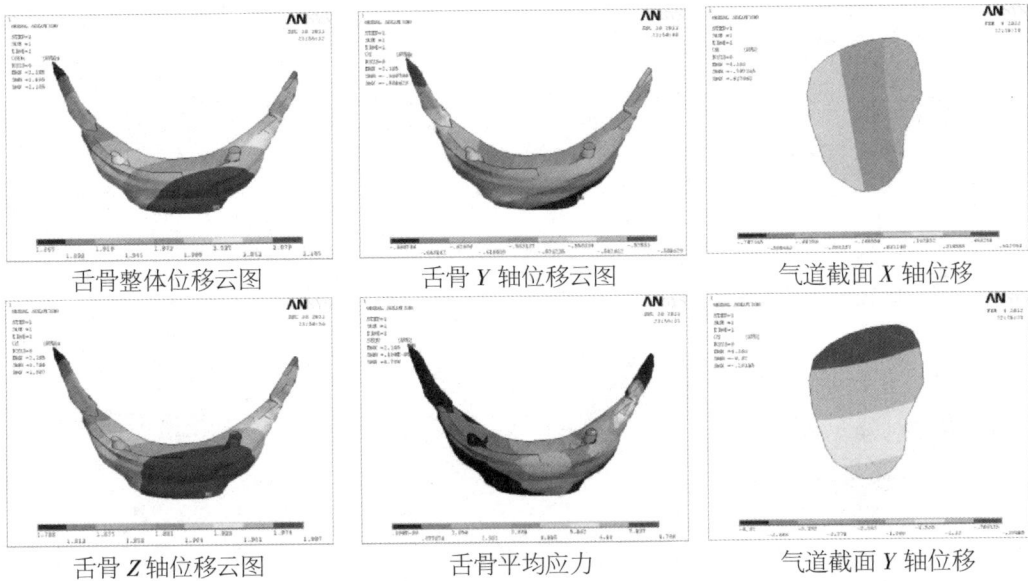

舌骨整体位移云图　　　　　　舌骨 Y 轴位移云图　　　　　　气道截面 X 轴位移

舌骨 Z 轴位移云图　　　　　　舌骨平均应力　　　　　　气道截面 Y 轴位移

图 27　加载下颌前伸 9.10 mm 时,舌骨和气道位移云图及舌骨平均应力图

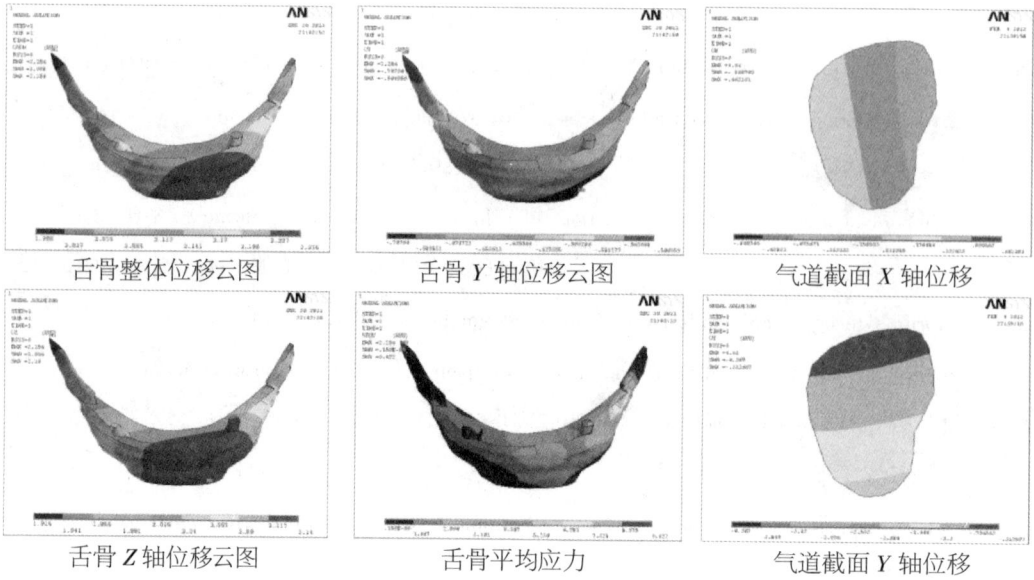

舌骨整体位移云图　　　　舌骨 *Y* 轴位移云图　　　　气道截面 *X* 轴位移

舌骨 *Z* 轴位移云图　　　　舌骨平均应力　　　　气道截面 *Y* 轴位移

图 28　加载下颌前伸 9.75 mm 时,舌骨和气道位移云图及舌骨平均应力图

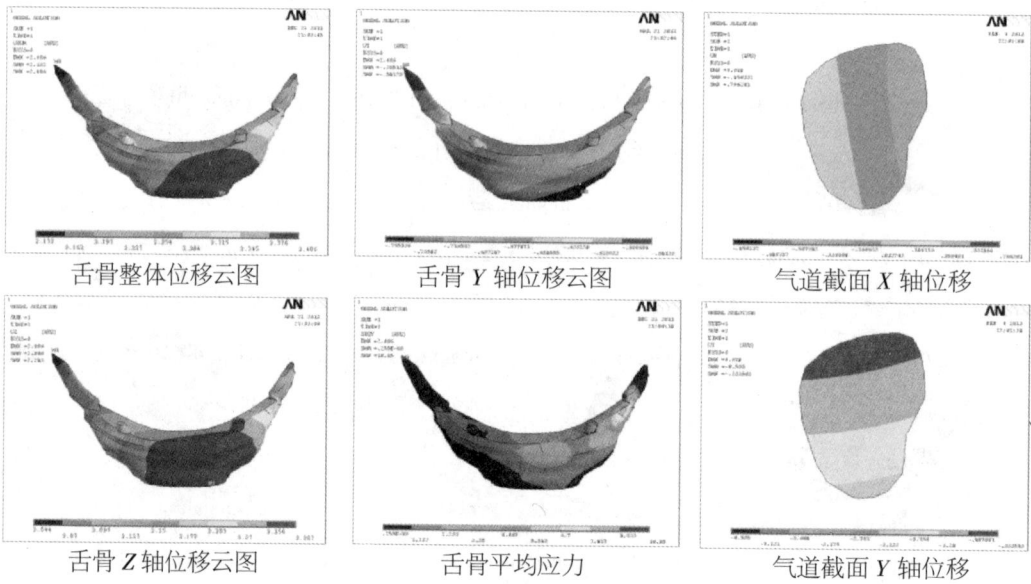

舌骨整体位移云图　　　　舌骨 *Y* 轴位移云图　　　　气道截面 *X* 轴位移

舌骨 *Z* 轴位移云图　　　　舌骨平均应力　　　　气道截面 *Y* 轴位移

图 29　加载下颌前伸 10.40 mm 时,舌骨和气道位移云图及舌骨平均应力图

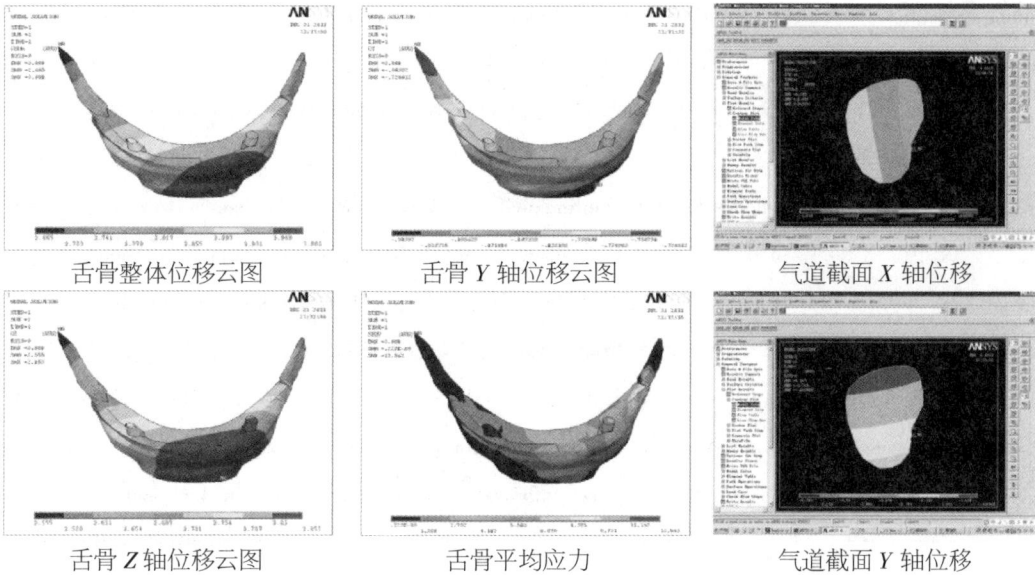

| 舌骨整体位移云图 | 舌骨 Y 轴位移云图 | 气道截面 X 轴位移 |
| 舌骨 Z 轴位移云图 | 舌骨平均应力 | 气道截面 Y 轴位移 |

图 30　加载下颌前伸 13.00 mm 时,舌骨和气道位移云图及舌骨平均应力图

中英文缩略词表

英文缩写	英文全称	中文全称
OSAHS	obstructive sleep apnea hypopnea syndrome	阻塞性睡眠呼吸暂停低通气综合征
PSG	polysomnography	多导睡眠图
AHI	apnea hyponea index	睡眠呼吸暂停低通气指数
CPAP	continuous positive airway pressure	持续正压通气
SaO$_2$	arterial oxygen saturation	血氧饱和度
CT	computer tomography	计算机 X 线断层摄影术
MRI	magnetic resonance imaging	磁共振成像
3D-FEM	three-dimensional finite element method	三维有限元法
Ansys	analysis system	Ansys 软件
Mimics	Materialise 's Interactive Medical Image Control System	Mimics 软件
MAD	mandibular advancement appliance	下颌前伸矫治器

参考文献

[1]　Wallin R, Wajih N, Greenwood G T, et al. Arterial calcification: a review of mechanisms, animal models, and the prospects for therapy[J]. Med Res Rev,2001,21(4):274-301.

[2]　中华医学会呼吸病学分会睡眠呼吸疾病学组.阻塞性睡眠呼吸暂停低通气综合征诊治指南（草案)[J].中华结核和呼吸杂志,2002,25(4):195-198.

［3］ 高雪梅,赵颖,曾祥龙,等.北京地区鼾症和睡眠呼吸暂停综合征的流行病学研究［J］.口腔正畸学，1997,4(3):162-165.

［4］ 张立强.阻塞性睡眠呼吸暂停低通气综合征的遗传规律研究［J］.中华结核和呼吸杂志,2006,29(4):228-229.

［5］ Young T,Palta M,Dempsey J, et al. The occurrence of sleep disordered breathing among middle-aged adults［J］. N Engl J Med,1993,328:1230-1235.

［6］ Yosef Segal, Atul Malhotra, Giora Pillar. Upper airway length may be associated with the severity of obstructive sleep apnea syndrome［J］. Sleep Breath,2008,12:311-316.

［7］ TSai H H,Ho C Y,Lee P L,et al. Cephalometric analysis of nonobese snorers either with or without obstructive sleep apnea syndrome［J］. Angle Orthod,2007,77:1054-1061.

［8］ 高雪梅,曾祥龙,傅民魁,等.阻塞性睡眠呼吸暂停综合征上气道阻塞点的磁共振研究［J］.现代口腔医学杂志,2000,14(3):185-187.

［9］ 童茂荣,乐玮,夏锡荣.阻塞性睡眠呼吸暂停患者上气道周围软组织异常［J］.医学研究生学报,2000,13(1):8-11.

［10］ Tilkian A G, Guilleminault C,Sehroeder J S, et al. Sleep-induced apnea syndrome. Prevalence of Cardiac arrhythmias and their reversal after tracheostoms［J］. Am J Med,1977,63(3):348-358.

［11］ Martin S E,Mathur R,Marshall I,et al. The effect of age,sex,obesity and posture on upper airway size［J］. Eur Respir J,1997,10(9):2087-2090.

［12］ Welch K C,Foster G D,Ritter C T,et al. A novel volumetric magnetic resonance imaging paradigm to study upper airway anatomy［J］. Sleep, 2002,25(5):532-542.

［13］ 李向东,高雪梅,曾祥龙.体重、体重指数与上气道及周围组织形态的相关性［J］.口腔正畸学,2004,11(4):147-150.

［14］ Taheri S. The genetics of sleep disorders［J］. Minerva Med, 2004,95:203-212.

［15］ 胡宝明,叶京英.女性激素与阻塞性睡眠呼吸暂停低通气综合征［J］.国外医学·耳鼻喉科学分册,2004,28(5):266.

［16］ 黄席珍.睡眠呼吸障碍疾患诊治进展与国内 16 年来的经验 ［J］.中华结核和呼吸杂志,1998,21(8):463.

［17］ 李延忠.女性阻塞性睡眠呼吸暂停低通气综合征临床及睡眠监测分析［J］.山东大学学报:医学版,2005,43(12):1166-1169.

［18］ 孙迎春,李宏斌.口腔矫治器治疗 OSAS 的疗效观察［J］.天津医科大学学报, 2004,10(3):415-417.

［19］ 张佐,杨红琴, 王铁荣, 等.自行调节式口腔矫治器治疗 OSAHS 的效果 ［J］.宁夏医学杂志,2007,29(10):885-887.

［20］ Gao X M, Zeng X L, Fu M K, et al. An Adjustable Appliance in Treatment of Obstructive Sleep

Apnea Hypopnea Syndrome[J]. Chin J Dent Res,2005,8(4):24-28.

[21] Lowe A A,Fleethan J,Regan F,et al. Effects of a mandibular repositioning appliance used in the treatment of OSAHS on tongue muscle activity.In:Suratt PM,Remmers JE ed. Sleep and Respiration. Rew York, Wiley-Liss,1990,13:395-405.

[22] 蔡智芳,王建国. 口腔矫治器治疗 OSAHS 的最新进展及疗效[J]. 武警医学院学报, 2008,17(9): 812-815.

[23] 高雪梅,曾祥龙,傅民魁,等. 口腔矫正器治疗阻塞性睡眠呼吸暂停综合征的上气道阻塞点变化[J]. 实用口腔医学杂志,1999,15(6):407-409.

[24] Sanner B M, Heise M, Knoben B, et al. MRI of the pharynx and treatment efficacy of a mandibular advancement device in obstructive sleep apnoea syndrome[J]. Eur Respir,2002,20:143-150.

[25] 弓煦,高雪梅,赵颖,等. OSAHS 患者长期戴用口腔矫治器的情况调查[C]. 全国睡眠呼吸障碍学术会议,2007:1.

[26] 李松青,赵燕玲,张佐. 自行调节式口腔矫治器治疗 OSAHS 患者舌骨位置变化的研究[J]. 宁夏医学杂志, 2009,31(1):23-25.

[27] Barnes M, McEvoy R D, Banks S, et al. Efficacy of positive airway pressure and oral appliance in mild to moderate obstructive sleep apnea[J]. Am J Respir Crit Care Med, 2004,170:656-664.

[28] 蒋孝煜. 有限元法基础[M]. 第 2 版. 北京:清华大学出版社,1992:1.

[29] Shome B,Wang L P, Santare M H, et al. Modeling of airflow in the pharynx with application to sleep apnea[J]. Journal of Biomechanical Engineering,1998,120(3):416-422.

[30] Allen G M,Shortall B P, Gemci T. Computational simulations of airflow in an in vit ro model of the pediat ric upper airways [J]. Journal of Biomechanical Engineering,2004,126(5):604-613.

[31] 孙秀珍,于驰,等.人体上呼吸道三维有限元重建与流场数值模拟[J].航天医学与医学工程杂志,2006,19(2):129-133.

[32] Khaled F Mansour, James A Rowley, M Safman Badr. Measurement of Pharyngeal Cross-Sectional Area by Finite Element Analysis [J]. Appl Physiol,2006,100:294-303.

[33] 王莹,孙秀珍,刘迎曦,等. OSAHS 患者与正常人上呼吸道流场特性比较[J]. 大连理工大学学报,2009,49(4):476-481.

[34] 李松青,哈若水,杨随兴,等.阻塞性睡眠呼吸暂停低通气综合征患者的上气道及周围结构三维有限元模型的构建[J]. 宁夏医学杂志,2010,32(4):314-316.

[35] 赵颖,曾祥龙,傅民魁,等. 阻鼾器治疗前后上气道结构改变与颏舌肌肌电变化的相关性[J]. 中华口腔医学杂志, 2003,38(5):377-380.

[36] 高雪梅,曾祥龙,傅民魁,等. 可调式阻鼾器治疗阻塞性睡眠呼吸暂停低通气综合征[J]. 中华口腔医学杂志,2005,40(2):137-140.

[37] 刘月华,古力巴哈尔,杨勇,等. 最大张口位与正中𬌗位上气道及周围结构差异的 X 线头影测量

研究[J]. 口腔正畸学, 2002, 9(2): 72-75.

[38] 温伟生, 胡敏, 柳春明, 等. 不同体位下舌骨位置与下咽气道大小的相关性研究[J]. 口腔颌面修复学杂志, 2001, 2(3): 181.

[39] 朱静. 有限元分析方法在口腔临床中的应用进展[J]. 上海生物医学工程, 2003, 24(3): 53-56.

[40] 邬铭峰, 罗涛, 王亚敏. 三维有限元法在口腔医学中的应用[J]. 广东牙病防治, 2007, 15(1): 36-38.

[41] 王洋, 李金源, 张彬. 三维有限元建模方法及在正畸领域中的应用[J]. 中国煤炭工业医学杂志, 2009, 12(10): 1651-1652.

[42] 于力牛, 常伟, 王成焘, 等. 基于实体模型的牙颌组织三维有限元建模问题探讨[J]. 机械设计与研究, 2002, 18(2): 59-61.

[43] Nagasao T, Kobayashi M, Tsuchiya Y, et al. Finite element analysis of the stresses around endosseous implants in various reconst ructed mandibular models [J]. J Caniomaxillofac Surg, 2002, 30(3): 170-177.

[44] 张美超, 刘阳, 刘则玉, 等. 利用 Mimics 和 Freeform 建立中国数字人上颌第一磨牙三维有限元模型[J]. 医用生物力学, 2006, 21(3): 208-211.

[45] 郭克峰. 利用 Mimics 软件重建上下颌骨和牙列及有限元分析[D]. 长春: 吉林大学, 2008.

[46] 王丽珍. 基于 CT 扫描之腰椎椎体有限元分析[D]. 长春: 吉林大学, 2007.

[47] 焦培峰, 齐向东, 祁佐良. 下颌角的 CT 三维重建模拟整形术[J]. 解剖学报, 2006, 37(5): 449-451.

[48] 赵雪岩, 黄任含, 楼航迪, 等. 阻塞性睡眠呼吸暂停综合征的生物力学研究[J]. 北京大学学报: 自然科学版, 2009, 45(5): 737-742.

[49] 赵燕玲, 曲爱丽, 杨随兴, 等. 健康成人上气道及周围结构的三维有限元模型的构建[J]. 宁夏医学杂志, 2009, 32(4): 329-331.

[50] Horner R L, Mohiaddin R H, Lowell D G, et al. Sites and sizes of fat deposits around the pharynx in obese patients with obstructive sleep apnea and weight matched controls [J]. Eur Respir J, 1989, 2(7): 613-622.

[51] Poon K H, Chay S H, Chiong K F. Airway and craniofacial changes with mandibular advancement device in Chinese with obstructive sleep apnoea[J]. Ann Acad Med Singapore, 2008, 37(8): 637-644.

[52] 刘月华, 曾祥龙. 阻塞性睡眠呼吸暂停综合征患者舌骨位置的 X 线头影测量研究[J]. 现代口腔医学杂志, 1999, 13(1): 21-23.

[53] Djupesland G, Lyberg T, Krogstad O. Cephalometric analysis and surgical treatment of patients with obstructive sleep apnea syndrome. A preliminary report[J]. Acta Otolaryngol, 1987, 103(5/6): 551-557.

[54] Battagel J M, Johal A, L'Estrange P R, et al. Changes in airway and hyoid position in response to mandibular p rotrusion in subjects with obstructive sleep apnoea (OSA)[J]. Eur J Orthod, 1999, 21: 363-376.

［55］Rodenstein D O, Dooms G, Thomas Y, et al. Pharyngealshape and dimensions in healthy subjects, snorers, and patients with obstructive sleep apnoea［J］. Thorax,1990,45:722–727.

［56］Tsuiki S, Hiyama S, Ono T, et al. Effects of a titratable oral appliance on supine airway size in awake non-apneic individuals［J］. Sleep, 2001,24(5):554–560.

［57］闵密克,马超武.阻塞性睡眠暂停低通气综合征与上气道结构的关系[J].临床军医杂志,2005,33(2).

［58］高雪梅,大塚亮,小野卓史.下颌逐步前伸中上气道形状改变的磁共振研究[J].中华耳鼻咽喉头颈外科杂志, 2005,40(2):137–140.

［59］贾培增,傅民魁,曾祥龙.下颌前伸对阻塞性睡眠呼吸暂停综合征患者上气道形态的作用[J].北京大学学报:医学版,2003,35:663–667.

［60］高雪梅,曾祥龙,傅民魁,等.口腔矫治器治疗 OSAS 的下颌定位[J].口腔正畸学杂志,2000,7(1):20–22.

［61］Fleury B,Rakotonanahary D,Petelle B,et al. Mandibular advancement titration for obstructive sleep apnea:optimization of the procedure by combining clinical and oximetric parameters ［J］. Chest, 2004,125(5):1761–1767.

（龚　森　范俊恒　曲爱丽）

三维有限元模型分析 OSAHS 患者
下颌不同前伸位置舌体变化的研究

【摘要】

目的：建立阻塞性睡眠呼吸暂停低通气综合征（OSAHS）患者上气道及毗邻结构的三维有限元模型，通过下颌逐步前伸，观察患者舌体及舌后气道的形态学改变，为 OSAHS 的口腔矫治器治疗提供依据。

方法：对 OSAHS 患者上气道行薄层 CT 扫描，获得患者上气道 DICOM 格式的图像信息，采用 Mimics 三维建模软件、Imageware 逆向工程软件、Ansys 有限元分析软件建立上气道及毗邻结构的三维有限元模型，然后通过加载下颌骨逐步前伸，观察患者舌体及舌后气道的形态变化及规律。

结果：建立了 OSAHS 患者上气道及毗邻结构的三维有限元模型，单元类型采用 10 节点的 Solid 92 四面体单元，划分网格后，骨密质、骨松质、肌肉和气道得到的单元数和节点数分别为：562920、50141、336789 个单元，544929、84869、303134 个节点。通过下颌骨前伸，舌体及舌后气道相应发生形态变化，主要表现为舌体前移，舌后气道平面矢状径增大，横径相对减小。

结论：应用螺旋 CT 技术并联合使用 Mimics 三维建模软件、Imageware 软件、Ansys 有限元分析软件建立 OSAHS 患者上气道及毗邻结构的三维有限元模型，证实通过 CT 可建立准确、可灵活模拟操作的 OSAHS 患者上气道及其周围结构的三维有限元模型，其建模效率高、速度快，模型的几何相似性较好，使用灵活；通过对有限元模型下颌进行不同前伸位置的加载，证实有限元分析方法的有效性，为下颌前伸矫治器治疗 OSAHS 提供理论依据，同时为后续研究患者上气道生物力学分析打下良好基础。

【关键词】　阻塞性睡眠呼吸暂停低通气综合征；三维有限元法；下颌前伸；舌体

The investigation of analysis on OSAHS patient mandibular protrusion position of the tongue changing through 3–D FEM model

ABSTRACT

Objective：A three–dimensional finite element （FEM）model of the Upper airway and adjacent structure of an Obstructive sleep apnea hypopnea syndrome patient for OSAHS biomechanical analysis was constructed. And the changes of tongue part and airway of OSAHS patient were observed by biomechanics and morphologic with the mandibular protruding, which provided the basis for the treatment of Oral appliance for OSAHS patients.

Methods：DICOM format image informations of an OSAHS patient's upper airway obtained by thin–section CT scanning and digital image processing were utilized to construct a three–dimensional finite element model by Mimics, Imageware and Ansys software. And the changes and the law of tongue part and airway were observed with the mandibular protruding.

Results：A case of OSAHS and the adjacent upper airway structure of three–dimensional finite element model is constructed which is formed by solid 92 tetrahedral unit of a 10–node element. The model has bone cortical 562920 elements, and 544929 nodes, cancellous bone 50141 elements and 84869 nodes, muscle and upper airway 336789 elements and 303134 nodes. After titrated mandibular protruding, tongue part of three–dimensional finite element of OSAHS change accordingly. The main manifestations are that the tongue forward, the transverse diameter and cross–sectional area of retroglossal region are decreased correspondingly, the sagittal diameter is increased significantly after model loading.

Conclusion：The three–dimensional finite element model of the upper airway and vicinity structure of the OSAHS patient was established using spiral CT technology and combined using Imageware, Mimics software and Ansys software, which confirmed the 3–D FEM model could be established through CT. The model has good geometric similarity and good flexibility. The validity of FEM analysis was confirmed through the loading of different protruding position of mandible in FEM model, which provided the theoretical basis for the treatment of OSAHS with mandibular protruding appliance and laying a good foundation for the follow-up study of upper airway of OSAHS patients with biomechanical analysis.

Key words: Obstructive sleep apnea hypopnea syndrome; three-dimensional finite element method; Mandibular advancement; tongue

1 引言

1.1 研究背景及意义

阻塞性睡眠呼吸暂停低通气综合征（Obstructive sleep apnea hypopnea syndrome，OSAHS)是指患者睡眠时上气道塌陷阻塞所引起的呼吸暂停并伴有通气不足、打鼾、频繁发生血氧饱和度下降、睡眠结构紊乱等病症[1]。此外，OSAHS 与高血压也有一定的联系[2]，而且能提高心肌梗死、脑卒中和猝死[3]发病的危险程度[4]。OSAHS 发病机制目前尚不明确，多数学者认为与上气道阻塞相关。导致上气道阻塞的最主要原因是上气道解剖性狭窄[5-7]，而大量研究证实上气道阻塞部位位于软腭和舌根后方的口咽部[8-10]。因此，要探讨 OSAHS 的发生机制先要对上气道进行深入研究。

对 OSAHS 患者阻塞部位的研究多采用 X 线头影测量法、计算机断层扫描技术（computer tomography，CT)和磁共振技术(magnetic resonance imaging，MRI)等影像学方法[11-15]。但要研究 OSAHS 患者上气道的受力变化、应力分析等情况时，三维有限元法就体现出了影像学方法所达不到的优越性。三维有限元法能够提供直观数字化的三维影像，利用相关软件对所获得的三维图像进行三维有限元分析，提供动态的解剖、功能学以及生物力学方面的信息[16]。

OSAHS 治疗[17]主要分为手术治疗和非手术治疗，非手术治疗包括持续正压通气（CPAP)、口腔矫治器(OA)、减肥和药物治疗。口腔矫治器以简便、快捷、有效等特点[18]，广泛用于轻中度 OSAHS 患者[19]。国内外学者的研究显示[20-22]，下颌前伸口腔矫治器用于治疗轻中度 OSAHS 时，能有效消除患者睡眠中呼吸暂停及低通气。目前 OSAHS 治疗的下颌定位主要依赖于临床经验，有关口腔矫治器治疗 OSAHS 下颌前伸量的问题，不同学者有着不同观点。

本课题通过对 OSAHS 患者上气道拍摄螺旋 CT，获得 DICOM 格式的图像信息，运用医学建模软件 Mimics、逆向工程软件 Imageware 和有限元分析软件 Ansys 建立准确、可灵活模拟操作的 OSAHS 患者上气道及毗邻结构的三维有限元模型。对建立模型的下颌骨部分进行加载，分别模拟下颌位于下颌最大前伸量的 20%、40%、60%、68%、70%、75%、80%、100%，观察 OSAHS 患者下颌前伸时舌体和舌后气道的位置及应力变化，以期深入了解 OSAHS 的发生机制以及为口腔矫治器的优化设计等提供理论依据，期望通过这种有效的计算机模拟方法为下颌定位标准提供参考价值，同时探索一种新的方法，为以后 OSAHS 的研究发展提供一种新的思路。

1.2 阻塞性睡眠呼吸暂停低通气综合征

睡眠呼吸暂停综合征主要以睡眠中反复出现呼吸暂停或低通气、低氧血症及高碳酸血症为特征。根据睡眠呼吸暂停的不同原因和表现分为[23]中枢性(CSAS)、阻塞性(OSAHS)和混合性(MSAS)三种。临床上以 OSAHS 最为常见，也是本课题所研究的重点。

OSAHS 临床表现为睡眠时不均匀的响亮鼾声，呼吸暂停，夜间反复发生低氧血症、高碳酸血症和睡眠结构紊乱等，可导致白天易困倦、嗜睡、注意力不易集中，晨起头晕、头痛、乏力、口干以及反应迟钝、记忆力下降等。

1.2.1 OSAHS 流行病学调查

Young 等[24]的流行病学调查结果显示，OSAHS 在美国成年男性中发病率为 4%，女性发病率为 2%，近年来呈上升趋势。高雪梅等学者[25]对北京地区鼾症和睡眠呼吸暂停综合征的流行病学调查结果显示，鼾症的患病率为 13.4%，睡眠呼吸暂停的患病率为 3.1%，男性多于女性，好发年龄在 40 岁以上，发病率随年龄的增长而增加，OSAHS 发生与体重、性别、年龄等多种因素有关。一项后续研究[26]通过嗜睡表(epworth sleepiness scale, ESS)和睡眠呼吸状况表调查了 30 例 35~53 岁无自觉症状的成人睡眠呼吸状况，并进行多导睡眠监测(polysomnography, PSG)，结果显示：AHI≥5 次/h 的有 57%，其中 AHI>15 次/h 的有 10%(表示明显异常)；最低血氧饱和度(LSaO$_2$)<90%的有 40%，其中 LSaO$_2$<75%的有 3%(表示严重低血氧)。这一研究结果提示，即使没有临床症状，中老年人的睡眠健康也值得警惕与关注。

1.2.2 OSAHS 诊断与病情分度[27]

睡眠呼吸暂停：睡眠中口鼻气流停止超过 10 s 以上。

低通气：睡眠过程中呼吸气流强度较基础水平降低 50%以上，并伴有 SaO$_2$ 较基础水平下降≥4%。

OSAHS 诊断标准以阻塞性呼吸睡眠为主,临床上有典型的夜间睡眠时打鼾及呼吸不规律,白天过度嗜睡,经 PSG 监测提示每夜 7 h 睡眠中呼吸暂停及低通气反复发作在 30 次以上,或呼吸暂停低通气指数(apnea and hypopnea index,AHI)大于或等于 5 次/h。临床对 OSAHS 的诊断除考虑临床症状外,PSG 仍为诊断 OSAHS 的"金标准"。病情分度见表 1。

表 1　OSAHS 临床病情分度标准

病情分度	AHI/次·h^{-1}	夜间最低 SaO_2/%
轻度	5~20	85~89
中度	21~40	80~84
重度	>40	<80

1.2.3　OSAHS 病因及发病机制

OSAHS 的发病机制目前仍不十分明确,不同学科的学者从不同角度进行了研究和探讨,一般认为 OSAHS 患者睡眠时存在上气道的狭窄或阻塞。咽腔解剖结构异常和神经肌肉功能异常是导致上气道狭窄或阻塞的重要因素,二者共同作用导致了上气道功能异常[28]。有学者认为[7],上气道及周围组织解剖形态异常是 OSAHS 重要的发病机制,也有学者认为[29-31]扩张肌肌电活性异常是导致 OSAHS 发生的主要原因,还有学者认为[32,5-6]上气道解剖性狭窄是 OSAHS 的主要发病机制。因此,要探讨 OSAHS 的发生机制先要对上气道进行深入研究。

1.2.4　OSAHS 治疗

治疗 OSAHS 的目的是降低患者发生心脑血管疾病的危险性和死亡率,减少生产和交通事故的发生,最终降低相关多系统病症的总患病率和死亡率,改善和提高患者生活和生命质量。一切治疗手段和技术都应该围绕这个最终目标,力求以最小的损伤和不良反应,取得最佳的治疗效果。

目前 OSAHS [33]的主要治疗方法分为一般治疗、药物治疗、手术治疗和器械治疗。

一般治疗包括减肥、饮食控制、保持侧卧睡眠、抬高床头、戒酒戒烟、避免服用镇静剂等。

药物治疗对 OSAHS 的疗效不确定,目前只用于减轻临床症状而不作为常规治疗。

手术治疗主要以消除或减轻使上气道阻塞的各种异常解剖或病理因素、增加上气道稳定性为目的。为确保手术疗效,需要在术前对患者上气道的狭窄或阻塞部位做出准确定位。鼻手术的治疗适用于鼻中隔偏曲、鼻甲肥大、鼻息肉等;腭垂软腭咽成形术

(UPPP)是目前最常用的手术方法,适用于口咽部狭窄;激光辅助咽成形术是利用激光进行咽部成形术,局部麻醉,可在门诊进行,降低手术风险,适用于口咽部狭窄;低温射频消融术适用于轻中度 OSAHS 患者和单纯性鼾症。常用的手术治疗方法主要有扁桃体及腺样体切除术、鼻腔手术、悬雍垂—腭—咽成形术、舌成形术、舌骨悬吊术、气道造口术以及正颌外科等。

器械治疗主要包括持续气道正压通气(CPAP)和口腔矫治器(OA)治疗。

持续气道正压通气是在自主呼吸的条件下,在整个呼吸周期内,人为地施以一定的气道正压,它可起到防治气道萎缩、增加功能残气量、改善肺的顺应性及扩张上气道等作用,对绝大部分患者有较好疗效,但是仍有一定比例的患者难以适应在正压通气下入睡,且由于需要专门设备、专业技术人员进行操作,使用不方便,限制了其应用。

口腔矫治器是目前临床应用较多的一种治疗 OSAHS 的方法。患者仅在睡眠时戴用,当晚即可见效,且具有治疗简单、无创、可逆、价格低廉、疗效良好等优点,患者易于接受。口腔矫治器主要是通过牵引下颌骨位置,抬高软腭,使舌根部主动或被动前移,使上气道体积增加,特别是腭咽和舌咽的容积增加,使舌后气道间隙扩大增宽,消除上气道的阻塞。口腔矫治器对轻中度 OSAHS 患者的疗效较好,对重度 OSAHS 患者治疗效果不佳,适于轻中度 OSAHS 患者和不能耐受手术治疗或无手术适应证的患者。

1.3 舌体对 OSAHS 的影响

舌体由平滑肌组成,是从口腔底部向口腔内突起的器官,在参与言语、协调咀嚼、感受味觉和吞咽等功能中起着重要作用。舌前 2/3 位于口部,后 1/3 位于口咽部。舌背面向前开口的 V 字形界沟是口部与口咽部的分界,口部呈水平位位于口腔内,口咽部呈垂直位位于口咽的前壁。口咽部分为两个亚区:软腭游离缘以上为腭后区,舌根平面至会厌软骨的舌面为舌后区,这一区域的气道被称为舌后气道。

舌后气道上为舌根上平面,下为会厌游离缘的根部,前为舌根,后为咽后壁,左右两侧为咽侧壁[34]。其解剖结构具有可塌陷性,气道的容积受自身位置改变的影响,还受到颌骨框架的限制。舌的位置直接影响舌后气道的大小,舌体向后运动时舌所在位置直接改变了舌根与咽后壁之间的距离,舌后气道容积缩小[35-36]。在吸气过程中,肺被动扩张使得肺内气道处于舒张状态,肺外气道处于负压状态,这时容易引起局部塌陷,而舌的活动性较大,容易受到负压影响向后塌陷,引起舌后气道缩小阻塞。舌后气道狭窄导致患者头部位置变化后,可引起舌骨、舌体向下移位,加重上气道阻塞。高雪梅等学者[37]的研究显示,OSAHS 患者舌咽的最小截面积和正常人相比有显著性差异。刘月华等学者[38]在行 X 线头影测量后发现,OSAHS 患者舌体较大,位置直立,腭咽和舌咽的矢状径小于无鼾人群,软腭与舌体的接触长度增加。Kato 等学者[21]认为,下颌前伸时通过下颌骨舌侧肌带动舌根前移开大口咽腔,并通过与舌根相连的舌腭弓稳定腭咽腔,从而降低关闭压。Cistulli P[35]指出 OSAHS 患者舌体大小及位置在维持上气道的开放中起着重要作用。因此,舌体与 OSAHS 的关系便成为诸多学者的研究内容。

1.4 下颌前伸式口腔矫治器对 OSAHS 的影响

大量的研究表明,口腔矫治器可扩大上气道[39]并对治疗轻中度 OSAHS 有效。口腔矫治器治疗 OSAHS 的主要机制[40]是通过前伸下颌来扩张上气道,解除上气道阻塞达到治疗目的。Haskell 等学者[41]研究指出,下颌前伸可有效减轻 OSAHS 患者的症状,这与下颌前伸后上气道容积增加,从而改善上气道的阻塞情况有关。高雪梅等学者[39]对 OSAHS 患者进行有效的口腔矫治器治疗,治疗前后摄取上气道的磁共振影像,比较上气道阻塞位点的变化,从腭咽、舌咽到喉咽扩张程度不等,阻塞点从多点变为单点,有些阻塞点完全消失,余留阻塞点大部分阻塞范围减少、程度减轻。Dort L C 等学者[22]研究结果显示,在多导睡眠监测仪监测下,以消除睡眠中呼吸暂停及低通气症状为目标,运用可调式下颌前伸矫治器测定的目标前伸量可以有效地指导临床口腔矫治器的制作。

下颌前伸口腔矫治器治疗 OSAHS 时下颌定位是治疗的关键,下颌定位不当可导致治疗效果不明显或者患者口面部肌肉和关节不适[42-46],这是影响患者不能接受或不能坚持长期戴用的重要因素之一。目前口腔矫治器治疗 OSAHS 的下颌定位主要依赖于临床经验,对口腔矫治器治疗 OSAHS 下颌前伸量的程度有着不同的观点。高雪梅等学者[47]提出下颌定位为患者下颌最大前伸量的 68%左右。Gao X M 等学者[48]对 OSAHS 患者上气道 MRI 研究结果显示,OSAHS 患者下颌在逐步前伸的状态下,上气道大小始终处于递增状态,但从 75%位置点开始,增长趋于平缓。而以往研究者认为下颌定位一般定位于患者下颌最大前伸量的 50%~75%。Fleury B 等学者[49]研究显示,口腔矫治器下颌定位不应使用临床上常用的经验性最大前伸的百分比,应对每位患者做个性化下颌前伸定位。近年来临床应用自行调节式口腔矫治器[50],患者可根据自身自觉症状在医师经验位基础上和医师指导下自行调节到适宜的下颌位置,从而进行个性化的下颌定位,以达到治疗 OSAHS 的目的。

本课题分析下颌骨前伸对 OSAHS 患者舌体及舌后气道模型的影响,重点观测医师经验位(最大前伸量 68%)和患者调节位(最大前伸量 70%)时舌体及舌后气道的模型变化,为下颌定位的标准提供参考依据,尽可能寻找明确的量化坐标参数和生物力学参数,为口腔矫治器治疗 OSAHS 的生物力学和形态学改变提供理论依据。

1.5　有限元方法在 OSAHS 中的应用

有限元法(finite element method,FEM)是一种实用有效的理论应力分析方法。该方法首先把连续的弹性体分割为有限个单元,以其结合体来代替原弹性体,然后借助计算机进行数据的处理及运算,对连续体离散成的有限个单元进行力学分析,并由此获得整个连续体的力学性质特征。

目前对 OSAHS 患者上气道的研究方法主要包括二维(X 线头影测量)和三维研究(CT、MRI、三维有限元)。X 线头影测量在上气道组织形态研究的早期被广泛应用,它对 OSAHS 的病因能起到一定的定性和定位作用,但观测指标有限,难以全面反映 OSAHS 的病理生理状态,对病因诊断存在局限性。CT 和 MRI 作为三维影像可以通过长、宽、高三个方向对 OSAHS 患者上气道阻塞部位进行定性和定位。虽然 CT 和 MRI 属于三维研究技术,但它们是一种静态的影像学诊断技术,不能反映 OSAHS 患者上气道的受力变化、应力分析等情况,这就体现出了三维有限元法的优越性。

近年来由于计算机生物力学的飞速发展,三维有限元法已被广泛应用于医疗领域,三维有限元法在对 OSAHS 进行研究方面也取得了一些进展。Shome B 等学者[51]对 OSAS 患者咽腔进行三维重建, 对 OSAS 患者经过不同治疗方法后的咽腔流场特性进行了对比。Svancara P 等学者[52]在捷克人发元音"a"时建立了三维有限元模型上气道形态并予以分析。Allen 等学者[53]建立了儿童上呼吸道三维有限元模型(包括口腔和咽腔),对气体流场进行稳态模拟及分析。Zhang 等学者[54-56]建立了上气道模型,模型包括口腔、咽、喉和支气管,用于研究气道中微小粒子的传送和沉积作用。

Yaqi Huang 等学者[57]建立正常人上气道有限元模型,用来研究咽部塌陷与解剖因素之间的相关性时指出,有限元模型可推动 OSAHS 病因研究与治疗方法的改进。孙秀珍等学者[58]重建了人体上呼吸道三维有限元模型并进行了流场数值的模拟研究,证实了重建上呼吸道结构和数值模拟方法的可行性。Yaqi Huang 等学者[57]利用 OSAHS 患者上气道有限元模型预测上气道手术治疗 OSAHS 的效果, 认为应用有限元模型可以假设验证上气道各种解剖因素对 OSAHS 的影响。Nithiarasu P 等学者[59]对上气道有限元分析后认为口咽、喉咽更易狭窄。王莹等学者[60]建立了精确量化的上呼吸道生物力学模型,将 OSAHS 患者与正常人上呼吸道流场特性比较得出,患者上呼吸道气流速度、压力和壁面剪切应力的分布以及数值与正常人有明显的不同。这些研究者共同认为上气道解剖结构可以通过三维有限元模型真实地反映, 上气道发生的生物力学变化可以运用有限元方法进行准确的分析。

本课题选用 OSAHS 患者 CT 图像,建立包括上气道、下颌骨、舌体、舌骨、颞下颌关节盘及气道周围软组织在内的三维有限元模型, 将模型整合后建立 OSAHS 患者上气道及毗邻结构的三维有限元模型,并对整合后模型中的下颌骨部分,分别加载下颌位于下颌最大前伸量的 20%、40%、60%、68%、70%、75%、80%、100%, 观察下颌在位移加载时舌体位置及应力变化,舌后气道段最小截面处矢状径、横径的变化。

2 材料与方法

2.1 样本来源

按照中华医学会呼吸病学分会睡眠呼吸疾病学组阻塞性睡眠呼吸暂停低通气综合征的诊断标准和病情分度的中度病情标准,选取一名经夜间多导睡眠仪(PSG)监测并确诊为 OSAHS 的男性患者,AHI 为 36 次/h,LSaSO$_2$ 为 83.76%。曾用下颌前伸式口腔矫治器治疗有效,并自愿停用矫治器 3 个月,除口腔矫治器治疗 OSAHS 外,未做过针对 OSAHS 的其他任何治疗。其主要症状有临床打鼾、憋气、呼吸暂停、白天嗜睡,排除可能导致夜间气道阻塞的全身系统疾病,导致上气道阻塞的耳鼻喉疾病,严重牙体、牙周及颞下颌关节疾病。

2.2 设备与软件

Lightspeed pro 16 螺旋扫描 CT 和 ADW 4.3 工作站(GE 公司,美国);

Mimics 10.01 扫描数据模拟重建软件(Materialise 公司,比利时);

Imageware 10.0 逆向工程软件(EDS 公司,美国);

Ansys 8.0 有限元分析软件(Ansys 公司,美国)。

Mimics(materialise's interactive medical image control system) 软件是由比利时 Materialise 公司开发的交互式医学影像控制系统。输入 CT 或 MRI 扫描数据, 建立 3D 模型进行编辑,之后输出通用的计算机辅助设计(CAD)、有限元分析(FEA)、快速成型(RP)格式,在 PC 机上进行数据转换处理,是 CT、MRI 等扫描数据和快速成型 STL 文件格式、CAD(计算机辅助设计)和 FEA(有限元分析)之间的工具界面。Mimics 具有将影像图片和三维实体相互转化的功能。

Imageware 软件是由美国 EDS 公司开发出品的逆向工程软件。它对已存在的产品、零件(或部件)的原型或模型进行三维扫描、数字化处理,以数字化处理的结果为基础,对其进行分析和修改, 再通过制造技术对分析和修改的结果进行生产制造。主要功能是：点云对齐，点阵判断，去噪音点，使点云规则化、光滑化，为后续模型的建立判断生成哪种类型的曲线并做适当修改。

Ansys(Analysis system)软件是由美国 Ansys 公司开发，目前世界上最权威的大型有限元分析软件。Ansys 能与多数 CAD 软件接口，实现数据的共享和交换。软件主要包括三个部分：前处理模块、分析计算模块和后处理模块。前处理模块提供了一个强大的实体建模及网格划分工具，可以方便地构造有限元模型；分析计算模块包括结构分析、流体动力学分析、电磁场分析等；后处理模块可将计算结果以彩色等值线、截面（可看到结构内部）等图形方式显示出来，也可将计算结果以图表、曲线形式显示或输出。

2.3 三维有限元模型的建立

2.3.1 CT 图像数据采集

采用美国 GE 公司 Lightspeed(16 排)CT 机，对测试对象进行数据采集。摄片体位：测试对象取仰卧位，身体两侧对称无偏斜，使下颌骨后缘与 C_2 椎体前缘接近，头部两侧对称，勿吞咽和咀嚼，上下齿自然对合，舌尖抵上切牙舌面。扫描范围：甲状软骨至眼眶下缘。颌平面垂直向下，扫描线与颌平面平行进行连续扫描，扫描过程中保证体位不变，保证输出的每张 CT 片的中心点都通过同一长轴。扫描参数：球管电压与电流 120 kV/230 mA，层厚 0.625 mm。共得到 218 层 CT 图像，如图 1 所示，以 DICOM 格式数据文件刻录存盘。

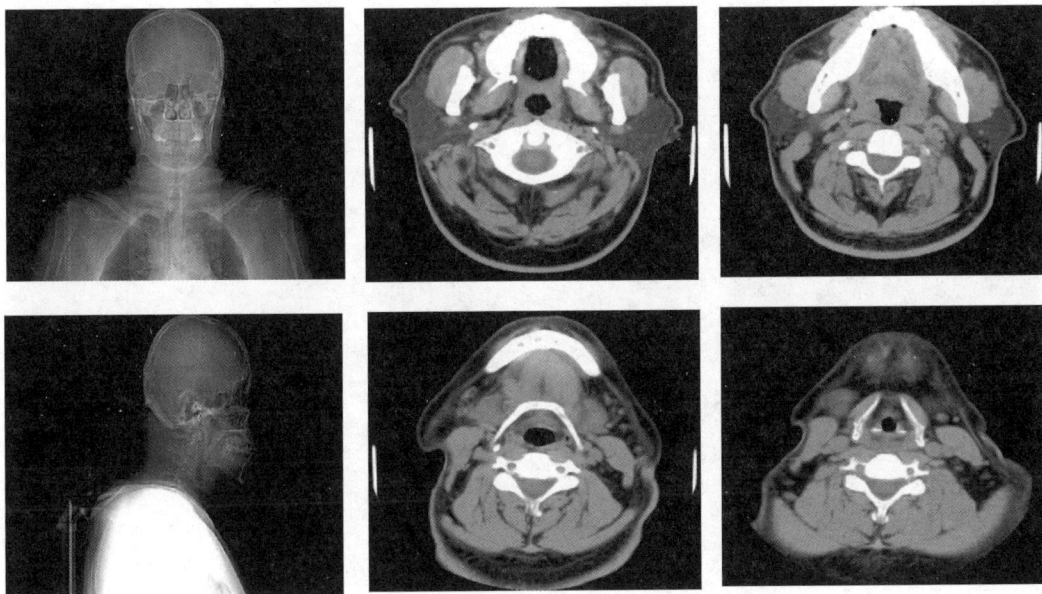

图 1　OSAHS 患者上气道 CT 图像

2.3.2 三维有限元模型建立过程

将 CT 扫描所获得的 DICOM 格式数据文件导入 Mimics 10.01 软件,转换后可见矢状面、冠状面和横断面视图。在 CT 图像上分别确定需要进行三维成像的组织范围,如图 2 所示。

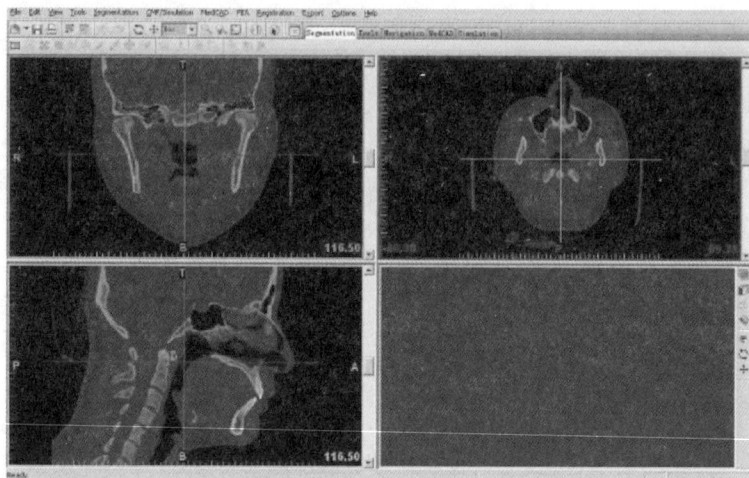

图 2　导入 Mimics 10.01 后的颅骨 CT

在软件分割模块中利用各种组织的不同分割识别范围可以分别识别出骨密质(bone):226-3071;气道(自定义):-5-135;肌肉:-1024-(-490)。由于本课题所关注的颏舌骨肌、下颌舌骨肌、颏舌肌分别建模有困难,因此将肌肉作为一个整体进行建模,同时为了更接近真实解剖结构,建立了气道周围软组织模型;气道周围肌肉组织建立至颈椎结合面处,在 Mimics 软件中利用编辑功能选取对应的组织和区域,输出为.iges 格式后输入反求工程软件 Imageware 10.0 进行线框模型的构建。根据结构要求进行每条线上控制点的移动获得比较光顺的 B 样条曲线,将所有模型曲线依然以.iges 格式导入有限元分析软件 Ansys 中进行面、体模型的构建。本课题所建立的模型包括下颌骨(骨密质、骨松质)、颞下颌关节盘、舌骨、气道(从硬腭平面至第 3 颈椎平面处)、肌肉(包含软腭、硬腭、下颌骨—舌骨—气道—1~3 颈椎连接的肌肉组织)。

下面以下颌骨面模型的建模过程为例说明。

对图片进行阈值选取(Thresholding):根据重建组织密度范围选定所要重建组织的种类,该软件将自动得出该种组织的阈值范围,接受这一阈值范围后,便获得该种组织的原始蒙罩。具体操作方法:点击视图页面 Segmentation 进入 Thresholding,将 Min 设置为 226,Max 设置为 3071,Predifined thresholds set 调节为 bone(CT)值,对 CT 图像进行阈值分割,选出骨组织的灰度值,点 Apply 键进入下一步,如图 3 所示。

获得骨组织的原始蒙罩后，所有骨组织都被选出。要想获得我们感兴趣的那部分组织结构就要运用三维区域生长技术（3D Region Growing），选取欲重建的实体结构区域，进而得到新的蒙罩。具体操作方法：在刚才已经分割好的图片上点击 region growing 键，点击图片中的下颌骨组织，与下颌骨同样灰度值的组织变为黄色表示被选中，如图4所示。

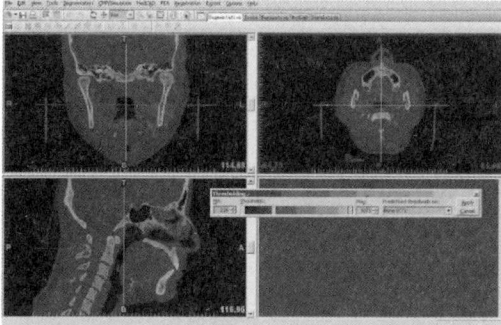

<table>
<tr><td>图3 阈值选择后骨组织的原始蒙罩</td><td>图4 通过区域生长获得的新蒙罩</td></tr>
</table>

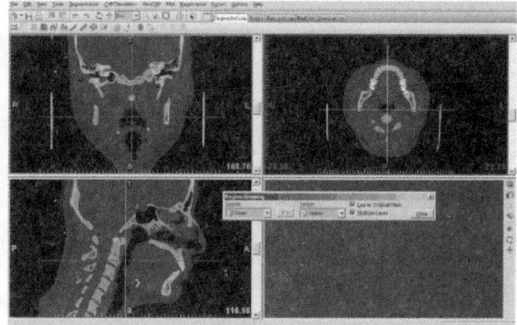

通过阈值分割及三维区域生长只能确定所有相似的组织，但是对于本课题感兴趣的组织而言还需要将多余的部分擦除，并在擦除多余组织过程中将产生的空洞填补。具体操作方法：通过 Edit mask 模块进入 Erase，利用擦除功能将多余的组织擦除；再通过 Edit mask 模块进入 Draw，利用填补功能将产生的空洞进行填补。这项工作需要对所需建模的组织断层图像边缘有清晰的认识，如图5所示。

完成下颌骨选取及填补空洞后，在三维实体（3D Object）菜单栏导入新生成的下颌骨蒙罩并加以运算，以获得所选取的实体结构区域的三维重建模型。此时的三维模型只是面模型，表面并不光滑，需要进一步光滑化处理。在光滑化过程中需选取更适用于医学图像处理的轮廓内插法，通过矩阵减少、表面光滑、边减少、三角形减少等方式提高生成三维实体模型的质量。具体操作方法：点击软件右上图标中的 Caculate 3D from

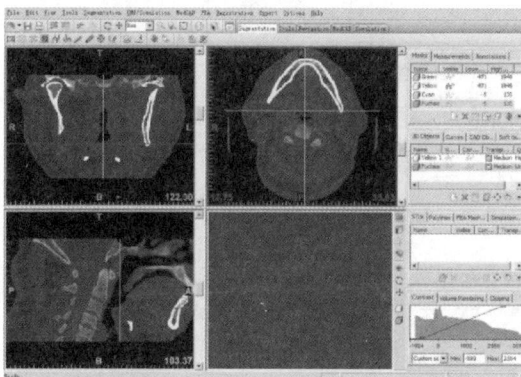

图5 下颌骨的骨密质、骨松质分离

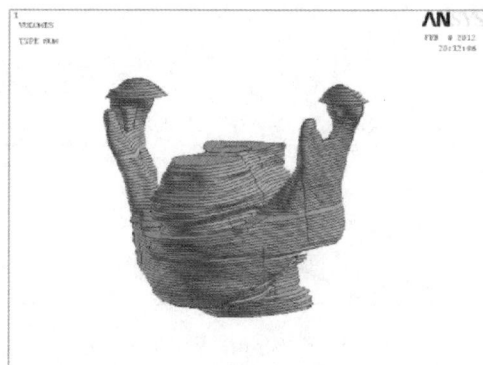

图6 三维面模型

Masks，生成三维面模型，运用上述方法在 Mimics 10.01 软件中分别重建出下颌骨、舌体、舌骨、上气道、颞下颌关节盘的三维面模型（如图 6 所示）。

将得到的实体以 .iges 格式导出另存。打开 Imageware 逆向工程软件并将其导入，此时得到的是所有组织的点云数据，对点云数据进行分层、对齐、去噪等处理后，在该软件中进行 B 样条曲线拟合、自由曲面拟合，同时在拟合过程中可以改变曲线或点的位置，使生成的曲面更趋于光滑。将生成的曲线以 .iges 格式保存，以便导入有限元模型进行体模型建立，如图 7 所示。

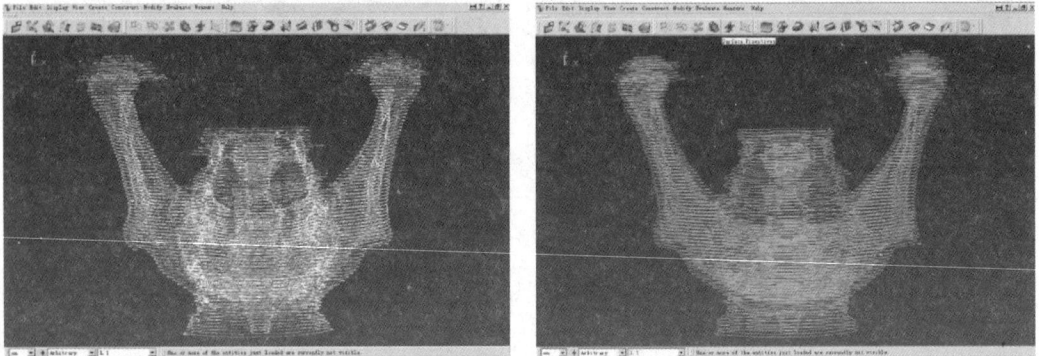

图 7　点云图、线框图

将从 Imageware 中得到的曲线模型在 Ansys 8.0 软件中运用布尔运算等前处理方式使模型连接为面，生成体模型，即可得几何模型。在几何模型构建过程中，需要区分不同组织和结构的边界，利用从下至上（Down to Up）的方式，利用 B 样条曲线生成自由曲面，然后生成体模型的方法建立上述各个组织模型。需要注意的是肌肉模型在建立过程中，因为肌肉要与各个组织连接，所以其连接与位置关系极其复杂。同时为了减小分析模型的大小，需要将模型建立为模块化模型，通过共面方式连接所有组织，共生成 25 个体模型。生成的几何模型如图 8 所示，然后对该模型进行网格划分，定义材料常数见表 2。

表 2　模型定义材料常数

	弹性模量/Pa	泊松比
骨密质	13700	0.3
骨松质	1820	0.3
肌肉和气道	1	0.45

采用 10 节点 Solid 92 单元、自由网格划分，骨密质、骨松质、肌肉和气道得到的单元数和节点数分别为：562920、50141、336789 个单元，544929、84869、303134 个节点。

加载约束条件：在下颌骨密质骨牙位上施加位移载荷，得到有限元模型，如图 9 所示。

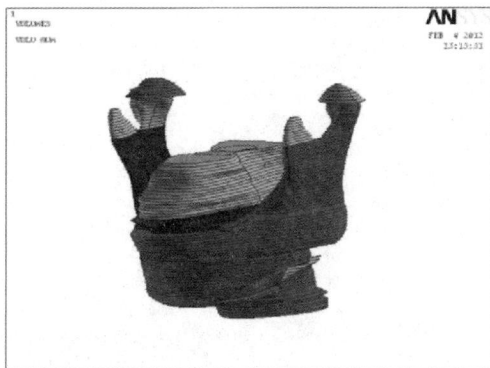

图 8　几何模型

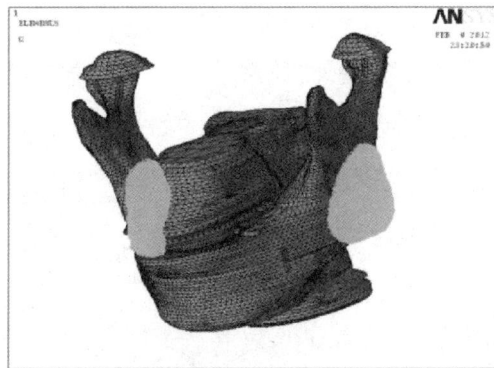

图 9　有限元模型

2.3.3　在模型构建中进行的假设与简化

将下颌骨模型分为骨密质和骨松质进行建模，因此模型的几何相似度比前期已有的模型要高。

将连接下颌骨和舌骨之间的肌肉作为整体模拟建模，未对肌肉和骨之间的连接骨膜进行建模，只是在模型中对肌肉与骨的连接部分进行了共面处理，在今后分析计算中会带来微小的误差。

设定模型中各材料和组织为连续、均质和各向同性的线弹性材料。

2.4　整体模型的下颌骨前伸加载

2.4.1　加载方式及大小

量取志愿者下颌最大前伸量为 13 mm，采用给定位移矢量加载，分别加载下颌骨前牙区水平前移位于下颌最大前伸量（13 mm）的 20%（2.6 mm）、40%（5.2 mm）、60%（7.8 mm）、68%（8.84 mm）、70%（9.1 mm）、75%（9.75 mm）、80%（10.4 mm）、100%（13 mm）位移，其中重点观测患者调节位（最大前伸量的 70%）和医师经验位（最大前伸量的 68%）时舌体及舌后气道的变化。

医师经验位的确立：咬合重建时，将患者最大前伸量的 68% 作为医师经验下颌前伸位置。

患者调节位的确立：患者戴用自行调节式口腔矫治器于医师经验位一个月后复诊，医师教会患者自行调节上下颌牙托间牵引装置，患者在医师指导下经过一段时间根据自觉症状找到自身适宜的下颌前伸位置后再行复诊，经 PSG 监测有效的下颌前伸位即患者调节位。本研究志愿者的患者调节位为 9.10 mm，位于下颌最大前伸量的 70%。

2.4.2 边界条件

假设模型材料和组织为均质、连续、各向同性的线弹性材料;材料受力变形为小变形;假设各部分结构在加载下不发生相对滑动;限制颞下颌关节盘的所有位移、下颌体部翼内肌和翼外肌附着部位所有位移,同时限制与颈椎连接部分肌肉表面的所有位移,参照北京大学赵雪岩等[6]的研究方法,为便于讨论,在模型的上气道表面选取舌后气道段最小截面处矢状径、横径作为观察指标,观察下颌不同前伸位置时舌体和舌后气道相应形态位移及应力变化。

2.5 统计方法

采用 SPSS 11.5 统计软件包,以下颌不同的前伸加载量为自变量,以相对位置的舌体综合位移为应变量,运用线性回归分析,以 $P<0.05$ 为差异有统计学意义。

3 结果

3.1 OSAHS 患者上气道及毗邻结构的三维有限元模型

采用薄层 CT 扫描技术,以 DICOM 格式将数据直接导入 Mimics 10.01 软件,利用软件对骨骼、气道等组织不同的灰度值进行边缘自动识别、填补空洞、生成 3-D 模型、网格划分等,得到了 OSAHS 患者下颌骨(骨密质、骨松质)、舌体、舌骨、上气道、颞下颌关节盘的三维实体模型。该模型以逆向工程软件 Imageware 能识别的格式保存后在 Imageware 中对点云数据进行降噪、对齐等处理,并对点云进行 B 样条曲线、自由曲面的光滑化处理及建模, 将此时得到的模型导入 Ansys 8.0 软件进行前处理, 获得体模型后进行网格划分,建立了 OSAHS 患者上气道及毗邻结构的三维有限元模型。设定模型中各材料和组织为连续、均质和各向同性的线弹性材料。实验所用材料参数参阅文献,采用 10 节点的 Solid 92 四面体单元,提高了模型的相似性和准确度,分析结果更接近实际。经过计算机划分网格后,骨密质、骨松质、肌肉和气道得到的单元数和节点数分别为:562920、50141、336789 个单元,544929、84869、303134 个节点。建立的模型不仅具有较为良好的几何形态和相似性,还可方便地利用该模块化模型对模型进行修改,为后续研究打下基础。

3.2 对所建模型进行相关力学相似性验证

分别在下颌骨模型上的磨牙、前磨牙及侧切牙加载 300、150、60 N 的力,限制下颌角、髁突和喙突的刚性位移后对下颌骨进行加载,获得平均应力,如图 10 所示。下颌骨最大位移位于前牙区及颏部;下颌骨两侧应力分布均匀,其中髁突颈部、冠突后侧、下颌角为应力集中区,形成从下颌骨体部至下颌角、下颌骨体部沿后牙牙槽嵴远端至下颌支前缘、冠突及冠突后侧沿下颌切迹至髁突颈部三条应力轨迹线,说明建立的模型具有非常高的力学相似性,建立的模型有效。

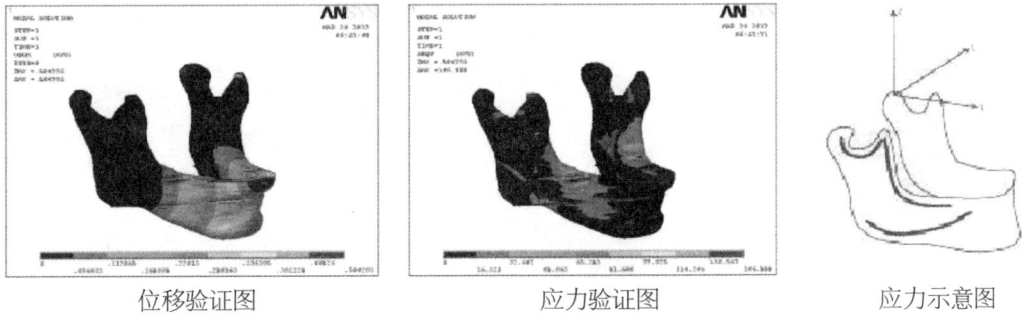

| 位移验证图 | 应力验证图 | 应力示意图 |

图 10　建立模型的相似性验证

3.3　下颌前伸对 OSAHS 患者舌体部三维有限元模型的影响

通过对模型中下颌骨模前牙区部分加载下颌最大前伸量(13 mm)的 20%(2.6 mm)、40%(5.2 mm)、60%(7.8 mm)、68%(8.84 mm)、70%(9.1 mm)、75%(9.75 mm)、80%(10.4 mm)、100%(13 mm),发现舌根部及舌后气道发生改变,具体加载结果如下。

3.3.1　加载 20%(2.6 mm)

在加载 20%(2.6 mm)的作用下,舌根部前移 0.07 mm,舌体根部综合位移 0.77 mm,舌后气道矢状径增大 0.35 mm,横径减小 0.17 mm,舌体的应力为 0 MPa,如图 11 所示。

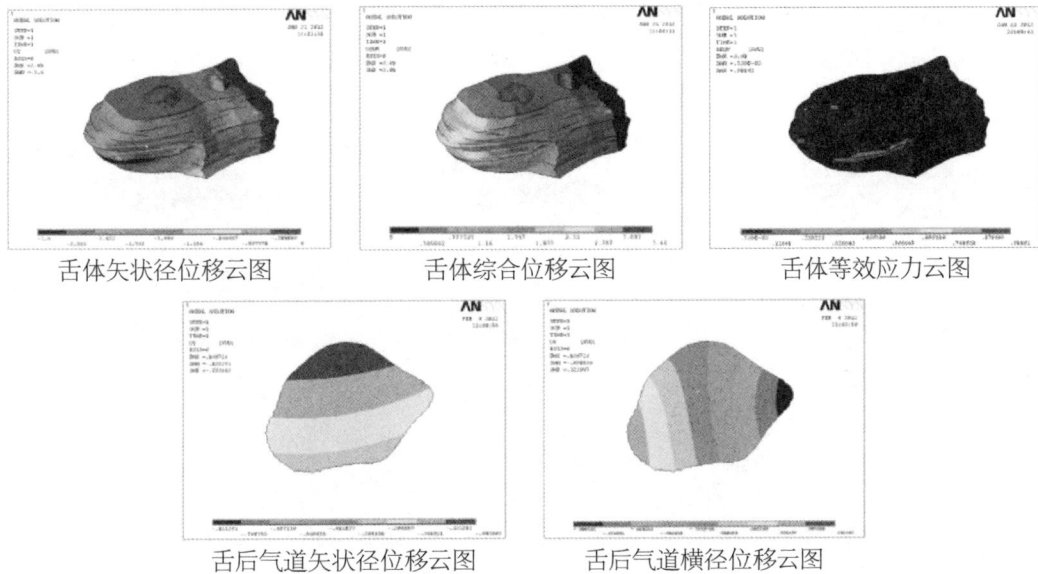

| 舌体矢状径位移云图 | 舌体综合位移云图 | 舌体等效应力云图 |

| 舌后气道矢状径位移云图 | 舌后气道横径位移云图 |

图 11　下颌前伸 20%(2.6 mm)时舌体、舌后气道应力位移分布图

3.3.2　加载 40%(5.2 mm)

在加载 40%(5.2 mm)的作用下,舌根部前移 1.73 mm,舌体根部综合位移 1.55 mm,舌后气道矢状径增大 0.70 mm,横径减小 0.34 mm,舌体的应力为 0 MPa,如图 12 所示。

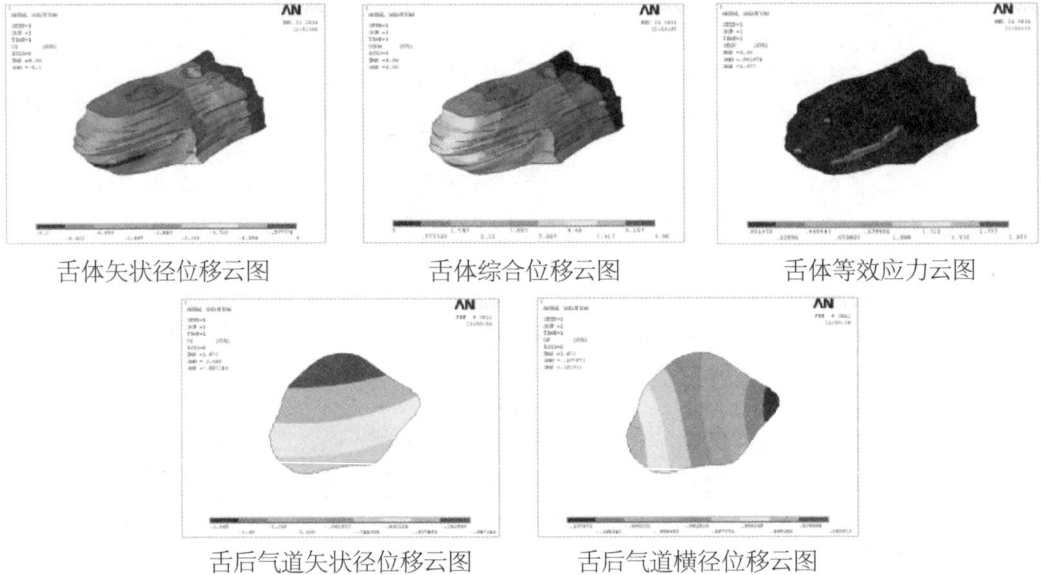

舌体矢状径位移云图　　　　舌体综合位移云图　　　　舌体等效应力云图

舌后气道矢状径位移云图　　　　舌后气道横径位移云图

图 12　下颌前伸 40%(5.2 mm)时舌体、舌后气道应力位移分布图

3.3.3　加载 60%(7.8 mm)

在加载 60%(7.8 mm)的作用下,舌根部分层整体前移,舌体根部综合位移 9.89 mm,舌后气道矢状径增大 3.40 mm,横径减小 0.76 mm,舌体的应力为 0 MPa,如图 13 所示。

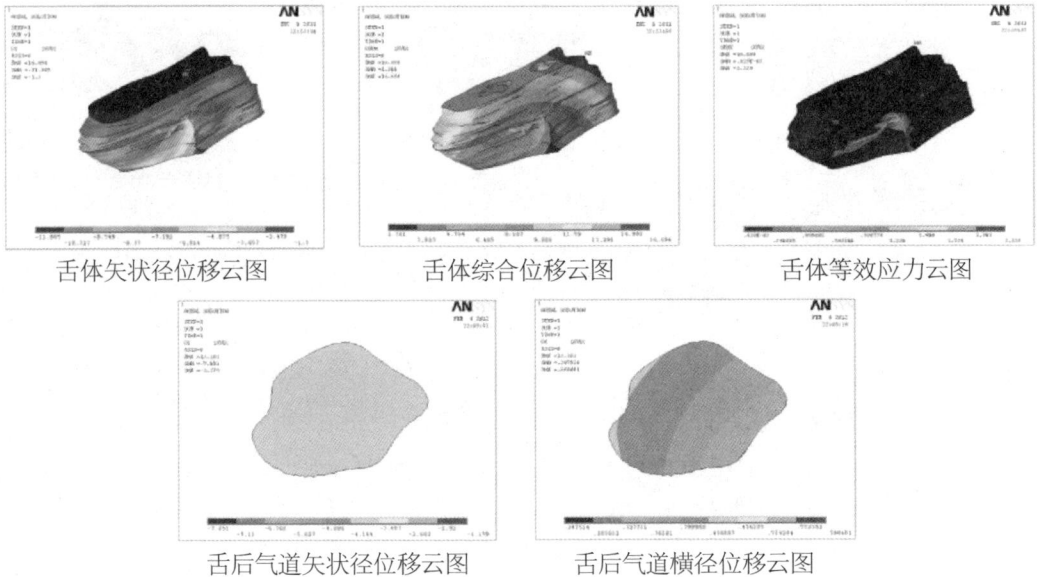

舌体矢状径位移云图　　　　舌体综合位移云图　　　　舌体等效应力云图

舌后气道矢状径位移云图　　　　舌后气道横径位移云图

图 13　下颌前伸 60%(7.8 mm)时舌体、舌后气道应力位移分布图

3.3.4 加载 68%(8.84 mm)

在加载 68%(8.84 mm)的作用下,舌根部前移 2.95 mm,舌体根部综合位移 2.63 mm,舌后气道矢状径增大 1.19 mm,横径减小 0.75 mm,舌体的应力为 0 MPa,如图 14 所示。

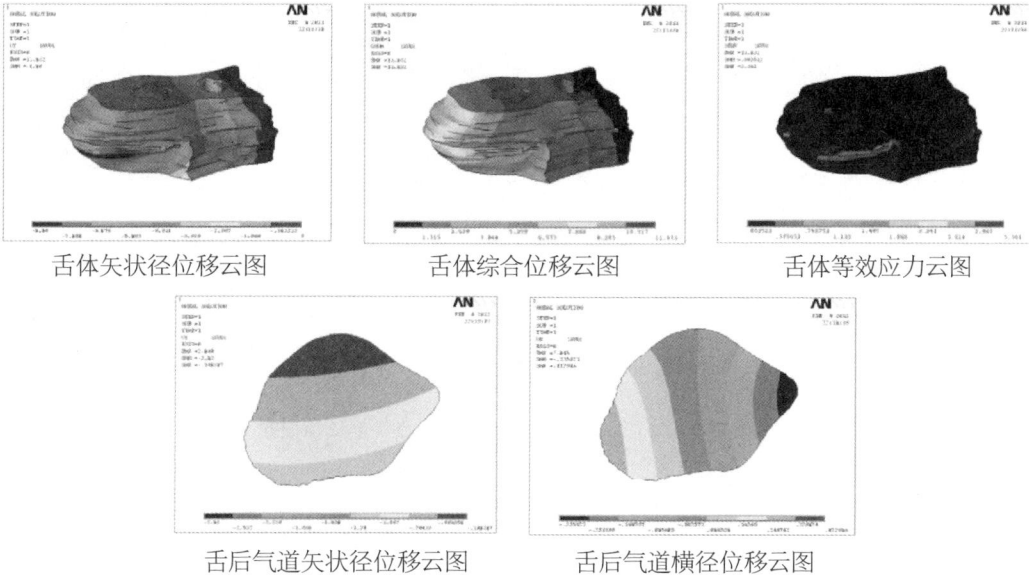

舌体矢状径位移云图　　　　舌体综合位移云图　　　　舌体等效应力云图

舌后气道矢状径位移云图　　　　舌后气道横径位移云图

图 14　下颌前伸 68%(8.84 mm)时舌体、舌后气道应力位移分布图

3.3.5 加载 70%(9.1 mm)

在加载 70%(9.1 mm)的作用下,舌根部前移 3.03 mm,舌体根部综合位移 2.71 mm,舌后气道矢状径增大 1.23 mm,横径减小 0.60 mm,舌体的应力为 0 MPa,如图 15 所示。

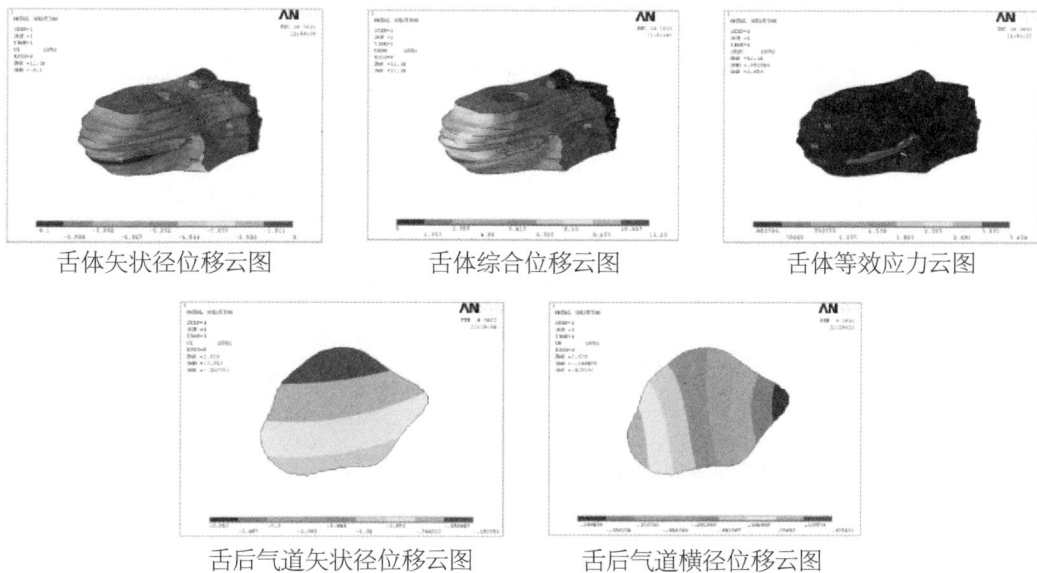

舌体矢状径位移云图　　　　舌体综合位移云图　　　　舌体等效应力云图

舌后气道矢状径位移云图　　　　舌后气道横径位移云图

图 15　下颌前伸 70%(9.1 mm)时舌体、舌后气道应力位移分布图

3.3.6　加载 75%（9.75 mm）

在加载 75%（9.75 mm）的作用下，舌根部前移 3.25 mm，舌体根部综合位移 2.90 mm，舌后气道矢状径增大 1.31 mm，横径减小 0.64 mm，舌体的应力为 0 MPa，如图 16 所示。

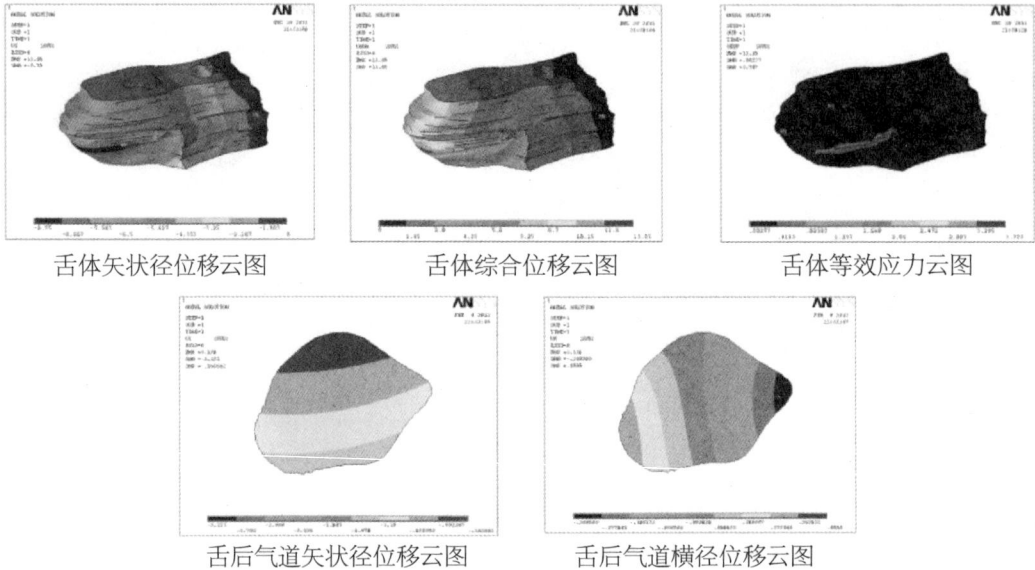

舌体矢状径位移云图　　舌体综合位移云图　　舌体等效应力云图

舌后气道矢状径位移云图　　舌后气道横径位移云图

图 16　下颌前伸 75%（9.75 mm）时舌体、舌后气道应力位移分布图

3.3.7　加载 80%（10.4 mm）

在加载 80%（10.4 mm）的作用下，舌根部前移 3.47 mm，舌体根部综合位移 3.09 mm，舌后气道矢状径增大 1.40 mm，横径减小 0.68 mm，舌体的应力为 0 MPa，如图 17 所示。

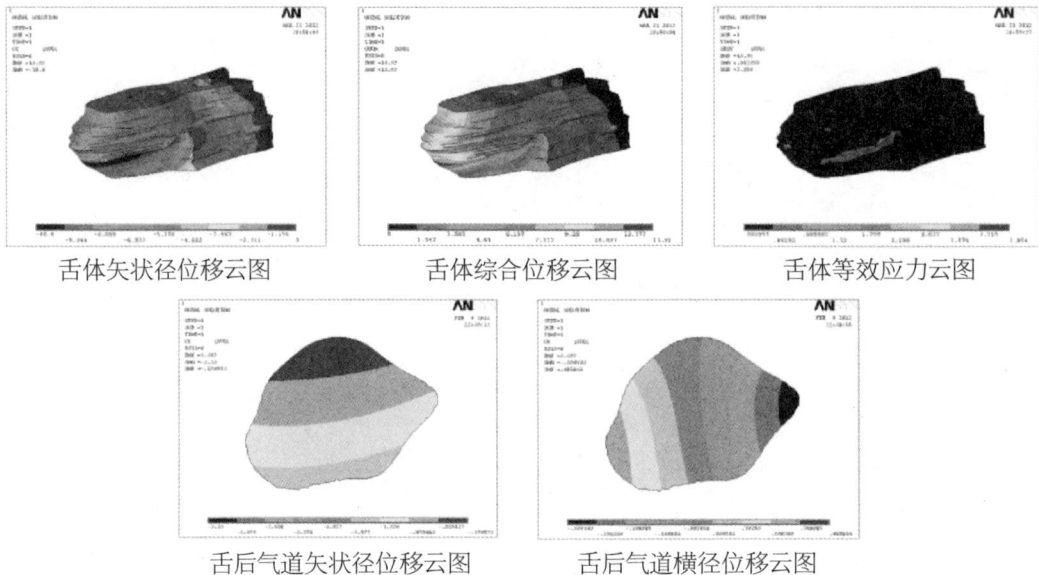

舌体矢状径位移云图　　舌体综合位移云图　　舌体等效应力云图

舌后气道矢状径位移云图　　舌后气道横径位移云图

图 17　下颌前伸 80%（10.4 mm）时舌体、舌后气道应力位移分布图

3.3.8 加载 100%(13 mm)

在加载 100%(13 mm)的作用下,舌根部前移 4.33 mm,舌体根部综合位移 3.87 mm,舌后气道矢状径增大 1.76 mm,横径减小 0.86 mm,舌体的应力为 0 MPa,如图 18 所示。

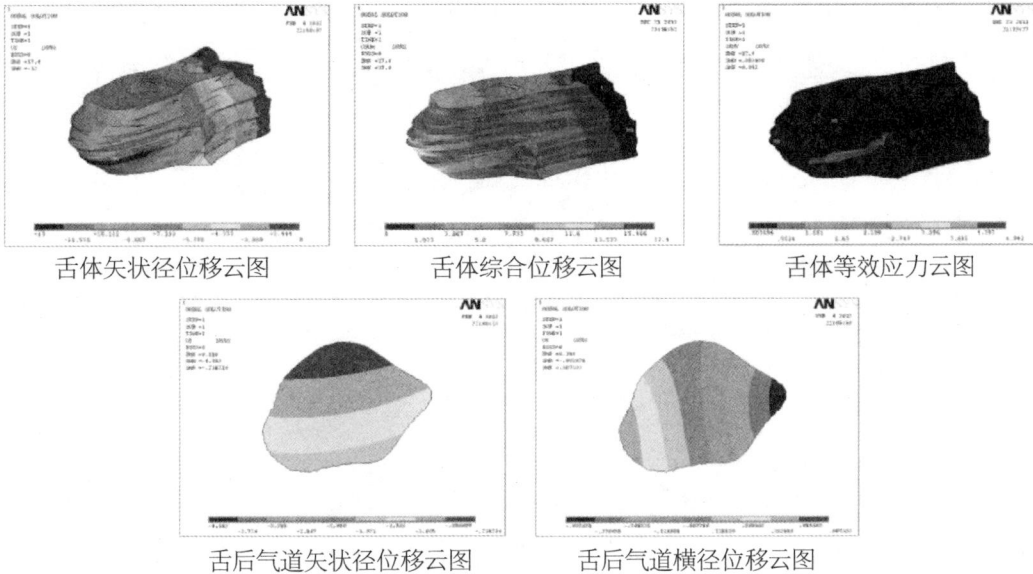

舌体矢状径位移云图　　　　　舌体综合位移云图　　　　　舌体等效应力云图

舌后气道矢状径位移云图　　　　　舌后气道横径位移云图

图 18　下颌前伸 100%(13 mm)时舌体、舌后气道应力位移分布图

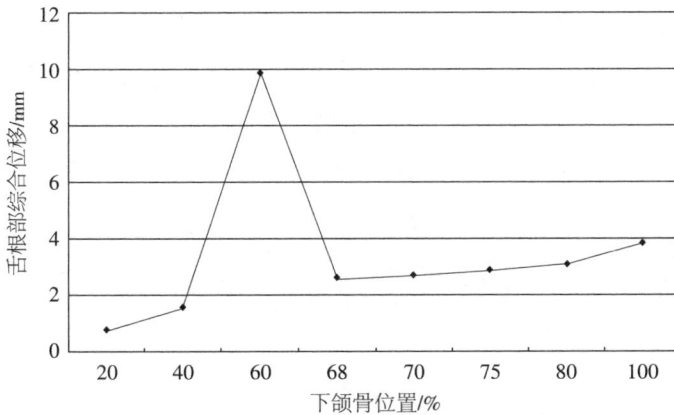

图 19　下颌不同位移舌根部的变化

由此可见,通过对三维有限元模型中的下颌骨模型加载下颌不同前伸位置,发现舌体根部随着下颌加载量的增加而向前移动,下颌前伸至 60%(7.8 mm)时舌根部前伸量达到最大(9.89 mm),下颌前伸至 68%(8.84 mm)时迅速下降至 2.63 mm,之后再缓慢回升。下颌前移后舌后气道矢状径均增加、横径均减小,增加量大于减小量;随着下颌加载量的增加,横径与矢状径在 60%达到最大变量,之后迅速下降再缓慢回升。下颌前移后舌体最大应力位于舌体与下颌骨的连接处,其余位置均不受力。

3.4 三维有限元模型下颌前伸与舌体变化的相关性

运用 SPSS 11.5 统计软件，对下颌不同前伸加载量与相对位置的舌体综合位移的相关性进行线性回归分析。假设下颌不同前伸加载量为自变量 x，相对位置的舌体综合位移为应变量 y。统计结果显示，相关系数 $r=0.278$，回归验证 $F=0.503$，$P=0.505>0.05$，回归系数 $\beta=0.241$，得出二者的回归系数方程为 $y=1.415+0.241x$，下颌前伸与舌体综合位移间的相关系数仅为 0.278，认为二者间相关性很低。若去除下颌位于 60%（7.8 mm）的数值，对余下下颌不同前伸加载量与相对位置的舌体综合位移的相关性进行线性回归分析，得到相关系数 $r=1$，回归验证 $F=658160.292$，$P=0.000<0.05$，回归系数 $\beta=0.298$，得出二者的回归系数方程为 $y=-0.002+0.298x$，下颌前伸与舌体综合位移间的相关系数达到 1，表示完全相关。

4 讨论

OSAHS 作为一类较复杂的综合征，由于患者睡眠中呼吸暂停、通气障碍，机体长期处于低氧状态，诱发心、脑、肾等并发症及全身性病变，造成患者生活质量不同程度下降，甚至威胁生命。随着其危害性逐步被人们认识且该病发病人数逐年增多，目前已受到医学界和相关学科的高度重视。OSAHS 发病机制至今仍不十分明确，不同学科的学者们从各自的学科领域进行研究和探讨，一般认为 OSAHS 患者睡眠时存在上气道的狭窄或阻塞。呼吸是一个反复正压、负压交替的过程，而舌后气道又属于肌性管道，缺乏软骨或骨性支架。大量研究证实，绝大多数 OSAHS 患者上气道阻塞部位位于软腭和舌后气道[62-63]。因此，对于 OSAHS 的发生机制，上气道形态学成为重要的研究方向。

4.1 运用 CT 建立上气道及毗邻结构的三维有限元模型

现代影像技术可获得 OSAHS 患者上气道及周围软组织结构和功能相关的高分辨解剖学信息，正在逐渐成为一种有力的研究工具[64]。三维影像技术可以对上气道及其周围结构进行逐层立体显示，MRI 与 CT 作为三维影像的形态学研究工具，是较早用于认识 OSAHS 的手段之一，可以较准确地反映真实的上气道[65]。CT 是目前国内外广泛应用的医学检测设备，采用卧位检查，接近睡眠时的体位，能够较真实地反映患者在睡眠体位时上气道情况和潜在的阻塞部位。对 OSAHS 研究采用 CT 检查方法相对简单易行，可反映患者上气道生理及病理状态下的阻塞情况，对选择治疗方案和评估手术疗效等都有着重要意义。CT 智能化工作站可使 CT 在图像处理和数据传输方面更加便利，使 CT 在 OSAHS 的研究中更具优势。MRI 技术避免了对人体的电离辐射损伤，并且具有软组织结构分辨率高、原生三维断面成像等优势,在上气道检查中应用也日趋广泛。但是MRI 检查扫描需要时间较长,扫描过程中可能受到的干扰因素较多,不易观察到每个呼吸周期上气道的动态变化,且费用昂贵[66],这些因素使得它的应用没有 CT 普遍,但作为一种研究手段,MRI 对软组织显影具有其他影像学检查所不具备的优势,与 CT 相结合可以发挥更大的优势。

近年来,有限元模型从二维结构分析发展到三维立体分析,建模方法由磨片切片法发展到利用医学影像技术进行断层扫描后使用计算机软件来构建。有限元法于 1973 年由 Thresher 首先应用于口腔医学后,便成为口腔生物力学研究中最先进有效的一种生物力学分析方法。本课题是在 OSAHS 患者上气道 CT 扫描图片的基础上,结合三维 CT成像处理软件 Mimics 10.01,重建出真实的 OSAHS 患者上气道及毗邻结构的三维有限元模型。该面模型真实地显示了 OSAHS 患者上气道及周围软硬组织的结构及形态。建立的上气道及毗邻结构的三维有限元模型具有较好的形态相似性及力学相似性,便于后续加载获得精准的数据。

随着学者们研究发现 OSAHS 主要由上气道解剖结构异常所引起,运用三维有限元法对上气道的研究逐渐增多,主要集中在对上气道内流场数值的模拟,对组织形态变化的研究较少。2005 年,Yaqi Huang 等学者[57]建立正常人上气道有限元模型,用来研究咽部塌陷与解剖因素之间的相关性。2006 年,孙秀珍等学者[58]对人体上呼吸道进行三维有限元重建和流场数值的模拟研究。2006 年,Khaled F 等学者[67]用三维有限元分析方法,通过对压力及气流的测量,准确地得出健康人清醒或睡眠状态下一个呼吸循环过程中任意时间的鼻咽横断面积,且可以动态地观测鼻咽横断面积的变化。2007 年,Jeong等学者[16]根据 CT 数据建立了一个流体动力学模型,用来研究 OSA 患者咽腔内气流流场特性。2008 年 Nithiarasu P 等学者[59]研究了稳定气流通过人上气道几何模型的切应力及压力,认为口咽、喉咽更易狭窄。2009 年,赵雪岩等学者[61]利用 CT 扫描数据,建立一个由硬腭水平位置至气管约第 2、3 软骨下端的健康成年人上气道三维有限元模型,分析上气道在不同压力下动态解剖结构的变化。这些学者的研究证实三维有限元模型可以真实地反映上气道的结构及形态,有限元法是研究上气道的有效方法。

以上建立的上气道相关模型多以研究上气道内流体动力学为主,较少涉及上气道形态的动态变化,尤其是连接上气道、舌骨、下颌骨的肌肉组织,而上气道周围组织在上气道形态变化方面起主要作用。2010 年,赵燕玲等[68-69]建立了健康成人和 OSAHS 患者上气道及其毗邻结构的三维有限元模型,该模型涵盖了下颌骨、舌骨、上气道及周围肌肉组织结构，为上气道软硬组织建模相结合的首次探索，为本课题提供了模型建立的经验。

本课题所建立的上气道及毗邻结构的三维有限元模型包含了上气道、舌体、舌骨、下颌骨、颞下颌关节盘及气道周围肌肉结构。该模型考虑了肌肉的牵拉作用对上气道产生的影响，有别于以往模型的建立。对所建立的模型进行模型验证，以下颌骨为例：采用文献数据在下颌骨模型上的磨牙、前磨牙及切牙上分别加载 300、150、60 N 的力，限制下颌角和髁突、喙突的刚性位移，对下颌骨进行加载，结果显示髁突颈部、冠突后侧、下颌角等部位为最大应力分布区，形成下颌骨体部至下颌角、下颌骨体部沿后牙牙槽嵴远端至下颌支前缘、喙突及喙突后侧沿下颌切迹至髁突颈部三条应力轨迹线。该结果与以往研究下颌骨应力分布区多位于髁突前斜面、冠突、下颌切迹等部位相一致[70-71]，说明本课题所建立的下颌骨模型有效，验证了这种建模方法的有效性。

综上所述，通过螺旋 CT 扫描 OSAHS 患者上气道获得精确的图像信息（DICOM 格式），采用 Mimics 三维建模软件、Imageware 逆向工程软件、Ansys 有限元分析软件建立上气道及毗邻结构的三维有限元模型，在此基础上进行有限元模型的加载分析，以期深入了解 OSAHS 的发病机理以及为口腔矫治器的优化设计等提供理论依据，并探索一种新的方法和途径，借此寻找更为方便、经济、高效的手段，为 OSAHS 患者上气道生物力学的研究打下基础。

4.2 加载下颌不同前伸位置对 OSAHS 患者舌体的影响

已有研究结果表明，OSAHS 患者戴用下颌前伸矫治器引导下颌向前向下移位，进而打开上气道，可消除或缓解上气道病理性移位与坍塌所导致的气道阻塞，进而改善呼吸通气状况。下颌前伸量是口腔矫治器对 OSAHS 疗效研究中的重点，目前下颌前伸量的研究主要来源于临床经验，适宜的下颌前伸量研究应在一个合适的牵引方向下，使下颌在同一方向不同前伸量发生移动，从而观察上气道软组织应力分布特征和有效节点位移变化，三维有限元技术为解决此问题提供了一个新的研究方法。通过建立 OSAHS 患者上气道及毗邻结构的三维有限元模型，模拟外界作用条件进行加载分析，研究相应因素对模型的影响，具有方便、可靠、精确的特点，能够排除实物试验中各种不确定的干扰因素。

口腔矫治器治疗 OSAHS 时多采用下颌逐步前伸的方法，主要是为了减小下颌在被动前伸时牙列、颌骨、颅面和颞下颌关节的负面效应。本课题通过建立 OSAHS 患者上气道及毗邻结构的三维有限元模型，模拟口腔矫治器在治疗过程中下颌逐步前伸，对三维有限元模型的下颌骨部分进行加载，观察舌体及舌后气道的形态学变化。研究证实，随着下颌骨逐步前伸，舌后气道最小横截面处横径逐渐缩小、矢状径逐渐扩大，扩大趋势大于缩小趋势，总体来说，随着下颌逐步前伸，舌后气道呈逐步增大趋势。

本课题研究结果显示，在下颌骨模型加载下颌最大前伸量 20%、40%、60%、68%、70%、75%、80%、100% 的作用下，舌根部随着下颌前伸量的增加向前移动，在 60% 时达到最大之后迅速下降再缓慢回升；在下颌前伸 60% 时舌体模型发生了突变，出现分层整体位移，综合位移的应力最大处位于舌后气道处；舌体矢状径的应力最大处位于舌体与舌骨连接处，舌背部前移量达到最大，前移 11.91 mm。随着下颌前伸量的增加，舌后气道矢状径明显增加，横径相应减少，增加量大于减小量，表明下颌前伸能有效地打开舌后气道；随着下颌前伸量的增加，舌后气道横径与矢状径在 60% 达到最大变量，之后迅速下降再缓慢回升；在下颌前伸 60% 时舌后气道模型发生了突变，舌后气道狭窄处横截面的矢状径整体前移 3.40 mm，横径减小 0.76 mm。这与本课题之前的研究[72]结果相同：下颌骨前移至 8.0 mm 时模型的应力分布状态突变，说明下颌在前伸 7.8~8 mm 处是矫治器加载时的敏感点或突变点，这一位移的作用还需更多临床数据来证实。

随着加载位移量增大，舌后气道形态发生改变，表现为舌后气道矢状径增加，气道形态变化有利于消除 OSAHS 患者在该段所致的狭窄和阻塞，表明能打开上气道达到治疗的目的。以往研究显示[48]，下颌逐步前伸状态下 OSAHS 患者上气道始终处于增大状态，但从 75% 开始增长趋于平缓，这一结果与本课题的结果略有不同。本研究表明从下颌前伸 20% 开始，舌后气道最小截面矢状径逐步增大、横径逐步减小，随着下颌加载量增加，矢状径与横径在 60% 达到最大变化量，之后迅速下降再缓慢回升。这一现象说明 7.8~8.0 mm 是下颌移动的一个敏感点，对临床有较明显的效果，这个结果可能与本课题所选取的最大前伸量有关。

在加载医师经验位（68%）和患者调节位（70%）时，舌根部分别前移 2.95、3.03 mm，舌体根部综合位移分别是 2.63、2.71 mm，舌后气道矢状径分别增大 1.19、1.23 mm，横径分别减小 0.75、0.60 mm，表明患者调节位与医师经验位相比能更有效地打开舌后气道，从而增强患者的依从性与口腔矫治器戴用时的舒适度，为更有效地治疗 OSAHS 提供帮助。但本课题研究表明，舌体前移与舌后气道打开的最大量位于下颌骨最大前伸量的 60%，临床上对于下颌前伸位移的选择（最舒适位、最佳前伸位）是否统一，需要进一步临床试验加以证实。

运用 SPSS 11.5 软件，对下颌不同前伸加载量与相对位置的舌体综合位移的相关性进行线性回归分析,结果表明下颌前伸与舌体综合位移间的相关系数达到 1,表示完全相关,进而得出二者的回归系数方程为:$y=-0.002+0.298x$。而包括 60%(7.8 mm)的统计学分析结果表明,下颌前伸与舌体综合位移间的相关系数仅为 0.278,认为二者间相关性很低。本结果表明下颌前伸时,舌体向前移位,这种趋势随下颌前伸增加而增加,也表明 60%(7.8 mm)是下颌前伸加载的一个敏感点或突变点。

综上所述,三维有限元模型可以还原真实的 OSAHS 患者上气道及周围组织的结构及形态,有限元方法是研究上气道及周围组织形态受力后发生变化的有效生物力学方法。本课题对所建立的三维有限元模型进行载荷分析,所得数据真实、有效,为下颌前伸状态下 OSAHS 患者上气道形态改变的研究提供了一种新方法。上气道形态变化除了下颌前伸的机械牵拉外,还应包括神经调节和其他未知因素的共同作用。

4.3 研究展望

建立更为精确的有限元模型,为进行后续力学分析奠定基础,对下颌前伸引起的上气道各段形变进行分析;添加矫治器的生物力学模型,更好地模拟矫治器戴入口腔后上气道形态发生的变化;模拟睡眠状态下下颌前伸矫治器治疗 OSAHS 患者时上气道的形态改变及力学变化;寻找下颌骨位移变化与上气道大小形态改变间的量化关系,以期通过计算机模拟来指导临床患者个性化矫治器的制作。

以本课题为基础,可以进行以下方面的研究:

(1)进行其他影响气道变化因素的研究,为进一步合理设计矫治器提供更为精确的理论依据;

(2)对现有临床矫治器的治疗效果进行生物力学评价,结合临床表现进行相关组织学方面的研究,对矫治器加以改进;

(3)对下颌骨、舌体、舌骨、肌肉、气道、颞下颌关节之间的运动关系进行动力学研究,努力确定出下颌骨移位与其他相关因素之间的相关性,为临床确定最佳矫治伸长量提供依据。

5 结论

(1)本课题基于 OSAHS 患者上气道 CT 扫描图片,结合三维 CT 成像处理软件 Mimics 10.01,重建出真实的 OSAHS 患者下颌骨(骨密质、骨松质)、颞下颌关节盘、舌骨、气道(从硬腭平面至第 3 颈椎平面处)、肌肉(包含软腭、硬腭、下颌骨—舌骨—气道—1~3 颈椎连接的肌肉组织)模型,基于此面模型建立的有限元模型具有更好的形态相似性及力学相似性，便于后续加载获得更准确的数据。所建立的上气道及毗邻结构的三维有限元模型考虑了肌肉的牵拉作用对上气道产生的影响，有别于以往模型建立，将下颌骨模型分为骨密质和骨松质进行建模，因此模型的几何相似度比前期已有的模型要高。

（2）本课题对OSAHS患者包含上气道及毗邻结构的三维有限元模型采用加载下颌前伸。通过观察OSAHS患者三维有限元模型舌体及舌后气道的形态学改变，证实下颌前伸对OSAHS患者舌后气道形态产生影响。随着下颌逐步前伸，舌后气道最小截面矢状径逐渐伸长，横径逐渐缩小，最大位移出现在下颌最大前伸位的60%，为下颌前伸矫治器治疗OSAHS的机理和后续的生物力学分析提供了依据与参考。

（3）本课题对医师经验位（68%）、患者调节位（70%）和最佳前伸位移（60%）进行观察发现，舌体前移与舌后气道的打开由大到小分别为60%、70%、68%。从患者主观因素出发患者调节位（70%）更为舒适，从患者的依从性等方面考虑患者调节位（70%）能增加患者戴用时间和戴用频率，更能为有效治疗OSAHS提供帮助。临床上对于下颌前伸位移的选择（最舒适位、最佳前伸位）是否统一，需要进一步临床试验加以分析。

中英文缩略词表

英文缩写	英文全称	中文全称
OSAHS	obstructive sleep apnea hypopnea syndrome	阻塞性睡眠呼吸暂停低通气综合征
CT	computer tomography	计算机断层扫描
MRI	magnetic resonance imaging	磁共振成像
CPAP	continuous positive airway pressure	持续正压通气
OA	oral appliance	口腔矫治器
Mimics	materialise's interactive medical image control system	Mimics软件
Ansys	analysis system	Ansys软件
PSG	polysomnography	多导睡眠图
SaO$_2$	arterial oxygen saturation	血氧饱和度
AHI	apnea hyponea index	睡眠呼吸暂停低通气指数
3D-FEM	three-dimensional finite element method	三维有限元法

参考文献

[1] Liu Y, Lowe A A, Fleetham J A, et al. Cephalometric and physiologic predictors of the efficacy of an adjustable oral appliance for treating obstructive sleep apnea [J]. Am J Orthod Dentofacial Orthop,

2001,120:639-647.

[2] Pepperell J C, Ramdassingh-Dow S, Crosthwaite N, et al. Ambulatory blood pressure after therapeutic and subtherapeutic nasal continuous positive airway pressure for obstructive sleep apnoea:a randomised parallel trial[J]. Lancet,2002,359(9302):204-210.

[3] Yaggi H K, Concato J, Kernan W N, et al. Obstructive sleep apnea as a risk factor for stroke and death[J]. N Engl J Med,2005,353(19):2034-2041.

[4] Doherty L S, Kiely J L, Swan V, et al. Long-term effects of nasal continuous positive airway pressure therapy on cardiovascular outcomes in sleep apnea syndrome[J]. Chest,2005, 127(6):2076-2084.

[5] Rama A N, Tekwani S H, Kushida CA. Sites of obstruction in obstructive sleep apnea [J]. Chest, 2002, 122:1139-1147.

[6] Ikeda K, Ogura M, Oshima T, et al. Quantitative assessment of the pharyngeal airway by dynamic magnetic resonance imaging in obstructive sleep apnea syndrome1 [J]. Ann Otol Rhinol Laryngol, 2001,110:183-189.

[7] Caples S M,Gami A S,Somers V K.Obstructive sleep apnea[J]. Arm Intern Med,2005,142(3):187-197.

[8] Schwab R J, Gefter W B, Pack A I, et al. Dynamic imaging of the upper airway during respiration in normal subjects[J]. J Appl Physiol,1993,74:1504-1514.

[9] Chen N H, Li K K, Li S Y, et al. Airway Assessment by Volumetric Computed Tomography in Snorers and Subjects With Obstructive Sleep Apnea in a Far - East Asian Population [J]. Laryngoscope, 2002,112(4):721-725.

[10] Kryger M H, Roth T, Dement W C. Principles and practice of sleep medicine [M]. 4th ed. Philadelphia: Elsevier Saunders,2005:983-1000.

[11] Tangugsorn V, Skotvedt O,Krogstad O, et al. Obstuctive sleep apnea Part I. Cervico-craniofacial skeletal morphology[J]. Eur J Orthod,1995,17:45-67.

[12] Lane F,Donnelly. Obstructive Sleep Apnea in Pediatric Patients: Evaluation with Cine MR Sleep Studies[J]. Radiology, 2005,236:768-778.

[13] Pépin J L, Veale D, Ferretti G R, et al. Obstructive Sleep Apnea Syndrome:Hooked Appearance of the Soft Palate in Awake Patients ephalometric and CT Findings[J]. Radiology,1999,210:163-170.

[14] 高萍,李五一,党玉庆,等. OSAHS 不同呼吸时相上气道变化的多层螺旋 CT 评价[J]. 中国临床医学影像杂志,2008,19(8):536-540.

[15] 高雪梅,曾祥龙,傅民魁,等. 阻塞性睡眠呼吸暂停综合征上气道阻塞点的磁共振研究[J]. 现代口腔医学杂志,2000,14(3):185-187.

［16］ Jeong S J,Kim W S,Sung S J, et al. Numerieal investigation on the flow characteristics and aerodynamic froce cf the upper airway of patient with obstructive sleep apnea using computational fluid dynamics ［J］. Medical Engineering& Physics,2007,29（6）:637–651.

［17］ 李延忠. 睡眠呼吸障碍性疾病［M］. 山东:山东科学技术出版社,2005:208–304.

［18］ Cuccia A M, Caradonna C. Mandibular advancement devices: indications and predictors of treatment outcome［J］. Minerva Stomatol,2007,56（9）:427–443.

［19］ 傅民魁.口腔正畸专科教程［M］.北京:人民卫生出版社,2007:689.

［20］ 刘月华,王飞,兰庭超,等. 口腔矫治器治疗阻塞性睡眠呼吸暂停低通气综合征——计算机辅助下颌前伸定位［J］. 实用口腔医学杂志,2007,23（5）:611–655.

［21］ Kato J, Isono S, Tanaka A, et al. Dose–dependent effects of mandibular advancement on pharyngeal mechanics and nocturnal oxygenation in patients with sleep –disordered breathing ［J］. Chest, 2000,117:1065–1072.

［22］ Dort L C, Hadjuk E, Remmers J E. Mandibular advancement and obstructive sleep apnoea: a method for determining effective mandibular protrusion［J］. Eur Respir J,2006,27:1003–1009.

［23］ 许世雄,Chew Y T, Low H T,等.下呼吸道重开的生物流体力学研究:实验模拟［J］.生物物理学报,2000,26（2）:380–386.

［24］ Young T, Palta M, Dempsey J, et al. The occurrence of sleep–disordered breathing among middle–aged adults［J］. N Engl J Med,1993,328:1230–1235.

［25］ 高雪梅,赵颖,曾祥龙,等. 北京地区鼾症和睡眠呼吸暂停综合征的流行病学研究［J］.口腔正畸学, 1997,4（3）:162–165.

［26］ 李长涛,戴嵘,高雪梅,等. OSAS患者颅面上气道形态学与睡眠呼吸功能的相关性研究［J］. 中国医刊,2006,41（6）:25–27.

［27］ 中华医学会呼吸病学分会睡眠呼吸疾病学组. 中枢性睡眠呼吸暂停低通气综合征诊治指南（草案）［J］. 中华内科杂志,2003,42（8）:587–594.

［28］ Isono S, Feroah T R, Hajduk E A, et al. Anatomy of the pharyngeal airway in sleep apneics: separating anatomic factors from neuromus– cular factors［J］. Sleep,1993,16:S80–S84.

［29］ Schwartz A R, Bennett M L, Smith P L, et al. Therapeutic electrical stimulation of the hypoglossal nerve in obstructive sleep apnea ［J］. Arch Otolaryngol Head Neck Surg,2001,127 （10）:1216– 1223.

［30］ Bradford A, McGuire M, O'Halloran K D. Does episodic hypoxia affect upper airway dilator muscle function? Implications for the pathophysiology of obstructive sleep apnea［J］. Respir Physiol Neurobiol, 2005,147（2–3）:223–234.

［31］ 季俊峰,周玫,江满杰,等. 阻塞性睡眠呼吸暂停低通气综合征患者上气道扩张肌肌电活性的研究［J］. 医学研究生学报,2006,19（9）:806–813.

［32］Schwab R J, Gupta K B, Gefter W B, et al. Upper airway and soft tissue anatomy in normal subjects and patientswith sleep-disordered breathing ［J］. Am J Respir Care Med,1995,152 （5pt1）:1673-1689.

［33］陆再英,钟南山.内科学[M].第7版.北京:人民卫生出版社,2008:138-140.

［34］缪东生,张希龙.睡眠呼吸疾病诊疗技术[M].北京:人民军医出版社,2009:25-33.

［35］Cistulli P. Craniofacial abnormalities in obstructive sleep apnoea: Implications for treatment[J]. Respirology,1996,3:167-174.

［36］童茂荣,赵滢寅,夏锡荣.影响阻塞性睡眠呼吸暂停患者上气道口径的解剖因素[J].江苏医药杂志,2000,26(9):680-682.

［37］高雪梅,曾祥龙,傅民魁,等.阻塞性睡眠呼吸暂停综合征患者上气道大小的磁共振研究[J].北京医科大学学报,1999,31(5):450-453.

［38］刘月华,曾祥龙,傅民魁,等.阻塞性睡眠呼吸暂停综合征患者颅颌面形态的 X 线头影测量研究[J].北京医科大学学报,1998,30(3):242-245.

［39］高雪梅,曾祥龙,傅民魁,等.口腔矫正器治疗阻塞性睡眠呼吸暂停综合征的上气道阻塞点变化[J].实用口腔医学杂志,1999,15(6):407-410.

［40］刘月华,曾祥龙,傅民魁,等.口腔矫治器治疗阻塞性睡眠呼吸暂停综合征[J].中华口腔医学杂志,1996,31(1):12-15.

［41］Haskell J A, McCrillis J, Bruce S, et al. Effects of mandibular advancement device （MAD）on airway dimensions assessed with Cone-Beam computed tomography ［J］. Semin Orthod,2009,15 （2）:132-158.

［42］Pantin C C, Hillman D R, Tennant M. Dental side effects of an otral device to treat snoting and obstructive sleep apnea[J]. Sleep, 1999, 22:237-240.

［43］Clark G T,Sohn J, Hong C N. Treating obstructive sleep apnea and snoring:assessment of an anterior mandibular positioning device[J]. J Am Dent Assoc, 2000,131:751-771.

［44］Lindman R, Bondemark L. A review of oral devices in the treatment of habitual snoring and obstructive sleep apnea[J]. Swed Dent J,2001,25:39-51.

［45］曾祥龙,高雪梅.阻塞性睡眠呼吸暂停低通气综合征的口腔医学研究现状[J].北京大学学报:医学版,2009,1:10-15.

［46］高雪梅, 曾祥龙. 阻塞性睡眠呼吸暂停低通气综合征的口腔医学进展 ［J］.诊断学理论与实践,2009,（6）:598-601.

［47］高雪梅,曾祥龙,傅民魁,等.口腔矫治器治疗 OSAS 的下颌定位[J].口腔正畸学, 2000,7（1）:20-22.

［48］Gao X M, Ohtsuka L, Ono T, et al. Effect of titrated mandibular advancement and jaw opening on the upper airway in awake nonapneicmen: A magnetic resonance imaging and cephalometric study ［J］. Am J Orthod Dentofacial Orthop,2004,125:191-199.

［49］Fleury B，Rakotonanahary D，Petelle B，et al. Mandibular advancement titration for obstructive sleep apnea: optimization of the procedure by combining clinical and oximetric parameters［J］. Chest,2004,125:1761-1767.

［50］唐洁，范俊恒，张佐，等. 自行调节式口腔矫治器对 OSAHS 患者的治疗效果［J］. 江苏医药，2011,37(9):1051-1053.

［51］Shome B，L P Wang，M H Santare，et al. Modeling of Airflow in the Pharynx with Application to Sleep Apnea［J］. Journal of Biomechanical Engineering，1998,120(3):416-422.

［52］Svancara P，Horcek J. Numerical modeling of production of crech vowel /a/ based on FE model of vocal tract［J］. In Proc ICVPB，2004.

［53］Allen G M，Shortall B P，T Gemcl. Computational Simulations of Airflow in an Invitro Model of the Pediatric Upper Airways［J］. Journal of Biomechanical Engineering,2004,126(5):604-613.

［54］Zhang Z. Aerosoltransport and deposition in a triple bifurcation bronchial airway model with local tumors［J］. Inhalation Toxicology,2002,14(11):1111-1133.

［55］Zhang Z. Micro-particle transport and deposition in a human oral airway model［J］. Journal of Aerosol Science,2002,33(512):1635.

［56］Zhang Z. Airflow structures and nano-particle deposition in a human ［J］. Journal of Computation Physics,2004,198(1):178-210.

［57］Yaqi Huang,David P White, Atul Malhotro. The Impact of Anatomic Manipulations on Pharyngeal Collapse: Results From a Computational Model of the Normal Human Upper Airway ［J］. Chest, 2005,128:1324-1330.

［58］孙秀珍,于驰,刘迎曦,等.人体上呼吸道三维有限元重建与流场数值模拟［J］.航天医学与医学工程杂志,2006,19(2):129-133.

［59］Nithiarasu P，Hassan O，Morgan K. Steady flow through a realistic human upper airway geometryh ［J］. Int J Numer Meth Fluids，2008,57:631-651.

［60］王莹,孙秀珍,刘迎曦,等.OSAHS 患者与正常人上呼吸道流场特性比较［J］.大连理工大学学报,2009,49(4):476-481.

［61］赵雪岩,黄任舍,楼航迪,等.阻塞性睡眠呼吸暂停综合征的生物力学研究［J］.北京大学学报:自然科学版,2009,45(5):737-742.

［62］刘月华,曾祥龙,傅民魁,等.阻塞性睡眠呼吸暂停综合征与上气道及颅面结构的相关研究［J］.中华医学杂志,1998,78(11):849.

［63］叶京英,韩德民,张永杰,等.阻塞性睡眠呼吸暂停综合征患者上气道的形态学研究［J］.中华耳鼻咽喉科杂志,2000,35:278-281.

［64］马靖,王广发.阻塞性睡眠呼吸暂停低通气综合征的上气道检查［J］.诊断学理论与实践,2009,8(6):582-588.

［65］郭学军,王成林,刘鹏程.病理性鼾症的影像学诊断及其进展［J］.中国 CT 和 MRI 杂志,2007,5
（1）:51-52.

［66］胡娟,唐光健.阻塞性睡眠呼吸暂停低通气综合征及其影像学研究［J］.国际医学放射学杂志,
2009,32（5）:429-433.

［67］Khaled F Mansour,James A Rowley,M Safman Badr. Measurement of Pharyngeal Cross-Sectional
Area by Finite Element Analysis［J］. Appl Physiol,2006,100:294-303.

［68］赵燕玲,曲爱丽,杨随兴,等.健康成人上气道及周围结构的三维有限元模型的构建［J］.宁夏医学
杂志,2009,32（4）:329-331.

［69］李松青,哈若水,杨随兴,等.阻塞性睡眠呼吸暂停低通气综合征患者的上气道及周围结构三维
有限元模型的构建［J］.宁夏医学杂志,2010,33（4）:314-316.

［70］胡凯,周继林,洪民,等.建立模拟功能状态下的下颌骨有限元模型［J］.口腔颌面外科杂志,
1997,7:183-187.

［71］Vollmer D,Meyer U,Joos D,et al. Experimental and finite element study of a human mandible［J］. J
Craniomaxillofac Surg,2000,28（2）:91-96.

［72］封净.下颌逐步前伸对阻塞性睡眠呼吸暂停低通气综合征患者腭咽部形态影响的三维有限元分
析［J］.银川:宁夏医科大学,2010:24-27.

（唐　洁　龚　森　张　佐）

三维有限元模型分析 OSAHS 患者下颌逐步前伸引起髁状突位置变化和表面应力变化的研究

【摘要】

目的:建立阻塞性睡眠呼吸暂停低通气综合征(OSAHS)患者下颌骨和颞下颌关节及上气道的三维有限元模型,通过下颌逐步前伸,观察患者髁状突位置变化及表面应力分布变化,为治疗 OSAHS 从颞颌关节方面提供参考依据。

方法:对 OSAHS 患者颞颌关节及上气道行薄层 CT 扫描,获得患者下颌骨、颞颌关节及上气道 DICOM 格式的图像信息,采用 Mimics 三维建模软件、Imageware 逆向工程软件、Ansys 有限元分析软件建立颞颌关节、下颌骨及上气道的三维有限元模型,然后通过加载下颌骨逐步前伸,观察 OSAHS 患者髁状突的位置变化及应力分布规律。

结果:建立了 OSAHS 患者颞颌关节、下颌骨及上气道的三维有限元模型,单元类型采用 10 节点的 Solid 92 四面体单元,按要求划分网格后,得到骨密质、骨松质、肌肉和气道的单元数和节点数分别为:562920、50141、336789 个单元,544929、84869、303134 个节点。通过逐步前伸下颌骨,髁状突的位置及表面应力均发生相应变化,主要表现为关节间隙(前、上、后)的位置变化,髁状突各部位位移及表面应力的变化。

结论:应用螺旋 CT 技术和联合使用 Mimics、Imageware 及 Ansys 有限元分析软件建立 OSAHS 患者颞颌关节、下颌骨及上气道的三维有限元模型。该模型通过力学相似性验证,证明建立模型有效,其几何相似性较好,使用灵活;通过下颌逐步前伸,对髁状突的位置变化及表面应力分布进行分析,有效展示下颌骨前伸与髁状突位置变化及应力分布规律之间的关系,证实了研究方法的可行性,为临床利用口腔矫治器治疗 OSAHS 从颞颌关节方面提供理论基础。

【关键词】 阻塞性睡眠呼吸暂停低通气综合征;三维有限元法;下颌前伸;髁状突

The three-dimensional Finite Element model analysis of Obstructive Sleep Apnea Hypopnea Syndrome Patient's condylar position changes and changes in surface stress with mandibular protrusion gradually

ABSTRACT

Objective: To construct a three-dimensional finite element model of the mandibular and temporomandibular joint of an Obstructive sleep apnea hypopnea syndrome patient. And then titrated mandibular advancement, observation OSAHS patients condylar position changes and changes in surface stress distributionprovide, find a reference for the treatment of OSAHS from the temporomandibular joint.

Methods: DICOM format image information of an OSAHS patient's upper airway obtained by thin—section CT scanning and digital image processing were utilized to construct a three-dimensional finite element model by Mimics、Imageware and Ansys software.And then titrated mandibular advancement, observed OSAHS patients condylar position changes and stress distribution law.

Results: A case of OSAHS and the mandible and temporomandibular joint (contains the upper airway and surrounding structures) of three-dimensional finite element model is constructed which is formed by solid 92 tetrahedral unit of a 10-node element. The model has bone cortical 562920 elements, and 544929 nodes, cancellous bone 50141 elements and 84869 nodes, muscle and upper airway 336789 elements and 303134 nodes. After titrated mandibular protruding, condylar position and surface stress change accordingly, mainly as follows: the change of position joint space　(the anterior、superior and posterior) and there are various of condylar displacement and surface stress changes.

Conclusion: The three-dimensional finite element model of the temporomandibular joint and mandible of the OSAHS patient was established using spiral CT technology and combined using Mimics,Imageware software and Ansys software, which confirmed the 3-D

FEM model could be established through CT. The model has good geometric similarity and good flexibility. The model through mechanical similarity verification to prove effective model geometric similarity is better, and the use of flexible; through the lower jaw gradually protrusive condylar position changes and surface stress distribution analysis, effective showcase mandible protrusion relationship between condylar position changes and stress distribution law, and confirmed the feasibility of the research methods to provide a theoretical basis for the clinical use of oral appliance treatment of OSAHS from temporomandibular joint.

Key words：Obstructive sleep apnea hypopnea syndrome；three–dimensional finite element method；Mandibular advancement；condyle

1 引言

1.1 研究意义

阻塞性睡眠呼吸暂停低通气综合征（obstructive sleep apnea hypopnea syndrome，OSAHS)是指患者睡眠中反复发生上气道完全或不完全阻塞而导致频繁的呼吸暂停或通气量减少的睡眠呼吸疾病[1]，是一种具有潜在致死性的疾病，严重损害人们的身心健康。在 OSAHS 治疗中，口腔矫治器已与经鼻持续正压通气(CPAP)、腭垂软腭咽成形术（UPPP）及其他各种治疗方法并驾齐驱。而口腔矫治器以下颌前移器(Mandibular advancement device，MAD)作为治疗 OSAHS 的最常用类型[2]。MAD 是通过前移患者下颌骨，从而带动舌体、软腭等组织向前向下移位，促使咽腔扩大，使咽部气道狭窄点解除或变宽，达到治疗 OSAHS 的目的[3]。不同的下颌移位所引起的上气道结构变化不同，疗效亦不同。

颞下颌关节（Temporomandibular joint，TMJ)是由下颌骨的髁状突、颞骨关节窝及介入二者之间关节盘的紧密接触，外周围包绕关节囊而构成，是口颌系统重要的组成部分，参与完成口腔系统的所有功能活动。髁状突是下颌骨及 TMJ 的重要组成部分，伴随着下颌移位，髁状突亦同时发生相应的位置变化[4-5]。

确定下颌新位置是成功治疗 OSAHS 的重要因素之一，受到国内外临床医学学者的普遍重视。下颌定位依赖于口腔矫治器施加作用力后，使下颌骨前伸得以实现。在MAD 治疗中下颌定位不当时，治疗效果不明显或者患者口面肌肉、关节不能适应，从而使关节的适应能力降低,可出现颞下颌关节损伤等病症。

近年来随着计算机科学的不断进步,利用计算机进行模拟医学研究已成为当今一个重要手段。有限元法(finite element method ,FEM)是一种实用有效的理论应力分析方法。该方法首先把连续的弹性体分割为有限个单元,以其结合体来代替原弹性体,然后借助计算机进行数据的处理及运算,对连续体离散成的有限个单元进行力学分析,并由此获得整个连续体的力学性质特征。简言之,就是化整为零分析,积零为整研究[6]。

现在,有限元分析法已经逐渐成为医学生物力学研究中最为重要的分析方法。但目前国内外学者采用三维有限元方法对 OSAHS 患者下颌逐步前移引起的髁状突位置和应力变化的研究尚未见报道。

基于此,本研究根据 OSAHS 患者 CT 临床资料,对其下颌骨及颞下颌关节结构进行三维重建,并在此基础上建立三维有限元数值模型,加载下颌骨逐步前伸,观察髁状突位置与应力发生的变化。重点利用三维有限元方法探讨下颌骨逐步前伸对 OSAHS 患者髁状突模型的位置与应力分布变化的影响;从颞颌关节方面为临床有效的下颌定位标准提供参考依据,尽可能寻找确定的量化坐标参数和生物力学参数,为口腔矫治器治疗 OSAHS 的生物力学和形态学改变提供参考依据;以期探索一种研究 OSAHS 的新方法和新途径,为促进生物力学分析打下基础;从颞下颌关节研究领域提出一种新的评价髁状突位置与应力分布的研究方法。

1.2 OSAHS 概述

睡眠呼吸暂停综合征的定义是在大约 7 h 睡眠中,反复发生呼吸暂停在 30 次以上或平均每小时睡眠呼吸暂停超过 5 次以上,由 Guilleminault[7] 于 1976 年首次提出。在临床上,睡眠呼吸暂停根据不同原因和表现分为三型:阻塞型、中枢型和混合型,其中以阻塞型最多见。OSAHS 患者临床表现主要为睡眠时出现不均匀的打鼾声,且声音响亮、不规则;呼吸暂停,夜间反复发生低氧血症、高碳酸血症等。患者醒来后自觉憋气、心慌、夜尿增多;次日起床后可表现出头痛、易疲劳、嗜睡、反应迟钝和记忆力下降等症状。此外,OSAHS 与高血压也有一定联系[8],还可以提高心肌梗死、脑卒中及猝死[9]等疾病发病的危险程度[10]。

1.2.1 OSAHS 流行病学调查

根据国外资料[11]报道,OSAHS 患病率为 2%~4%,男性远多于女性,发病率随着年龄的增长而增加,呈逐年上升趋势。国内学者高雪梅等[12]进行问卷调查,结果显示我国 OSAHS 的患病率约为 3.1%。据临床统计,未经治疗的 OSAHS 患者睡眠呼吸暂停低通气指数（AHI）与病死率呈正相关。AHI≥20 次/h 者 5 年病死率高达 11%~13%，8 年病死率达 37%。全球每天约有 3000 人的死亡与 OSAHS 有关。这些足以说明 OSAHS 是一种常见病和多发病，严重影响人类生活甚至威胁患者生命，并已经引起了呼吸内科、耳鼻喉科、口腔科等多个医学领域的高度重视。

1.2.2　OSAHS 诊断与分度[13]

临床对 OSAHS 的诊断主要根据病史、体征和多导睡眠监测（PSG 监测），以整夜 PSG 监测值作为诊断的"金标准"。临床上有典型的夜间睡眠时打鼾及呼吸不规律、白天过度嗜睡，经 PSG 监测提示每夜 7 h 睡眠中呼吸暂停及低通气反复发作在 30 次以上，或 AHI≥5 次/h，呼吸暂停以阻塞性为主。

OSAHS 诊断标准见表 1。

表 1　OSAHS 临床病情分度标准

病情分度	AHI/次·h^{-1}	夜间最低 SaO$_2$/%
轻度	5~20	85~89
中度	21~40	80~84
重度	>40	<80

1.2.3　OSAHS 病因及治疗

OSAHS 的病因复杂，截至目前研究认为上气道解剖性狭窄、肥胖、鼻咽部疾病、遗传因素、性别、年龄、头颈部肿瘤等均可导致 OSAHS 发生，其中上气道解剖性狭窄是公认的最常见原因[14]。临床上，OSAHS 的治疗总体可分为非手术治疗和手术治疗两类，其中非手术治疗包括经鼻持续正压通气（CPAP）、口腔矫治器和药物治疗等。其目的就是减少患者发生心脑血管疾病的危险性，降低 OSAHS 相关多系统并发症的总患病率和死亡率，减少生产和交通事故的发生，改善和提高患者的生活生命质量。我们所用的一切治疗手段和技术都应该围绕这个最终目标，力求以最小损伤和不良反应，取得最佳的治疗效果。

口腔矫治器是目前临床应用较多的一种治疗 OSAHS 的方法，具有治疗简单、无创可逆、价格低廉、疗效良好等优点，患者易于接受，是一种除 CPAP 之外的有效保守治疗手段，被越来越多的患者所接受。

1.3　下颌前伸式口腔矫治器对 OSAHS 的影响

大量研究表明，口腔矫治器治疗 OSAHS 的主要机制是通过前伸下颌来扩张上气道[15]，解除上气道阻塞，以达到治疗的目的。目前，下颌前伸矫治器种类较多，不同矫治器的作用原理亦不相同，而且不同患者间存在着个体差异。所以，患者戴用下颌前伸式口腔矫治器时下颌需向前重新定位，因而受到国内外临床医学者的普遍重视。准确的下颌定位是成功治疗 OSAHS 的重要因素之一。2006 年，Dort L C 等人[16]研究结果显示，在多导睡眠监测仪的监测下，以消除睡眠中呼吸暂停及低通气症状为目标，运用可调式下颌前伸矫治器测定的目标前伸量可以有效指导临床口腔矫治器的制作。高雪梅等人[2]研究认为患者最适前伸量/最大前伸量一般为 73%，而矫治器一般做在 68%，这使得矫治器得以长期应用而无严重不适。Fleury B 等[17]指出，口腔矫治器的下颌定位不应使用临床上常用的经验性最大前伸的百分比，应对每位患者做个性化下颌前伸定位。有研究者认为[18-19]，下颌前移不应该是最大限度的前移，而应该是选取一个兼顾疗效和耐受性理想平衡点的下颌定位，其定位应该是个性化的，也就是对不同患者需选用个性化的口腔矫治器治疗。他们选用自行调节式口腔矫治器，让患者可以在医生选定的经验下颌定位上，根据自身感受做出修正调整，保证戴用舒适，避免出现严重副作用，从而达到最佳治疗效果。

1.4 有限元法及其应用

1.4.1 有限元法在口腔医学领域的应用

有限元法(finite element method, FEM)是一种将连续体离散化为若干个有限大小的单元体的集合，以求解连续体力学问题的数值方法。1973 年，国外学者 Thresher[20]首先将有限元法应用于口腔医学。在此后的几十年里，该方法已被口腔医学领域学者广泛应用于牙体组织、牙周支持组织、各种固定及活动修复体、种植体、正畸和颅颌系统应力分析等方面的研究，并成为口腔医学生物力学研究领域中的一种有效分析工具，显示出极大的优越性，为口腔疾病的治疗、口腔医疗器械的优化设计等提供理论依据。

1.4.2 有限元法在 OSAHS 中的研究与应用

近年来，随着计算机生物力学的飞速发展，三维有限元法在 OSAHS 研究方面也取得了一些成绩。1998 年 Shome 等[21]通过有限元方法对患者咽腔进行三维重建。2000 年，Svancara P 等人[22]对捷克人建立了三维有限元模型，并在此基础上对上气道形态进行分析。2004 年，Zhang Z 等[23-25]建立了包括口腔、咽、喉和支气管的上气道模型。2005 年哈佛大学医学院学者 Yaqi Huang 等人[26]建立了正常人上气道有限元模型用于研究解剖因素对咽部塌陷的影响。2006 年，国内学者孙秀珍等人[27]对健康志愿者进行了上呼吸道三维有限元重建并做了流场数值的模拟研究，证实上呼吸道结构重建和数值模拟方法的可行性。2007 年，Yaqi Huang 等人[28]对 OSAHS 患者进行了上气道有限元模型重建并预测上气道手术治疗的效果，认为应用有限元模型可以假设验证上气道各种解剖因素对 OSAHS 的影响。2009 年，王莹等人[29]建立了精确量化的上呼吸道生物力学模型将 OSAHS 患者与正常人上呼吸道流场特性比较，得出患者上呼吸道气流速度、压力和壁面剪切应力的分布以及数值与正常人有明显的不同。赵雪岩等人[30]利用 CT 扫描数据建立健康成年志愿者的上气道三维有限元模型，模拟气道气压分别对上气道模型表面施加动态加载，分析解剖结构和生理过程之间的关系。李松青等[31-32]建立了正常人群和 OSAHS 患者上气道及其周围结构的三维有限元模型，为本研究提供了原始经验和创造了条件。

1.4.3　有限元法在髁状突及下颌骨中的研究与应用

颞下颌关节是人体中运动最灵活、结构最复杂的关节，与颅颌系统的整体功能密切相关（包括咀嚼、吞咽、语言等）。TMJ 有限元模型理论分析很早就成为国内外口腔学者感兴趣的话题。早期国外学者通过切片法和 CT 法在尸体的基础上建立了下颌骨或颞下颌关节的三维有限元模型并进行了相应的应力分析[33-34]。随着 TMJ 三维影像重建技术的应用，1995 年国内学者胡敏等[35]首次利用颞下颌关节 CT 扫描资料和计算机图像分析处理技术并与三维有限元方法相结合，建立了颞下颌关节中髁状突的三维有限元模型。周学军、赵志河[36-37]等通过建立下颌骨及包括下颌骨的颞下颌关节的三维正交各向异性有限元模型，并模拟咀嚼肌、韧带等边界约束，提高模型的相似性，为下颌骨的受力分析奠定基础。杨辉等[38]利用 MR 影像建立颞下颌关节三维有限元模型，观察对关节盘建模的效果，并发现建成后模型具有良好的形态，与关节区及下颌骨的 MR 三维图像均具有良好的相似性。Hsu 等[39]采用无牙颌的正常人下颌骨 CT 图像，使用 Ansys 三维有限元分析软件对下颌骨皮质骨及内部松质骨分别建模，并将一侧髁状突置换为人工髁状突，模型中各组织假设为连续、均质、各向同性的线弹性材料，建立了 4 种不同类型骨组织内人工髁状突置换后的有限元模型。Palomar 等[40]采用 1 名正常女性的 CT 与 MRI 图像，并将二者相结合，由 CT 图像获得了硬组织的轮廓，由 MRI 图像构建了关节盘及关节囊轮廓，很好地保证了模型的几何相似性，并对关节盘采用横观各向同性材料假设，模型的真实性得到进一步提高。黄睿等[41]运用无单元法与有限元法对正常人牙尖交错位紧咬牙时颞下颌关节的应力分布情况进行耦合研究，使计算过程大大简化、计算精度显著提高，在生物力学研究中有推广应用前景。

由于颞下颌关节是复杂的三维几何形态，X 线投影测量、CT 及 MRI 等均不能精准反映其动态变化。计算机三维有限元模型可以真实地反映颞下颌关节髁状突的动态变化特点,并能排除物理模拟试验中各种不确定的干扰因素,能捕捉到通过实验难以观测到的现象。

本课题组使用 CT、Mimics、Imageware 和 Ansys 软件相结合的方法,重建出 OSAHS 患者下颌骨、颞下颌关节(包含上气道及周围结构)的三维有限元模型。该模型形态细致逼真,空间位置准确,真实地展现了 OSAHS 患者颞颌关节、下颌骨和上气道及周围软硬组织的解剖学结构及形态,具有较好的形态相似性及力学相似性,便于后续加载获得精准的数据。

综上所述,三维有限元法是目前口腔生物力学研究中最为先进有效的一种生物力学分析方法。近年来三维有限元法被广泛应用于医学各个学科的研究,但应用于口腔矫治器对 OSAHS 患者髁状突位置影响和应力分布的报道国内外尚未见到。

2 材料与方法

2.1 研究对象

课题组严格按照中华医学会呼吸病学分会睡眠呼吸疾病学组阻塞性睡眠呼吸暂停低通气综合征诊断标准和病情分度的中度病情标准,选取经夜间多导睡眠仪(PSG)监测并确诊为 OSAHS 的男性志愿者(已签订知情同意书)1 名,AHI 为 36 次/h,$LSaSO_2$ 为 83.76%,未做过针对 OSAHS 的任何治疗。无耳鼻咽喉科疾病引起的气道阻塞、无严重牙周疾病,无颞下颌关节紊乱病史。牙列整齐,前牙覆盖、覆𬌗正常,上、下第一磨牙为中性关系;无上下颌骨与牙齿矢状向不调,开口型和开口度正常,无关节弹响及杂音,无关节局部及相关肌肉疼痛,无正畸及牙合治疗史,无颞下颌关节外伤史,无风湿、类风湿及其他系统病史[42]。

2.2 设备与软件

设备与软件:Lightspeed pro 16 螺旋扫描 CT 和 ADW 4.3 工作站(GE 公司,美国);Mimics 10.01 扫描数据模拟重建软件(Materialise 公司,比利时);Imageware 10.0 逆向工程软件(EDS 公司,美国);Ansys 8.0 有限元分析软件(Ansys 公司,美国)。

Mimics(materialise's interactive medical image control system)软件是由比利时 Materialise公司开发的交互式医学影像控制系统,是一套高度整合而且易用的 3D 图像生成及编辑处理软件,可以根据用户不同需求进行不同的搭配。它能输入各种扫描数据(CT、MRI)图像(特别是 DICOM 格式),建立 3D 模型进行编辑,然后输出通用的 CAD(计算机辅助设计)、FEA(有限元分析)、RP(快速成型)格式,可以在 PC 机上进行大规模数据的转换处理,是扫描(CT、MRI)等数据与快速成型、计算机辅助设计和有限元分析之间的工具界面,可以直接读取 CT 输出的图像信息,并对其进行直接建模,打破了以往 CT、MRI 等二维断层扫描技术的局限性,并将这些图片进行三维重建,是连接断层扫描图片与快速原型制造的桥梁[43]。Mimics 具有将影像图片转化成三维实体的功能,同时也具有将三维实体转化成影像图片的逆向工程功能。

Imageware 软件是最著名的逆向工程软件,由美国 EDS 公司出品。它处理数据的流程遵循点—曲线—曲面原则,主要处理流程包括点过程、曲线创造过程和曲面创建过程。因其强大的点云处理能力、曲面编辑能力和 A 级曲面构建能力而被广泛应用于汽车、航空、计算机零部件等设计与制造领域,为自由曲面产品设计方面的所有关键领域提供了应用驱动的解决方案。首先利用三维坐标测量仪器测出模型表面点阵数据,并用诸如圆柱面、球面、平面等特殊的点信息将点阵准确对齐,对点阵进行判断,去除噪音点,然后通过改变控制点的数目来调整曲线(控制点增多则形状吻合度好,控制点减少则曲线较为光顺),为后续模型建立做适当修改,并判断和决定生成哪种类型的曲面。Imageware 空前先进的技术保证了用户能在更短时间内进行设计、逆向工程,并精确地构建和完全地检测高质量的自由曲面;提供了模块化的产品来满足用户的不同需求,这样的设计完全围绕产品从概念设计、工模具设计和检测样机以至生产加工这一产品的生命周期,目的在于提高产品质量,缩短生产时间。

Ansys 软件是融结构、流体、电场、磁场、声场分析于一体的、目前世界上最权威的大型通用有限元分析软件,由美国的 Ansys 公司开发,能与多数 CAD 软件接口,实现数据的共享和交换。软件主要包括三个部分:前处理模块、分析计算模块和后处理模块。前处理模块提供了一个强大的实体建模及网格划分工具,用户可以方便地构造有限元模型;分析计算模块包括结构分析、流体动力学分析、电磁场分析等,可模拟多种物理介质的相互作用,具有灵敏度分析及优化分析能力;后处理模块可将计算结果以彩色等值线、截面(可看到结构内部)等图形方式显示出来,也可将计算结果以图表、曲线形式显示或输出。通过 Mimics 与 Ansys 的专用接口,可将附好材质的实体模型完整地导入 Ansys,避免了数据转换导致的数据丢失与识别错误。在本研究中,我们充分运用 Ansys 软件求解外载荷引起的位移、应力及分析复杂结构在空间中的运动特性,提高了实验的可信度和精准度。

2.3 三维有限元模型的建立

2.3.1 CT 图像数据采集

利用美国 GE 公司 Lightspeed(16 排)CT 机,对测试对象相关部位进行数据采集。

摄片体位:测试对象取仰卧位,使下颌骨后缘与 C_2 椎体前缘接近,身体两侧对称无偏斜,头部两侧对称,上下牙齿自然对合,舌尖抵上切牙舌面,摄片过程中勿吞咽和咀嚼。

扫描范围:颅顶至环状软骨下端。颌平面垂直向下,扫描线与颌平面平行进行连续扫描,扫描过程中保证体位不变,保证输出的每张 CT 片的中心点都通过同一长轴。扫描参数:球管电压与电流 120 kV/230 mA,扫描间距为 0.625 mm,共得到 218 层 CT 图像,以 DICOM 格式数据文件刻录存盘。其 CT 典型图层如图 1 所示。

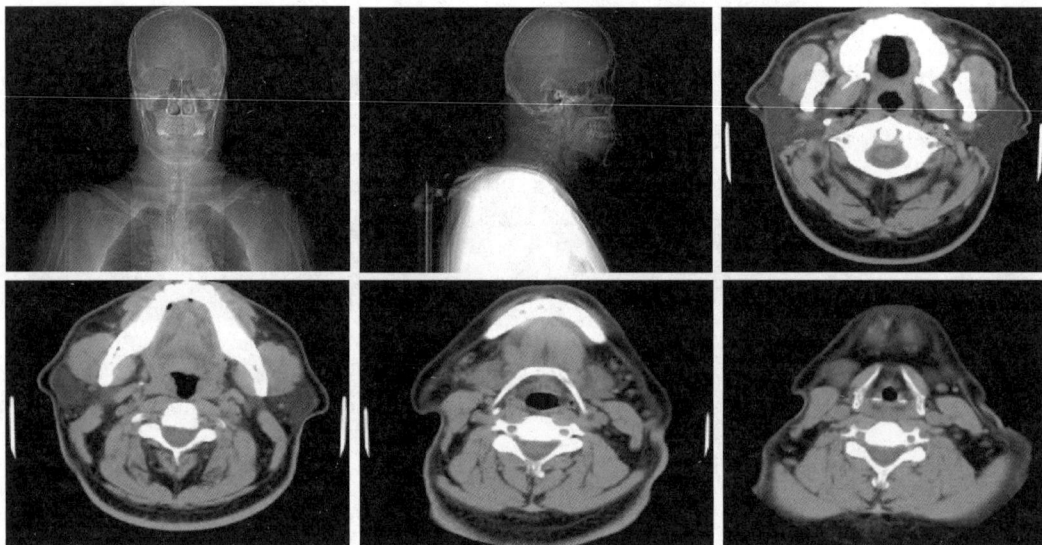

图 1 OSAHS 患者上气道 CT 图像

2.3.2 CT 图像的处理

将 CT 扫描所获得的 DICOM 格式数据文件导入 Mimics 10.01 软件,自动区分扫描方向,设置相应视图方向,设定完成并顺利读入建模数据。经过转换后即可打开相应的三个视图界面:矢状面、冠状面和轴状面。在 CT 图像上分别确定需要进行三维成像的组织范围,如图 2 所示。

根据实验要求,利用软件自带的阈值分割技术,将所需组织如骨骼(颞骨关节窝、下颌骨和舌骨)、肌肉、气道等通过不同的灰度值进行边缘自动识别,并通过区域生长等方法将边缘识别清晰,将所需组织在 CT 图片中逐张进行识别与处理,包括填充其中的空洞等,并进行三维图像的生成(如图 3 所示)。

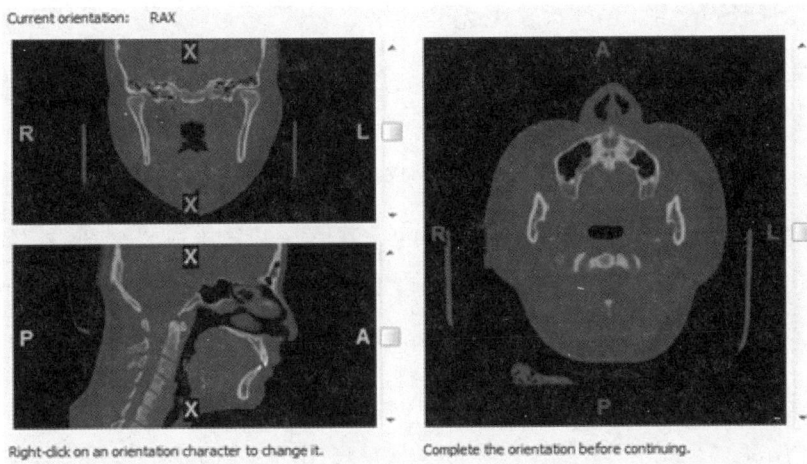

图 2　Mimics 初始界面三方向视图

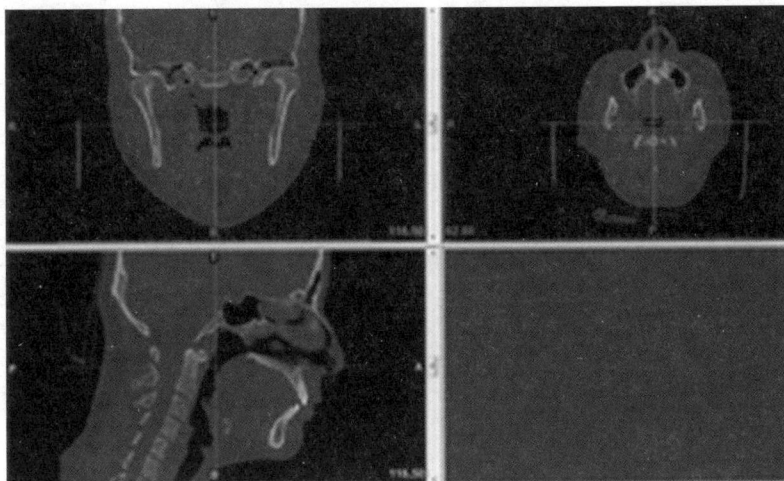

图 3　Mimics 初始界面三维图像生成

基于 Mimics 强大的图像分割功能，用户可以方便地选定目标组织。Mimics 是根据灰度值来区分不同组织，它可通过自带的阈值分割技术，对不同组织进行自动识别。灰度值大的组织，其阈值就高，因此可以通过设定不同阈值区间来识取不同的组织。准确设置阈值是提取组织的关键，可以结合视图，检查阈值为当前设定值时提取的组织是否合适。如果阈值最小值设置得太低，会提取许多噪点；反之，阈值最小值设置得太高，会有许多组织丢失[44]。所以，我们利用软件具备的分割模块功能，分别识别出骨（bone）：226-3071、软组织（soft tissue）：-188-151 及气道（airway）：-1024-（-490）。本课题实际涉及的肌肉（颏舌骨肌、颏舌肌、舌体及下颌舌骨肌）分别建模有困难，因此对肌肉建模采取简化方法：将肌肉作为一个整体进行建模。同时为了更接近真实的解剖结构，建立了气道周围软组织模型，气道周围肌肉组织建立至颈椎结合面处，在 Mimics 软件中利用编辑功能选取对应的组织和区域,输出为.iges 格式后输入反求工程软件 Imageware 10.0 进行线框模型的构建。根据结构要求进行每条线上控制点的移动获得比较光顺的 B 样条曲线,将所有的模型曲线依然以.iges 格式导入有限元分析软件 Ansys 中进行面、体模型的构建。本课题所建立的模型包括下颌骨(骨密质、骨松质)、颞下颌关节盘、舌骨、气道(从硬腭平面至第 3 颈椎平面处)、肌肉(包含软腭、硬腭、下颌骨—舌骨—气道—1~3 颈椎连接的肌肉组织)。下面以下颌骨为例说明建模的过程。

首先将 CT 数据导入 Mimics 软件中,初始为图2、图3的界面。对原始 CT 扫描图像进行阈值选取(Thresholding),如图4,选出所需组织所在的 CT 层面。根据重建组织密度范围选定所要重建组织的种类,该软件将自动得出所需组织的阈值范围,接受这一阈值范围后,便获得该种组织的原始蒙罩(如图5)。具体操作方法:点击视图 Segmentation 模块中的 Thresholding 进行阈值选取, 将 Min 设置为 226,Max 设置为 3071,Predifined thresholds set 调节为 bone(CT)值。

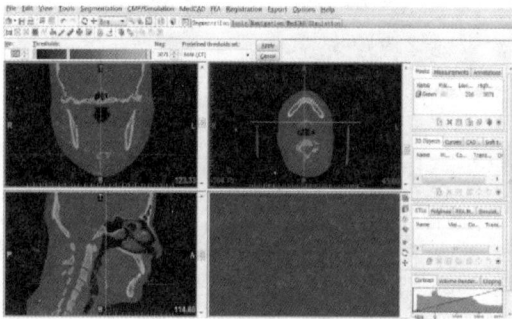

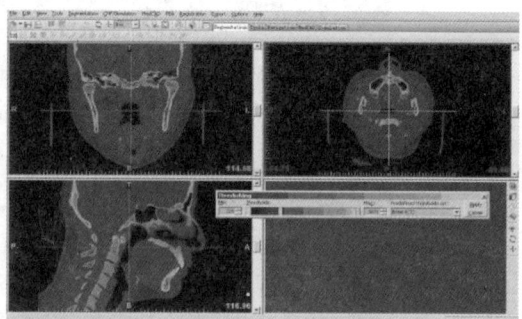

图4　阈值选取　　　　　图5　阈值选择后骨组织的原始蒙罩

获得骨组织的原始蒙罩后,所有骨组织都被选出。要想获得我们感兴趣的那部分组织结构就要运用三维区域生长技术(3D Region Growing),选取欲重建的实体结构区域,进而得到新的蒙罩。具体如下:在刚才已经分割好的图片上点击 region growing 键,点击图片中的下颌骨组织,与下颌骨同样灰度值的组织变为黄色表示被选中(如图6所示),并在下颌骨部分选择区域生长。

通过阈值分割及三维区域生长只能确定所有相似的组织, 但是对于本课题感兴趣的组织而言还需要将多余部分擦除,并在擦除多余组织过程中将产生的空洞填补。区域生长通过在灰度级中观察两个空间邻接像素之间或像素集合的平均灰度级间的最小差分,从而产生不同的区域。它能将具有相同特征的联通区域分割出来,并能提供很好的边界信息和分割结果。但是噪声和灰度不均一可能会导致空洞和过分割,所以为了避免遗失所需组织,彻底提取出我们所需要的组织,方便后续计算并避免给分析带来麻烦,

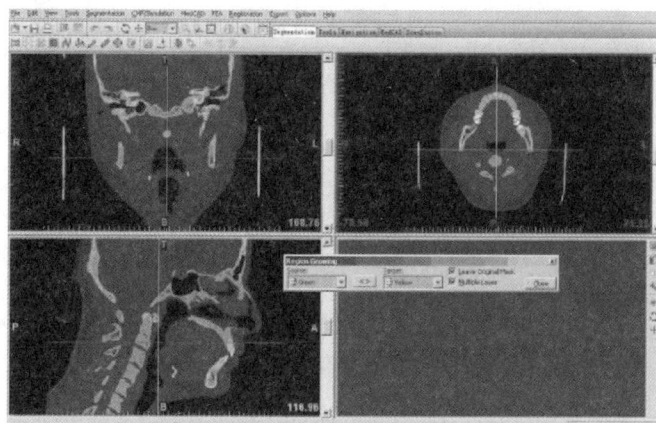

图 6　通过区域生长获得的新蒙罩

有必要对空洞进行填充。具体操作如下:通过 Edit mask 模块进入 Erase,利用擦除功能将多余的组织擦除;再通过 Edit mask 模块进入 Draw,利用填补功能将产生的空洞进行填补,如图 7、图 8 所示(这项工作需要对所需建模的组织断层图像边缘有清晰的认识)。

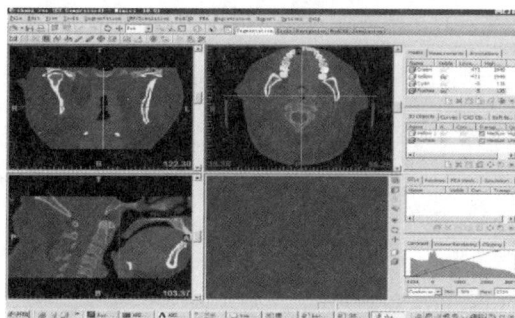

图 7　各组织的选取图

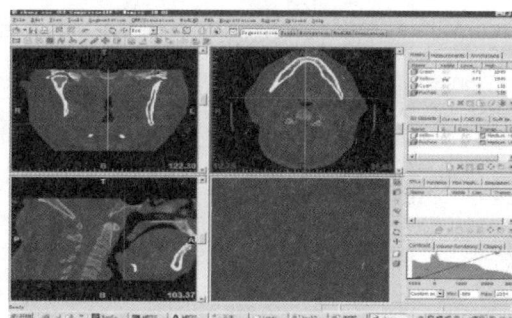

图 8　皮质骨和松质骨分离

完成下颌骨选取及空洞填补后,在三维实体(3D Object)菜单栏导入新生成的下颌骨蒙罩并加以运算,以获得所选取的实体结构区域的三维重建模型。此时的三维模型只是面模型,表面并不光滑,需要进一步光滑化处理。在光滑化过程中需选取更适用于医学图像处理的轮廓内插法,通过减少矩阵、表面光滑、边减少、三角形减少等方式提高生成三维实体模型的质量。具体方法:点击软件右上图标中的 Caculate 3D from Masks,生成三维面模型,运用以上方法在 Mimics 10.01 软件中分别重建出下颌骨、舌体、舌骨、上气道、颞下颌关节窝及关节盘的几何模型(如图 9 所示)。

值得注意的是,这里的几何模型还只是一个壳模型,不是实体模型,然而实验需要对三维实体模型进行分析研究。因此,要进一步生成体模型,必须借助其他建模软件。在进行体模型生成之前,还需要对当前的模型进行光滑化处理,并对面单元进行校正,提高单元质量,Magics 是 Mimics 自带的对模型进行重划分的 FEA 软件[45],可以有

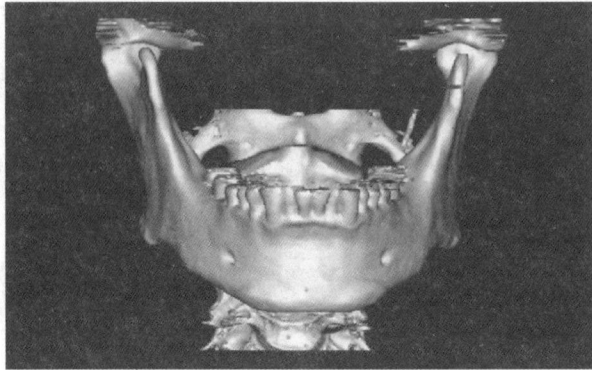

图 9　Mimics 下的几何模型

效解决这个问题,大大简化了后续的计算分析。点击 FEA 模块中的 Remesh 按钮,将自动调用 Magics 软件。在其工具栏中选择 smoothing 和 Triangle reduction,分别对模型进行光滑化处理和重新划分网格并清除网格质量差的三角片,不仅最大化地优化了模型,而且简化模型减少了有限元的分析量[46]。

Mimics 中的 Boolean Operations(布尔运算)包括 Unite(加)、Minus(减)和 Intersect(相交),通过加运算可以实现气道、下颌骨、舌骨的整合。此时,Mimics 三维重建后的模型是面网格格式的模型,读入有限元软件中是不能直接进行有限元分析的,故将其以.iges 格式导出另存。

2.3.3　模型建立

将得到的 Mimics 下的几何模型以.iges 格式导入 Imageware 逆向工程软件中,此时得到的是所有组织的点云数据,对点云数据进行分层、对齐、去噪等处理后,在该软件中进行 B 样条曲线拟合、自由曲面拟合,同时在拟合过程中可以改变曲线或点的位置,使生成的曲面更趋于光滑。将生成的曲线以 .iges 格式保存,以便导入有限元模型进行体模型建立,如图 10 所示。

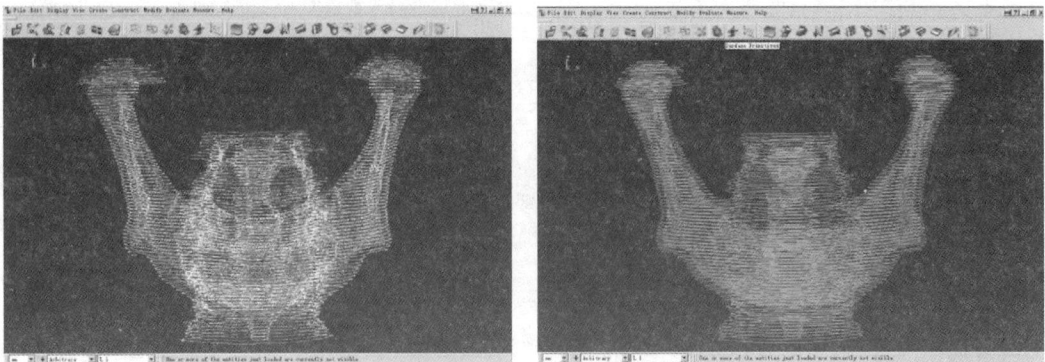

图 10　点云图、线框图

将从 Imageware 中得到的曲线模型在 Ansys 8.0 软件中运用运算等前处理方式将模型连接为面,形成三维面模型(如图 11),进而生成三维体模型(如图 12),继续生成 Ansys 下的几何模型。在几何模型的构建过程中,需要区分不同组织和结构的边界,采用从下至上(Down to Up)的方式利用 B 样条曲线生成自由曲面,然后生成体模型,建立上述各个组织模型。需要注意的是肌肉模型在建立过程中,因为肌肉要与各个组织连接,所以其连接与位置关系极其复杂。同时为了减小分析模型的大小,需要将模型建立为模块化模型,通过共面方式连接所有组织,共生成 25 个体模型。生成的几何模型如图 13 所示,然后对该模型进行网格划分,定义材料常数见表 2,得出有限元模型(如图 14)。将体网格文件导回 Mimics,将图像的 CT 值与单元材料属性建立函数关系从而给不同的下颌骨单元赋予不同的材质,各单元材料特性依据 CT 值—密度—弹性模量间的经验关系进行计算,其原理为 CT 扫描后的颅骨影像数据含有骨灰度值(CT 值),在 Mimics 中,由经验公式根据灰度值可计算出密度,然后由密度求出弹性模量。

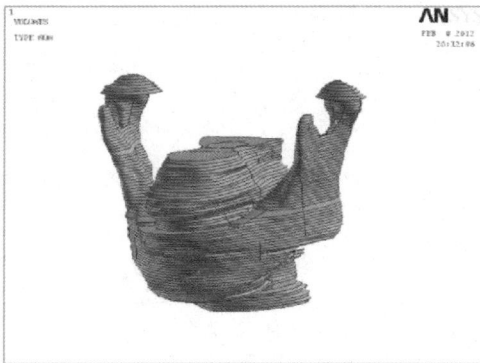

图 11　三维面模型

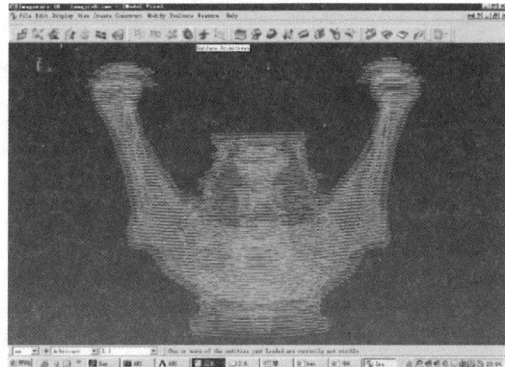

图 12　三维体模型

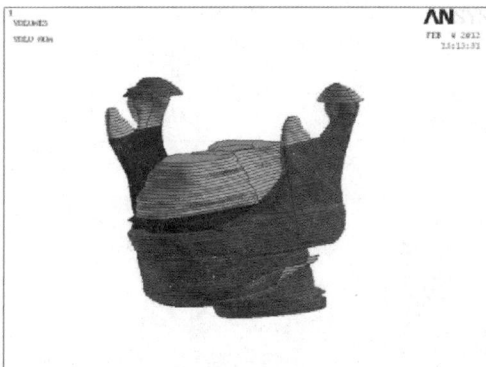

图 13　几何模型

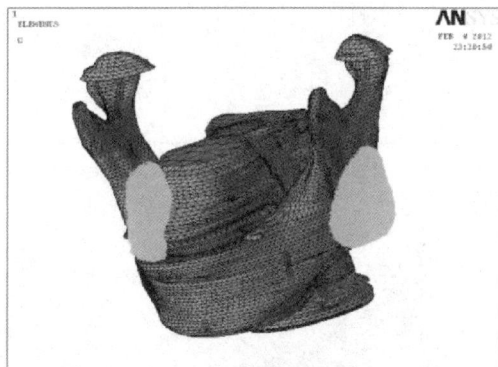

图 14　有限元模型

经验公式中,Gv(Grayvalue)代表下颌骨的灰度值(CT 值)。

密度(Density)=−13.4+1017×Gv　　　　　　　　　　　　　　　　　　　　(1)

弹性模量(E-Modulus)=-388.8+5925×Density　　　　　　　　　　（2）

网格采用自动与手动相结合的方式进行划分,单元采用 10 节点的 Solid 92 四面体单元,提高了模型的相似性和准确度,分析结果更接近实际,皮质骨、松质骨、肌肉及气道得到的单元数和节点数分别为:562920、50141、336789 个单元,544929、84869、303134 个节点。建立的模型不仅具有良好的几何形态和相似性,还可方便地利用该模块化模型对模型进行修改,为后续研究打下基础。

2.3.4　边界约束及模型验证

对建立的模型进行相关力学相似性验证:实验设定上气道后壁不动,舌骨—肌肉—下颌骨连接为一整体、均质弹性体;将肌肉末端、舌骨内侧与相应上气道连接。对下颌骨的髁突、喙突限制所有自由度,下颌角肌肉附着处限制 X、Z 方向位移,不限制下颌前伸。在下颌骨模型上,分别在磨牙、前磨牙及侧切牙上加载 300、150、60 N 的力,限制下颌角和髁突、喙突的刚性位移,对下颌骨进行加载,获得平均应力(如图 15 所示)。在该模型中能够明显看到下颌骨最大位移位于前牙区及颏部,下颌骨两侧应力分布均匀,髁状突颈部、喙突后侧、下颌角、磨牙区为应力集中区,形成从下颌骨体部至下颌角、下颌骨体部沿后牙牙槽嵴远端下颌升支前缘至喙突、喙突后侧沿乙状切迹至髁状突颈部三条应力轨迹线,说明建立的模型具有非常高的力学相似性,所建模型有效(如图 15)。

表 2　模型定义材料常数

项目	弹性模量/MPa	泊松比
骨密质	13700	0.3
骨松质	1820	0.3
气道及肌肉	1	0.45
关节盘	44.1	0.4

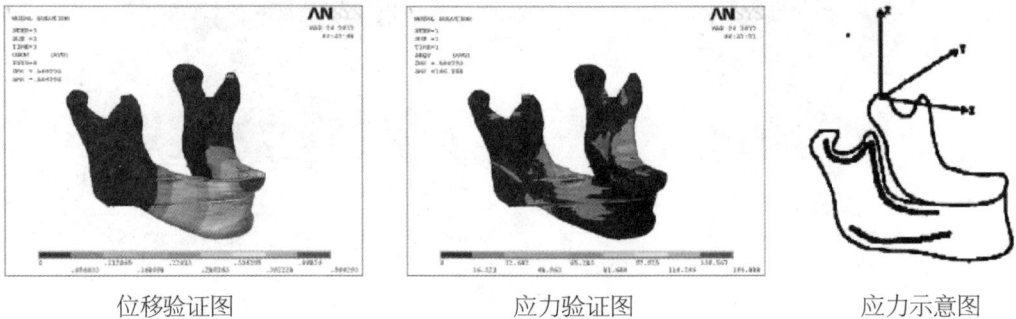

位移验证图　　　　　　　应力验证图　　　　　　　应力示意图

图 15　下颌骨模型验证的相似性验证

2.3.5 在模型构建中进行的假设与简化：

为了简化和方便分析计算与建模，在模型构建中进行了如下假设与简化：

将下颌骨模型分为皮质骨和松质骨进行建模，因此模型的几何相似度比前期已有的模型要高。将连接下颌骨和舌骨之间的肌肉作为整体进行模拟建模，而未对肌肉和骨之间的连接骨膜进行建模，只是在模型中对肌肉与骨的连接部分进行了共面处理，可能在今后的分析计算中会带来微小误差。

设定模型中所有材料和组织均为连续、均质和各向同性的线弹性材料。

2.4 整体模型的下颌骨前伸加载

量取志愿者下颌最大前伸量为 11 mm，关节上间隙为 2.80 mm，前间隙为 2.06 mm，后间隙为 2.30 mm（采用张震康等人的方法[47-48]定点测量）。采用给定位移矢量加载，选定下颌骨矢状正中最前点作为模拟位移加载点，对下颌骨加载前伸位移，分别从原始位加载下颌骨前牙区水平前移位于下颌最大前伸量（11 mm）的 20%（2.2 mm）、40%（4.4 mm）、60%（6.6 mm）、68%（7.48 mm）、70%（7.7 mm）、75%（8.25 mm）、80%（8.8 mm）、100%（11 mm）位移，在模型上分别观测患者髁状突关节间隙（前、上、后）的位置变化，位移数值增加记录为正值、减小记录为负值，观察下颌骨不同前伸量时髁状突关节间隙相应的形态位移，观测患者髁状突（前斜面、后斜面、顶部、内侧面、外侧面）的位置变化及表面应力分布情况。

2.5 统计方法

运用 Ansys 10.0 分析软件和 SPSS 13.0 统计软件，在下颌骨和颞下颌关节的三维有限元模型基础上，对下颌骨有效加载，计算不同下颌前伸位置上的髁状突位置变化和应力变化，从而分别推算出以下颌不同的前伸加载量为自变量、以髁状突位置变化和表面应力变化为应变量的相关关系，运用线性回归分析，以 $P<0.05$ 为差异有统计学意义。

3 结果

3.1 建立 OSAHS 患者下颌骨、颞下颌关节及上气道等的三维有限元模型

采用层厚 0.625 mm 薄层 CT 扫描技术，以 DICOM 数据格式直接建模法建立模型。首先将 CT 图像以 DICOM 格式数据导入 Mimics 10.01 软件中，利用软件自带的阈值分割技术，根据不同灰度值对各组织进行边缘自动识别，进而区分骨骼、肌肉、气道、关节盘等不同组织。之后通过识别、空洞填补、3-D 模型生成、网格划分等程序，建立了 OSAHS 患者包含下颌骨（皮质骨、松质骨）、颞下颌关节、上气道及周围毗邻结构的三维

实体模型。利用逆向工程软件 Imageware 能识别的格式保存后，在 Imageware 中遵循点—曲线—曲面原则，对点云数据进行降噪、对齐等处理，并对点云进行 B 样条曲线及曲面创建、自由曲面的光滑化处理及建模，将此时得到的面模型导入 Ansys 8.0 软件进行前处理，获得体模型后进行网格划分。由于实体模型软组织建模的复杂性及其与周围组织连接困难，将连接舌骨以及气道之间的肌肉作为一个整体进行建模，对模型中肌肉与骨的连接部分进行共面处理，建立了 OSAHS 患者下颌骨、颞下颌关节、上气道及周围结构的三维有限元模型。根据实验分析需要，对模型进行材质赋予。设定模型中各材料和组织为连续、均质和各向同性的线弹性材料。实验各材料的弹性模量参阅文献并与 Mimics 软件赋值相结合，采用 10 节点的 Solid 92 四面体单元，提高了模型的相似性和准确度，分析结果更接近实际。经计算机划分网格后，得到骨密质、骨松质、肌肉和气道的单元数和节点数分别为：562920、50141、336789 个单元，544929、84869、303134 个节点。所建模型不仅具有较为良好的几何形态和相似性，还可方便地利用该模块化模型对模型进行修改，为后续研究打下基础。

3.2 下颌逐步前伸对 OSAHS 患者髁状突三维有限元模型的影响

通过对三维有限元模型中的下颌骨模型前牙区部分加载下颌最大前伸量（11 mm）的 20%（2.2 mm）、40%（4.4 mm）、60%（6.6 mm）、68%（7.48 mm）、70%（7.7 mm）、75%（8.25 mm）、80%（8.8 mm）、100%（11 mm），发现髁状突的位置及表面应力均发生相应的改变，具体加载结果如下。

3.2.1 下颌骨不同前伸量时 OSAHS 患者关节间隙的位移变化

3.2.1.1 关节间隙（前、上、后）的综合位移变化

加载下颌前伸 2.2 mm（20%）时，关节前间隙的综合位移为 0.2485 mm，关节上间隙的综合位移为 0.2484 mm，关节后间隙的综合位移为 0.2433 mm，以关节前间隙的位移变化最明显，关节上间隙的位移变化次之，关节后间隙的位移变化再次之。

加载下颌前伸 4.4 mm（40%）时，关节前间隙的综合位移为 0.4971 mm，关节上间隙的综合位移为 0.4968 mm，关节后间隙的综合位移为 0.4867 mm。

加载下颌前伸 6.6 mm（60%）时，关节前间隙的综合位移为 0.7456 mm，关节上间隙的综合位移为 0.7453 mm，关节后间隙的综合位移为 0.73 mm。

加载下颌前伸 7.48 mm（68%）时，关节前间隙的综合位移为 0.8451 mm，关节上间隙的综合位移为 0.8446 mm，关节后间隙的综合位移为 0.8273 mm。

加载下颌前伸 7.7 mm（70%）时，关节前间隙的综合位移为 0.87 mm，关节上间隙的

综合位移为 0.8695 mm,关节后间隙的综合位移为 0.8517 mm。

加载下颌前伸 8.25 mm(75%)时,关节前间隙的综合位移为 0.9321 mm,关节上间隙的综合位移为 0.9316 mm,关节后间隙的综合位移为 0.9125 mm。

加载下颌前伸 8.8 mm(80%)时,关节前间隙的综合位移为 0.9942 mm,关节上间隙的综合位移为 0.9937 mm,关节后间隙的综合位移为 0.9733 mm。

加载下颌前伸 11 mm(100%)时,关节前间隙的综合位移为 1.243 mm,关节上间隙的综合位移为 1.242 mm,关节后间隙的综合位移为 1.217 mm。

结果显示,OSAHS 患者下颌逐步前移不同量时,关节间隙位置也发生相应的变化。随着下颌骨水平前移量的增加,关节间隙位移量也不断增大,以关节前间隙的位移变化最明显,关节上间隙的位移变化次之,关节后间隙的位移变化最小。

3.2.1.2 关节间隙的三维方向位移变化

加载下颌前伸 2.2 mm(20%)时,关节前间隙在冠状轴方向的位移为 0.2067 mm,在矢状轴方向的位移为 0.0295 mm,在垂直轴方向的位移为 0.0575 mm;关节上间隙在冠状轴方向的位移为 0.2164 mm,在矢状轴方向的位移为 0.0127 mm,在垂直轴方向的位移为 0.0102 mm;关节后间隙在冠状轴方向的位移为 0.2191 mm,在矢状轴方向的位移为 −0.001 mm,在垂直轴方向的位移为 0.1335 mm。所有关节间隙以冠状轴上(前后方向)的变化最明显;在矢状轴方向,关节前间隙的变化最大,上间隙次之,而后间隙变化呈负值;在垂直轴方向,关节后间隙的变化最大,前间隙次之,上间隙变化最小。

加载下颌前伸 4.4 mm(40%)时,关节前间隙在冠状轴方向的位移为 0.4133 mm,在矢状轴方向的位移为 0.0593 mm,在垂直轴方向的位移为 0.1151 mm;关节上间隙在冠状轴方向的位移为 0.4329 mm,在矢状轴方向的位移为 0.0253 mm,在垂直轴方向的位移为 0.0204 mm;关节后间隙在冠状轴方向的位移为 0.4382 mm,在矢状轴方向的位移为 −0.0019 mm,在垂直轴方向的位移为 0.2671 mm。在冠状轴方向,关节后间隙的变化最大,上间隙次之,前间隙变化最小;在矢状轴方向,关节前间隙的变化最大,上间隙次之,而后间隙变化呈负值;在垂直轴方向,关节后间隙的变化最大,前间隙次之,上间隙变化最小。

加载下颌前伸 6.6 mm(60%)时,关节前间隙在冠状轴方向的位移为 0.62 mm,在矢状轴方向的位移为 0.0889 mm,在垂直轴方向的位移为 0.1726 mm;关节上间隙在冠状轴方向的位移为 0.6493 mm,在矢状轴方向的位移为 0.0380 mm,在垂直轴方向的位移为 0.0306 mm;关节后间隙在冠状轴方向的位移为 0.6573 mm,在矢状轴方向的位移为−0.0029 mm,在垂直轴方向的位移为 0.4006 mm。

加载下颌前伸 7.48 mm(68%)时,关节前间隙在冠状轴方向的位移为 0.727 mm,在矢状轴方向的位移为 0.1008 mm,在垂直轴方向的位移为 0.1956 mm;关节上间隙在冠状轴方向的位移为 0.7359 mm,在矢状轴方向的位移为 0.0431 mm,在垂直轴方向的位移为 0.0347 mm;关节后间隙在冠状轴方向的位移为 0.7449 mm,在矢状轴方向的位移为−0.0032 mm,在垂直轴方向的位移为 0.454 mm。

加载下颌前伸 7.7 mm(70%)时,关节前间隙在冠状轴方向的位移为 0.7233 mm,在矢状轴方向的位移为 0.1038 mm,在垂直轴方向的位移为 0.2014 mm;关节上间隙在冠状轴方向的位移为 0.7575 mm,在矢状轴方向的位移为 0.0444 mm,在垂直轴方向的位移为 0.0357 mm;关节后间隙在冠状轴方向的位移为 0.7668 mm,在矢状轴方向的位移为−0.0033 mm,在垂直轴方向的位移为 0.4674 mm。

加载下颌前伸 8.25 mm(75%)时,关节前间隙在冠状轴方向的位移为 0.775 mm,在矢状轴方向的位移为 0.1112 mm,在垂直轴方向的位移为 0.2158 mm;关节上间隙在冠状轴方向的位移为 0.8116 mm,在矢状轴方向的位移为 0.0475 mm,在垂直轴方向的位移为 0.0382 mm;关节后间隙在冠状轴方向的位移为 0.8216 mm,在矢状轴方向的位移为−0.0036 mm,在垂直轴方向的位移为 0.5007 mm。

加载下颌前伸 8.8 mm(80%)时,关节前间隙在冠状轴方向的位移为 0.8267 mm,在矢状轴方向的位移为 0.1186 mm,在垂直轴方向的位移为 0.2302 mm;关节上间隙在冠状轴方向的位移为 0.8658 mm,在矢状轴方向的位移为 0.0507 mm,在垂直轴方向的位移为 0.0408 mm;关节后间隙在冠状轴方向的位移为 0.8763 mm,在矢状轴方向的位移为−0.0038 mm,在垂直轴方向的位移为 0.5341 mm。

加载下颌前伸 11 mm(100%)时,关节前间隙在冠状轴方向的位移为 1.033 mm,在矢状轴方向的位移为 0.1482 mm,在垂直轴方向的位移为 0.2877 mm;关节上间隙在冠状轴方向的位移为 1.082 mm,在矢状轴方向的位移为 0.0633 mm,在垂直轴方向的位移为 0.051 mm;关节后间隙在冠状轴方向的位移为 1.095 mm,在矢状轴方向的位移为−0.0047 mm,在垂直轴方向的位移为 0.6677 mm。

从髁状突关节间隙的三维方向位移情况中,观测到 OSAHS 患者下颌骨水平前伸不同量时,关节间隙的位置也发生相应变化。在冠状轴方向,关节间隙的位置变化最明显,且以关节后间隙位移变化显著,关节上间隙次之,关节前间隙变化最小,提示髁突均向前方移动;在矢状轴方向,关节前间隙的变化显著,上间隙的变化次之,后间隙的变化呈反方向移动,但移动量仍然与下颌骨水平前移量呈一定的比例关系,提示髁突在关节内有旋转;在垂直轴方向,关节后间隙的位移变化显著,关节前间隙次之,关节上间隙变化最小,且所有间隙均向下方移动。

3.2.2 下颌不同前伸量对OSAHS患者髁状突位置及表面应力的影响

3.2.2.1 位移分布情况

OSAHS患者随着下颌骨水平前伸不同移动量时,髁状突表面各部位(前斜面、后斜面、顶部、内侧面、外侧面)的位置也发生相应的变化。

加载下颌前伸2.2 mm(20%)时,髁状突顶部的位移量为0.2128 mm,前斜面的位移量为0.1992 mm,后斜面的位移量为0.214 mm,内侧面的位移量为0.2142 mm,外侧面的位移量为0.1997 mm。髁突内侧面的移动量最大,后斜面、顶部、外侧面的移动量次之,前斜面的移动量最小。

加载下颌前伸4.4 mm(40%)时,髁状突顶部的位移量为0.4251 mm,前斜面的位移量为0.3985 mm,后斜面的位移量为0.4279 mm,内侧面的位移量为0.4482 mm,外侧面的位移量为0.3994 mm。其位移变化顺序从大到小依次是内侧面、后斜面、顶部、外侧面、前斜面。

加载下颌前伸6.6 mm(60%)时,髁状突顶部的位移量为0.6368 mm,前斜面的位移量为0.5977 mm,后斜面的位移量为0.6419 mm,内侧面的位移量为0.6426 mm,外侧面的位移量为0.5991 mm。位移变化与下颌骨移动20%、40%时结果相同。

加载下颌前伸7.48 mm(68%)时,髁状突顶部的位移量为0.7226 mm,前斜面的位移量为0.6774 mm,后斜面的位移量为0.7274 mm,内侧面的位移量为0.7497 mm,外侧面的位移量为0.6789 mm。其髁突表面各部位的位移变化趋势与上相同。

加载下颌前伸7.7 mm(70%)时,髁状突顶部的位移量为0.7439 mm,前斜面的位移量为0.6974 mm,后斜面的位移量为0.7489 mm,内侧面的位移量为0.7389 mm,外侧面的位移量为0.6988 mm。其髁突表面各部位的位移变化从大到小依次是后斜面、顶部、内侧面、外侧面、前斜面。

加载下颌前伸8.25 mm(75%)时,髁状突顶部的位移量为0.797 mm,前斜面的位移量为0.7472 mm,后斜面的位移量为0.8024 mm,内侧面的位移量为0.8033 mm,外侧面的位移量为0.7488 mm。髁突内侧面的移动量最大,后斜面、顶部、外侧面的移动量次之,前斜面的移动量最小。

加载下颌前伸8.8 mm(80%)时,髁状突顶部的位移量为0.8502 mm,前斜面的位移量为 0.7969 mm,后斜面的位移量为 0.8559 mm,内侧面的位移量为 0.8568 mm,外侧面的位移量为 0.7988 mm。其髁突表面各部位的位移变化趋势与 20%、40%、60%、68% 相同。

加载下颌前伸 11 mm(100%)时,髁状突顶部的位移量为 1.0383 mm,前斜面的位移量为 0.9962 mm,后斜面的位移量为 1.0698 mm,内侧面的位移量为 1.071 mm,外侧面的位移量为 0.9986 mm。其位移变化顺序从大到小依次为内侧面、后斜面、顶部、外侧面、前斜面。整体变化趋势与前几个加载位点相同。

通过观察可以看到 OSAHS 患者随着下颌骨水平前伸不同移动量时,髁状突表面各部位位置也发生相应的变化,但以髁状突内侧面的移动变化显著,后斜面的位移量次之,髁状突顶部位移量再次之,而外侧面及前斜面的位置变化最小。下颌骨加载前伸 70% 时,髁状突表面各部位的位移变化趋势与其他不同,是下颌前伸加载的一个重要拐点。

3.2.2.2 表面应力分布情况

OSAHS 患者随着下颌骨水平前伸不同移动量时,髁状突表面各部位(前斜面、后斜面、顶部、内侧面、外侧面)所受到的应力亦发生相应的变化。

加载下颌前伸 2.2 mm(20%)时,髁状突顶部的平均等效应力值为 0.5177 MPa,前斜面的平均等效应力值为 0.7794 MPa,后斜面的平均等效应力值为 0.6223 MPa,内侧面的平均等效应力值为 0.6122 MPa,外侧面的平均等效应力值为 0.8252 MPa。

加载下颌前伸 4.4 mm(40%)时,髁状突顶部的平均等效应力值为 0.6358 MPa,前斜面的平均等效应力值为 0.9254 MPa,后斜面的平均等效应力值为 0.7642 MPa,内侧面的平均等效应力值为 0.6585 MPa,外侧面的平均等效应力值为 1.133 MPa。

加载下颌前伸 6.6 mm(60%)时,髁状突顶部的平均等效应力值为 1.5531 MPa,前斜面的平均等效应力值为 1.3881 MPa,后斜面的平均等效应力值为 1.1463 MPa,内侧面的平均等效应力值为 0.9878 MPa,外侧面的平均等效应力值为 1.6995 MPa。

加载下颌前伸 7.48 mm(68%)时,髁状突顶部的平均等效应力值为 0.2899 MPa,前斜面的平均等效应力值为 1.5731 MPa,后斜面的平均等效应力值为 0.2602 MPa,内侧面的平均等效应力值为 0.2582 MPa,外侧面的平均等效应力值为 0.2594 MPa。

加载下颌前伸 7.7 mm(70%)时,髁状突顶部的平均等效应力值为 0.2984 MPa,前斜面的平均等效应力值为 1.6194 MPa,后斜面的平均等效应力值为 0.2678 MPa,内侧面的平均等效应力值为 0.2658 MPa,外侧面的平均等效应力值为 0.2671 MPa。

加载下颌前伸 8.25 mm(75%)时,髁状突顶部的平均等效应力值为 0.3197 MPa,前斜面的平均等效应力值为 1.7350 MPa,后斜面的平均等效应力值为 0.287 MPa,内侧面的平均等效应力值为 0.2847 MPa,外侧面的平均等效应力值为 0.2862 MPa。

加载下颌前伸 8.8 mm(80%)时,髁状突顶部的平均等效应力值为 0.341 MPa,前斜面的平均等效应力值为 1.8508 MPa,后斜面的平均等效应力值为 0.3061 MPa,内侧面的平均等效应力值为 0.3037 MPa,外侧面的平均等效应力值为 0.3052 MPa。

加载下颌前伸 11 mm(100%)时,髁状突顶部的平均等效应力值为 0.4263 MPa,前斜面的平均等效应力值为 2.3134 MPa,后斜面的平均等效应力值为 0.3826 MPa,内侧面的平均等效应力值为 0.3797 MPa,外侧面的平均等效应力值为 0.3815 MPa。

通过观察可以看到 OSAHS 患者随着下颌骨水平前伸不同移动量时,髁状突表面各部位所受的应力值也发生相应的变化,但以髁状突前斜面所受应力值变化最明显,外侧面、后斜面、内侧面及顶部的变化次之。

运用 SPSS 13.0 软件,分别对下颌前伸加载量与相应位置的关节间隙整体大小形态变化、髁状突表面各部位整体位移及髁状突表面各部位所受的平均等效应力的相关性进行回归分析。

假设下颌前伸加载量为自变量 x,相应位置的关节间隙整体大小形态变化为应变量 y。统计结果显示,相关系数 $r=0.998$,回归验证 $F=2.577E8$,$P=0.01<0.05$,回归系数 $\beta=1.241$,从而得出二者的回归系数方程为 $y=9.691E-6+1.241x$。此时,下颌前伸加载量与关节间隙整体大小形态变化的相关系数为 0.998,可以认为二者间密切相关。本结果验证下颌前移式口腔矫治器治疗 OSAHS 从颞颌关节间隙进行研究是有意义的,并进一步证实下颌前伸与关节间隙的大小形态呈正相关性。

假设下颌前伸加载量为自变量 x,相应位置的髁状突各部位整体位移为应变量 y。统计结果显示,相关系数 $r=0.999$,回归验证 $F=3575.63$,$P=0.001<0.05$,回归系数 $\beta=1.06$,从而得出二者的回归系数方程为 $y=0.011+1.06x$。此时,下颌前伸加载量与髁状突各部位整体位移的相关系数为 0.998,可以认为二者间密切相关。本结果证实下颌前移式口腔矫治器治疗 OSAHS 从颞颌关节髁状突表面各部位位移变化进行研究是有意义的,并进一步证实下颌前伸与髁状突表面各部位位移呈正相关性。

假设下颌前伸加载量为自变量 x,相应位置的髁状突各部位所受的平均等效应力为应变量 y。统计结果显示,髁状突前斜面与下颌前伸加载量的相关系数 $r=0.988$,回归验证 $F=240.28$,$P=0.001<0.05$,回归系数 $\beta=1.985$,从而得出二者的回归系数方程为 $y=0.25+1.985x$。此时,下颌前伸加载量与髁状突前斜面所受等效应力的相关系数为 0.988,

可以认为二者间密切相关。髁状突后斜面与下颌前伸加载量的相关系数 $r=0.479$，回归验证 $F=1.788$，$P=0.23>0.05$，回归系数 $\beta=-0.619$，从而得出二者的回归系数方程为 $y=0.902-0.619x$。髁状突外侧面与下颌前伸加载量的相关系数 $r=0.506$，回归验证 $F=2.067$，$P=0.201>0.05$，回归系数 $\beta=-1.094$，从而得出二者的回归系数方程为 $y=1.346-1.094x$。髁状突顶部与下颌前伸加载量的相关系数 $r=0.24$，回归验证 $F=0.366$，$P=0.568>0.05$，回归系数 $\beta=-0.412$，从而得出二者的回归系数方程为 $y=0.812-0.412x$。髁状突内侧面与下颌前伸加载量的相关系数 $r=0.506$，回归验证 $F=2.064$，$P=0.201>0.05$，回归系数 $\beta=-0.538$，从而得出二者的回归系数方程为 $y=0.814-0.538x$。下颌前伸与髁状突后斜面、外侧面、顶部及内侧面所受平均等效应力值的相关系数分别为 0.479、0.506、0.24、0.506，且 P 值均大于 0.05，认为它们之间的相关性很低。本结果证实下颌前伸加载量与颞颌关节髁状突表面各部位所受平均等效应力的相关性是不同的，与前斜面呈相关性，而与外侧面、顶部、内侧面、后斜面的相关性较低。本结果显示，研究髁状突前斜面所受的 Von Mises 应力是最有研究意义的。这种移动趋势不仅可以前移下颌，而且可以引发髁突的相应位移和应力变化，与胡敏等的研究结果相似，证实髁突前斜面为应力变化集中区。

4　讨论

OSAHS 是一类较复杂的综合征，因患者睡眠时出现呼吸暂停、通气功能障碍，使机体长期处于低氧状态，从而诱发心、脑、肾等并发症及全身性病变，造成患者生活生存质量有不同程度下降。该病的危害性逐步被人们认识，发病人数呈逐年增多趋势，已受到医学界和相关学科的高度重视。临床中，研究 OSAHS 患者多采用 X 线头影测量法、CT 和 MRI 等影像学研究方法[49-50]，但 X 线、CT、MRI 技术只是 OSAHS 的一种影像学诊断技术，难以对 OSAHS 患者进行数值模拟及分析。若要研究患者的受力变化、应力分析等情况时，三维有限元法就体现出影像学方法所达不到的优越性。利用三维有限元技术，可以对患者的解剖结构进行建模，赋予结构材质，模拟数值加载，从而对复杂形态结构的力学性能进行应力分析；可以模拟机体在功能状况下，被观测部位的位置、应力等改变情况，具有方便、全面、无创等优点。它不仅能够提供直观的三维影像，还能利用相关软件对所获得的三维图像进行三维有限元分析，从而为研究分析带来极大的便捷。

近年来，多数学者认为 MAD 是治疗 OSAHS 患者简单且有效的方法[2]。国内外学者研究显示[3]，下颌前伸口腔矫治器用于治疗轻中度 OSAHS 时，能有效消除患者睡眠中呼吸暂停及低通气情况。在临床治疗过程中，下颌骨移位不当时，患者的疗效不明显或者口面肌肉、关节不能适应,从而使关节的适应能力降低,有时可出现颞下颌关节疾病和损伤。

颞下颌关节是复杂的三维几何形态,计算机三维有限元模型可以真实反映颞下颌关节的动态变化特点,并能排除物理模拟试验中各种不确定的干扰因素,能捕捉到实验难以观测到的现象。而 X 线头影测量、CT 及 MRI 等均不能精准反映其动态变化。本课题组使用 CT、Mimics、Imageware 和 Ansys 软件相结合的方法,重建 OSAHS 患者下颌骨、颞下颌关节(包含上气道及周围结构)的三维有限元模型。该模型形态细致逼真,空间位置准确,真实地展现了 OSAHS 患者颞颌关节、下颌骨和上气道及周围软硬组织的解剖学结构及形态,具有较好的形态相似性及力学相似性,便于后续加载获得精准的数据。

4.1 建模方法

随着计算机可视化技术的快速发展,特别是计算机断层射线扫描成像(CT)和核磁共振成像(MRI)技术中二维医学图像的清晰获取,人体不能被完全描述的内部信息以及各脏器不易得到的相对空间中的位置关系,通过三维有限元模型的重建得到直观的表达,为医生临床实践提供直观的参照。这些因素促使三维重建技术在医学诊断及研究领域的应用日益增多。有限元分析法的基础是有限元模型的建立,模型的准确与否直接关系到研究的结果和意义。目前,有限元三维建模方法主要有磨片切片法、三维测量法、图像处理法和 DICOM 数据直接建模法[51]。

(1)磨片切片法。通过切割模型,逐层测绘断层外形坐标,把截面图像输入计算机,进行图像处理及分析。此方法过程复杂,会破坏模型,在切片时无法做到精确,主观性大,对一些复杂精细的结构无法准确表达。

(2)三维测量法。对模型采用扫描、全息照相的方法进行测量,获取三维数据,在计算机中建成三维模型。其缺点是成本较高,数据处理时间较长[52]。模型生成后还要进行数据转换,才能为有限元建模使用,只能得到表面数据,无法反映内在的组织结构特性。

(3)图像处理法。采用 CT 扫描拍摄胶片,再经摄像、图像采集等多种手段对 CT 断层图像进行处理和转化,在反复操作过程中易因各种人为因素造成数据损失。

(4)DICOM 数据直接建模法。此法简化了 CT 建模的程序,避免了对 CT 断层图像进行处理和转化的反复操作,直接进行数据的存取和传输,最大限度地保证信息和数据的完整和准确性,且数据和图像可重复使用。

本实验选用螺旋 CT 断层影像作为数据来源,采用 DICOM 数据格式输出,然后导入 Mimics 软件、Imageware 逆向工程软件及 Ansys 有限元分析软件,直接进行数据读取和处理,避免人为或反复导入、导出造成数据失真或丢失,同时简化了以往研究中对 CT 断层图像进行处理和转化以提取其边缘轮廓线等繁琐过程,提高了模型的几何精准度和结构相似性,提高了建模的效率和可操作性,真正实现了自动化辅助建模[53]。实验使用三大软件相结合的方法,首次建立了 OSAHS 患者下颌骨、颞下颌关节(包含上气道及周围结构)的三维有限元模型。在建模过程中,实验涉及下颌骨、颞骨关节窝、下颌骨髁状突、舌骨的硬组织结构和肌肉、上气道等软组织,我们将模块化模型拟合成整体模型,并利用逆向工程软件对模型进行验证,证明模型有效,扩大了模型的应用范围。利用有限元分析法,对该模型加载下颌骨位置变化,观察髁状突的位置和表面应力变化,为临床利用口腔矫治器治疗 OSAHS 从颞颌关节方面提供理论基础。

4.2 加载下颌不同前伸位置对 OSAHS 患者口腔矫治器治疗效果的影响

OSAHS 患者戴用下颌前伸矫治器引导下颌向前向下移位,进而打开上气道,可消除或缓解上气道病理性移位与坍塌所导致的气道阻塞,进而改善呼吸通气状况。下颌前伸量是口腔矫治器对 OSAHS 疗效研究中的重点,目前下颌前伸量的研究主要来源于临床经验,适宜的下颌前伸量应在一个合适的牵引方向下,使下颌在同一方向不同前伸量发生移动,从而观察上气道软组织应力分布特征和有效节点位移变化,三维有限元技术为解决此问题提供了一个新的研究方法。Dort 等[16]研究结果显示,在多导睡眠监测仪监测下,以消除睡眠中呼吸暂停及低通气症状为目标,运用可调式下颌前伸矫治器测定的目标前伸量来指导临床口腔矫治器的制作。Tsuiki 等[54]对 10 例 OSAHS 患者清醒状态下仰卧位下颌分别处于正常位置、前伸 33%、67%位置和最大前伸位时的头颅定位侧位片进行了研究,发现下颌前伸至 67%或最大前伸位时,口腔矫治器可使腭咽部上气道的矢状径显著增大,但考虑到颞下颌关节耐受等问题,可以用 67%的下颌前伸替代最大下颌前伸。高雪梅等人[2]研究认为患者最适前伸量/最大前伸量一般为 73%,而矫治器一般在 68%,这使得矫治器得以长期应用而无严重不适。所以,课题组在模型位移加载过程中,专门观测了 68%、70%及 75%下颌前伸位移量时,颞下颌关节间隙(前、上、后)的综合位移及三维方向上的变化、髁状突(前斜面、后斜面、顶部、内侧面、外侧面)的位置变化及表面应力分布情况。

4.3 加载下颌不同前伸位置对 OSAHS 患者髁状突位置及表面应力的影响

OSAHS 患者随着下颌骨水平前伸不同移动量时,髁状突表面各部位的位置也发生相应的变化,以髁状突内侧面的移动变化最显著,后斜面的位移量次之,顶部位移再次之,而外侧面及前斜面的位置变化最小。髁状突各部位表面应力分布规律与位移变化有明显不同,在患者下颌前伸20%、40%时,以髁状突外侧面所受平均等效应力最大,前斜面次之,后斜面及内侧面再次之,顶部所受应力最小;在患者下颌骨前伸60%时,髁状突外侧面所受应力最大,顶部次之,前斜面再次之,后斜面及内侧面所受应力最小;在患者下颌骨前伸68%、70%、75%、80%及100%时,髁突前斜面所受平均等效应力最大,顶部次之,外侧面、后斜面及内侧面再次之。根据实验数据,我们可以观测到患者在下颌骨前伸68%时,髁突整体所受的平均应力最小。Tanaka 等[55]研究结果显示,髁突的前、顶、后、外及内侧的平均应力值分别是1.642、0.543、0.664、1.017、0.521 MPa。Nagahara 等[56]研究得出髁突表面应力在 0.35~6.27 MPa,所以本实验采用的下颌骨前伸理论符合机体生物学性质。下颌前伸70%时,髁突表面各部位的位移变化顺序发生了改变,表面平均等效应力值也出现变化,根据权重假设,此时的应力分布却是所有位置中相对小的。因此,推断此加载位点可能是一个拐点。在此位点上相应变化的具体机制有待今后进一步研究探讨。患者在下颌骨前伸20%、40%、60%时,髁突表面所受的平均应力分布规律与其他前伸量时不同,可能与该患者颞颌关节发生旋转有关,有待进一步的研究。

4.4　加载下颌不同前伸位置对 OSAHS 患者关节间隙的影响

通过下颌逐步前伸,模拟下颌前伸类口腔矫治器来观察关节间隙大小的变化并进行分析,有效展示下颌骨前伸与关节间隙的大小变化之间的关系,证实了该研究方法的可行性。对患者加载不同量的下颌前伸时,颞下颌关节间隙大小也发生相应的变化。随着下颌骨水平前伸量的增加,关节间隙综合位移量亦增大,以关节前间隙的位移变化最显著,关节上间隙的位移变化次之,关节后间隙的位移变化再次之。通过观测 OSAHS 患者髁状突关节间隙的位置变化,为临床利用下颌前伸矫治器治疗 OSAHS 从颞颌关节提供理论依据和参考价值。

4.5　研究展望

引进更先进的软件及技术,建立更为精确的有限元模型,为进行后续力学分析奠定基础。对下颌前伸引起的颞颌关节髁状突各关节间隙形变进行分析,添加矫治器的生物力学模型,更好地模拟矫治器戴入口腔后引起颞颌关节发生的形态变化,并为预防颞颌关节出现损伤提供量化数据。寻找下颌骨位移变化与颞颌关节关节盘改变的量化关系,以指导临床患者矫治器的前伸定位。

5　结论

（1）本课题基于 OSAHS 患者上气道 CT 扫描图片，运用 DICOM 数据直接建模法，结合三维 CT 成像处理软件 Mimics 10.01，重建出近真实的 OSAHS 患者下颌骨（骨密质、骨松质）、颞下颌关节盘、舌骨、气道（从硬腭平面至第 3 颈椎平面处）、肌肉（包含软腭、硬腭、下颌骨—舌骨—气道—1~3 颈椎连接的肌肉组织）等组织的面模型，基于此面模型建立的有限元模型具有更好的形态相似性及力学相似性，便于后续加载获得更准确的数据。DICOM 数据直接建模法简化了 CT 建模的程序，避免了对 CT 断层片图像进行处理和转化的反复操作，直接将数据进行存取和传输，保证了信息和数据的完整和准确性，且数据和图像可重复使用。首次将下颌骨模型中的密质骨和松质骨分别进行单独建模，模型的几何相似度比前期已有的模型要高。

（2）本课题对 OSAHS 患者包含下颌骨、颞下颌关节、上气道及毗邻结构的三维有限元模型采用加载下颌前伸。通过观察 OSAHS 患者三维有限元模型髁状突表面的位置变化及生物力学改变，观测颞颌关节间隙的大小形态变化，证实了下颌前伸对 OSAHS 患者颞颌关节形态及应力分布产生影响。随着下颌逐步前伸，关节间隙（前、上、后）的大小也发生相应变化，髁突表面各部位的位置及平均等效应力亦随之产生相应改变。在研究模型位移加载过程中，加载位点 68%（7.48 mm）时，髁突表面的平均等效应力值相对最小；而在加载位点 70%（7.7 mm）时，髁突表面的平均等效应力值相对 68% 时有较小幅度增加，但髁状突各部位的位置改变趋势发生一定变化，关节前间隙、关节上间隙、关节后间隙的大小形态变化与下颌骨水平前伸量密切相关。所以下颌前伸 68%、70% 这两个加载点髁状突的变化与高雪梅等人研究认为患者最适前伸量/最大前伸量一般为 73% 这一观点相同，这使得矫治器一般做在 68%，患者能长期应用而无严重不适，为有效治疗 OSAHS 提供帮助。

（3）下颌前伸加载量与颞颌关节间隙大小形态变化的相关系数达到 0.998，几乎完全相关。二者的回归系数方程为 $y=9.691E-6+1.241x$。结果证实下颌前移式口腔矫治器治疗 OSAHS 从颞颌关节间隙进行研究是有意义的，并进一步证实下颌前伸与关节间隙的大小形态呈正相关性。

（4）下颌前伸加载量与颞颌关节髁状突各部位位移的相关系数达到 0.999，二者之间密切相关。二者的回归系数方程为 $y=0.011+1.06x$。结果证实下颌前移式口腔矫治器治疗 OSAHS 从颞颌关节髁状突表面各部位位移变化进行研究是有意义的，并进一步证实下颌前伸与髁状突表面各部位位移呈正相关性。

（5）下颌前伸加载量与颞颌关节髁状突表面各部位（前斜面、后斜面、外侧面、顶部及内侧面）所受平均应力相关系数分别为 0.988、0.479、0.506、0.24、0.506，下颌前伸加载量只与前斜面密切相关，而与外侧面、顶部、内侧面、后斜面的相关性较低。结果验证了下颌前移式口腔矫治器治疗 OSAHS 引起患者髁状突产生相应的变化，且以前斜面所受的平均等效应力是最有研究意义的。

（6）本实验利用 Mimics、Imageware、Ansys 等多种软件相结合的方法，建立了 OSAHS 患者口腔矫治器力学分析的初步模型，参考以往的研究设计约束，简化实验操作和计算应用的基础，保证结果可靠。

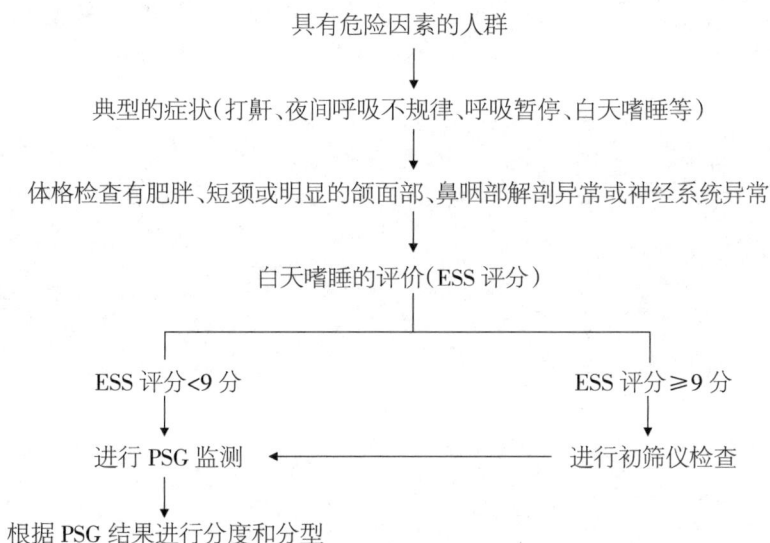

图 16　OSAHS 的诊断流程

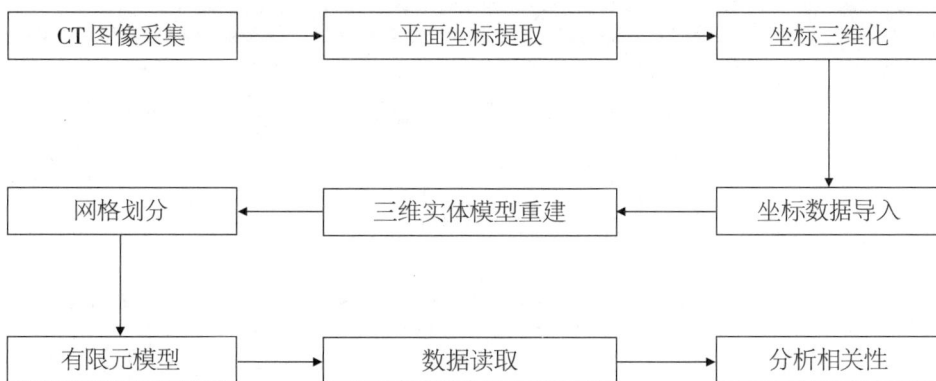

图 17　实验方法及技术路线

上间隙综合位移

前间隙综合位移

后间隙综合位移

上间隙 UX 方向位移

上间隙 UY 方向位移

上间隙 UZ 方向位移

后间隙 UX 方向位移

后间隙 UY 方向位移

后间隙 UZ 方向位移

前间隙 UX 方向位移

前间隙 UY 方向位移

前间隙 UZ 方向位移

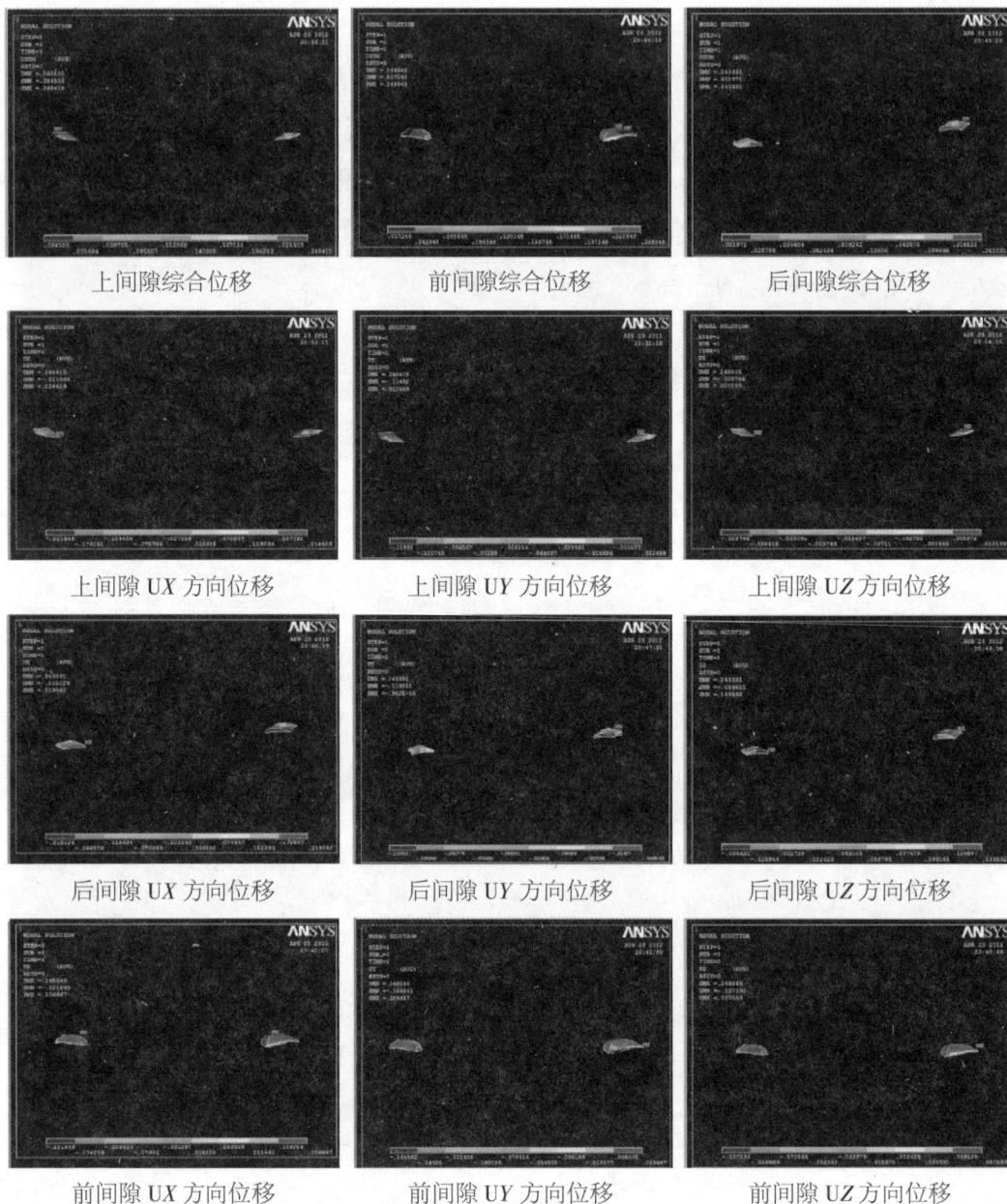

图 18　加载下颌前伸 2.2 mm 时关节间隙的综合位移

上间隙综合位移

前间隙综合位移

后间隙综合位移

上间隙 UX 方向位移

上间隙 UY 方向位移

上间隙 UZ 方向位移

前间隙 UX 方向位移

前间隙 UY 方向位移

前间隙 UZ 方向位移

后间隙 UX 方向位移

后间隙 UY 方向位移

后间隙 UZ 方向位移

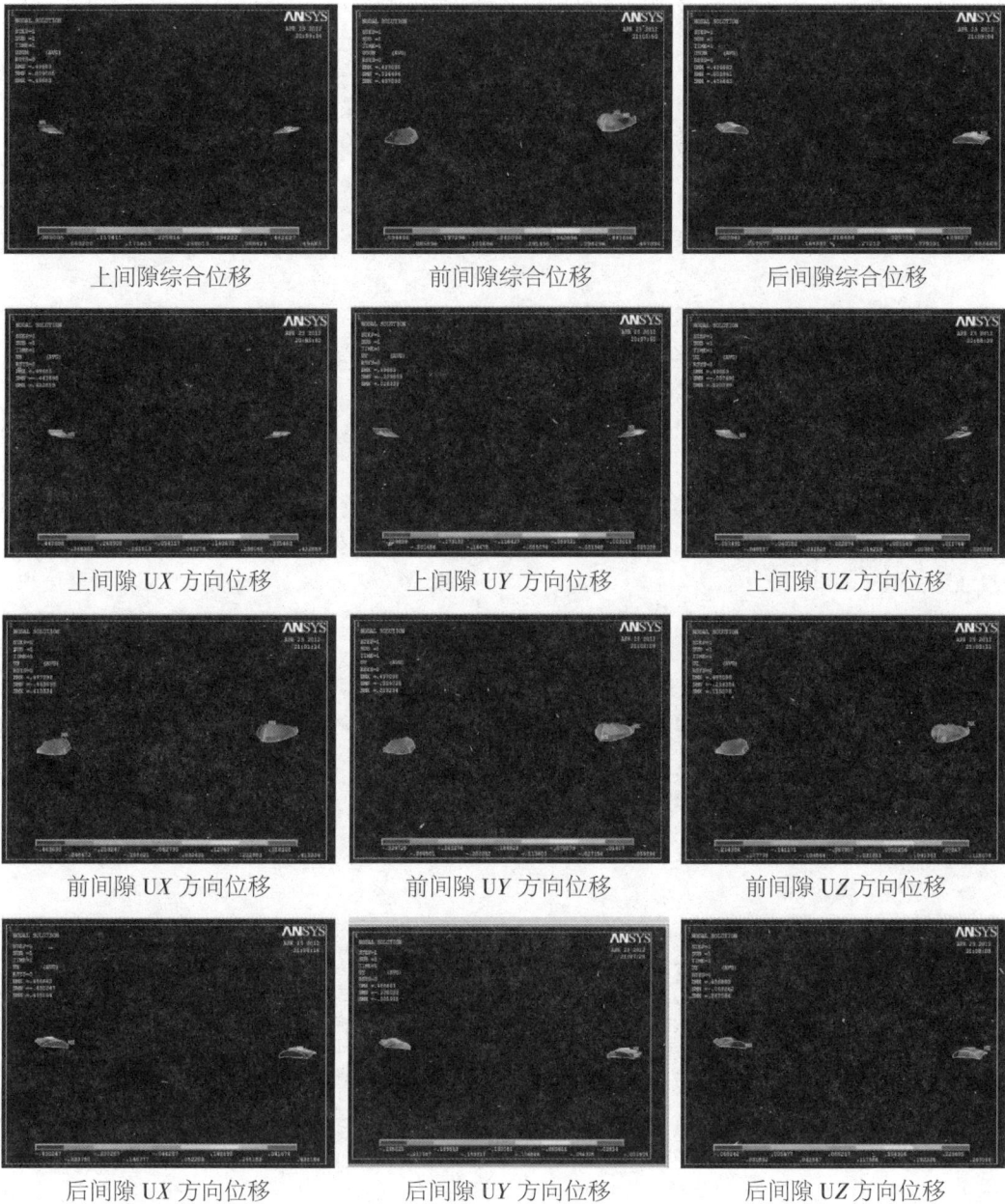

图 19　加载下颌前伸 4.4 mm 时关节间隙的综合位移

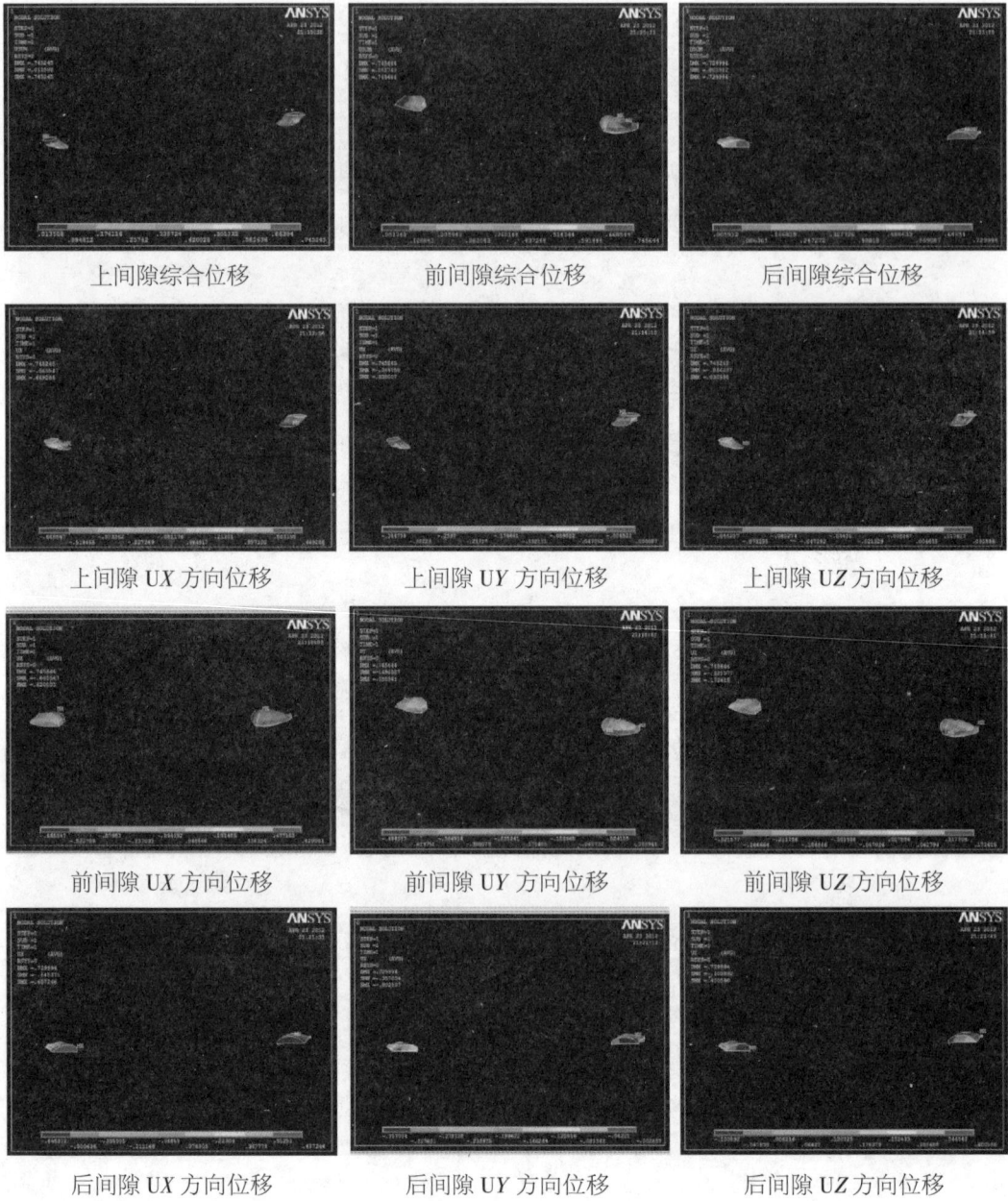

上间隙综合位移　　　　　前间隙综合位移　　　　　后间隙综合位移

上间隙 UX 方向位移　　　上间隙 UY 方向位移　　　上间隙 UZ 方向位移

前间隙 UX 方向位移　　　前间隙 UY 方向位移　　　前间隙 UZ 方向位移

后间隙 UX 方向位移　　　后间隙 UY 方向位移　　　后间隙 UZ 方向位移

图 20　加载下颌前伸 6.6 mm 时关节间隙的综合位移

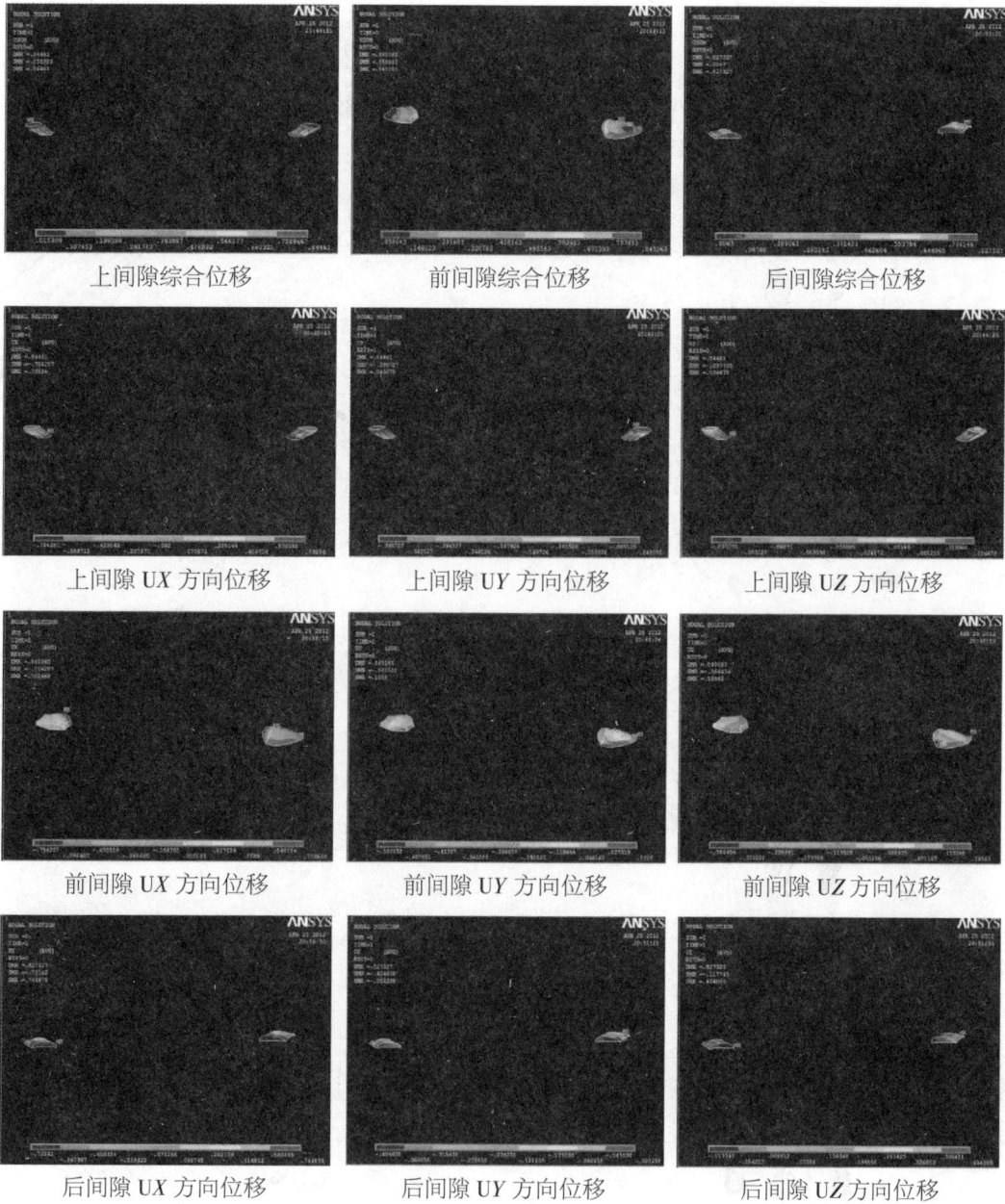

上间隙综合位移　　　　　　　前间隙综合位移　　　　　　　后间隙综合位移

上间隙 *UX* 方向位移　　　　上间隙 *UY* 方向位移　　　　上间隙 *UZ* 方向位移

前间隙 *UX* 方向位移　　　　前间隙 *UY* 方向位移　　　　前间隙 *UZ* 方向位移

后间隙 *UX* 方向位移　　　　后间隙 *UY* 方向位移　　　　后间隙 *UZ* 方向位移

图 21　加载下颌前伸 7.48 mm 时关节间隙的综合位移

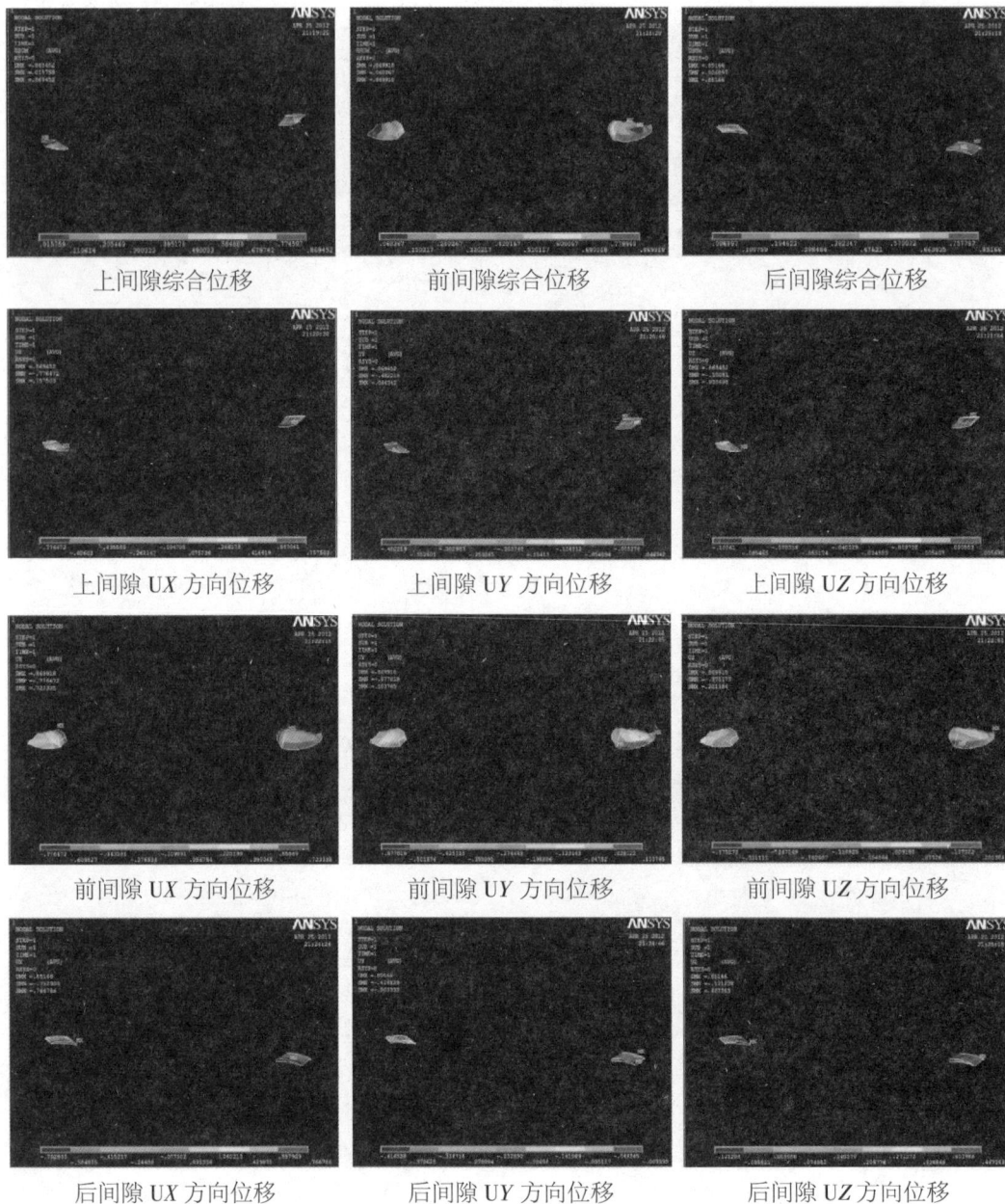

上间隙综合位移

前间隙综合位移

后间隙综合位移

上间隙 UX 方向位移

上间隙 UY 方向位移

上间隙 UZ 方向位移

前间隙 UX 方向位移

前间隙 UY 方向位移

前间隙 UZ 方向位移

后间隙 UX 方向位移

后间隙 UY 方向位移

后间隙 UZ 方向位移

图 22　加载下颌前伸 7.7 mm 时关节间隙的综合位移

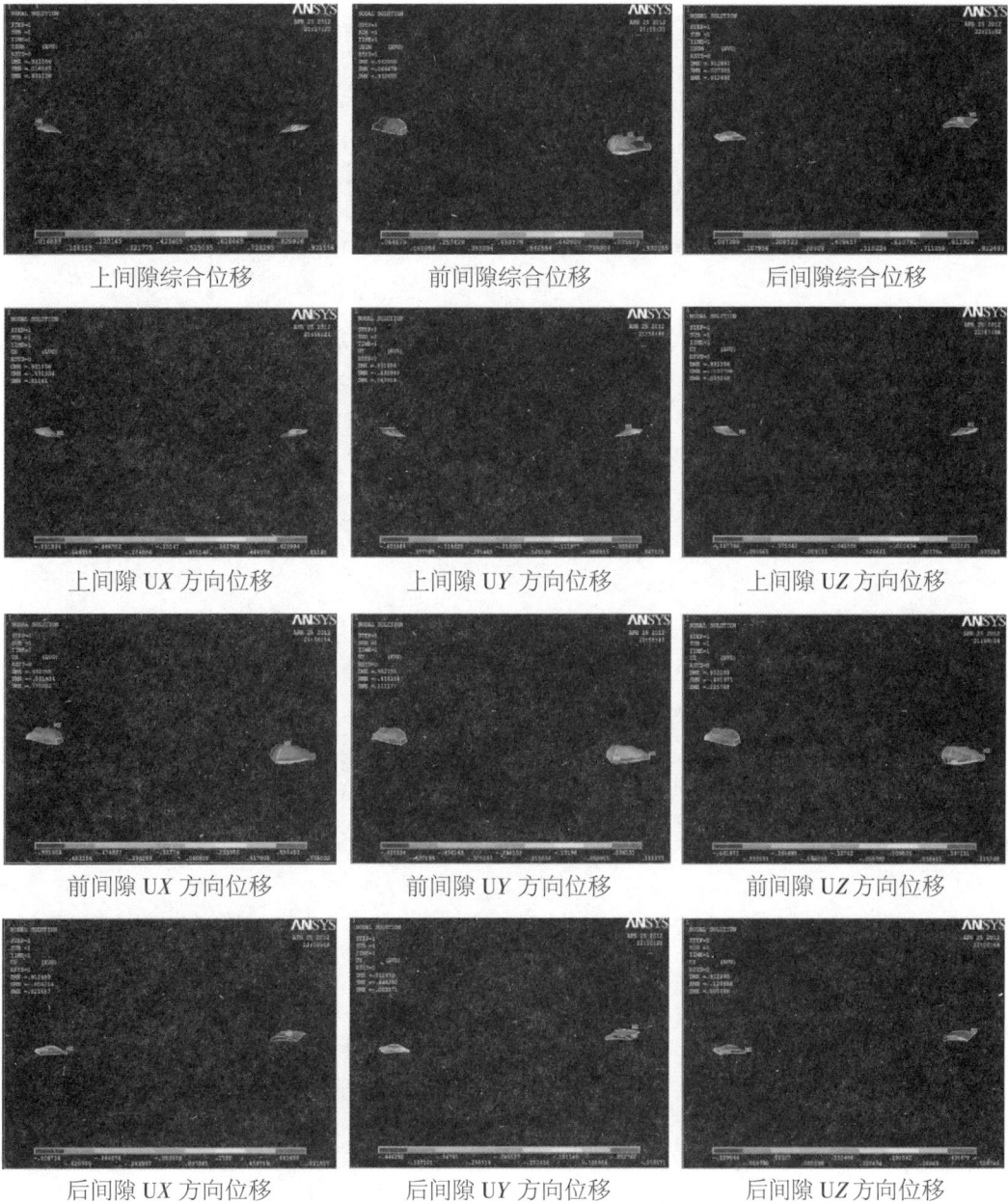

上间隙综合位移　　　　　前间隙综合位移　　　　　后间隙综合位移

上间隙 UX 方向位移　　　上间隙 UY 方向位移　　　上间隙 UZ 方向位移

前间隙 UX 方向位移　　　前间隙 UY 方向位移　　　前间隙 UZ 方向位移

后间隙 UX 方向位移　　　后间隙 UY 方向位移　　　后间隙 UZ 方向位移

图 23　加载下颌前伸 8.25 mm 时关节间隙的综合位移

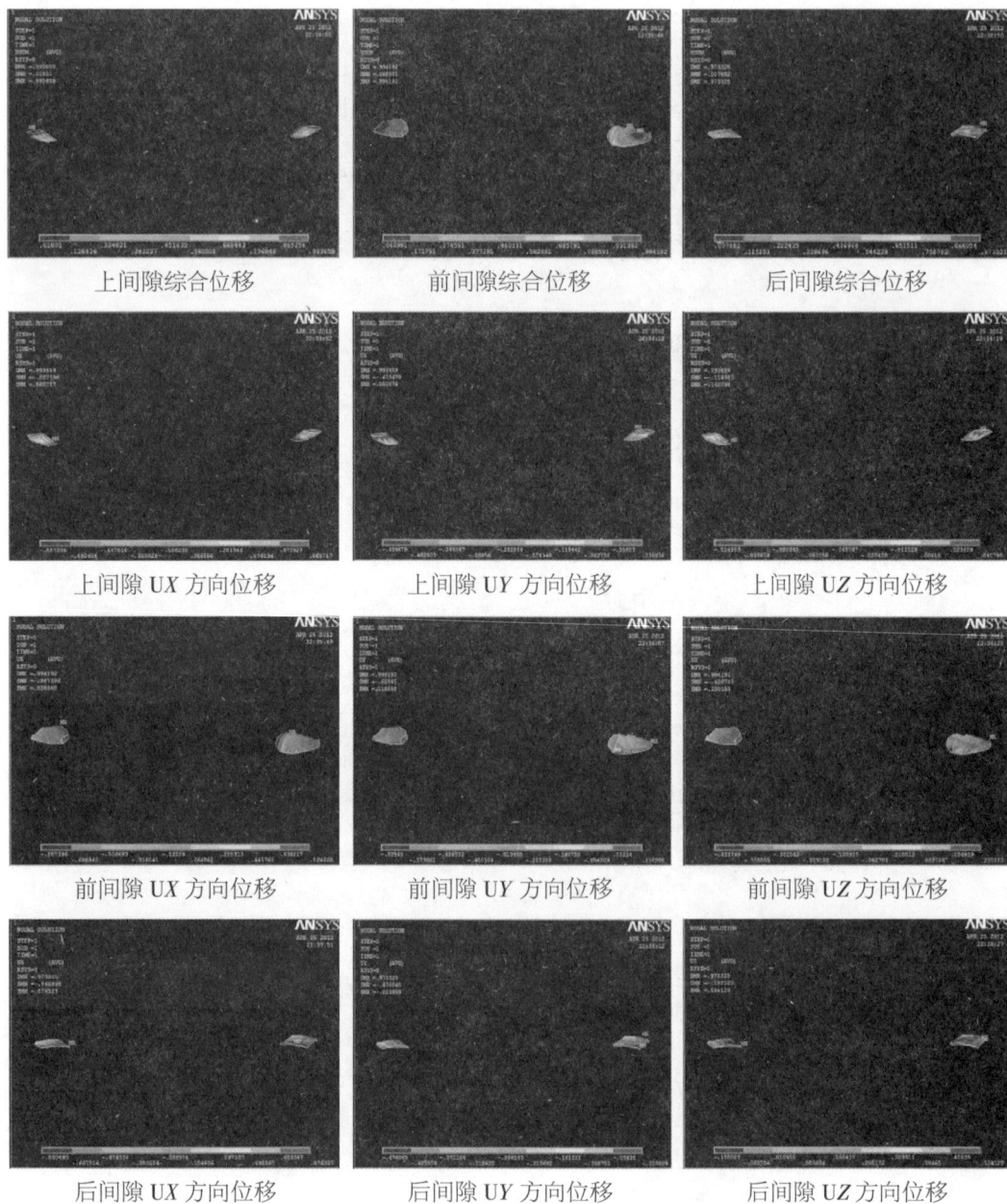

上间隙综合位移　　　　　　　前间隙综合位移　　　　　　　后间隙综合位移

上间隙 UX 方向位移　　　　　上间隙 UY 方向位移　　　　　上间隙 UZ 方向位移

前间隙 UX 方向位移　　　　　前间隙 UY 方向位移　　　　　前间隙 UZ 方向位移

后间隙 UX 方向位移　　　　　后间隙 UY 方向位移　　　　　后间隙 UZ 方向位移

图 24　加载下颌前伸 8.8 mm 时关节间隙的综合位移

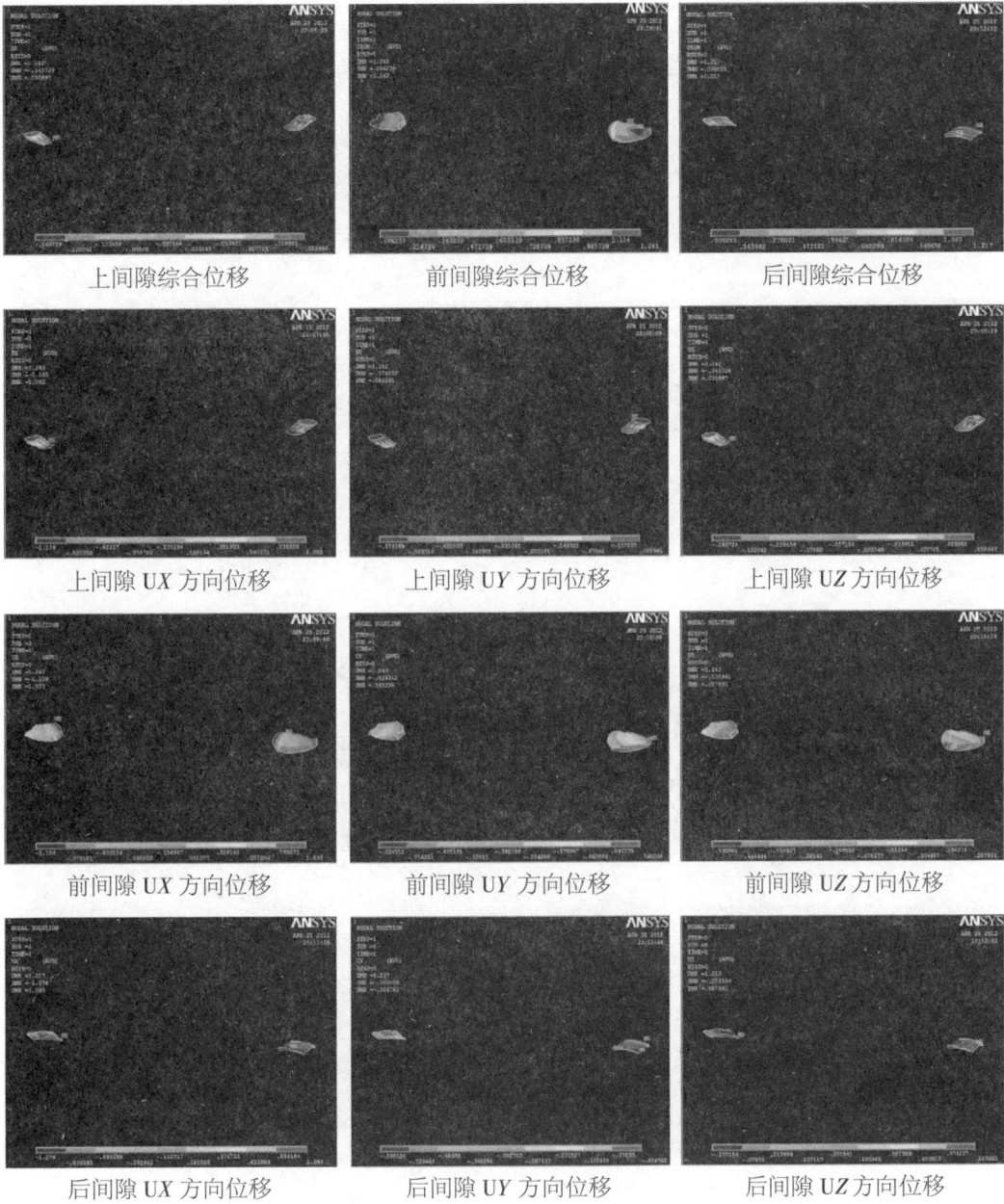

上间隙综合位移　　　　前间隙综合位移　　　　后间隙综合位移

上间隙 UX 方向位移　　上间隙 UY 方向位移　　上间隙 UZ 方向位移

前间隙 UX 方向位移　　前间隙 UY 方向位移　　前间隙 UZ 方向位移

后间隙 UX 方向位移　　后间隙 UY 方向位移　　后间隙 UZ 方向位移

图 25　加载下颌前伸 11 mm 时关节间隙的综合位移

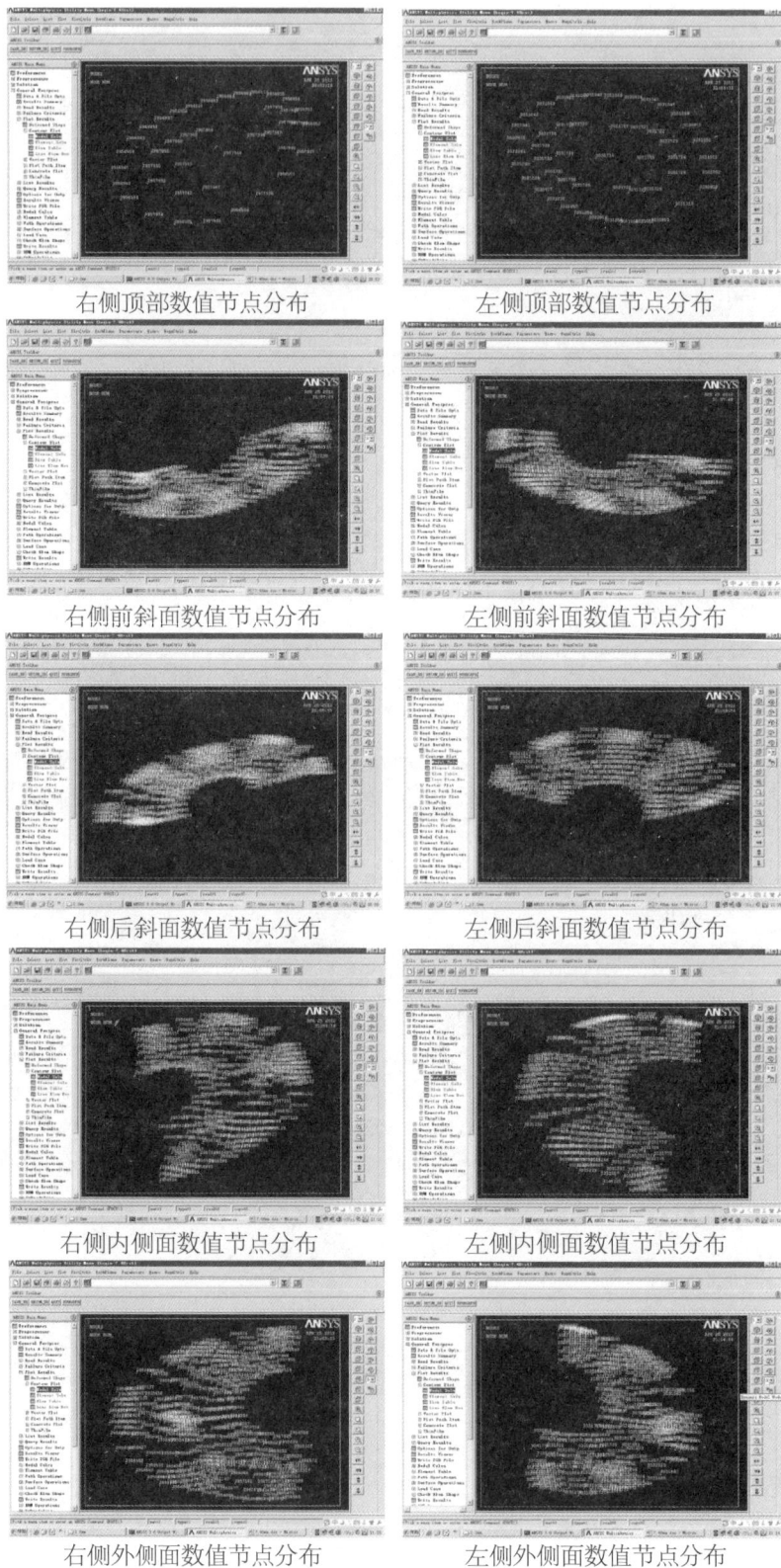

右侧顶部数值节点分布　　　　　　左侧顶部数值节点分布

右侧前斜面数值节点分布　　　　　左侧前斜面数值节点分布

右侧后斜面数值节点分布　　　　　左侧后斜面数值节点分布

右侧内侧面数值节点分布　　　　　左侧内侧面数值节点分布

右侧外侧面数值节点分布　　　　　左侧外侧面数值节点分布

图 26　两侧髁状突各部位数值节点分布

中英文缩略词表

英文缩写	英文全称	中文全称
OSAHS	obstructive sleep apnea hypopnea syndrome	阻塞性睡眠呼吸暂停低通气综合征
CT	computer tomography	计算机断层扫描
MRI	magnetic resonance imaging	磁共振成像
CPAP	continuous positive airway pressure	持续正压通气
TMJ	temporomandibular joint	颞下颌关节
Mimics	materialise's interactive medical image control system	Mimics 软件
Ansys	analysis system	Ansys 软件
PSG	polysomnography	多导睡眠图
SaO$_2$	arterial oxygen saturation	血氧饱和度
AHI	apnea hyponea index	睡眠呼吸暂停低通气指数
3D-FEM	three-dimensional finite element method	三维有限元法
MAD	mandibular advancement appliance	下颌前伸矫治器

参考文献

[1] 何权瀛,陈宝元.睡眠呼吸病学[M].北京:人民卫生出版社,2009:90,360.

[2] 高雪梅,曾祥龙,傅民魁,等.口腔矫治器治疗 OSAS 的下颌定位[J].口腔正畸学杂志,2000,7(1):20-22.

[3] 黄敏方,周嫣,陈世稳,等.有效治疗 OSAHS 的口腔矫治器戴入后髁状突位置的变化[J].实用口腔医学杂志,2009,25(2):285-288.

[4] 皮昕.口腔解剖生理学[M].第6版.北京:人民卫生出版社,2007:104.

[5] 马绪臣.颞下颌关节病的基础与临床[M].北京:人民卫生出版社,2004:1.

[6] 蒋孝煜.有限元法基础[M].北京:清华大学出版社,1992:35-36.

[7] Guilleminault C, Tilkian A, Dement WC. The sleep apnea syndromes [J]. Annu Rev Med,1976,27:465-84.

[8] Pepperell J C, Ramdassingh-Dow S, Crosthwaite N, et al. Ambulatory blood pressure after therapeutic and subtherapeutic nasal continuous positive airway pressure for obstructive sleep apnoea: a randomised parallel trial[J]. Lancet,2002,359(9302):204-210.

[9] Yaggi H K, Concato J, Kernan W N, et al. Obstructive sleep apnea as a risk factor for stroke and death[J]. N Engl J Med,2005,353(19):2034-2041.

[10] Doherty L S, Kiely J L, Swan V, et al. Long-term effects of nasal continuous positive airway pressure

therapy on cardiovascular outcomes in sleep apnea syndrome[J].Chest,2005,127(6):2076-2084.

[11] Wallin R, Wajih N, Greenwood G T, et al. Arterial calcification: a review of mechanisms, animal models, and the prospects for therapy[J]. Med Res Rev, 2001,21(4):274-301.

[12] 高雪梅,赵颖,曾祥龙,等.北京地区鼾症和睡眠呼吸暂停综合征的流行病学研究[J].口腔正畸学杂志,1997,4(3):162-165.

[13] 中华医学会呼吸病学分会睡眠呼吸疾病学组.阻塞性睡眠呼吸暂停低通气综合征诊治指南（草案）[J].中华结核和呼吸杂志,2002,25(4):195-198.

[14] Tsai H H,Ho C Y,Lee P L,et al. Cephalometric analysis of nonobese snorers either with or without obstructive sleep apnea syndrome[J]. Angle Orthod, 2007,77:1054-1061.

[15] 刘月华,曾祥龙,傅民魁,等.口腔矫治器治疗阻塞性睡眠呼吸暂停综合征[J].中华口腔医学杂志, 1996,31(1):12-15.

[16] Dort L C, Hadjuk E, Remmers J E. Mandibular advancement and obstructive sleep apnoea: a method for determining effective mandibular protrusion[J]. Eur Respir J,2006, 27:1003-1009.

[17] Fleury B, Rakotonanahary D, Petelle B,et al. Mandibular advancement titration for obstructive sleep apnea: optimization of the procedure by combining clinical and oximetric parameters[J]. Chest, 2004,125:1761-1767.

[18] 张佐,杨红琴,王铁荣,等.自行调节式口腔矫治器治疗 OSAHS 的效果 [J].宁夏医学杂志, 2007,29(10):885-887.

[19] 李松青,赵燕玲,张佐.自行调节式口腔矫治器治疗 OSAHS 患者舌骨位置变化的研究[J].宁夏医学杂志,2009,31(1):23-25.

[20] Thresher R W. The Stress Analysis of Human Teeth[J]. J Biomech,1973,6:443.

[21] Shome B, L P Wang, M H Santare, et al. Modeling of Airflow in the Pharynx with Application to Sleep Apnea[J]. Journal of Biomechanical Engineering ,1998,120(3): 416-422.

[22] Svancara P, Horcek J. Numerical modeling of production of crech vowel /a/ based on FE model of vocal tract[J]. In Proc ICVPB, 2004.

[23] Zhang Z. Airflow structures and nano-particle deposition in a human [J]. Journal of Computation Physics,2004,198(1):178-210.

[24] Zhang Z. Aerosoltransport and deposition in a triple bifurcation bronchial airway model with local tumors[J]. Inhalation Toxicology,2002,14(11): 1111-1133.

[25] Zhang Z. Micro-particle transport and deposition in a human oral airway model[J]. Journal of Aerosol Science,2002,33(512):1635.

[26] Yaqi Huang,David P White, Atul Malhotro. The Impact of Anatomic Manipulations on Pharyngeal Collapse: Results From a Computational Model of the Normal Human Upper Airway [J].Chest, 2005,128:1324-1330.

[27] 孙秀珍,于驰,刘迎曦,等.人体上呼吸道三维有限元重建与流场数值模拟[J].航天医学与医学工程杂志,2006,19(2):129-133.

[28] Yaqi Huang,David P White,Atul Malhotro. Use of Computational Modeling to Predict Response to Upper Airway Surgery in Obstructive Sleep Apnea[J]. Laryngoscope,2007,117(4):645-653.

[29] 王莹,孙秀珍,刘迎曦,等.OSAHS患者与正常人上呼吸道流场特性比较[J].大连理工大学学报,2009,49(4):476-481.

[30] 赵雪岩,黄任含,楼航迪,等.阻塞性睡眠呼吸暂停综合征的生物力学研究[J].北京大学学报:自然科学版,2009,45(5):737-742.

[31] 李松青,哈若水,赵燕玲,等.阻塞性睡眠呼吸暂停低通气综合征患者上气道及周围结构三维有限元模型的构建[J].宁夏医学杂志,2010,32(4):314-316.

[32] 赵燕玲,曲爱丽,李松青,等.健康成人上气道及周围结构的三维有限元模型的构建[J].宁夏医学杂志,2010,32(4):329-331.

[33] Hart P T,Hennebel V V,Thongpreda N. Modeling the biomechanics of the mandible:a three-dimensional finite element study[J]. J Biomech, 1992,25:261.

[34] Tanaka E,Tanne K,Sakuda M. A three-dimensional finite element model of the mandible including the TMJ and its application to stress analysis in the TMJ during clenching [J]. Med Eng Phys,1994,16:316.

[35] 胡敏,田晓玲,杨勇琪,等.颞下颌关节的三维有限元法研究[J].军医进修学院学报,1995,16(3):181-183.

[36] 周学军,赵志河,赵美英,等.下颌骨三维有限元模型的边界约束设计[J].华西口腔医学杂志,1999,17(1):29-32.

[37] 周学军,赵志河,赵美英,等.包括下颌骨的颞下颌关节三维有限元模型的建立[J].实用口腔医学杂志, 2000,16(1):17-19.

[38] 杨辉,刘洪臣,荣起国,等.磁共振影像颞下颌关节三维有限元模型的建立[J].口腔颌面修复学杂志, 2000,1(1):20-22.

[39] Hsu J T,Huang H L,Tu M G,et al. Effect of bone quality on the artificial temporomandibular joint condylar prosthesis [J].Oral Surg Oral Med Oral Pathol Oral Radiol Endod,2010,109(6):e1-e5.

[40] Perez Del Palomar A,Dolare M. Finite element analysis of the temporomandibular joint during lateral excursions of the mandible [J].Biomech, 2006,39(12):2153-2163.

[41] 黄睿,殷新民,顾卫平,等.正常人牙尖交错位紧咬牙时颞下颌关节无单元—有限元耦合法三维生物力学研究[J].口腔医学杂志,2008,28(4):173-176.

[42] 何琴,张佐,曲爱丽,等.阻塞性睡眠呼吸暂停低通气综合征患者的下颌骨和颞下颌关节三维有限元模型的构建[J].昆明医学院学报, 2012,33(4):35-38.

[43] 张美超,刘阳,刘则玉,等.利用 Mimics 和 Freeform 建立中国数字人上颌第一磨牙三维有限元模

型[J]. 医用生物力学,2006,21(3):208-211.

[44] 郭克峰. 利用 Mimics 软件重建上下颌骨和牙列及有限元分析[D]. 吉林大学硕士学位论文,2008.

[45] 王丽珍. 基于 CT 扫描之腰椎椎体有限元分析[D]. 吉林大学硕士学位论文,2007:18-49.

[46] 焦培峰,齐向东,祁佐良. 下颌角的 CT 三维重建模拟整形术[J]. 解剖学报,2006,37(5):449-451.

[47] 张震康,赵福运,孙广熙. 正常人颞颌关节 100 例 X 线分析[J]. 中华医学杂志,1975,55(2):130-132.

[48] 张震康,邱蔚六,皮昕. 口腔颌面外科临床解剖学[M]. 济南:山东科学技术出版社,2001:467-468.

[49] Lane F,Donnelly. Obstructive Sleep Apnea in Pediatric Patients: Evaluation with Cine MR Sleep Studies[J]. Radiology, 2005,236:768-778.

[50] 高萍,李五一,党玉庆,等.OSAHS 不同呼吸时相上气道变化的多层螺旋 CT 评价[J]. 中国临床医学影像杂志,2008,19(8):536-540.

[51] 王洋,李金源,张彬. 三维有限元建模方法及在正畸领域中的应用[J]. 中国煤炭工业医学杂志,2009,12(10):1651-1652.

[52] 于力牛,常伟,王成焘,等. 基于实体模型的牙颌组织三维有限元建模问题探讨[J]. 机械设计与研究,2002,18(2):59-61.

[53] Nagasao T, Kobayashi M, Tsuchiya Y,et al. Finite element analysis of the stresses around endosseous implants in variousreconst ructed mandibularmodels [J]. J Caniomaxillofac Surg,2002,30(3):170-177.

[54] Tsuiki S, Hiyama S, Ono T, et al. Effects of a titratable oral appliance on supine airway size in awake non- apneic individuals[J]. Sleep,2001,24(5):554-560.

[55] Tanaka E,Tanaka M,Watanabe M,et al. Influences of occlusal and skeletal discrepancies on biomeehanical environment in the TMJ during maximum clenching:An analytic approach with the finite element method[J]. J Oral Rehabil,2001,28(9):888-894.

[56] Nagahara K, Murata S, Nakamura S, et al. Displacement and stress distribution in the temporo-mandibular joint during clenching[J]. Angle Orthod,1999,69(4):372-379.

（何 琴 邵 钰 张 佐）

三维有限元模型分析 OSAHS 患者下颌逐步前伸引起的关节盘位移和表面应力分布变化的研究

【摘要】

目的:建立阻塞性睡眠呼吸暂停低通气综合征(OSAHS)患者的下颌骨、颞下颌关节、上气道及其周围结构的三维有限元模型,通过软件设计定量的加载,下颌逐步前伸;观察患者因下颌前伸引起的关节盘位移和表面应力分布变化,及关节盘整体位移与下颌前伸量之间的关系,为今后下颌前伸类口腔矫治器治疗 OSAHS 机理研究提供一定生物力学依据,并从颞颌关节关节盘形态学变化方面提供基础理论参数。

方法:对 OSAHS 患者颞下颌关节和上气道行薄层 CT 扫描,获得患者下颌骨、颞下颌关节、上气道及其周围结构的三维影像信息,影像信息以 DICOM 格式输入至相关联合建模软件:Mimics 三维建模软件、Imageware 逆向工程学软件、Ansys 有限元分析软件之中,最终建立了实验所需的 OSAHS 患者的下颌骨、颞下颌关节、上气道及其周围结构的三维有限元模型,然后通过软件加载下颌骨定量的逐步前伸,观察关节盘位移和表面生物力学改变的变化及趋势。

结果:建立了实验所需的 OSAHS 患者相关解剖部位结构的三维有限元模型,所建模型单元采用 10 节点的 Solid 92 四面体单元,得到包含骨密质、骨松质、肌肉和气道的单元总数和节点总数共为:280 360 个单元和 590 195 个节点。通过逐步前伸下颌骨,关节盘三维方向上的位移逐渐增大,关节盘整体位移逐渐增大,发生向前向下的移动。经统计学回归分析,下颌骨前伸与关节盘整体位置变化两者之间相关,并得出回归系数方程:$y=0.018\ 85x-0.000\ 56$。整个加载过程中,关节盘应力分布除去 4.4 mm 和 11.00 mm 这两个位点差距较大外,其他位点应力变化较为平均,且在 11.00 mm 时应力达到最大。

结论:在螺旋 CT 扫描图像的基础上,并联合使用相关建模软件 Mimics、Imageware 和 Ansys,建立了实验所需的 OSAHS 患者相关解剖部位的三维有限元模型,通过软件验证模型真实有效,使用灵活。通过逐步前伸下颌骨,对关节盘位移和表面应力分布变化进行分析发现,关节盘三维方向均发生位移的改变,均随下颌前伸量的增加而增加,不同距离的下颌骨前伸关节盘最大应力的分布区域基本不变，关节盘应力在下颌骨前移时不同距离的应力数值在 4.4 mm 与 11.00 mm 时变动较大时临床中需考虑到患者的耐受度。下颌前伸与关节盘向前向下移动正相关，证实关节盘的位置可作为判定下颌前伸大小的重要参考指标。

【关键词】 阻塞性睡眠呼吸暂停低通气综合征；下颌前伸；颞下颌关节；关节盘；三维有限元法

The three–dimensional Finite Element analysis of an Obstructive Sleep Apnea Hypopnea Syndrome Patient's hyoid bone position changement with titrated mandibular advancement

ABSTRACT

Objective：Construct a three–dimensional finite element model of the mandible, temporomandibular joint, the upper airway and the adjacent structure of an Obstructive sleep apnea hypopnea syndrome patient and regulate protrusion of mandibular, Articular disc displacement and surface stress distribution changes observed OSAHS patients due to mandibular advancement By gradually loaded quantitative mandibular advancement. the position changes of articular disc and its relationship with the mandibular protrusion can be observed and analysized which providing theoretical basis for mechanism studies of treatment to OSAHS with mandibular protraction.And provide the basis for theoretical aspects of parameters from the temporomandibular joint.

Methods：DICOM format image information of an OSAHS patient's upper airway and temporomandibular joint obtained by thin–section CT scanning and digital image processing were utilized to construct a three–dimensional finite element model by Mimics and Ansys software. And then titrated mandibular advancement, the changes and the law of articular disc observed by biomechanics and displacement .

Results：Construct a three –dimensional finite element model of the mandible, temporomandibular joint, the upper airway and the adjacent structure of an Obstructive sleep apnea hypopnea syndrome patient and regulate protrusion of mandibular, which is formed by solid92 tetrahedral unit of a 10 −node mesh. The model has cluded cortical bone, the total number of units and the total number of nodes in cancellous bone, muscle and airway total: 280,360 units and 590,195 nodes.Protrusive mandible by gradual displacement of the articular disc dimensional direction increases, Overall articular disc displacement increases, the occurrence of a downward move forward.The statistical regression analysis between the mandible and the articular disc protrusion overall position related changes, and draw the regression coefficient equation: $y=0.01885x-0.00056$.The entire loading process, the articular disc stress distribution which is substantially removed 4.4mm 11.00mm and a larger gap between the two sites, other sites of stress more evenly, and the stress reaches a maximum when 11.00mm.

Conclusion: Application of spiral CT combined use Mimics, Imageware and Ansys finite element analysis software to establish OSAHS patients under the jaw, temporo−mandibular joint, upper airway dimensional finite element model of the structure and its surroundings.Through real and effective software validation model, the use of flexible, By gradually lower jaw protrusion, articular disc displacement in three dimensions were changed, and the inconsistencies in the lateral direction, and the surface of the articular disc displacement changes the stress distribution analysis found that the mandible forward articular disc distribution area of maximum stress at different distances basically unchanged, Stress values at different distances when articular disk stress mandible forward when 4.4mm and 11.00.mm larger changes, taking into account the clinical need of the patient's tolerance.Mandibular joint disc protrusion and move forward down a positive correlation, confirmed: articular disc position as mandibular advancement determine the size of the important reference index.

Key words: Obstructive sleep apnea syndrome; mandibular advancement; temporo−mandibular joint; articular disc; three−dimensional finite element method

1 引言

1.1 OSAHS 概述

阻塞性睡眠呼吸暂停低通气综合征（obstructive sleep apnea hypopnea syndrome, OSAHS）主要表现为患者在白天或夜间睡眠时发生因为存在着上气道解剖性生理狭窄而导致的上气道塌陷，进而气流量减少的一种睡眠呼吸紊乱性疾病。其定义是指患者在大约 7 h 的睡眠过程中，发生 30 次以上的呼吸暂停和低通气，或者患者在平均每小时睡眠过程中发生的低通气指数即呼吸暂停加上低通气指数（apnea and hypopnea index, AHI）≥5 次/h[1]，呼吸暂停事件以阻塞性为主。患者睡眠中产生通气量降低或停止[2]的原因主要是上气道因阻塞而发生塌陷，患者不仅出现睡眠异常的表现并因此引发血气方面的异常现象，如高碳酸血症和低氧血症。患者因为血气的异常改变而诱发生理的防御机制，呼吸的驱动被动加强引起呼吸增强，气道这时在生理调解下被动地被打开增大，血气又因气道的增大、气流量的增强而改变。

OSAHS 患者主要临床表现为，睡眠时因气息不畅而发生的鼾声和血气异常而发生的低氧血症，以及因夜间通气量不足睡眠不调而发生的白天嗜睡。产生鼾声的症状不一定就是阻塞性睡眠呼吸暂停低通气综合征，鼾症也可能是单纯鼾症，即无因阻塞点而产生的通气量不足，或呼吸暂停低通气等相关指标的频率不超过 5 次/h。OSAHS 患者的鼾声通常呈间歇性且鼾声不规律，中间出现间断，严重者可夜间憋醒。长时间后患者可出现夜尿增多，口腔干燥，头晕疼痛，白天顿感疲惫，自觉睡眠不足，记忆力出现衰退，更严重时可出现患者智力水平的下降、行为举止的异常等症状，这些可造成心、脑、肾等全身多个系统的改变[1]。OSAHS 患者因通气量不足而产生的无论是生理上还是心理上的问题和诸多症状都会极大地影响自身正常的生活和学习，同时也影响到家庭以及社会的正常生活及工作秩序，并且给自身和家庭带来危险和经济负担。临床上睡眠呼吸暂停综合征又分为阻塞型、中枢型和混合型三种[3]：阻塞型（OSAHS）是指口、鼻气流消失，胸腹式呼吸仍然存在，中枢神经系统呼吸驱动功能正常；中枢型（CSAS）是指口、鼻气流与胸腹式呼吸同时消失，中枢神经系统功能失常引起；混合型（MSAS）是指一次呼吸暂停中，先出现中枢性呼吸暂停，后出现阻塞性呼吸暂停。

相关的国内外流行病学调查显示，OSAHS 成年患者的患病率为 2%~4%，男性居多[4]。2009 年宁夏地区调查显示 OSAHS 患病率为 3.31%[5]。更多的研究已揭示，OSAHS 已从不被人重视的边缘性学科，发展为危害人类健康的重要公共卫生问题，又因此病与肥胖密切相关，随着国民生活水平的提高，OSAHS 发病率也有显著上升的趋势。因为 OSAHS 患者快速增长以及人们愈来愈关注自身的健康水平及 OSAHS 对人体广泛的危害性，OSAHS 相关领域的研究已不再局限于呼吸内科、耳鼻喉科和口腔科，而是更广泛地深入到血液、神经等多个医学学科，成为整个医学界瞩目的新焦点。

1.1.1　OSAHS 的诊断及分度

临床上 OSAHS 的诊断并不是单一的，主要结合三个方面的检测结果来推断，即病史、体征和多导睡眠监测（polysomnography，PSG）。在临床上运用最多的检测方法为多导睡眠监测，主要用于诊断睡眠呼吸障碍，包括睡眠呼吸暂停综合征（临床上常见阻塞型和中枢型这两种类型）、单纯性鼾症（呼吸暂停低通气等相关指标的频率不超过 5 次/h）、睡眠中憋气、睡眠中呼吸频率加快等，临床检测中各种类型的睡眠呼吸障碍都可涉及，但以阻塞性睡眠呼吸暂停综合征最为多见。多导睡眠监测结果在睡眠呼吸障碍类疾病上的可靠性已得到国际上的一致公认，被视为诊断的"金标准"，为患者提供准确科学的临床诊断，为接下来的治疗计划做好准备[6]。

随着科技的进步，学者们对 OSAHS 的相关临床、病理、流行病学研究有了更加深入的研究，意识到 2002 年制定的《阻塞性睡眠呼吸暂停低通气综合征诊治指南》[7]已不符合我国国情，故于 2011 年对制定的指南草案进行了必要的修改，以期更好地规范 OSAHS 的临床诊治工作。

1.1.2　OSAHS 的病因和发病机制

OSAHS 是多种因素导致的一种全身性疾病，且病因较为复杂，学者们已从不同领域对其进行研究。一般认为所有导致鼻腔、咽腔、喉腔任何部位狭窄的原因都可成为 OSAHS 的致病因素[8]，但上气道解剖性狭窄是公认的最常见原因[9]。以往研究已证实，鼻腔疾病、咽部疾病、颌面部发育异常、遗传因素、神经内分泌因素、肥胖、神经肌肉疾病或呼吸中枢调节异常等都是可导致 OSAHS 发生的危险因素。

（1）上气道狭窄　以喉部环状软骨为界，呼吸道分为上、下呼吸道。上气道包括鼻咽、腭咽、舌咽和喉咽四个部分。已有的 X 线头影测量和 MRI 研究发现 OSAHS 患者腭咽和舌咽的矢状径较正常人群偏小[10]，且患者上气道存在正常人群不具备的阻塞点[11]，软腭和舌的体积均较正常人群显著偏大[12]。OSAHS 患者又具有鼻咽小的共同特征[13]。如常见的鼻中隔偏曲、过敏性鼻炎、鼻息肉等可导致鼻腔阻力增大而发生 OSAHS；扁桃体肥大、悬雍垂过大或过长、咽壁水肿等可导致咽腔变窄而发生 OSAHS；巨舌症、舌下坠等可导致口咽变窄而发生 OSAHS。

（2）颌面部发育异常　颌面部骨骼发育的形态和结构同样与 OSAHS 的发生密切相关。刘月华等[10]相关研究显示，临床中常见的一些如下颌后缩、小下颌、ANB 角和下颌平面角增大等可归类为错𬌗畸形中的Ⅱ类高角典型颅面特征的患者更容易发生 OSAHS。因人种的不同，不同人种间的 OSAHS 患者的颅面特征也存在差异。

（3）肥胖　肥胖已成为 OSAHS 的公认危险指标，是因颈部脂肪堆积过多引起的气道狭窄，而颈围是反映肥胖的一项硬指标。许多肥胖人群都具有双下巴、脖子粗短的特征，OSAHS 患者中这种体型更常见。以往统计显示 OSAHS 患者中体重超过正常范围的高达 70%[14]。李向东等[15]研究发现，咽旁脂肪垫体积随着人体体重指数（BMI）的增加而增加，而增加的脂肪垫体积则会进一步压迫气道，进而影响气流的通畅性。

肖毅等[16]研究提到除去肥胖、通气障碍性疾病和颅面部畸形这三大危险因素外，OSAHS 的相关研究也指出，OSAHS 的形成也是广泛和多层次的多种因素的综合，例如遗传因素、炎症因素以及代谢因素，多方面因素的结合可进一步加重上气道阻力，使上气道受到多种因素的干扰而变得不稳定不可控，进而增加 OSAHS 的严重程度。一些相关的遗传性疾病，如 DOWN 综合征、马方综合征等都会影响气道的肌肉控制。肥胖与代谢因素密切相关，代谢异常可增加肥胖进而产生 OSAHS。炎症因素可引起上气道狭窄，如鼻炎引起的鼻通气量受阻，使吸气时咽内负压增大，从而使气道更易塌陷。

OSAHS 的发病机制至今尚不明确，多数学者认为其与上气道阻塞或狭窄相关。上气道塌陷阻塞的发生受多种因素影响，气道解剖异常和神经肌肉功能异常[17-18]是导致上气道阻塞狭窄的重要因素。因此，伴随着 OSAHS 的研究，相关上气道的研究一直没有停止。

（1）OSAHS 患者上气道解剖　以往研究证实，上气道阻塞部位通常发生在软腭和舌根后方的口咽部[19-21]。OSAHS 患者与正常人比较存在着一个或几个部位的狭窄，产生原因如下颌后缩、扁桃体过大、舌体增大等。OSAHS 患者较正常人群相比上气道总体积相对较小，在上气道各段的三维解剖方向上直径与各个方向直径间的比等都较正常人群的数值小[11]。近些年，儿童发生 OSAHS 的病例引起人们的关注，儿童患者的诱因主要是常见的感染和炎症，如扁桃腺肥大就是因感染所致进而可引发 OSAHS，成人则略有不同，咽侧壁的增厚是其主要致病因素。

（2）上气道扩张肌活力　OSAHS 患者之所以在清醒状态时不会发生阻塞，是因为存在着许多上气道扩张肌，它们保持着高活力且共同保持气道通畅，其中颏舌肌、腭帆张肌的研究较为多见。研究显示，OSAHS 患者在清醒状态时，颏舌肌、腭帆张肌活性明显升高[16]。

1.1.3 OSAHS 的治疗

因 OSAHS 对人体有潜在致死危害,且发病率逐年增高,故针对 OSAHS 患者应劝其尽早进行治疗,积极地对症治疗既可减少对患者身体的危害,也可使患者保持一个良好的生活品质。目前,针对 OSAHS 的有效治疗方案可总结为有创性和无创性两大类,其中无创性治疗方案包括一般治疗、药物治疗、器械治疗。

1.1.3.1 一般治疗

(1)减轻体重　包括饮食控制、手术、保持良好生活习惯;

(2)睡眠体位改变　侧卧位睡眠,腰背位固定;

(3)戒烟戒酒、避免服用安眠药。

1.1.3.2 药物治疗

随着对 OSAHS 研究的深入,针对本病的临床用药逐渐增多,但临床疗效尚不明确,多用于减轻临床症状。

1.1.3.3 器械治疗

(1)持续气道正压通气(CPAP)　CPAP 为治疗 OSAHS 最为经典的手段,采用气道内持续正压通气,使上气道通畅,避免塌陷。其针对的发病机制不受限制。此种方法对绝大部分患者有较好的疗效,尤其对重症及手术失败的患者仍然有效。但由于部分患者难以适应夜间佩戴和气体对气道的冲击,及器械的操作不便、携带困难、价格昂贵等因素,限制了其使用范围。

(2)口腔矫治器　相对于 CPAP 的操作繁琐,作为另一种较为常见的非手术方法,口腔矫治以其使用方便、价格低廉、携带便利等优点而越来越为大多数 OSAHS 患者所接受,其应用效果也得到了肯定[22],其中下颌前移式口腔矫治器是目前临床中应用最为广泛的一种,通过前移下颌位置,使舌根部及舌骨前移,扩大上气道。此种矫治器只适用于轻、中度 OSAHS 患者,对重度患者无明显效果。

1.1.3.4 手术治疗

手术治疗被认为是治疗 OSAHS 的一种行之有效的手段。手术要求对患者上呼吸道狭窄或阻塞部位做出正确的定位,以保证手术疗效。常见外科手术有鼻中隔矫正术、鼻甲部分切除术、腺样体切除术、悬雍垂-腭-咽成形术、舌成形术、舌骨悬吊术、气道造口术以及正颌外科方法等。但因 OSAHS 手术费用高,创伤大,术后易出现并发症,远期有复发的可能,故一部分 OSAHS 患者不愿意接受。

1.2 口腔矫治器治疗 OSAHS

1982 年,第一种用于治疗 OSAHS 的口腔矫治器诞生以来,口腔矫治器就被作为一种有效的保守治疗手段而沿用至今。又因口腔矫治器的使用避免了手术的创伤、复发,持续气道正压通气的不能耐受等不利因素,因而得到了 OSAHS 患者的广泛应用。

口腔矫治器针对轻、中度 OSAHS 患者的疗效较好,其作用原理主要是通过口腔矫治器使下颌骨前下移动,继而产生连锁反应促使软腭、舌体的移动,使上气道发生形态学变化,增加上气道间宽度,进而解除或减少上气道狭窄或阻塞[23],增加气道通气量。弓熙等[24]通过对长期佩戴口腔矫治器的 OSAHS 患者追踪回访后指出,长期使用口腔矫治器治疗,患者耐受性高,疗效较好,能显著提高患者的生活质量,且不适副作用较轻,调查显示 86% 的副作用能够在患者一段时间的适应后消退。

在目前针对治疗 OSAHS 的口腔矫治器中,下颌前移式口腔矫治器是临床上应用最为广泛的一类矫治器。依据已有的国内外研究显示[25],下颌前移口腔矫治器(Mandibular advancement appliance,MAD)目前主要应用于临床上常见的轻度和中度 OSAHS,此种矫治器在患者中取得了良好的效果和信誉,真正起到了缓解患者临床症状和心理压力的作用,但是重度患者效果不明显。此类矫治器的作用机理[26]是借助下颌前移式口腔矫治器诱使下颌骨前移,同时带动舌体、悬雍垂、软腭等组织向前移位,同时因组织解剖结构的移动带动多项神经–肌肉和内分泌指标的相应改变,进而使 OSAHS 患者出现引起呼吸暂停或低通气发生的病理因素改善,促使诱发 OSAHS 的上气道形态学结构发生改变,变得更有利于病患而达到治疗目的。不同下颌前伸类矫治器因医师操作前伸的不同,临床上所产生的疗效也不尽相同。临床上改良的 Activator 式、Twin-Block式、Herbst 矫治器、Silensor 矫治器等矫治器等均属此类。

下颌前伸引起上气道形态学改变是此类矫治器研究的重点。下颌前伸范围虽然较大,但由于又受到颞下颌关节紧张度的限制,所以多数在 3~5 mm 的前移范围内。高雪梅等[27]研究发现,随着下颌前伸增大,上气道大小亦随之增大,但从 75% 位置点开始,增长趋于平缓。为了兼顾患者的疗效和舒适度,下颌在前伸 5.49 mm 的同时打开量宜为 6.94 mm。赵晓光等[28]通过 MRI 观察发现,垂直向打开为 0 mm 时,下颌最大前伸与前伸 50% 和 75% 相比,气道的最小截面积显著增加;75% 和最大前伸时效果亦会不同。证明 OSAHS 患者同非 OSAHS 患者一样,随着下颌逐步前伸,上气道逐步打开,即下颌处于不同矢状位和垂直位置时上气道的形态学变化亦有不同。

下颌前移定量、最终位置的确认是决定此类矫治器治疗效果的关键。高雪梅等[29]研究表明,通过观察 OSAHS 患者关节耐受性及上气道阻塞程度的改善,发现下颌前移至最大前伸量的 68% 为最适前移量;然而,少数学者提出最大前移量的 75% 为最适前移量[30]。但目前口腔矫治器治疗 OSAHS 前伸量在国内外争议较多,以往研究重新定位一般位于患者下颌最大前伸量的 50%~75%。

1.3 三维有限元法的概述

1.3.1 有限元法简介

有限元法(finite element method,FEM)是一种临床上已经被广泛使用和验证的重要的生物力学研究方法。它可将结构复杂的连续物体分散为有限个单元,在有限个体中借助其他相关软件技术对其进行所需处理,再从个体逆推至整体,分析整体和局部的相关性,继而分别计算出各自的位移和应力,此种方法可根据实验需要对模型进行力的加载与边界条件的约束。

1956 年有限元的概念被提出以来,该方法就因其可以精准地对所需结构进行三维模型的重建而为大众所接受和喜爱。有限元法建立的模型更加接近客观实体,而且在模拟实验中 ,可以根据实验要求对模型进行模拟拉伸、弯曲、扭转、三点弯、抗疲劳等力学实验,可依据模型不同的形体变化而得到不同状况下的力学改变。随着电脑技术的高速发展,有限元模型分析法已广泛应用在人类生活技术领域的各个方面,医学上也不可或缺,如颌面骨折的分析、正畸矫治过程中力量的控制等。

1.3.2 有限元法在颞下颌关节中的应用

颞下颌关节是由关节窝、关节盘、髁状突、关节囊等几部分组成的复杂而精细的结构,各个部分互相连接,软硬组织间彼此相互支持,共同构成了一个完整而灵活的关节。它是颌面部唯一的一个关节,且结构极为精细、复杂。它参与了颅颌系统的整体功能,对人体极为重要。临床上经常可看到因关节弹响或关节区疼痛前来就诊者,这些患者都是因为颞下颌关节受到超出正常范围的力而出现了颞下颌关节损伤。在对 OSAHS 患者的治疗过程中,如若下颌骨移位不当时,患者可出现颞下颌关节的不适和损伤。颞下颌关节盘(articular disc,AD)是位于髁突和关节窝之间坚韧的纤维组织结构,是颞下颌关节重要的组成和行使功能的部分, 起着减少髁突与关节窝骨性结构之间不协调性的功能。

Beek 等[31]采用三维数值模拟方法,研究下颌骨的运动对颞下颌关节的影响,从中发现关节盘具有很好的自身协调能力,能通过位置变化来适应颞下颌关节的不同运动。郭宏等[32]建立的下颌骨、颞下颌关节包含咀嚼肌和下牙列的三维有限元模型证实了通过 MR 图像处理法建模，不仅数据准确关节盘外形清晰，而且模型重复性好，几何相似性高。郭维鹏等[33]建立的下颌骨有限元模型中包含了完整的下颌骨和颞下颌关节，在模型较为精准的基础上得到了关节盘等部位应力分布的数据，通过数据得出关节盘中带平均应力最大，后带次之，前带最小。王世雄等[34]建立的包含颞下颌关节的颅面三维有限元模型验证了 DICOM 数据直接建模法是真正做到了自动化辅助建模，可避免数据的丢失，并且模型可以很好地进行模拟前方牵引矫治力对上颌骨的作用。丁月峰等[35]在多种软件和图像联合技术构建个体化颞下颌关节的三维有限元模型的初步研究中再次证实利用 CT 和 MRI 的影像数据，再结合其他多个种类的建模软件，如逆向工程软件，可以较为准确地建立包含关节窝、关节盘和髁突的颞下颌关节模型。2012 年何琴等[36]建立的 OSAHS 患者下颌骨和颞下颌关节三维有限元模型，为本研究提供了原始经验和条件。

1.4 下颌前伸在颞下颌关节中的研究

杨晓萍等[37]在不同功能位颞下颌关节盘 MRI 对比研究中发现，下颌前移位及下颌侧移位的平衡侧关节盘不同程度地向前移位，下颌前移位时，关节盘前带由髁突前斜面移动至于髁突横嵴和关节结节之间，关节盘各带中中带所承受的压力明显加大，关节盘后带形态变化明显由半弧形变为三角形，突度方向改变，内侧部位脱离髁突。张远理等[38]在不同咬合方式对颞下颌关节内应力分布研究中发现，当前牙咬合时，关节盘所承受的拉应力和压应力均较大，这就是为什么患有颞下颌关节紊乱（TMD）的患者在用前牙咬东西时感觉到颞下颌关节关节疼痛。Nagahara 等[39]研究得出，即使口腔内的咀嚼力达到最大值，髁突在周围组织的协作下表面应力也始终控制在 $0.35{\sim}6.27$ kPa，相同原理关节盘表面的应力也会始终控制在 $0.23{\sim}6.27$ kPa 之内。宋锦璘等[40]在 2001 年的相关研究中发现，无论下颌处于怎样的咬合位时，咀嚼肌浅层、翼内肌、颞下颌韧带、翼外肌所受力始终为零。

1.5 本课题的研究意义

关于下颌前伸对 OSAHS 患者的关节盘位移及应力分布研究较少，而且以往研究多是二维研究（X 线头影测量）和三维研究（CT、MRI），这些研究手段只能对某一下颌前伸位置时的关节盘位移进行静态分析，而颞下颌关节是结构及其复杂和精细的联动关节，传统检查手段如 X 线、CT 及 MRI 等均不能精准反映其动态变化。而临床上以广泛应用的三维有限元模型可以真实地反映颞下颌关节各个方位及各组织之间的相对空间改变，对不同下颌前伸位置的关节盘位移变化这一连续过程进行整体研究，既能精确显示 OSAHS 患者下颌骨及颞颌关节的三维空间结构和形态，又能模拟口腔矫治器对下颌骨力的加载，研究拟运用三维有限元分析下颌前伸处于不同位置时 OSAHS 患者关节盘位移的变化以及相对应的应力分布的动态变化，分析关节盘位置变化与下颌前伸的关系，为进一步研究此类方法治疗 OSAHS 从颞颌关节关节盘方面提供基础理论参数，为今后下颌前伸类口腔矫治器治疗机理提供一定生物力学依据。

2 材料与方法

2.1 样本来源

依据《阻塞性睡眠呼吸暂停低通气综合征诊治指南》(2011 年修订版)诊断标准和中度病情标准，为了保证实验的准确性，选取对象要符合样本纳入标准：

(1)多导睡眠仪诊断为 OSAHS,50 次/h > AHI≥5 次/h 的中度 OSAHS 男性；

(2)患者自愿接受自行调节式口腔矫治器，实验前签订知情同意书。

患者的主要症状有打鼾、憋气、呼吸暂停、白天嗜睡等病史，并排除其他因素导致的上气道阻塞。

现为实验选取一名男性志愿者，其在临床上已经 PSG 监测并确诊为 OSAHS 患者，签订知情同意书。志愿者：AHI 为 36 次/h, Lowest SO_2(%)为 83.76%，曾经下颌前伸矫治器治疗有效并自愿停用矫治器 3 个月，且未做其他任何治疗。

2.2 实验所用器械与软件

采用 Lightspeed pro 16 螺旋扫描 CT(GE 公司,美国)

Lightspeed pro 16 螺旋扫描 CT 已是各大医院检查诊断中所不可或缺的基础设备，通过 CT 射线波可清晰地观察到病患身体内部不可见影像，对疾病的进一步确诊有着至关重要的作用。CT 所获影像为一静态信息,不能精准反映其动态变化。

Mimics(materialise interactive medical image control system)软件如图 1 所示,是一款现代医学图像建模软件，自其开发以来主要应用于医学领域影像的加工与再处理，具有先进的医学图像建模系统和完善的医学图像建模功能，能满足医学临床应用和快速成型应用。它能输入各种扫描的数据(CT、MRI),建立 3D 模型进行编辑,此种软件中的 FEA 模块可以将 MR、CT 扫描到的影像输入其中，并对所得影像数据进行迅速而有效的处理,最后对处理好的影像数据进行所需格式的转换并输出,用于 FEA(有限元分析)及对 3D 模型的表面网格划分和模型优化。此功能可根据实验需要对所用数据进行大规模的转换处理,即可总结此软件是具有图像的集结、速成,数据的多用途转换,有限元分析和计算机的联合应用。Mimics 最为主要的特征是可进行影像和三维实体间的相互转化,根据具体要求具体处理,实用而有效。

Imageware 软件是有限元试验中不可或缺的建模软件,也是现今世界中最为著名的逆向工程软件。顾名思义逆向工程即通过数据点的集合,逆向的推断建立出原本的整体模型。它建模的方式为首先是对点的集合处理,当收集到足够的点数据时进而产生线和面。但是不同的物体形状不同,处理方法也不尽相同。简单图像可能一次扫描就可得到所有的点的集合,而形状复杂图像一次扫描无法获得全部的数据,这时就需要全方位多角度的彻底扫描和多次扫描,为以后面的生产创造条件。Imageware 以其对点、线、面的逆向生成而广泛地应用于机械制造和加工技术的多项领域。

Ansys 软件,是由美国 Ansys 公司开发的得到世界公认的目前世界上最具权威的大型有限元分析软件,能与多数 CAD 软件接口,实现数据的共享和交换。该软件提供了一个强大的实体建模及网格划分工具,对于有限元模型的建立更加方便,并可根据实验需要进行相关力学分析,最后以彩色图像、表格和数据显示出来。便于观察实验所得具体数据并不至于混淆,并可根据数据和图像颜色的对比来观察实验中发展变化的趋势。在最新科研领域 3D 打印中,Ansys 的应用样不可或缺。在本次试验中 Ansys 软件是最为重要的一步,占有至关重要地位。

2.3 三维有限元模型的建立

2.3.1 基础图像数据的采集

选用美国 GE 公司 Lightspeed pro 16 螺旋扫描 CT 机,扫描测试对象甲状软骨至眼眶下缘这一实验需要区域。摄片体位:志愿者取仰卧位,身体平直左右对称无偏斜,使下颌骨后缘与 C_2 椎体前缘接近,上下齿自然对合,舌尖抵上切牙舌面,摄片过程中勿吞咽和咀嚼。扫描参数:球管电压与电流 120 kV/230 mA,对患者自颅顶至环状软骨下端进行连续扫描,扫描间距为 0.625 mm,扫描线与颌平面平行。扫描过程中保证拍摄过程中体位不变。共得到 218 层 CT 图像,以 DICOM 格式数据文件刻录盘,如图 1。

2.3.2 下颌骨、颞下颌关节、上气道及其周围结构的三维有限元模型的建立

将扫描所获得医学数据影像以 DICOM 格式文件导入 Mimics 10.0 软件中,软件打开后可见 4 个视图窗口:矢状面(侧视图)、冠状面(前面视图)、横断面(顶面视图)和 3D 视图(如图 2 所示)。根据实验需要手动设置相应视图方向,设定完成后顺利读入建模数据。

Mimics 10.0 软件中具有分割模块功能可以根据各种组织不同的灰度值来分割识

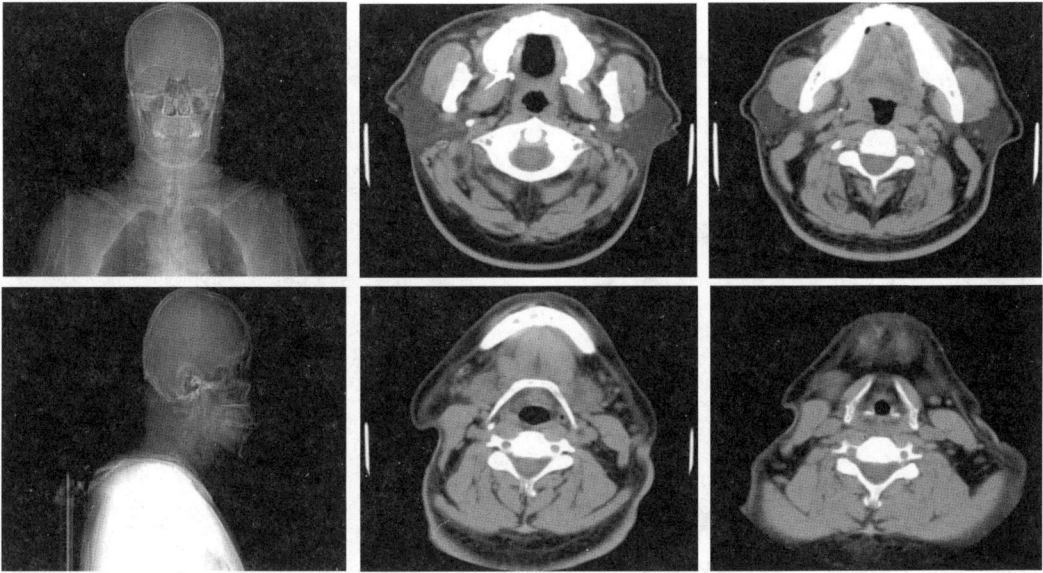

图 1 CT 典型图层

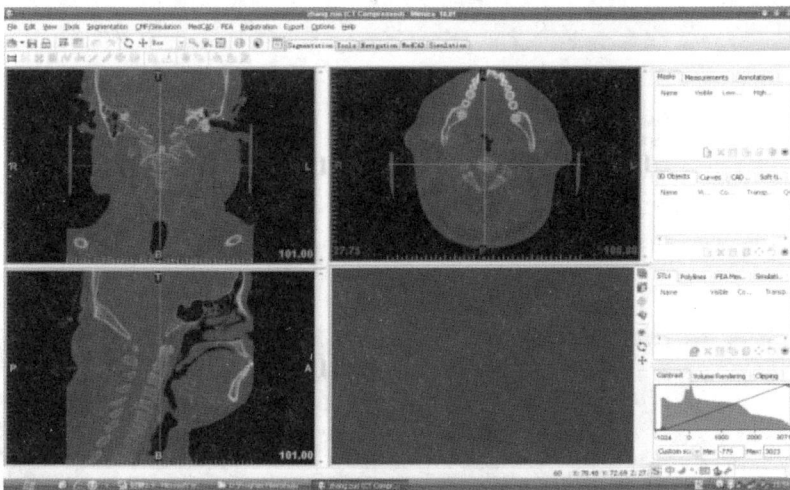

图 2 Mimics 10.0 界面

别各类组织,依据其具有的阈值分割技术来判断,根据不同组织间阈值大小不同来设定不同的阈值区间进而识别不同组织,骨(bone):226-3071、-5-135 及气道(自定义):-1024-(-490)与软组织(soft tissue):226-3071。阈值设置应准确,否则会影响组织的提取,造成组织丢失或噪点过多。本次研究所关注的颞颌关节及关节盘涉及其相关联的较多肌肉(咬肌、颞肌、翼内肌、翼外肌),在 CT 中对所需要的肌肉分别建模已保证模型的准确性,肌肉的边缘由下颌骨边缘确定,这一过程主要在 Ansys 软件内完成。下面以关节囊模型建模过程为例来说明。

（1）将 CT 数据导入 Mimics 软件中,对原始 CT 图像进行扫描筛选,选出所需组织所在的 CT 层面。

（2）点击 Segmentation 模块中的 Threshold 进行阈值选取。方法：点击视图页面中 Segmentation 中的 Thresholding，将 Predifined thresholds set 定义 CT 值为 soft tissue（CT），点 Apply 键进入下一步，由此识别出所需的软组织部分，如图 3。

（3）获得软组织原始蒙罩后，就要具体提取关节盘部分，选择轴状面视图。方法：在刚才已经分割好的图片上点击 （region growing）键，并在关节盘部分选择区域生长，关节盘部分自动显示出红色区域，如图 4。

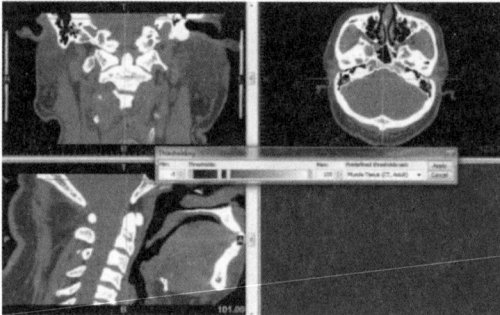

图 3　软组织原始蒙罩　　　　　　图 4　感兴趣组织新蒙罩

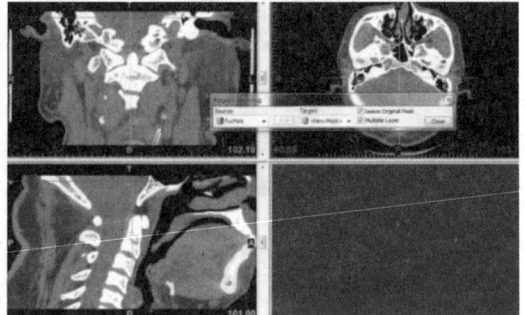

（4）为了在大量组织结构中选出实验所需的组织为其后计算建立基础，需要擦除不需要的结构。方法：利用软件中 Edit mask 模块中的 Edit，以擦除功能将多余组织擦除，需要我们对所需组织结构解剖形态清晰，并对所需要组织进行空洞的填充，如图 5。

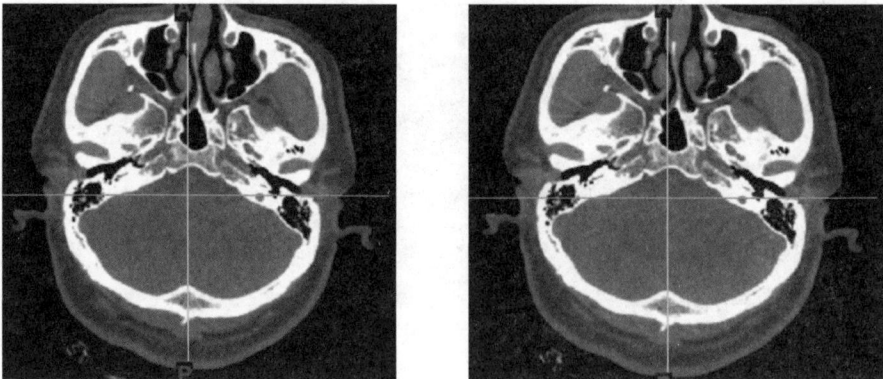

图 5　空洞填补前后对比

（5）对关节盘所在的所有层面重复以上操作后，初步的关节盘几何模型就可以建立，如图 6。

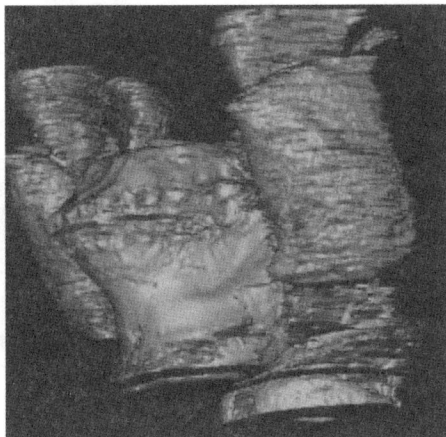

图6 关节盘几何模型

注意的是,此时的关节盘几何模型还不是实体模型,为了之后的分析需要,需将现所得到几何模型在其他相关实验软件中进行更为复杂和精细的处理。

此时所得到的几何模型粗糙模糊,因此需要对现有的几何模型进行全面细化,使其变光、变顺。对模型的各个面和边缘进行微调,使模型质量进一步提高。Magics 软件中是带有使模型表面光顺功能的,而 Magics 中的 FEA 功能[41]可对模型进行划分,方便其后的数据分析处理。

(6)在 Mimics 软件中识别出所有软组织,此处给出所有包含肌肉、气道、关节囊和关节盘在内的所有组织,以 STL 格式输出到 Geomagic 12 软件中,如图7。

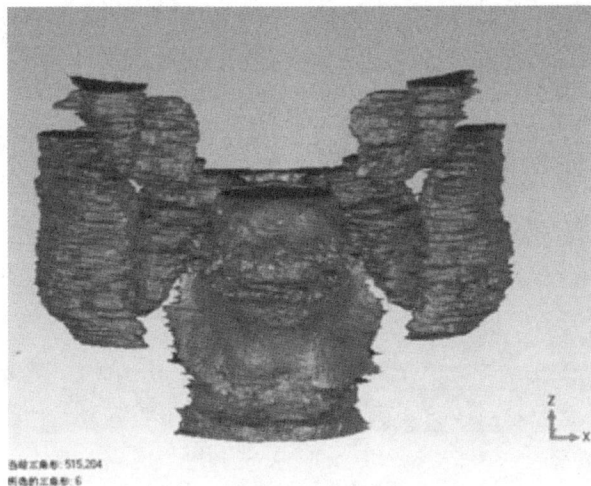

图7 关节盘及肌肉面模型

(7)在 Geomagic 软件中经过去除噪声、平滑、去除特征等网格,医生操作后,将模型光顺如图8、图9,(图8:肌肉及关节盘、关节囊模型;图9:包含气道及周围肌肉的模型),存为 STL 格式。

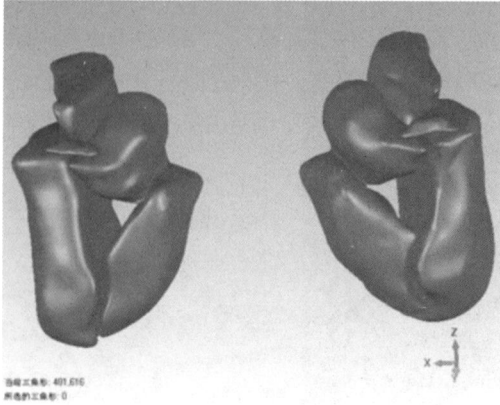

图 8　肌肉及关节盘模型

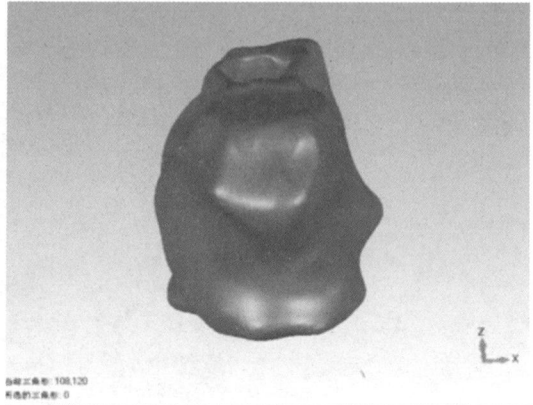

图 9　包含气道及周围肌肉的模型

（8）将光顺过的模型以 STL 格式导入 Mimics 软件中，用 Poluyline 命令将其进行切割，对模型进行网格划分，以上模型处理在尽可能优化了模型的同时，也简化了模型进行有限元分析的工作量[42]。运用同样方法分别重建出所需各个软组织的三维实体模型获得 IGES 格式后输入到逆向工程软件 Imageware 13 中，如图 10。

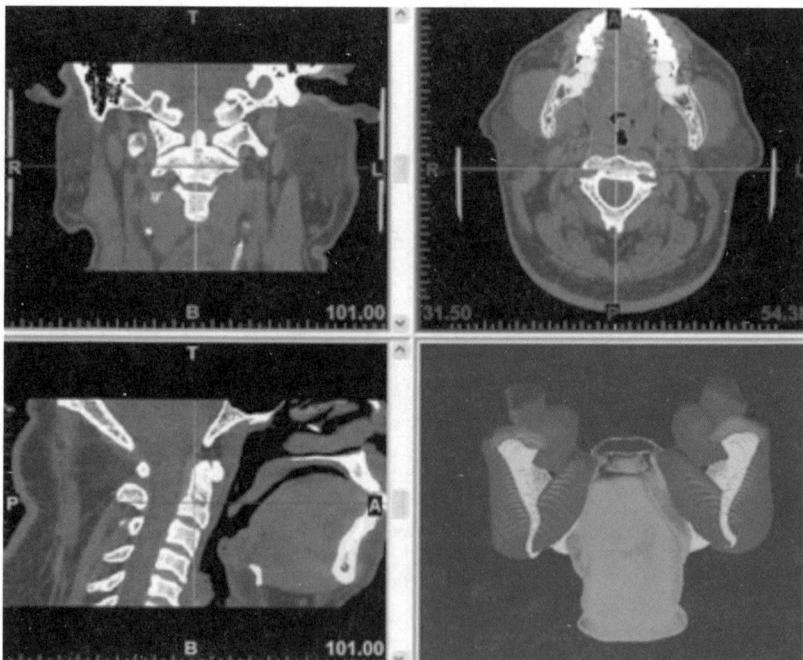

图 10　Imageware 13 中

通过 Mimics 中的 Boolean Operations（布尔运算），可以实现下颌骨、颞下颌关节、气道及周围组织的整合，主要运用运算中包括 Unite（加）、Minus（减）和 Intersect（相交）等公式。经由 Mimics 三维重建后的模型并不能直接在有限元软件中进行读取和分析，相关图像以.iges 格式导出另存，导入到逆向工程软件 Imageware 中。

（9）在 Imageware 中 IGES 格式的所有模型以线框方式显示，如图 11。

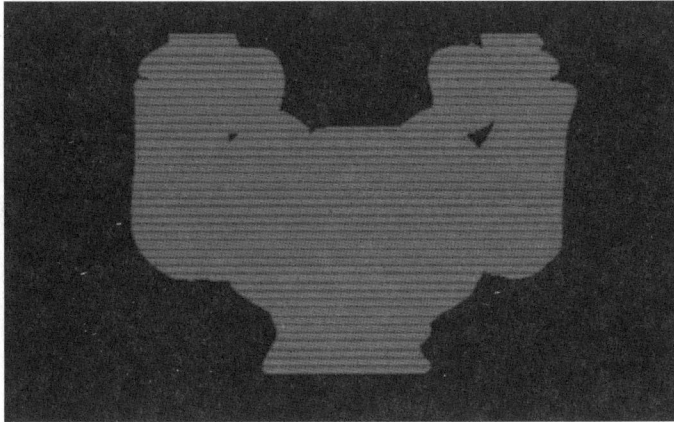

图 11　Imageware 中线框图

（10）在 Imageware 中对每层图线根据解剖结构进行组织线条的光滑及剪切工作，以获得公共表面的线段，方便在 Ansys 软件中采用从底到上的方式建立几何模型，如图 12。

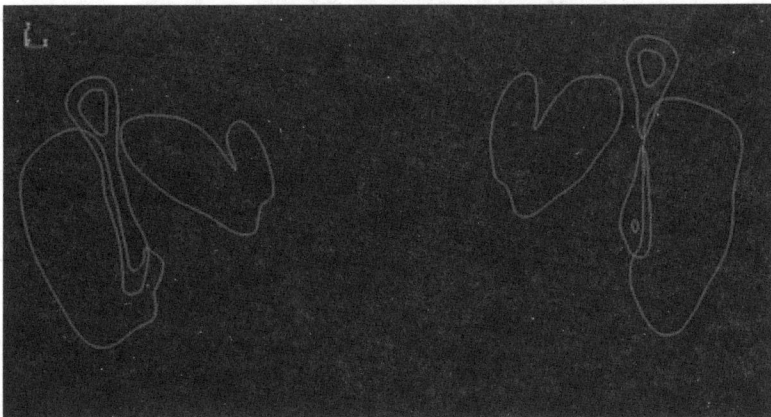

图 12　构建 B-spline 样条曲线

（11）重复以上过程将下颌骨、下颌骨的松质骨和皮质骨、髁突和颞下颌关节盘，以及肌肉分别连成条曲线。对已生成面模型取点，此时在软件中需要对模型的曲线、曲面进行拟合，在拟合操作的同时改变点、线的部分位置，使生成的模型表面更加光滑、平顺。此部分工作由于点云数量巨大，工作量繁重，生成的曲线以 IGES 格式保存以导入 Ansys 软件进行体模型建立。

（12）在 Ansys 构建：关节盘、关节囊、下颌皮质骨、下颌松质骨、颞肌、咬肌、翼内肌、翼外肌、上气道硬腭平面、舌骨、牙根。获得面模型如图 13。

（13）在 Ansys 中建立好模块化几何模型，如图 14。

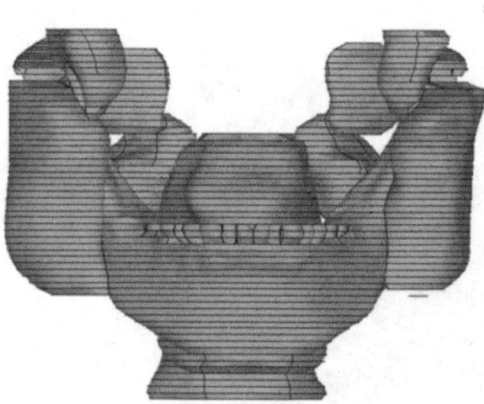

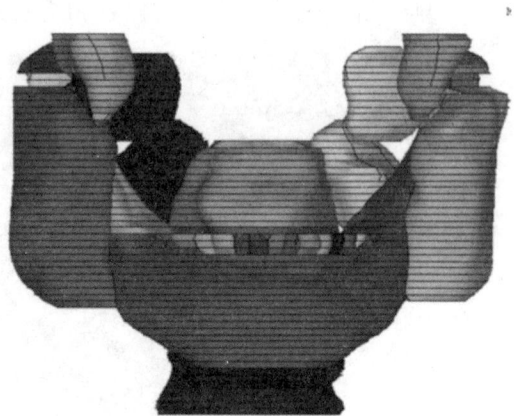

图 13　面模型　　　　　　　　　　图 14　几何模型

（14）在 Ansys 中划分网格后施加边界条件，获得有限元模型，如图 15。

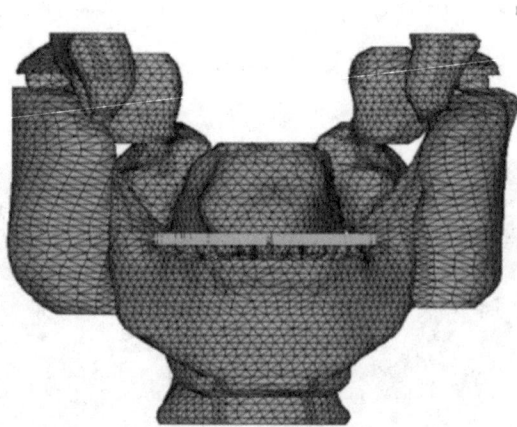

图 15　有限元模型

（15）将体网格文件导回 Mimics 中，赋予模型中不同解剖部位不同的材质常数，根据已有的灰度值求出相关组织的弹性模量。

依据以上计算过程，得到骨的弹性模量为 2 700 MPa，泊松比为 0.3；肌肉弹性模量为 20 MPa，泊松比为 0.45；由于气道为空腔结构，根据以往文献报道选取气道弹性模量为 1 MPa，泊松比为 0.49，见表 2。自动与手动相结合的模型网格处理，得到所需模型相关组织结构的所有单元数和节点总数为：280 360 个单元，590 195 个节点。

（16）对该模型进行划分网格、加载约束条件后即生成的包含下颌骨、颞下颌关节、上气道及周围组织的三维有限元模型。为方便实验后数据读取与结果的实现，全部采用模块化模型。

表2　所需组织结构的材料常数

材料名称	弹性模量	泊松比
皮质骨	13 700	0.30
松质骨	1 370	0.30
关节盘	44.1	0.40
牙齿	30 000	0.30
气道肌肉	1	0.45

2.4　条件假设及边界约束

2.4.1　模型的实验条件假设

为了使建模更加方便、准确,后续数据分析更加简化,在模型构建中进行了如下假设与简化:

(1)没有细致分为颞肌前束、中束、后束及咬肌的浅层和深层。肌肉和骨之间起到连接作用的骨膜没有进行建模,但在连接部分处进行了共面处理,没有构建关节盘上下软骨,因关节盘上下软骨只起到缓冲压力的作用,对关节盘的位移和应力分布影响不大。

(2)假设模型中所有组织结构均为各向同性、均质和连续的材料。

2.4.2　模型的边界约束和下颌骨加载设定

(1)加载方式及大小　给予定向定量的矢状位移加载,选定下颌骨矢状正中最前点作为模拟位移加载点,对下颌骨定量的加载矢状向前伸位移,分别模拟下颌位于下颌最大前伸量的20%、40%、60%、68%(医师经验位[29])、70%、75%(患者调节位)、80%、100%医师经验位以及患者调节位。临床上测量患者下颌最大前伸量为11.00 mm,故模拟的下颌前伸位移分别为2.20、4.40、6.60、7.48、7.70、8.25、8.80、11.00 mm。

(2)边界约束　假设模型材料和组织为均质连续,各向同性的线弹性材料,当材料承受力作用时发生较小变形,并且假设模型的各部分在加载一定量的力量时不发生相对滑动,限制与颈椎相连的肌肉部分位移,限制气道后半部分的位移,对下颌骨采用限制颏突的位移,限制下颌角部位 X、Z 方向的位移。

髁突与关节盘之间、关节盘与颞骨关节窝之间定义为接触关系。约束颞骨上表面的位移为零,矢状平面设为对称约束。对髁突和喙突的上表面限制所有自由度,关节囊上表面同样限制位移,下颌角咬肌附着处限制水平和垂直方向上的位移,不限制下颌矢状方向上的前伸运动。模型中各种材料和组织除下颌骨位各向异性外,其余均考虑为连续、均质、线性、各向同性的线弹性材料。上牙列做固定约束，限制模型的整体移位。

2.5 统计学分析

计算下颌前伸后下颌不同位置时关节盘位移与表面应力变化值，对下颌前伸加载量与相应位置的关节盘整体位移的相关性进行回归分析，探索两者之间的函数关系，采用双变量回归的统计分析方法。

3 结果

3.1 建立 OSAHS 患者下颌骨、颞下颌关节、上气道及其周围结构的三维有限元模型

采用螺旋 CT 扫描得到所需相关医学影像，并以 DICOM 数据输出，结合相关软件建立模型。即通过 CT 扫描得到实验所需的三维图像，影像以特殊的应用格式输入至建模软件 Mimics 10.0 中，使用软件已具有的分割功能，将不同组织逐一分割出来方便实验的进行，进而识别区分出实验所需的骨骼、肌肉、气道等不同组织。为了模型的准确性，需要进一步进行边缘识别、空洞填补、3D 模型生成、网格划分等程序，建立包含下颌骨、关节盘、关节囊、咬肌、颞肌、翼内肌、翼外肌、硬腭平面、上气道、上气道周围肌肉及软组织的三维模型。在 Geomagic 软件中经过去除噪声、平滑、去除特征等网格，医生操作后，将模型光顺，再在 Imageware 中对点的集合进行进一步的线和面的生成和精细处理及建模，将此部得到的模型输入 Ansys 软件中进行最后的模型处理，最终获得有限元模型。软件中所建立模型还无法完全真实地还原人体复杂的结构，根据实验需要设定下颌骨、舌骨相连接的肌肉束，定义为弹性体。至此实验所需相关解剖结构的三维有限元模型建立完成，实验采用 10 节点的 Solid 92 四面体单元，较之以前使用的三面体模型的仿真度和灵活度都有了较大提升，且使模型在结果分析上也更加准确可靠。最终所建立的实验模型总共得到总单元数和节点数为：280 360 个单元，590 195 个节点。建立模型在真实可靠的基础上，还可对模型进行加载荷分析。

3.2 模型验证

对建立下颌骨模型不同牙位加载磨牙、前磨牙、侧切牙的垂直载荷，位移及压力验证结果。如图 16 所示，红色区域为下颌骨最大位移区；两块绿色区域为下颌骨应力分布区，三条应力轨迹线清晰可见，下颌骨体部至下颌角、下颌骨体部沿后牙牙槽嵴远端至下颌支前缘、冠突及冠突后侧沿下颌切迹至髁突颈部。

3.3 下颌逐步前伸对 OSAHS 患者关节盘位移变化及表面应力分布变化

对已建立的三维有限元模型行模型前牙区加载下颌前伸分别为：2.20、4.40、6.60、

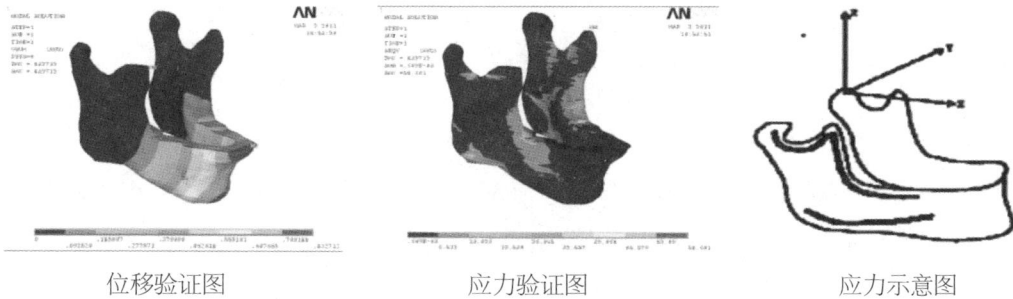

位移验证图　　　　　　　　　　应力验证图　　　　　　　　　　应力示意图

图 16　模型验证图

7.48、7.70、8.25、8.80、11.00 mm。发现关节盘位移和关节盘表面所受应力均发生改变,由于需要观察关节盘在三维方向的变化,故选取 X 轴、Y 轴和 Z 轴进行观察。建立三维坐标以从左到右为 X 轴正向,矢状面指向牙弓方向为 Y 轴负向,垂直面指向颈椎方向为 Z 轴正向,具体加载结果如下:

加载下颌前伸 2.20 mm 时,其两侧由于解剖因素,稍不对称,左侧关节盘整体移动较均匀。现以右侧关节盘为例,关节盘整体位移在关节盘右后外侧最大,为 0.041 353 mm,在 X 轴方向上,关节盘右外侧沿 X 轴正向移动,左内侧沿 X 轴负向移动,关节盘被压缩,最大位移为 0.002 151 mm,X 轴正向移动;在 Y 轴方向上,关节盘左内侧沿 Y 轴负向移动,右外侧沿 Y 轴正向移动,关节盘发生旋转,最大位移为 0.002 903 mm,Y 轴负向移动;在 Z 轴方向上,关节盘左内侧沿 Z 轴正向移动,右外侧沿 Z 轴负向移动,最大位移为 0.000 882 mm,Z 轴正向移动;关节盘的平均应力为 0.168 833 MPa。

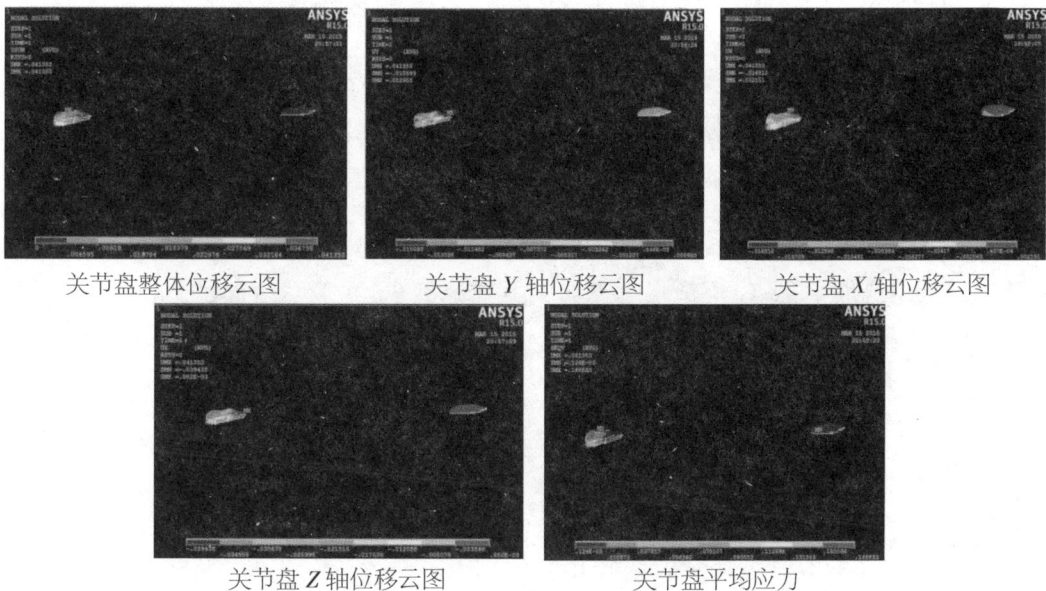

关节盘整体位移云图　　　　　关节盘 Y 轴位移云图　　　　　关节盘 X 轴位移云图

关节盘 Z 轴位移云图　　　　　关节盘平均应力

图 17　下颌加载 20%2.20 mm 时,关节盘表现图

加载下颌前伸 4.4 mm 时,其两侧由于解剖因素,稍不对称,左侧关节盘整体移动较均匀。现以右侧关节盘为例,关节盘整体位移在关节盘右后外侧最大,为 0.082 706 mm,在 X 轴方向上,关节盘右外侧沿 X 轴正向移动,左内侧沿 X 轴负向移动,关节盘被压缩,最大位移为 0.00 4301 mm,X 轴正向移动;在 Y 轴方向上,关节盘左内侧沿 Y 轴负向移动,右外侧沿 Y 轴正向移动,关节盘发生旋转,最大位移为 0.005 806 mm,Y 轴负向移动;在 Z 轴方向上,关节盘左内侧沿 Z 轴正向移动,右外侧沿 Z 轴负向移动,最大位移为 0.001 765 mm,Z 轴正向移动;关节盘的平均应力为 0.337667 MPa。

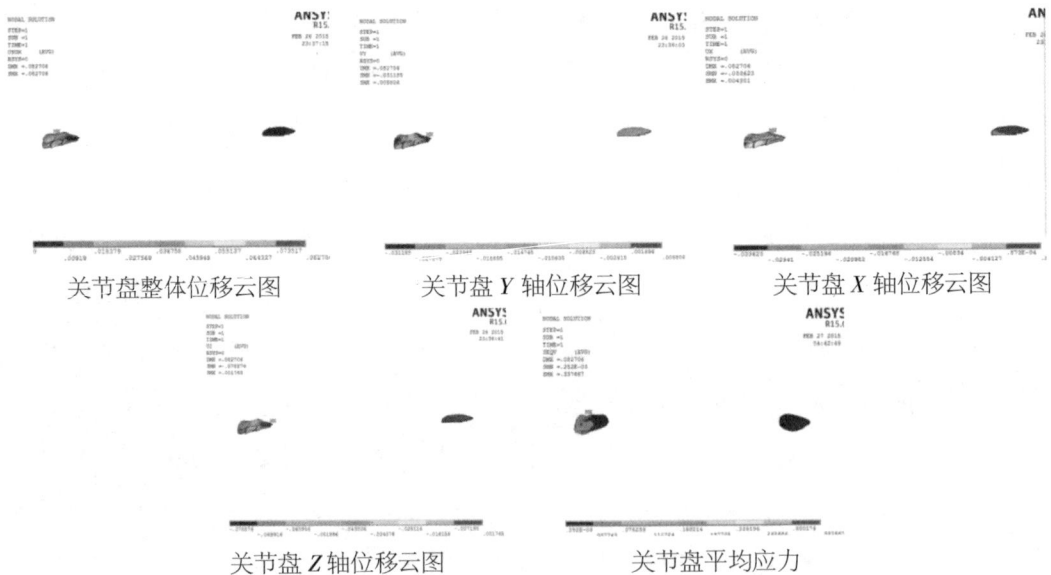

关节盘整体位移云图　　　　关节盘 Y 轴位移云图　　　　关节盘 X 轴位移云图

关节盘 Z 轴位移云图　　　　　　关节盘平均应力

图 18　下颌加载 40%4.40 mm 时,关节盘表现图

加载下颌前伸 6.6 mm 时,其两侧由于解剖因素,稍不对称,左侧关节盘整体移动较均匀。现以右侧关节盘为例,关节盘整体位移在关节盘右前外侧最大,为 0.124 059 mm,在 X 轴方向上,关节盘右外侧沿 X 轴正向移动,左内侧沿 X 轴负向移动,关节盘被压缩,最大位移为 0.006 452 mm,X 轴正向移动;在 Y 轴方向上,关节盘左内侧沿 Y 轴负向移动,右外侧沿 Y 轴正向移动,关节盘发生旋转,最大位移为 0.008 708 mm,Y 轴负向移动;在 Z 轴方向上,关节盘左内侧沿 Z 轴正向移动,右外侧沿 Z 轴负向移动,最大位移为 0.002 647 mm,Z 轴正向移动;关节盘的平均应力为 0.5065 MPa。

加载下颌前伸 7.48 mm 时,其两侧由于解剖因素,稍不对称,左侧关节盘整体移动较均匀。现以右侧关节盘为例,关节盘整体位移在关节盘右前外侧最大,为 0.140 600 mm;在 X 轴方向上,关节盘右外侧沿 X 轴正向移动,左内侧沿 X 轴负向移动,关节盘被压缩,最大位移为 0.007 312 mm,X 轴正向移动;在 Y 轴方向上,关节盘左内侧沿 Y 轴负

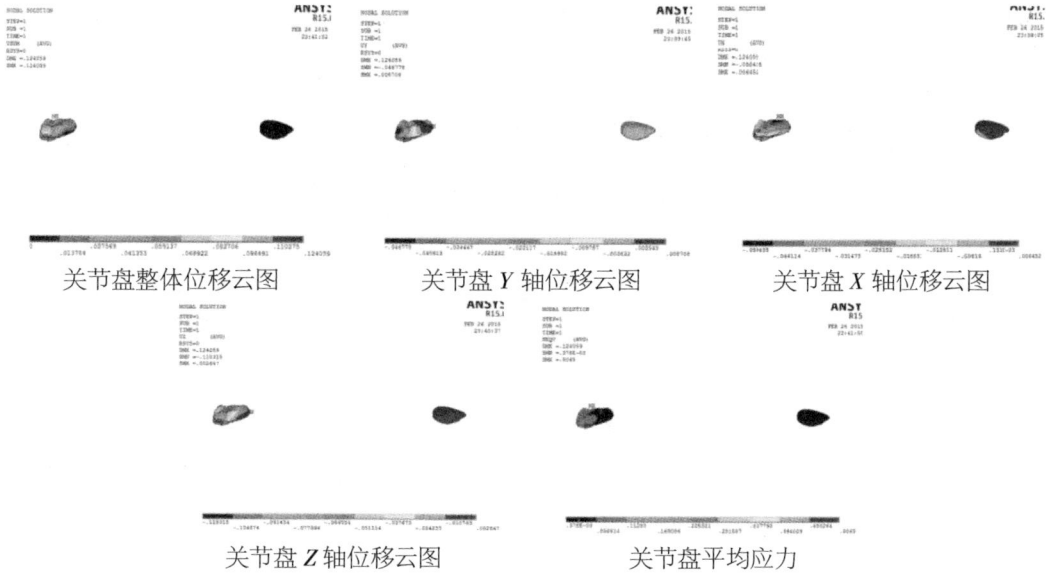

| 关节盘整体位移云图 | 关节盘 Y 轴位移云图 | 关节盘 X 轴位移云图 |

| 关节盘 Z 轴位移云图 | 关节盘平均应力 |

图 19　下颌加载 60%6.60 mm 时,关节盘表现图

向移动,右外侧沿 Y 轴正向移动,关节盘发生旋转,最大位移为 0.009 87 mm,Y 轴负向
移动;在 Z 轴方向上,关节盘左内侧沿 Z 轴正向移动,右外侧沿 Z 轴负向移动,最大位
移为 0.003 mm,Z 轴正向移动;关节盘的平均应力为 0.574 034 MPa。

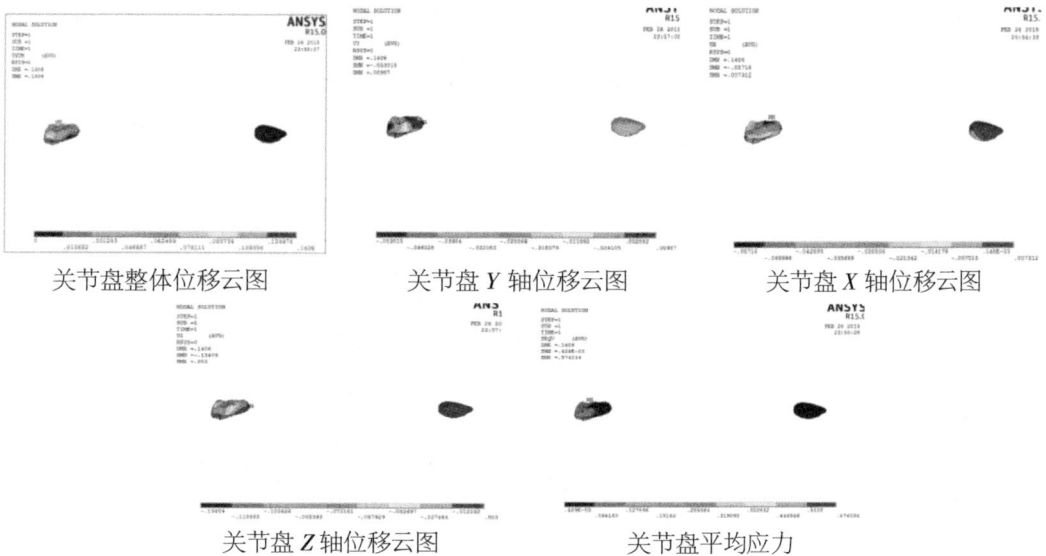

| 关节盘整体位移云图 | 关节盘 Y 轴位移云图 | 关节盘 X 轴位移云图 |

| 关节盘 Z 轴位移云图 | 关节盘平均应力 |

图 20　下颌加载 68%7.48 mm 时,关节盘表现图

　　加载下颌前伸 7.7 mm 时,其两侧由于解剖因素,稍不对称,左侧关节盘整体移动较
均匀。现以右侧关节盘为例,关节盘整体位移在关节盘右后外侧最大,为 0.144 736 mm,
在 X 轴方向上,关节盘右外侧沿 X 轴正向移动,左内侧沿 X 轴负向移动,关节盘被压
缩,最大位移为 0.007 527 mm,X 轴正向移动;在 Y 轴方向上,关节盘左内侧沿 Y 轴负

向移动,右外侧沿 Y 轴正向移动,关节盘发生旋转,最大位移为 0.010 6 mm,Y 轴负向移动;在 Z 轴方向上,关节盘左内侧沿 Z 轴正向移动,右外侧沿 Z 轴负向移动,最大位移为 0.003 088 mm,Z 轴正向移动;关节盘的平均应力为 0.590 917 MPa。

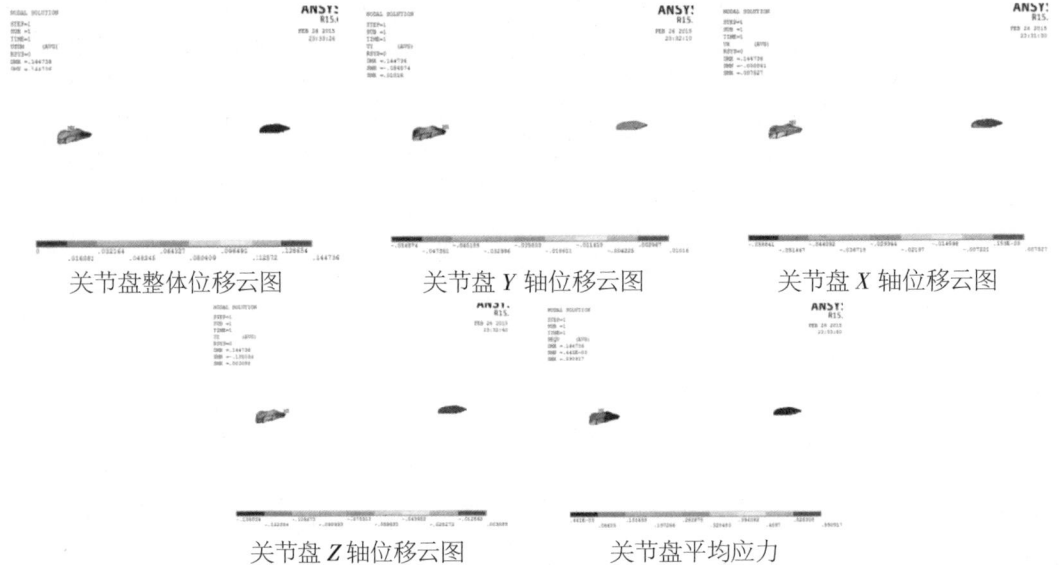

关节盘整体位移云图　　　　关节盘 Y 轴位移云图　　　　关节盘 X 轴位移云图

关节盘 Z 轴位移云图　　　　关节盘平均应力

图 21　下颌加载 70%7.7 mm 时,关节盘表现图

加载下颌前伸 8.25 mm 时,其两侧由于解剖因素,稍不对称,左侧关节盘整体移动较均匀。现以右侧关节盘为例,关节盘整体位移在关节盘右后外侧最大,为 0.155 074 mm,在 X 轴方向上,关节盘右外侧沿 X 轴正向移动,左内侧沿 X 轴负向移动,关节盘被压

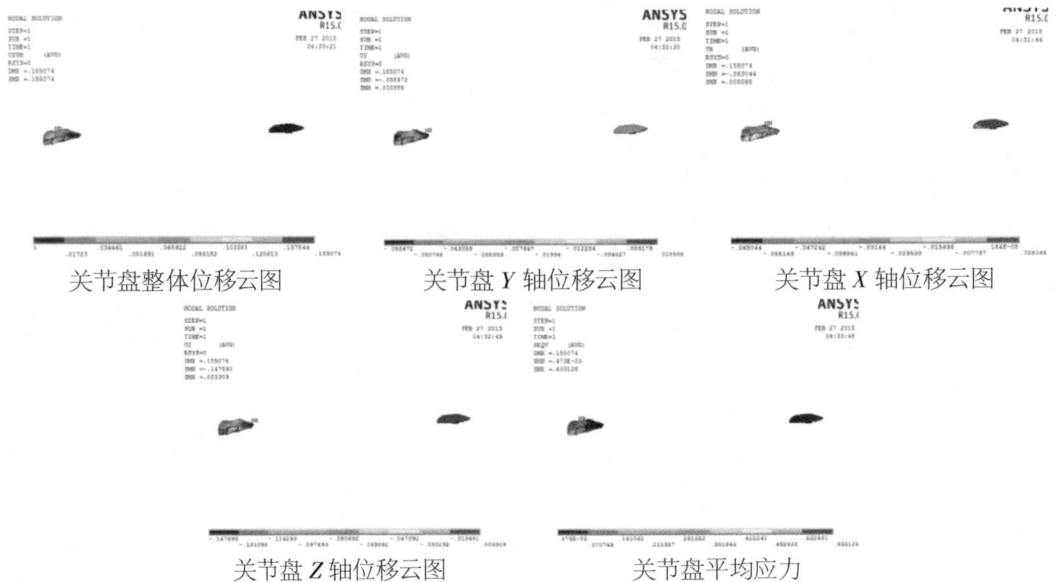

关节盘整体位移云图　　　　关节盘 Y 轴位移云图　　　　关节盘 X 轴位移云图

关节盘 Z 轴位移云图　　　　关节盘平均应力

图 22　下颌加载 75%8.25 mm 时,关节盘表现图

缩,最大位移为 0.008 065 mm,X 轴正向移动;在 Y 轴方向上,关节盘左内侧沿 Y 轴负向移动,右外侧沿 Y 轴正向移动,关节盘发生旋转,最大位移为 0.010 885 mm,Y 轴负向移动;在 Z 轴方向上,关节盘左内侧沿 Z 轴正向移动,右外侧沿 Z 轴负向移动,最大位移为 0.003 309 mm,Z 轴正向移动;关节盘的平均应力为 0.633 125 MPa。

加载下颌前伸 8.8 mm 时,其两侧由于解剖因素,稍不对称,左侧关节盘整体移动较均匀。现以右侧关节盘为例,关节盘整体位移在关节盘右前外侧最大,为 0.165 472 mm,在 X 轴方向上,关节盘右外侧沿 X 轴正向移动,左内侧沿 X 轴负向移动,关节盘被压缩,最大位移为 0.008 062 mm,X 轴正向移动;在 Y 轴方向上,关节盘左内侧沿 Y 轴负向移动,右外侧沿 Y 轴正向移动,关节盘发生旋转,最大位移为 0.011 611 mm,Y 轴负向移动;在 Z 轴方向上,关节盘左内侧沿 Z 轴正向移动,右外侧沿 Z 轴负向移动,最大位移为 0.003 53 mm,Z 轴正向移动;关节盘的平均应力为 0.675 334 MPa。

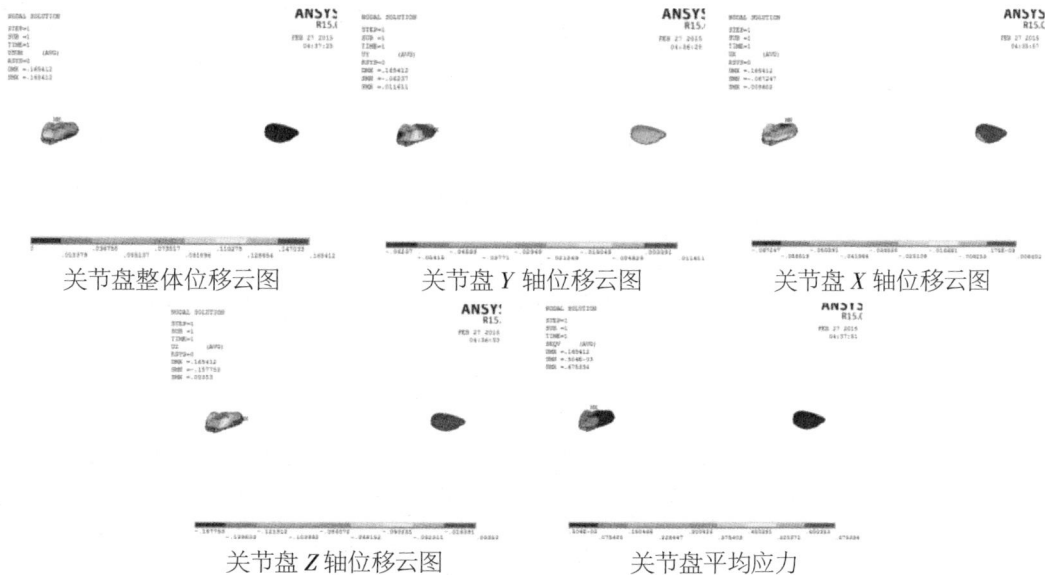

关节盘整体位移云图　　　　关节盘 Y 轴位移云图　　　　关节盘 X 轴位移云图

关节盘 Z 轴位移云图　　　　关节盘平均应力

图 23　下颌加载 80%8.8 mm 时,关节盘表现图

加载下颌前伸 11.00 mm 时,其两侧由于解剖因素,稍不对称,左侧关节盘整体移动较均匀。现以右侧关节盘为例,关节盘整体位移在关节盘右前外侧最大,为 0.2067 65 mm,在 X 轴方向上,关节盘右外侧沿 X 轴正向移动,左内侧沿 X 轴负向移动,关节盘被压缩,最大位移为 0.010 753 mm,X 轴正向移动;在 Y 轴方向上,关节盘左内侧沿 Y 轴负向移动,右外侧沿 Y 轴正向移动,关节盘发生旋转,最大位移为 0.014 514 mm,Y 轴负向移动;在 Z 轴方向上,关节盘左内侧沿 Z 轴正向移动,右外侧沿 Z 轴负向移动,最大位移为 0.004 412 mm,Z 轴正向移动;关节盘的平均应力为 0.844 167 MPa。

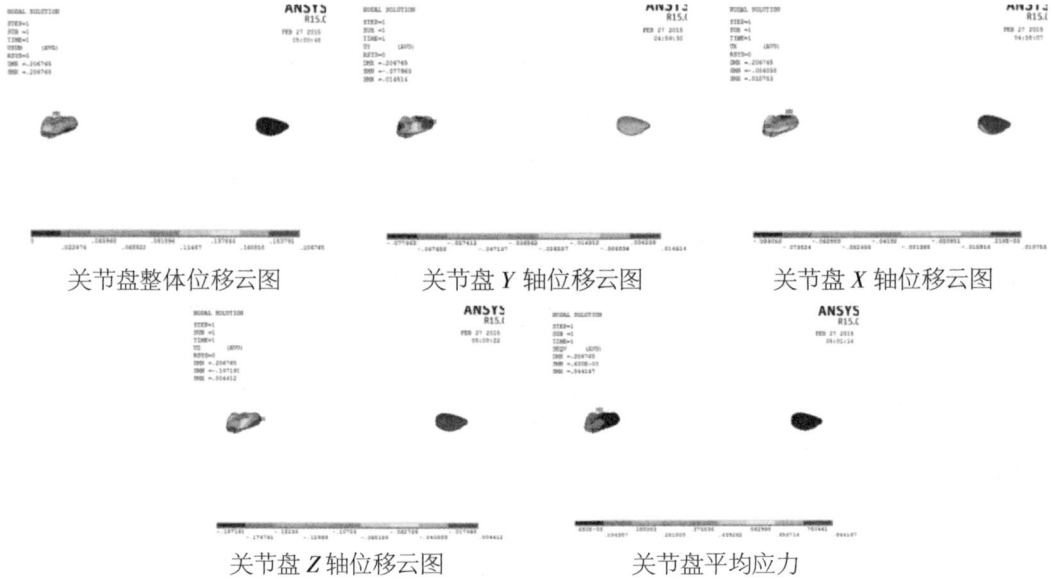

关节盘整体位移云图　　　　关节盘 Y 轴位移云图　　　　关节盘 X 轴位移云图

关节盘 Z 轴位移云图　　　　　　关节盘平均应力

图 24　下颌加载 100%11 mm 时,关节盘表现图

综上结果显示,随下颌前伸加载量增大,关节盘向前向下移动,且这种趋势随下颌前伸增加而增加;X 轴方向上,关节盘右外侧沿正向移动左内侧沿负向移动,关节盘被压缩;Y 轴方向上,关节盘左内侧沿负向移动右外侧沿正向移动,关节盘发生旋转;在 Z 轴方向上,节盘左内侧沿正向移动右外侧沿负向移动,关节盘受到拉伸;整个加载过程中,关节盘应力分布基本除去 4.4 mm 和 11.00 mm 这两个位点差距较大外,其他位点应力变化较为平均,在 11.00 mm 时达到最大。

运用 SPSS 17.0 软件,对下颌前伸加载量与相应位置的关节盘整体位移进行统计学分析,选用线性回归。设定实验中下颌前伸量为自变量 x,与之相对应的关节盘整体位移为应变量 y。统计结果中,相关系数 r^2=0.999 92,回归验证 F=41 016.630,P=0.000<0.05,回归系数 β=0.018 85。得出下颌前伸与关节盘整体位移的回归系数方程为 y=0.018 85x–0.000 56,如图 25。下颌前伸加载量与关节盘整体位移间的相关系数达到0.999 92,可见两者相关性极高。

4　讨论

OSAHS 发病机制较为复杂,一般认为上气道狭窄是其主要致病原因,肥胖、颅面形态异常、颏舌肌的异常也可引起 OSAHS 的发生。口腔矫治器治疗 OSAHS 的原理是通过将下颌固定在一特殊位点上,使上气道得以扩张[43]。

以往对于 OSAHS 患者下颌前伸研究多局限于髁突位置改变或上气道形态的变

化,而对于作为颞下颌关节重要组成部分的关节盘研究较少,并且研究方法多以拍摄颞下颌关节许勒位 X 线片,CT 和 MRI 等影像学手段居多。此种方法拍摄区域有限且成像清晰度不高,影响对相关研究组织测量的准确性。本次研究选用三维有限元技术,不仅可以很好恢复所需部位的解剖结构,还可建立三维影像模型,而此时得到的模型不再是恒定不变的,它可根据实验需要在人为的控制下进行一定量的相关活动,活动真实模仿人体运动形态,可在模型模拟运动中进而观察关节盘的位移变化和表面的应力分布。由此可见,有限元法在对医学领域的模拟测量中具有很大的优势和潜力。模型可根据需要模拟人体的相关运动而不需要在人体上真实的发生, 且模拟后的影像是三维立体的可供观察人员多方位多角度地观察各个细微结构上的改变,使数据更详细准确,使实验省时省力。

4.1 建立下颌骨、颞下颌关节、上气道及其周围结构的三维有限元模型

自从 20 世纪电脑技术诞生以来,人类的生活就时刻伴随着信息技术而前进。早期的 X 线片和现今已作为基本诊断检查技术的 MRI、CT 等的不断涌现,这些更加有效技术出现使医师对患者的检查不仅仅只是停留于体表,更可以深入内在,探寻人体内部复杂的解剖结构和能量运转。但以上技术只是较为平面、刻板的二、三维医学图像的清晰获取,无法做到生动、立体,360°的旋转观察,更不能体现所观察结构的相对空间关系。而有限元技术的诞生很好地解决了这个问题,依据实验要求建立有限元模型不仅结构仿真度高,运动灵活 ,还可进行相关运动使观察人员得到更为详尽的数据资料。

在本次实验中建模的基础是依据实验对所需人体结构的三维重建的需要, 对人体相关部位进行图像信息的获取,并将图像数据输入到一系列相关建模软件中,人为的三维重建出真实有效的三维立体仿真模型, 在模型的主要结构周围建立出以往实验中已建立的舌骨、舌体、咽部肌肉、上气道相连接的肌肉结构、下牙列等。新加入本次实验构建的关节盘、关节囊,还更为准确地建立了颞下颌关节盘相连接的咬肌、颞肌、翼内肌、翼外肌等组织,使建模更加准确。但所建模型是否真的科学有效,这还需要实验人员进行进一步验证。因此需要对模型进行模型验证,所得到的三条应力轨迹线与以往研究所建模型下颌骨应力分部区域部位相一致[44-45],说明本研究所建立的模型是有效的验证了本次建模方法的有效性,为后续力量的加载、数据的读出奠定基础。

以往实验所建立三维影像模型对于关节盘的建模较为简化,不能真实地反映颞下颌关节在一系列的活动中关节盘的变化。而本次模型真实地展现了 OSAHS 患者下颌骨、颞下颌关节、上气道及其周围结构的各种骨组织和软组织的解剖结构、形态和相对

空间位置。运用以上方法最终得到三维模型的仿真度极高,便于观察和加载实验所需各种方向及各种大小的力值,得到加载后更为准确的数据。相对以往的模型建立,网格划分更为精细,节点更多,模型更为准确。并且本次实验中所加入的与关节盘相连的相关软组织更多,使实验更加准确,得到数据更加真实,模型的三维影像观察相对更为全面。本次试验的成功将使人们从另一个方面即颞颌关节方面考虑 OSAHS 的治疗方案,而实验所得到数据也将为下一步治疗提供数据参考, 为 OSAHS 的机理研究提供一定生物力学依据。

4.2　加载下颌前伸对 OSAHS 患者颞下颌关节关节盘的影响

口腔矫治器治疗 OSAHS 的原理主要是通过矫治器引导下颌前移, 进而促使上气道扩张气流量增加,使阻塞点得以解除,消除低通气。下颌前移位时必然伴随着颞下颌关节的相应改变,无论是髁突还是关节盘。关节盘作为颞颌关节的重要组成部分受到下颌骨的影响更为深刻。以往研究已表明关节盘会跟随下颌骨前伸亦发生向前向下的运动,周学军等[146]研究发现下颌不同位移动前伸不能改变突软骨表面的应力分布趋势,只能改变力值大小。胡敏等[147]在关于颌间牵引对关节盘和髁突的研究发现,当进行颌间 Ⅱ 类牵引时,髁突发生向前向下的位移且产生顺时针旋转。何琴等[148]在关于 OSAHS 患者髁突的三维有限元研究中观察到,在 OSAHS 患者下颌骨水平前伸不同距离时,关节间隙(前、上、后)的位移也会同样增大,关节间隙在三维方向上均发生不同的位置变化,其中冠状轴方向变化最为明显。李景辉等[149]以往研究显示当颌骨承受平行下颌骨下缘的牵引时,关节盘上下表面均承受较为均匀的压应力。关节盘上各带收受的应力不同,前带和后带受力较小而中间带受力较大。

本次实验结果显示,运用 SPSS 17.0 软件,对下颌前伸加载量与相应位置的关节盘整体位移进行统计学分析,假设下颌前伸量为自变量 x,相应位置的关节盘整体位移为应变量 y。统计结果中,相关系数 $r^2=0.999\,92$,回归验证 $F=41\,016.630$,$P=0.000<0.05$,回归系数 $\beta=0.018\,85$。得到下颌前伸与关节盘整体位移的回归系数方程为 $y=0.018\,85x-0.000\,56$。下颌前伸加载量与关节盘整体位移间的相关系数达到 0.999 92,说明下颌前伸对关节盘影响极大,所以一旦下颌移位不当很可能造成关节盘的损伤,产生关节盘前移位,继而损伤颞颌关节。

4.3　医师经验位和患者调节位的比较

医师经验位的确定[29]:咬合重建时,患者最适前伸量(最大前伸量)的 68% 作为医师经验下颌定位。患者调节位的确定:医师经验位确立后,教会患者根据自身情况及自觉症状,通过自行调节上下颌牙托间牵引装置力量大小的方法调节下颌位置,经过一段时间的调节,患者下颌完全到达了其自觉最佳的位置,即患者调节位。在本研究中我们应用为医师经验位,即下颌加载量为 7.48 mm(68%),患者调节位在本实验中为 8.28 mm(75%)。

本次实验中,患者调节位关节盘向前向下的位移量均大于医师经验位时,且关节盘的应力分布变化不明显,关节盘平均应力相对较大。但是此时两位点所受应力均在关节盘可承受应力范围内,故不会引起关节盘损伤。通过以往的研究已证实下颌前伸量越大,气道截面越大,故患者调节位(75%)比医师经验位(68%)气道打开更大,对于 OSAHS 的疗效越好,患者调节位的优越性在于其在尽可能保证疗效的同时,还兼顾到患者的舒适度。这正是 Fleury 等[51]认为 OSAHS 患者的治疗中,下颌前伸定位应个体化,而不是简单的经验位治疗的原因。

综上所述,本次实验引进更为先进的建模软件和技术,可以更加准确地建立复杂而精细的颞下颌关节,且建立的下颌骨、颞下颌关节、上气道及其周围结构的三维有限元模型可以真实地反映 OSAHS 患者关节盘的结构及形态,并可以通过相关软件得到的数据与图片较为清楚地观测到关节盘在受力后发生变化的有效的位移和生物力学变化。对于本实验所建立的三维有限元模型进行载荷分析,所得出数据真实、有效,为 OSAHS 患者接受下颌前伸状态下从关节盘位移变化和表面应力分布方面提供了一种新的方法。

为今后对颞下颌关节各个组成部分的精密分析奠定基础;使下颌前移式口腔矫治器在满足解除阻塞点的同时,也考虑到前移对关节盘的影响;制作出既符合患者关节盘耐受,又能满足上气道通气量的针对每一个不同个性化矫治器奠定了基础。

5 结论

(1)本实验是基于 OSAHS 患者颞下颌关节和上气道的 CT 扫描图片,并结合逆向工程软件 Mimics 10.0 而重建出真实的 OSAHS 患者下颌骨、颞下颌关节、上气道及其周围结构的三维有限元模型。该模型可真实地展现 OSAHS 患者颞下颌关节及周围组织的结构和形态并可以进行一定量的载荷分析,从而进行相关力学和位移的测量分析。

(2)通过本次实验距离逐渐增加的 8 个不同位点的测试结果可以发现不同距离的下颌骨前移关节盘最大应力的分布区域基本不变,数值的大小仅在 4.4 mm(闭口位)与 11.00 mm(下颌最大前伸位)时变动相对较大,故临床中需考虑到患者的耐受度。

（3）根据实验数据所得下颌前伸加载量与关节盘整体位移间的相关系数达到0.999 92，两者的回归系数方程为 $y=0.018\ 85x-0.000\ 56$。本结果证实下颌前伸与关节盘向前向下移动呈正相关性，证实关节盘的位置可作为判定下颌前伸大小的重要参考指标。

中英文缩略词表

英文缩写	英文全称	中文全称
OSAHS	obstructive sleep apnea hypopnea syndrome	阻塞性睡眠呼吸暂停低通气综合征
PSG	polysomnography	多导睡眠图
AHI	apnea hyponea index	睡眠呼吸暂停低通气指数
CPAP	continuous positive airway pressure	持续正压通气
SaO_2	arterial oxygen saturation	血氧饱和度
CT	computer tomography	计算机 X 线断层摄影术
AD	articular disc	颞下颌关节盘
3D–FEM	three–dimensional finite element method	三维有限元法
Ansys	analysis system	Ansys 软件
MAD	mandibular advancement appliance	下颌前伸矫治器
TMJ	temporomandibular join	颞下颌关节
Mimics	materialise 's interactive medical image control system	Mimics 软件

参考文献

[1] 中华医学会呼吸病学分会睡眠呼吸障碍学组.阻塞性睡眠呼吸暂停低通气综合征诊治指南（2011 年修订版)[J].中华结核和呼吸杂志,2012,1(35):9–12.

[2] 中华医学会耳鼻咽喉科学分会，中华耳鼻咽喉科杂志编委会.阻塞性睡眠呼吸暂停低通气综合征诊断依据和疗效评定标准暨悬雍垂腭咽成形术适应证（杭州)[J].中华耳鼻咽喉科杂志,2002,37(6):403–404.

[3] 许世雄,Chew Y T,Low H T,等.下呼吸道重开的生物流体力学研究:实验模拟[J].生物物理学报,2000,26(2):380–386.

[4] Bibbs M B, Hirshkowitz M. Sleep stage scoring in the adult population [J]. Respir Care Clin N Am, 2005,11(4):691–707.

[5] 程英,张锦,周纬,等.宁夏地区鼾症及 OSAHS 的现况调查[J].宁夏医科大学学报,2009,31(5):604–606.

[6] 中华耳鼻咽喉头颈外科杂志编辑委员会，中华医学会耳鼻咽喉头颈外科学分会咽喉学组.阻塞性睡眠呼吸暂停低通气综合征诊断和外科治疗指南[J].中华耳鼻咽喉头颈外科杂志,2009,44(2):95–96.

［7］ 中华医学会呼吸病学分会睡眠呼吸疾病学组.阻塞性睡眠呼吸暂停低通气综合征诊治指南（草案）［J］.中华结核和呼吸杂志,2002,25(4):195-196.

［8］ Rama A N,Tekwaxu S H,Kushida C A.Sites of obstruction in obstructive sleep apnea［J］.Chest, 2002,122:1139-47.

［9］ Yosef Segal, Atul Malhotra, Giora Pillar. Upper airway length may be associated with the severity of obstructive sleep apnea syndrome［J］, Sleep Breath,2008,12:311-316.

［10］ 刘月华,曾祥龙,傅民魁,等.阻塞性睡眠呼吸暂停综合征患者颅颌面形态的 X 线头影测量研究［J］.北京医科大学学报,1998,30(3):242-245.

［11］ 高雪梅,曾祥龙,傅民魁,等.阻塞性睡眠呼吸暂停综合征上气道阻塞点的磁共振研究［J］.现代口腔医学杂志,2000,14(3):185-187.

［12］ 高雪梅,曾祥龙,傅民魁,等.阻塞性睡眠呼吸暂停综合征患者上气道大小的磁共振研究［J］.北京医科大学学报,1999,31(5):450-453.

［13］ 高雪梅,曾祥龙,傅民魁,等.鼻咽腔大小对阻塞性睡眠呼吸暂停综合征的影响［J］.中华耳鼻咽喉科杂志,1999,34(3):166-169.

［14］ Tilkian A G, Guilleminault C, Schroeder J S, et al. Sleep-induced apnea syndrome.Prevalence of cardiac arrhythmias and their reversal after tracheostomy［J］. The American Journal of Medicine, 1977,63(3):348-358.

［15］ 李向东,高雪梅,曾祥龙,等.体重、体重指数与上气道及周围组织形态的相关性［J］.口腔正畸学, 2004,11(4):147-150.

［16］ 肖毅,谢海雁.OSAHS 发病机制的新进展［C］.2005 北戴河国际睡眠呼吸障碍疾病大会,2005.

［17］ 季俊峰,周玫,江满杰,等.阻塞性睡眠呼吸暂停低通气综合征患者上气道扩张肌肌电活性的研究［J］.医学研究生学报,2006,19(9):806-813.

［18］ Bradford A, Mc Guire M, O'Halloran K D. Does episodic hypoxia affect upper airway dilator muscle function? Implications for the pathophysiology of obstructive sleep apnea［J］. Respir Physiol Neurobiol, 2005,147(2-3):223-234.

［19］ Kryger M H, Roth T, Dement W C. Principles and practice of sleep medicine ［M］. 4th ed. Philadelphia: Elsevier Saunders,2005:983-1000.

［20］ Chen N H, Li K K, Li S Y, et al. Airway Assessment by Volumetric Computed Tomography in Snorers and Subjects With Obstructive Sleep Apnea in a Far-East Asian Population ［J］. Laryngoscope,2002,112(4):721-725.

［21］ 陆再英,钟南山. 内科学［M］. 第 7 版. 北京:人民卫生出版社,2008:135-140.

［22］ 张佐、杨红琴.自行调节式口腔矫治器治疗 OSAHS 的效果 ［J］.宁夏医学杂志,2007,29(10): 885-887.

［23］ 曾祥龙,高雪梅.阻塞性睡眠呼吸暂停低通气综合征的口腔医学研究现状［J］.北京大学学报(医

学版),2009,41(1):10-15.

[24] 弓煦,高雪梅,赵颖,等. OSAHS 患者长期戴用口腔矫治器的情况调查[C].全国睡眠呼吸障碍学术会议,2007.

[25] 黄敏方,周嫣,陈世稳,等.有效治疗 OSAHS 的口腔矫治器戴入后髁状突位置的变化[J].实用口腔医学杂志,2009,25(2):285-288.

[26] 孙迎春,李宏斌.口腔矫治器治疗 OSAS 的疗效观察[J].天津医科大学学报,2004,10(3):415-417.

[27] Gao X M, Ohtsuka L, Ono T, et al. Effect of titratedm and ibularadvan cement and jaw opening on the upper airway in awake nonapneicmen: a magnetic resonance imaging and cephalom etric study [J]. Am J Orthod Dentofac O rthop, 2004,125:191-199.

[28] 赵晓光,刘月华.下颌渐进前伸对清醒时阻塞性睡眠呼吸暂停患者上气道三维结构的影响[G].上海市口腔医学学术年会论文汇编,2004.

[29] 高雪梅,曾祥龙,傅民魁,等.口腔矫治器治疗 OSAS 的下颌定位[J].口腔正畸学杂志,2000,7(1):20-22.

[30] Osullivan V A, Hillman D R, Mateljan, et al. Mandibular advancement splint: an appliance to treat snoring and obst ructive sleep apnea[J]. Am JRespir Crit Care Med, 1995,151:194.

[31] Beek M, Koolstra J H, van Ruijven L J, et al. Three-dimensional finite element analysis of the cartilaginous joint[J].Journal of Dental Research,2001,80(10):1913-1918.

[32] 郭宏,刘洪臣.包括颞下颌关节、咀嚼肌、下颌骨及下牙列的三维有限元模型的建立[J].口腔颌面修复学杂志,2003,4(4):247-249.

[33] 郭维鹏,李亚兰.包含颞下颌关节的下颌骨有限元建模[J].生物医学工程研究,2013,32(3):162-166.

[34] 王世雄,王旭霞.包含颞下颌关节的颅面三维有限元模型建立[J].口腔医学,2014,34(11):811-814.

[35] 丁月峰,周培刚,费学东.多种软件和图像联合技术构建个体化颞下颌关节三维有限元模型的初步研究[J].口腔颌面外科杂志,2014,24(2):108-112.

[36] 何琴, 张佐.阻塞性睡眠呼吸暂停低通气综合征患者的下颌骨和颞下颌关节三维有限元模型的构建[J].昆明医学院学报,2012,(4):35-38.

[37] 杨晓萍,张绍祥.不同功能位颞下颌关节盘 MRI 对比研究[J].第三军医大学学报,2004,26(4):324.

[38] 张远理,刘展,樊瑜波.不同咬合方式对颞下颌关节内应力分布的影响[J].四川大学学报,2012,44(1):0129.

[39] Nagahara K, Murata S, Nakamura S, et al. Displacement and stress distribution in the temporo-mandibular joint during clenching[J]. Angle Orthod,1999,69(4):372-379.

[40] 宋锦璘,赵志河,胡林华,等. Herbst 矫治器在不同重建时对口颌肌肉和韧带约束反力的影响[J].

华西口腔医学杂志,2001,19(1):43-45.

[41] 王丽珍.基于 CT 扫描之腰椎椎体有限元分析[D].长春:吉林大学,2007.

[42] 焦培峰,齐向东,祁佐良.下颌角的 CT 三维重建模拟整形术[J].解剖学报,2006,37(5):449-451.

[43] Ferguson K A, Cartwright R, Rogers R, et al. Oral appliances for snoring and obstructive sleep apnea: a review[J]. Sleep, 2006,29:244-262.

[44] 胡凯,周继林,洪民,等.建立模拟功能状态下的下颌骨有限元模型[J].口腔颌面外科杂志,1997,7:183-187.

[45] Vollmer D,Meyer U,Joos D,et al. Experimental and finite element study of a human mandible [J]. J Craniomaxillofac Surg,2000,28(2):91-96.

[46] 周学军，赵志河.不同程度下颌前伸的三维有限元分析 [J].安徽医科大学学报,2004,39(6):419-421.

[47] 胡敏,相亚宁.4 种不同类型颌间牵引对颞下颌关节应力分布影响的三维有限元研究[J].华西口腔医学杂志,28(2):415-418.

[48] 何琴,邵钰,张佐,等.OSAHS 患者治疗中下颌逐步前伸引起髁状突三维方向位置变化的有限元研究[J].吉林医学,34(6):1050-1051.

[49] 李景辉,张文奎,韩培彦.牵张力作用下颞下颌关节受力的三维有限元研究[J].2006,14(4):229-233.

[50] 金伶,殷新民,顾卫平,等.下颌前伸时颞下颌关节应力分布的三维有限元研究[J].口腔医学,2007,27(4):187-211.

[51] Fleury B,Rakotonanahary D,Petelle B,et al. Mandibular advancement titration for obstructive sleep apnea:optimization of the procedure by combining clinical and oximetric parameters [J].Chest,2004,125(5):1761-1767.

（李　华　虎伟娟　张　佐）

第二篇
临床实践

OSAHS 患者戴用自行调节式口腔矫治器
下颌骨位置变化的研究

【摘要】

目的：为下颌前伸式口腔矫治器治疗阻塞性睡眠呼吸暂停低通气综合征OSAHS（obstructive sleep apnea hypopnea syndrome）的下颌定位提供参考。

方法：采用 X 线头影测量 32 例患者戴用自行调节式口腔矫治器于治疗前、医师经验位及患者调节位时下颌水平与垂直测量项目的具体数据，并进行统计学处理。

结果：医师经验位和患者调节位与治疗前比较时，测量项目均有显著性差异；医师经验位和患者调节位比较时，除 S-Ar-Go 和 H-MP 测量数据差异无统计学意义（P 值分别为 0.95、0.843），其他测量项目均有显著性差异（P<0.05）。

结论：自行调节式口腔矫治器的医师经验位和患者调节位的下颌位置存在显著性差异，可为下颌前伸类口腔矫治器个性化治疗的下颌前伸定位研究提供参考。

【关键词】 阻塞性睡眠呼吸暂停低通气综合征；下颌定位；X 线头影测量；自行调节式口矫治器；Helkimo 主诉症状指数分析

Study on the position change of mandible in OSAHS patients cured by self-adjustable oral appliances

Abstract

Objective：To provide a theoretic reference for mandibular positioning in the treatment of OSAHS with the mandibular advancement devices.

Methods：Thirty-two OSAHS patients detected to be valid by polysomnography were selected as research subjects. Cephalometric analysis was carried out to compare the position changes of mandibular in original position, physician experience position and patient self-adjustable position respectively.

Results: There is significant difference between physician experience position and patient self-adjustable position except S-Ar-Go and H-MP ($P<0.05$).

Conclusion: The great difference between two positions(physician experience position and patient self-adjustable position) may provide an individualized mandibular position for the treatment of mandibular advancement devices。

Key words: OSAHS; position of mandible; Cephalometrics; the self-adjustable oral appliances; Ai index

1 引言

阻塞性睡眠呼吸暂停低通气综合征（obstructive sleep apnea hypopnea syndrome, OSAHS）是一种有潜在致死性的睡眠呼吸紊乱性疾病,不仅有睡眠打鼾和极度日间嗜睡,还由于低通气或呼吸暂停引发反复发作的低氧高碳酸血症,可导致心脏和其他重要生命器官并发症,甚至发生猝死[1]。主要临床表现有:(1)打鼾;(2)日间极度嗜睡;(3)睡眠中呼吸暂停发生异常行为和症状;(4)夜间遗尿;(5)头痛;(6)性格变化包括,急躁、压抑、精神错乱、幻觉、极度敏感、敌视、好动、易发生行为失当、嫉妒、猜疑、焦虑、沮丧、智力和记忆力减退以及性功能障碍等。目前,主要治疗方法有手术治疗和非手术治疗,其中手术治疗包括:扁桃体、腺样体切除术,鼻腔手术,舌成形术,腭垂、腭、咽成形术,气管造口术,正颌外科方法;非手术治疗包括:经鼻持续正压通气,口腔矫治器治疗和吸氧以及各种药物治疗。对于重度阻塞性睡眠呼吸暂停低通气综合征患者,一般把手术治疗作为基本方法;而对于轻、中度阻塞性睡眠呼吸暂停低通气综合征患者,通常在一般治疗(戒烟酒,肥胖患者应减肥和控制饮食)的基础上采用非手术治疗。非手术治疗中矫治器治疗以其有效性、便携性、易于耐受性,被广大患者所接受。口腔矫治器的作用原理主要是指睡眠时戴用口腔矫治器,可以牵引舌主动或者被动向前,抬高软腭以及下颌前伸。其中下颌前伸式口腔矫治器应用最为广泛,可以分为固定式和可调节式两种,可调节式又分为被动调节式和主动调节式。

本研究采用属于主动调节式的下颌前伸式口腔矫治器。如何确定下颌骨最终的前伸位置成为制约口腔矫治器推广应用的一大难题[2],因为下颌定位不准确时疗效不明显或者患者颌面部肌肉颞下颌关节不能相适应。本项研究利用自行调节式口腔矫治器[3-5](发明专利证书号:200710129341.9;实用新型专利证书号:200720001353.9)治疗 OS-AHS 患者，在治疗期间利用 X 线头影技术测量治疗后由医师临床经验提供的下颌位置(即医师经验位)与患者自行调节的下颌位置(即患者调节位)有关的下颌骨矢状向和垂直向测量项目,并且比较两组数据间有无差异,为临床自行调节矫治器和其他下颌前伸矫治器下颌的最终定位提供重要依据。不适的下颌矢状和垂直向的打开长期作用,可能会加重患者牙周软硬组织颞下颌关节的负担,进而造成关节疼痛甚至紊乱等一系列副作用,最终导致患者不能耐受而放弃治疗。

由于上气道位置比较隐蔽,通常需要借助二维或三维影像学技术对上气道形状、大小及其周围结构进行定量分析,X 线头影测量技术作为一种二维影像学技术在整个OSAHS 疾病的认识过程中起着非常重要的作用,当前仍被国内口腔临床医师所广泛采用,用以间接了解患者气道的阻塞部位,对 OSAHS 做出初步诊断,为临床治疗提供参考。本研究利用 X 线头影测量技术对自行调节式口腔矫治器治疗 OSAHS 时下颌骨两个位置时的标志点进行描记,在此基础上对下颌骨矢状和垂直方向的测量项目进行测量。最后使用 SPSS 11.0 软件包统计分析测量数据,得到结果的同时结合 Helkimo 主诉症状指数分析,进行相关讨论后,得出结论。

2 材料与方法

2.1 研究对象

经夜间多导睡眠图监测确诊且经自行调节矫治器治疗有效的 OSAHS 患者 32 例(客观上:中度患者治疗后明显 AHI<15~30 次/h,轻度患者治疗后明显 AHI<5~15 次/h;主观上:Hekimo 主诉症状指数在 Ai I 度以下),其中男性 24 例,女性 8 例,年龄 42~65岁,平均身高 169.5 cm, 身高范围 158~176 cm。体重指数平均为 26.54 kg/m²,体重指数范围 22.10~31.57 kg/m²。所有患者均无可能导致全身系统及明显的鼻咽喉部病理性解剖异常:(1)无严重的系统疾病;(2)无牙周疾病;(3)无颞下颌关节紊乱综合征及非孕妇;(4)无明显鼻咽喉部病理性解剖异常。所有患者矫治前后均行 Helkimo 主诉症状指数分析, 主诉症状分为 3 级: Ai 0 表示无症状; Ai I 表示有轻度症状,即有关节杂音、咀嚼肌疲劳、晨起或运动时, 咀嚼肌僵硬等症状之一或 1 个以上者; Ai II 表示有重度症状,即有张口受限、绞锁、脱位、下颌运动痛、颞下颌关节痛或咀嚼肌痛等症状之一或以上者。实验前 50 例患者均签署了知情同意书。

2.2 材料和方法

从 50 例戴用自行调节式口腔矫治器的 OSAHS 患者中选取经医师经验位治疗后主诉症状明显改善且坚持戴用 4 个月以上，同时结合多导睡眠图（polysomnography，PSG）同步监测，证实达到 PSG 检测治疗有意义标准的 32 例患者作为研究对象。在治疗前、医师经验位和患者调节位分别行 X 线头影测量。

2.2.1 自行调节式口腔矫治器设计和制作及各个位置的确立

2.2.1.1 治疗前颌位的确立及制作工艺

参考自行调节式口腔矫治器的制作工艺[5]。选择厚度为 3 mm 的专用压模材料片，于牙托负压真空成型机上制作上下颌牙托，模型上𬌗架，戴入上下颌牙托，在上颌牙托颊侧尖牙远中处及下颌牙托颊侧第一磨牙近中处，安置一可调节式弹性牵引装置；该牵引装置力量大小，以医生指导位为标准，将上下牙托连成一整体，制成患者可自行调节式口腔矫治器。患者所有后牙𬌗面、下前牙切缘均应以塑料覆盖，下颌翼缘应向舌侧延伸以引导下颌就位。

2.2.1.2 医师经验位的确立

作者根据刘月华[6]提出的下颌定位（即咬合重建时，以患者上下同名中切牙切缘垂直向打开 4 mm 为准，记录此状态下患者最大下颌前伸量的 75% 作为医师经验下颌前伸位置），嘱患者坚持戴用自行调节式口腔矫治器一个月后复诊，选择经 PSG 监测有效的患者，拍摄头颅侧位定位片。该片下颌位置即为医师经验位。

2.2.1.3 患者调节位的确立

医师经验位确立后，嘱患者休息 3 个月，第 4 个月开始教会患者根据自身情况及自觉症状通过自行调节上下颌牙托间牵引装置力量的大小的方法调节下颌位置，经过一段时间的下颌骨水平向调节，下颌完全到达患者自觉最佳的位置，即患者自己找到了符合自身条件的患者调节位。患者戴用自行调节式口腔矫治器后 4 个月（即医师经验位确立后 3 个月），选择经 PSG 监测有效患者，拍摄头颅侧位定位片。该片下颌位置即为患者调节位。

2.2.2 X 线头影测量方法和具体测量方法

32 例被检者上下唇自然闭合，眼耳平面与地面平行，后牙轻轻咬合于正中𬌗位，舌及口周肌肉放松，平静均匀呼吸，勿吞咽、语言，于呼气末拍摄。头影测量均由同一医师完成。头颅定位片的拍摄与 PSG 二者间隔期无任何治疗干预。

2.2.2.1 头影测量专用 X 线机

宁夏人民医院影像科提供,11.1%的放大率。

2.2.2.2 受试者体位

所有患者均采用坐位,两眼平视前方,上下唇放松自然状态,按照头颅定位仪原理的严格定位下拍摄 X 线头颅侧位片。

2.2.2.3 相关测量项目[7]

下颌位置矢状相关的测量项目:下齿槽座角(SNB),颏突角(NAPg),Y 轴角(SGn-FH),颏前点-前颈椎平面距(B-CVP),上齿槽座点-鼻根点-下齿槽座点(ANB);下颌位置垂直相关的测量项目:颏前点-眼耳平面距(B-FH),舌骨-下颌平面距(H-MP),下颌平面-眼耳平面角(MP-FH),下颌平面-前颅底平面角(MP-SN),关节角(S-Ar-Go)。

2.2.3 PSG 监测

PSG 是诊断 OSAHS 最重要的手段,它是对 OSAHS 进行准确分型、评价病情严重程度和治疗效果的必要手段。本研究借助食管压监测来鉴别中枢性、阻塞性和混合性睡眠呼吸暂停低通气综合征患者,因为口腔矫治器只对轻、中度阻塞性睡眠呼吸暂停低通气综合征疗效肯定,而对重度 OSAHS 患者则疗效较差,对中枢性或以中枢性为主的混合性睡眠呼吸暂停低通气综合征患者则基本无效。所以在阻塞性睡眠呼吸暂停患者中按国外学者提出的 PSG 监测标准[8],以多导睡眠监测所得 AH I>5 次/h 为标准,区分患者和正常组。又根据 AH I 值划分 OSAHS 病情严重程度,轻度为 5 次/h≤AH I<20 次/h,中度为 20 次/h≤AH I<40 次/h,重度为 AH I≥40 次/h。选择其中轻、中度者作为本研究的入选条件。

2.3 统计分析研究数据

使用 SPSS 11.0 软件包,自行调节式口腔矫治器于治疗前、医师经验位和患者调节位的下颌骨位置的差异采用方差分析,随后三者之间分别进行两两非配对 t 检验。

3 结果

自行调节式口腔矫治器于治疗前、医师经验位和患者调节位的下颌骨位置总体比较,统计学指标除 S-Ar-Go 和 H-MP 外其他测量项目均有显著性差异,见表 1 至表 3。

表 1　位于矢状方向的测量项目在各个位置下具体数据及其统计学比较($\bar{x}\pm s$）

测量项目	治疗前（48 例）	医师经验位（32 例）	患者调节位（32 例）	F 值	P值 A	B	C	D
SNB/deg	72.70±0.33	74.84±0.43	75.53±0.48	375.68	0.000	0.000	0.000	0.000
NAPg/deg	74.02±0.95	84.32±1.78	84.70±1.20	599.11	0.000	0.000	0.000	0.000
ANB/deg	3.56±0.23	3.05±0.11	2.65±0.78	261.96	0.000	0.000	0.000	0.000
B–CVP/mm	66.09±1.27	70.50±1.70	73.75±1.10	232.06	0.000	0.000	0.000	0.000
SGn–FH/deg	66.13±1.29	71.05±1.89	73.40±0.94	202.68	0.000	0.000	0.000	0.000

注：A 表示治疗前、医师经验位和患者调节位之间方差分析结果；B 表示医师经验位与治疗前之间检验结果；C 表示患者调节位和治疗前之间检验结果；D 表示医师经验位和患者调节位之间检验结果；F 值表示三个位置间总体比较的方差值。

表 2　位于垂直方向的测量项目在各个位置下具体数据及其统计学比较($\bar{x}\pm s$）

测量项目（单位）	治疗前（48 例）	医师经验位（32 例）	患者调节位（32 例）	F 值	P值 A	B	C	D
MP–SN/deg	37.12±1.70	46.60±1.70	47.50±6.50	103.02	0.000	0.000	0.000	0.950
S–Ar–Go/deg	149.15±2.48	154.24±2.07	154.21±2.23	49.43	0.000	0.000	0.000	0.000
B–FH/mm	68.17±1.01	70.63±1.03	75.08±1.50	255.25	0.000	0.000	0.000	0.000
H–MP/mm	20.50±1.60	13.50±0.83	13.56±0.79	377.57	0.000	0.000	0.000	0.843
MP–FH/deg	23.10±4.80	34.50±5.50	33.50±5.50	443.78	0.000	0.000	0.000	0.000

注：A 表示治疗前、医师经验位和患者调节位之间方差分析结果；B 表示医师经验位与治疗前之间检验结果；C 表示患者调节位和治疗前之间检验结果；D 表示医师经验位和患者调节位之间检验结果；F 值表示三个位置间总体比较的方差值。

表 3　治疗前、医师经验位和患者调节位三个位置时颞下颌关节临床表现的比较

主诉症状变化	治疗前	医师经验位	患者调节位	百分率/% A	B	C	D
Ai 0	30	34	40	62.5	70.8	83.3	12.5
Ai Ⅰ	10	8	4	20.8	16.7	8.3	−8.3
Ai Ⅱ	8	6	4	16.7	12.5	8.3	−4.2

注：A 表示治疗前颞下颌关节临床表现患者所占受试者百分率；B 表示医师经验位时颞下颌关节临床表现患者所占受试者百分率；C 表示患者调节位时颞下颌关节临床表现患者所占受试者百分率；D 表示医师经验位和患者调节位之间的百分比差异。

表 3 结果显示,48 例患者经过自行调节式口腔矫治器治疗后，其主诉症状指数在

医师经验位和患者调节位时分布发生了改变，Ai 0 例数明显增多，Ai Ⅱ 减少明显，其中患者调节位的改变明显。结果表明，选择患者调节位治疗后颞下颌关节临床表现得到更为有效的缓解。另 2 例患者在治疗前放弃参与本研究。

4 讨论

从最早口腔矫治器（monobloc functional appliance）的提出，到真正的下颌前伸式矫治器（prosthetic mandibular advancement）经历了约 50 年时间，再到现如今各类可调节式下颌前伸式口腔矫治器的设计和制作是一个口腔矫治器不断探索、发展和逐步完善的过程。推动它们不断进步的一个根本原因就在于口腔矫治器个性化治疗原则的提出[9]。本研究着眼于个性化治疗的基本问题——下颌定位，为下颌前伸式口腔矫治器治疗 OSAHS 的下颌定位提供参考。本讨论首先就口腔矫治器治疗 OSAHS 患者的个性化原则展开讨论，接着通过对研究中使用的自行调节式口腔矫治器的个性化治疗进行讨论，最后着重讨论此次研究的结果，即自行调节式口腔矫治器对其他下颌前伸类矫治器的指导作用。

4.1 口腔矫治器治疗 OSAHS 患者的个性化原则

下颌定位已经成为口腔矫治器治疗 OSAHS 的一大难点[10]。Fleury 等[9]指出，口腔矫治器下颌定位不能依靠单纯的经验性下颌最大前伸比率，应对每个 OSAHS 患者采取个性化原则。近年来，国内学者也相继提出了口腔矫治器治疗的个性化原则，即下颌定位一定要遵从于患者下颌可动度的个体差异[11]。还有一些国外学者提出，对每个患者最佳个体性位置要根据呼吸紊乱指数、X 线片的骨骼类型以及 CT、MRI 等提供的气道影像学资料进行矢状和垂直向的打开来进行个性化判定。患者上气道软组织形态结构、口腔矫治器的设计原理和下颌前移量等多种因素，对口腔矫治器治疗 OSAHS 的疗效有很大影响。目前，绝大多数口腔医师主要依靠经验来判定下颌前伸式口腔矫治器的下颌迁移量，所以针对患者个体的疗效预测就很有必要。近几年来，有学者借助计算机下颌前伸定位系统装置和 PSG 疗效评价系统对个体患者的口腔矫治器疗效及最适下颌前伸定位进行预测，以此避免以往经验式下颌前伸定位方法带来的失误或失败。本研究中的第一个口腔矫治器下颌定位主要依赖医生的经验，是一个固定的下颌前伸位置，也就是本实验中的经验式下颌定位（即医师经验位）。这种经验式判断没有遵从患者下颌可动度的个性化原则，因而往往会造成患者戴用的不舒服。不适的下颌矢状和垂直向的打开长期作用可能加重患者牙周软硬组织颞下颌关节的负担，进而造成关节疼痛甚至紊乱等一系列副作用,最终导致患者不能耐受而放弃治疗。本研究中的第二个口腔矫治器下颌定位主要是在经验式下颌定位的基础上,且在患者下颌最大前伸位的幅度范围内由患者根据自己主观症状寻找一个最适下颌定位(即患者调节位)。口腔矫治器的舒适度对于患者能否坚持治疗十分重要,所以下颌定位一定要遵从患者下颌可动度的个体差异性[12]。本研究表明,医师经验位和患者调节位对OSAHS患者都产生了作用(见表1、表2中统计学指标B和C),但是哪种作用更符合患者自身个体化原则呢?最后通过患者自己的主观反应(见表3),他们选择了自行调节的位置使下颌到达了合适的位置。

4.2　自行调节式口腔矫治器的个性化治疗

目前,广泛应用口腔矫治器寻找下颌最适前伸位的方法有两种:一种是可调节式口腔矫治器,另一种是计算机辅助下颌定位结合的多导睡眠图监测。下颌前伸式口腔矫治器虽然主要作用原理是下颌骨在矢状方向上的改变,但是并不能因此就忽略了其垂直方向上张开下颌的程度。多数学者认为下颌的打开不宜过多,尤其是下颌平面过陡的高角患者,因为下颌过度打开时下颌前伸受限并旋转最终导致舌根后气道减小。本实验采用自行调节式口腔矫治器在垂直方向上开口的精细调整目前还做不到,只能是通过调整塑料硬模上下颌部分的厚度和下颌前伸时引起的上下颌间垂直向的变换来达到下颌定位时下颌骨垂直方向上的调整。还有自行调节式口腔矫治器,由于其简便性和易于操作性而被患者普遍接受。自行调节式口腔矫治器下颌定位是根据患者自身情况来自己确立,并且随时随地可以根据患者的自身条件和需要来调节,直到最终下颌位置的确立,在这点上它完全符合个性化治疗原则的要求。应用自行调节式口腔矫治器时,患者可根据自身症状(如鼾声减轻或消失,夜间憋气及白天嗜睡症状等)以及主观舒适程度,在医师经验位下自行调节下颌前伸量,从而可避免盲目下颌前伸或疗效不充分带来的副作用。另外,自行调节式口腔矫治器对于那些病因复杂、下颌定位困难的患者意义较大,同时自行调节式口腔矫治器设计科学,有较好的应用前景。对于部分主诉症状为Ai I的患者戴用自行调节式口腔矫治器,初始入睡时会感觉唾液量增多,晨起后口干、颞下颌关节不适、牙齿酸痛,更有甚者有短暂轻度的咬合改变,这些症状一般会随着时间的延续而逐渐消失。OSAHS轻中度患者鼾声和低通气或呼吸暂停这些症状可以通过口腔矫治器长期有效地改善。研究显示,有86%的副作用可以在一段时间的戴用后克服,不适等副作用较低[13]。本研究中Ai II度的患者很难在4个月的研究时间内克服,而Ai 0和Ai I度的患者在患者调节位研究期间副作用明显减轻,没有对患者产生长期影响,进而大大提高了患者的生活质量(见表3中统计学指标)。追究其原因是患者的副作用程度不同,还是选取 4 个月的"一段时间"太短?相关的结论还须在以后的研究中扩大样本量和(或)增加研究时间才能证实。

4.3 自行调节式口腔矫治器对其他下颌前伸类矫治器的指导作用

矫治器作用时下颌的前移范围虽然很大,但还是有规律可循的。国内外学者以下颌前伸为自变量,上气道扩张大小为因变量,结果表明其相关性为抛物线而非线性[14-15]。这说明对一款矫治器而言,并不是它所能到达的下颌前伸位越大疗效就越好。自行调节式口腔矫治器的设计制作正是针对这一原理,在确保疗效的同时能使患者参与到疾病的治疗中。另外,由于下颌前伸类矫治器的作用原理基本相同,因此可以通过自行调节矫治器所提供的下颌位置来指导其他各类下颌前伸式口腔矫治器的下颌最终位置,进而确立较为完善的下颌前伸位置。我们所展望的是:因为这一位置的提供,使部分不能耐受其他下颌前伸类口腔矫治器经验位治疗的患者能回到口腔矫治器治疗的行列中来,还因为有口腔矫治器副作用的患者能把副作用降到最低。本研究对自行调节式口腔矫治器两个位置(即医师经验位和患者调节位)的主客观疗效进行评价:主观方面,虽然两个位置时自行调节式口腔矫治器作用的主诉症状指数都有改善,但在患者调节位时的改善要较医师经验位时更显著。其中 Ai 0 度者在医师经验位 70.8% 的基础上增加了 12.5% 到达患者调节位的 83.3%;而 Ai II 和 Ai I 度者在患者调节位时比在医师经验位时分别减少了 4.2% 和 8.3%。患者主观反映自行调节式口腔矫治器在患者调节位时感觉舒服,相比医师经验位,大多数患者更倾向于接受自行调节式口腔矫治器的患者调节位。客观方面,经统计学分析除 S-Ar-Go 和 H-MP 两项目以外,其他测量项目在医师经验位和患者调节位时差异均有统计学意义($P<0.05$)。这说明自行调节式口腔矫治器分别位于医师经验位和患者调节位还是有差别的。测量结果显示,矢状向和垂直向的测量项目在医师经验位和患者调节位时均较治疗前增大,显然这是矫治器产生作用的基础。但是,单单就医师经验位和患者调节位比较时,S-Ar-Go 和 H-MP 测量项目均无统计学差异。就 S-Ar-Go 而言,笔者认为是在前伸的过程中矢状方向的改变掩饰了垂直方向的改变,因此差异无统计学意义。而对 H-MP 来说,可能是因为 Labanc 等[16]研究发现下颌前移后舌骨亦向前向上移位,但由于舌骨肌肉的适应,舌骨趋于回到原来位置,使 H-MP 相对来说没有发生改变,即差异无统计学意义(见表 2)。正是自行调节式口腔矫治器患者调节位与医师经验位之间的这种差异(见表 1、表 2 中统计学指标 D)为下颌前伸式矫治器的下颌定位提供了参考。国内近期对可调节式口腔矫治器的研究表明,最终调节位的作用效果较医师经验位改善明显,且其最终调节位可以为下颌定位的研

究提供参考[10]。在这一点上自行调节式口腔矫治器的患者调节位还有待在以后的研究中不断完善。

5 结论

（1）自行调节式口腔矫治器的医师经验位和患者调节位的下颌位置存在差异。

（2）自行调节式口腔矫治器的医师经验位和患者调节位的下颌位置差异可以为下颌前伸类口腔矫治器个性化治疗下颌前伸定位研究提供参考。另外，自行调节式口腔矫治器对于那些病因复杂、下颌定位困难的患者意义较大,同时自行调节式口腔矫治器设计科学,有较好的应用前景。

中英文缩略词表

英文缩写	英文全称	中文全称
OSAHS	obstructive sleep apnea hypopnea syndrome	阻塞性睡眠呼吸暂停低通气综合征
PSG	polysomnography	多导睡眠图
N	nasion	鼻跟点
S	sella	蝶鞍点
P	porion	耳点
A	subspinale	上齿槽座点
B	supramental	下齿槽座点
Gn	gnathion	颏顶点
O	orbitale	眶点
H	hyoid	舌骨
Go	gonion	下颌角点
Ar	articulate	关节点
CVP	CVP plane	前颈椎平面
Pg	pogonion	颏前点
SN	SN plane	前颅底平面
FH	frankfort horizontal plane	眼耳平面
MP	mandibular plane	下颌平面
deg	degree	度数

参考文献

［1］ 傅民魁.口腔正畸学［M］.第 5 版.北京:人民卫生出版社,2007:278.

［2］ 刘月华,赵晓光,徐宝富,等.阻塞性睡眠呼吸暂停低通气综合征患者计算机辅助下颌定位系统的研制与矫治器疗效预测［J］.中华口腔医学杂志,2006,41(2):86.

［3］ 李松青,赵燕玲,张佐.自行调节式口腔矫治器治疗 OSAHS 患者舌骨位置变化的研究［J］.宁夏医学杂志,2009,31(1):23-25.

［4］ 赵燕玲,李松青,张佐.两种口腔矫治器治疗 OSAHS 的临床效果比较［J］.宁夏医学杂志,2008,30(10):888-889.

［5］ 张佐,杨洪琴,王铁荣,等.自行调节式口腔矫治器治疗 OSAHS 的效果［J］.宁夏医学杂志,2007,29(10):885-887.

［6］ 刘月华,王飞,兰庭超,等.口腔矫治器治疗阻塞性睡眠呼吸暂停低通气综合征——计算机辅助下颌前伸定位［J］.实用口腔医学杂志,2007,23(5):611-615.

［7］ 曾祥龙,高雪梅.阻塞性睡眠呼吸暂停低通气综合征的口腔医学研究现状［J］.北京大学学报(医学版),2009,41(1):10-15.

［8］ American Sleep Disorders Association1 International classification of sleep disorders. Rochester MN: American Sleep Disorders Association,1997.

［9］ Fleury B,Rakotonanahary D,Petelle B,et al. Mandibular advancement titration for obstructive sleep apnea: op tim ization of the procedure by combining clinical and oximetric parameters1［J］. Chest, 2004,125(5):1761.

［10］ 高雪梅,曾祥龙,傅民魁,等.可调式阻鼾器治疗阻塞性睡眠呼吸暂停低通气综合征［J］.中华口腔医学杂志,2005,40(2):137.

［11］ 高雪梅,曾祥龙,傅民魁,等.口腔矫治器治疗 OSAS 的下颌定位［J］.口腔正畸学,2000,7(1):20-22.

［12］ Marie Marklund, Hans Stenlund, Karl A. Franklin. Mandibular Advancement Devices in 630 Men and Women W ith Obstructive Sleep Apnea and Snoring: Tolerability and Predictors of Treatment Success［J］. Chest,2004,125:1270-1278.

［13］ 弓煦,高雪梅,赵颖,等.OSAHS 患者长期戴用口腔矫治器的情况调查［C］.2007 年全国睡眠呼吸障碍会议, 2007:135.

［14］ 高雪梅,大塚亮,小野卓史,等.无鼾人群开口过程中上气道变化的磁共振研究［J］.口腔正畸学,2003,10(2):69-72.

［15］ Tsuiki S, Hiyama S, Ono T, et al. Effects of a titratable oral appliance on supine airway size in awake non-apneic individuals［J］. Sleep,2001,24:554-560.

［16］ Labanc JP,Epker BN.Changes on the hyoid bone and tongue following advancement of the mandible ［J］. Oral of Surgery,1984,57:351.

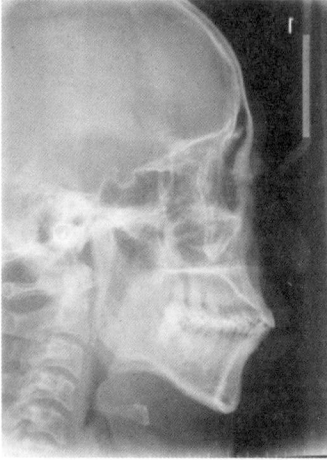

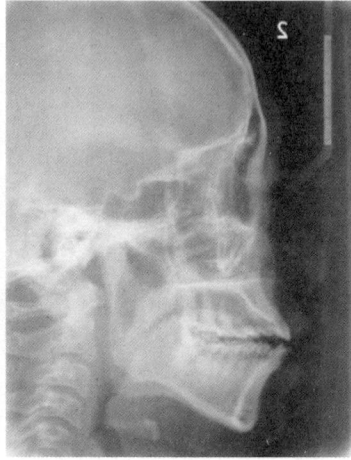

图 1　治疗前　　　　　　　图 2　医师经验位　　　　　　图 3　患者调节位

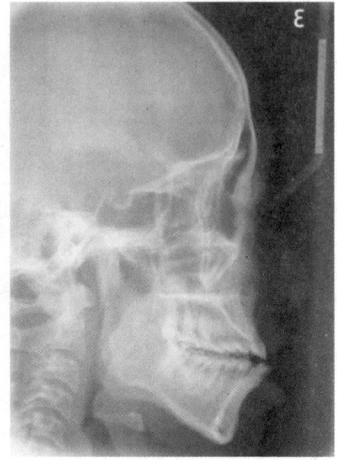

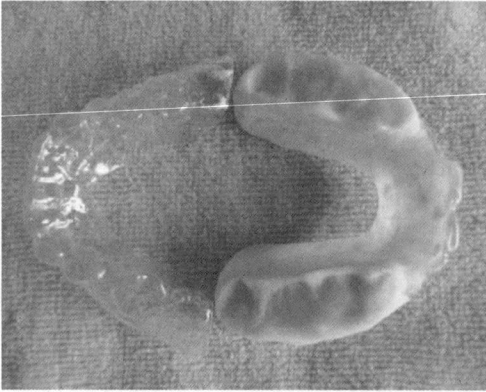

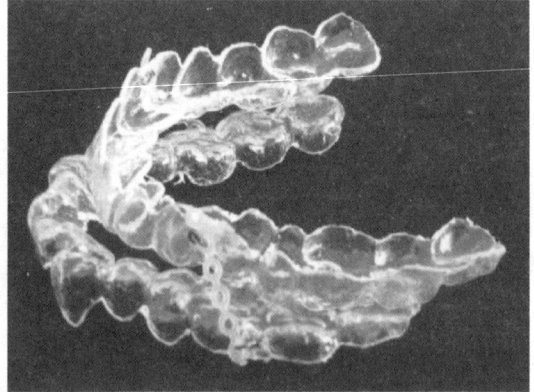

图 4　自行调节式矫治器上、下颌部分　　　　图 5　自行调节式矫治器连接部分

（范俊恒　唐　洁　曲爱丽）

口腔矫治器对 OSAHS 患者白天嗜睡程度及生活质量的影响

【摘要】

目的: 采用 Epworth 嗜睡评分量表(ESS)和 Calgary 睡眠呼吸暂停生活质量调查表(SAQLI)评价阻塞性睡眠呼吸暂停低通气综合征(OSAHS)患者戴用口腔矫治器前后白天嗜睡程度及生活质量的变化,并研究患者治疗前白天嗜睡程度、生活质量与多导睡眠监测(PSG)结果的相关性。

方法: 经 PSG 监测及纳入、排除标准筛选出的 35 例轻、中度 OSAHS 患者,行口腔矫治器治疗,并采用 ESS 问卷及 SAQLI 问卷对患者戴用口腔矫治器前 1 周及戴用后 3 个月白天嗜睡程度及生活质量进行调查,对所获资料进行均数比较、配对 t 检验、两独立样本 t 检验及 Pearson 相关性分析。

结果: 轻、中度 OSAHS 患者 AHI、$LSaO_2$、ESS 及 SAQLI 问卷得分在治疗前 1 周及治疗后 3 个月的差异有统计学意义($P<0.05$);口腔矫治器治疗客观有效率为88.57%,生活质量总体改善有效率为 77.1%。治疗前及治疗后轻度与中度患者各项指标的差异均有统计学意义($P<0.05$)。OSAHS 患者治疗前 ESS、SAQLI 得分与 AHI、$LSaO_2$ 存在相关性,ESS 得分与 SAQLI 得分存在相关性($P<0.05$)。

结论: 口腔矫治器治疗 OSAHS 具有良好的客观疗效及主观疗效,其疗效与患者的患病程度有关。OSAHS 患者主观性评价能在一定程度上反映患病程度,但不能用客观性指标代替对患者生活质量的评价。

【关键词】 口腔矫治器;阻塞性睡眠呼吸暂停低通气综合征;白天过度嗜睡;生活质量

The Effects of Oral Appliances on Daytime Sleepiness Extent and Life Quality of OSAHS Patients

Abstract

Objective: To assess the changes in daytime sleepiness and life quality of OSAHS patients after wearing oral appliances by using the Epworth sleepiness scale (ESS) and the Calgary sleep apnea quality of life index (SAQLI), and to study the correlation between daytime sleepiness, life quality, and the result of the polysomnography(PSG) examination.

Methods: Treating 35 mild and moderate OSAHS patients selected through PSG examination, inclusion and exclusion criteria with oral appliances, surveying the patients for their daytime sleepiness and life quality a week before and the three months following therapy with ESS and SAQLI questionnaires, and conducting mean comparison, paired t-test, two-sample t-test and Pearson correlation analysis on the information obtained.

Results: The differences of mild and moderate patients' apnea hyponea index(AHI), lowest blood oxygen saturation($LSaO_2$), and ESS and SAQLI questionnaire scores between a week before and the three months following wearing oral appliances are of statistical significance ($P<0.05$); the objective response rate of the treatment with oral appliances is 88.57%, and quality of life generally improves by 77.1%. The differences of both mild and moderate patients' various indexes before and after treatment are of statistical significance ($P<0.05$). Before treatment, OSAHS patients's ESS and SAQLI questionnaires are correlated with AHI and $LSaO_2$, and the ESS scores are correlated with the SAOLI scores($P<0.05$).

Conclusion: Wearing oral appliances has positive objective and subjective curative effects on OSAHS. Its efficacy was related to the degree of disease of the patients. To some extent, the OSAHS patients' subjective assessment can reflect the degree of their disease, but the objective indicators can not be used to replace the evaluation of patients' life quality.

Key words: oral appliance; OSAHS; excessive daytime sleepiness; quality of life

1 引言

1.1 OSAHS 的概述

阻塞性睡眠呼吸暂停低通气综合征（obstructive sleep apnea-hypopnea syndrome, OSAHS)是一种多发并且严重影响患者生活质量,具有潜在致死性的睡眠呼吸疾患,其以睡眠过程中上气道反复阻塞为特征,引起呼吸暂停、低通气及睡眠紊乱,一般表现为睡眠打鼾、低氧血症及白天嗜睡[1]。其定义为患者在每夜 7 h 睡眠过程中,呼吸暂停及低通气反复发作 30 次以上,或者睡眠呼吸暂停低通气指数即平均每小时睡眠中呼吸暂停加上低通气次数(apnea and hypopnea index, AHI)≥5 次/h[2]。

国外流行病学调查显示,OSAHS 患病率为 2%~4%, 以男性为主[3]。近年来我国 OSAHS 发病率逐年提高[4],2009 年宁夏地区的调查显示患病率为 3.31%[5]。随着医学发展和多学科研究的深入,OSAHS 已被证明是全身多种疾病的独立危险因素[6],从而引起医疗工作者的日益重视。

OSAHS 由于睡眠时上呼吸道发生阻塞或狭窄,从而造成睡眠通气障碍,进而引起睡眠低氧、高碳酸血症等病理生理学变化导致全身性器官改变[7]。其临床表现为:睡眠过程中间歇性打鼾且鼾声不规律,呼吸及睡眠节律紊乱,并反复出现睡眠呼吸暂停及觉醒,或者患者自觉憋气,夜尿增多,晨起口干,头痛,白天嗜睡明显,伴记忆力下降,严重者可能会出现心理、智力、行为异常;并可能合并心率失常、冠心病、肺源性心脏病、高血压、脑卒中等[2]。

OSAHS 的诊断:多导睡眠监测(polysomnography,PSG)1974 年应用于临床以来,一直被公认是诊断 OSAHS 的"金标准",其监测项目包括脑电图、眼电图、口鼻气流、舌肌肌电图、胸腹运动、心电图、指端动脉氧饱和度,通过以上测量指标可以得到 PSG 参数、AHI 及夜间最低血氧饱和度(lowest blood oxygen saturation, $LSaO_2$)等客观指标。PSG 可客观定量研究睡眠呼吸暂停综合征,睡眠结构、鼾声、血氧饱和度、呼吸事件和微觉醒等信息可由整夜的 PSG 客观记录下来,它是 OSAHS 评价病情严重程度、确诊分型和评价治疗效果的必要手段[8]。

OSAHS 的治疗:目前 OSAHS 的治疗主要分为非手术治疗和手术治疗。常见的非手术治疗包括经鼻持续正压通气(continuous positive airway pressure,CPAP)、药物治疗、口腔矫治器治疗等,其中 CPAP 是疗效稳定的经典治疗方法之一,但其携带不便且价格昂贵,在一定程度上限制了 CPAP 的应用。常用的手术治疗方法有鼻腔手术、扁桃体及腺样体切除术、舌成形术、腭垂腭咽成形术等,作为治疗 OSAHS 最有效的手段之一,手术疗效较好的同时存在复发率高、手术风险等不足之处。与其他治疗手段相比,口腔矫治器具有无创伤,疗效好,不良反应小,携带方便,价格低廉等特点,适用于轻、中度 OS-AHS 患者,配合 CPAP 治疗也可用于重度患者,是治疗 OSAHS 的一种较为理想的非手术方法[9]。

1.2　口腔矫治器治疗 OSAHS

口腔矫治器作为一种保守、可逆、无创治疗 OSAHS 的方法,主要适用于轻、中度患者。以北京大学口腔医学院提出的 AHI 降至 5 次/h 以下或较治疗前降低 50% 为标准,口腔矫治器治疗 OSAHS 的有效率可达 80% 以上[10]。

OSAHS 最常见的病因是上气道解剖性狭窄,上气道包括鼻咽、口咽、喉咽,气道周围组织包括颌骨、舌、软腭、舌骨等,大多处于口腔范围,口腔矫治器治疗的机制是改变患者上气道形态,解除或减少上气道狭窄或阻塞[11]。

目前矫治器大致分为三类:(1)下颌前移矫治器。通过把下颌保持前伸状态而增加口咽腔,带动舌前移,使软腭后气道也有所增宽,是目前在 OSAHS 治疗中应用最为广泛的一类矫治器[11]。(2)舌牵引器。矫治器直接作用于舌体,牵引舌向前防止上气道阻塞,但患者对舌牵引器的耐受度较低。(3)软腭作用器。通过将软腭上抬,加大软腭与舌背之间的空间,使患者不易产生鼾声,此类矫治器舒适度较差[12]。

本课题采用个体化制作的自行调节式口腔矫治器,是下颌前移类矫治器的一种,其可稳定下颌和舌,增加肌张力,通过下颌前伸改变下颌、软腭及腭垂、舌的位置关系,达到打开和稳定气道的目的。此种矫治器允许患者在一定范围内自行调节下颌前伸的程度,是一种兼顾了有效性和舒适性的口腔矫治器[13]。

1.3　OSAHS 患者白天嗜睡评价和生活质量评价

OSAHS 不仅对患者身体健康造成损害, 白天过度嗜睡(excessive daytime sleepiness,EDS)症状及 OSAHS 引起的全身各系统病变,对患者心理健康和社会生活也产生不同程度的影响,出现工作效率下降、心情压抑等症状。OSAHS 患者生活质量不同程度的下降[14],将生活质量引入 OSAHS 患者的治疗之中,有利于临床医生追踪疾病健康相关的危险因素,为患者选择合适的检测和治疗方法的同时,更好更全面地评价治疗效果。

由疾病和生理缺陷的临床指征所反映的疾病严重程度,代表了生物学范畴;患者对健康的感知而做出的生活质量评价则代表了社会科学领域,其更难定义和测量,只有把两个方面联系起来,才能全面地认识一个疾病并提高对这种疾病的诊治技术[15]。因此,实验室参数和生理指标的测定,不能代替对 OSAHS 患者生活质量的评定[16]。

用于评价人体健康水平的指标体系称生活质量,又称生存质量或生命质量,世界卫生组织[17]定义其为:"指处于一定的文化和价值体系背景中的个体对与其生存的目的、期望、标准及与其关注的事情相关的生存状况的一种自我体验。"

近几年,随着医学发展和人们健康意识的提高,生活质量作为一种评价标准被普遍接受和应用,已成为临床研究的热点。生活质量的评价核心是通过使用具有较好信度、效度和反应度的正式标准化量表对被测者的生活质量进行多维的评定[18]。目前,可用于大众和患者的普适性量表和针对不同疾病设计的特异性量表,越来越多的应用于临床,为医生了解患者生活质量提供参考,为制订患者治疗方案和疗效评价提供依据。对 OSAHS 患者生活质量评价不仅有利于了解患者的总体健康,还有助于采取相应措施来提高和改善患者的总体健康。

EDS 是 OSAHS 患者最常见症状,澳大利亚墨尔本的 Epworth 医院睡眠疾病中心在 1990 年设计使用 Epworth 嗜睡评分量表(Epworth Sleepiness Scale,ESS),是一种简易、患者自我评估的问卷表。该问卷表主要评估患者白天日常生活中不同情况下的嗜睡程度,得分 0~24 分,正常人在 10 分以内,≥10 分为嗜睡[19]。其内部一致性为 0.88,5 个月对普通人群重测一致性程度为 0.82[20]。ESS 量表设计简单,评分方便,可操作性强,是目前最为常用的主观性嗜睡评价量表。

Calgary 睡眠呼吸暂停生活质量调查表(the Calgary sleep apnea quality of life index,SAQLI)由加拿大 Calgary 大学医学院的 Flemons 教授 1998 年创立,是针对睡眠呼吸暂停疾病的特异性生活质量量表。SAQLI 量表每个问题从 1 分到 7 分,主要由 4 个方面组成:日常生活、社会互动、情绪功能和症状。量表对每个问题的 7 个等级进行评价,各部分总分除以各自条目总数,即每部分得分;总分为各部分分值相加后除以 4,分数越高生活质量越高[21]。Finn L.等[22]对 SAQLI 量表的测试证实 SAQLI 的重测信度、反应指数和 SF-36 间的纵向相关性以及其内在一致性都令人满意。根据 Flemons 提出的生活质量改善的评估标准:治疗前、后两次评分 4 个维度分值或总分值<1 即认为生活质量无改善;1.00~1.49 为有改善;1.50~1.99 为明显改善;≥2 为显著改善[21]。最新研究表明,此量表既可作为判别性量表,也可作为评估性量表分别评价患者基础状态和治疗干预后的变化[23]。

口腔矫治器治疗 OSAHS 的技术已趋于成熟,客观疗效也已得到公认,但国内关于经口腔矫治器治疗后患者生活质量的研究较少。本研究拟用 ESS 和 SAQLI 量表对口腔矫治器治疗前后 OSAHS 患者白天嗜睡程度和生活质量进行评估，为今后研究患者戴用口腔矫治器后主观感受的变化提供依据。

2 材料与方法

2.1 研究对象

2.1.1 一般资料

自 2011 年 12 月至 2012 年 12 月在宁夏人民医院口腔科就诊的根据《阻塞性睡眠呼吸暂停低通气综合征诊治指南》(2011 年修订版)[2]的诊断标准，经 PSG 监测诊断为轻度、中度 OSAHS 的成年患者，其具体标准见表 1。

表 1　成人 OSAHS 病情程度与 AHI 和(或)LSaO$_2$ 程度判断依据

病情分度	AHI/次·h^{-1}	LSaO$_2$/%
轻度	5~15	85~90
中度	>15~30	80~<85
重度	>30	<80

根据 AHI 和 LSaO$_2$ 将 OSAHS 分为轻、中、重度，其中以 AHI 为主要判断标准，LSaO$_2$ 作为参考[2]。

2.1.2 纳入标准

(1)经 PSG 明确诊断为 OSAHS 的轻度和中度患者；

(2)未经 OSAHS 相关治疗者；

(3)无耳鼻咽喉科疾病引起的气道阻塞者；

(4)无严重牙周疾病、颞下颌关节紊乱综合征、严重牙列缺失者；

(5)自愿接受自行调节式口腔矫治器治疗并配合问卷调查者。

2.1.3 排除标准[24]

(1)重度 OSAHS 患者；

(2)已接受过针对 OSAHS 的相关治疗者；

(3)已患有严重影响生活质量的其他疾病如呼吸系统疾病慢性阻塞性肺病,心血管系统疾病如冠心病或精神类疾病者；

(4)已存在影响睡眠的疾病并正在服用影响睡眠的药物如镇静剂者；

(5)有酗酒和滥用药物史者；

(6)文化程度较低难以完成问卷填写,或不配合问卷调查者。

2.1.4 入选对象

经筛选有 35 例患者入选,均为男性,年龄 26~63 岁,平均年龄(45.06±9.42)岁,平均身高(1.70±0.04)m,平均体重(79.59±3.86)kg,平均体重指数(27.40±1.39)kg/m²。按照《阻塞性睡眠呼吸暂停低通气综合征诊治指南》(2011 版)的诊断标准[2]对 OSAHS 患者分级,其中轻度 16 例,平均年龄(41.69±8.71)岁,平均身高(1.71±0.05)m,平均体重(77.84±4.00)kg,平均体重指数(26.62±1.34)kg/m²,平均 AHI 指数(12.44±2.28)次/h,平均 $LSaO_2$(86.38±2.06)%;中度 19 例,平均年龄(47.89±9.25)岁,平均身高(1.70±0.04)m,平均体重(81.05±3.14)kg,平均体重指数(28.09±1.06)kg/m²,平均 AHI 指数(22.63±4.60)次/h,平均 $LSaO_2$(82.05±2.46)%。

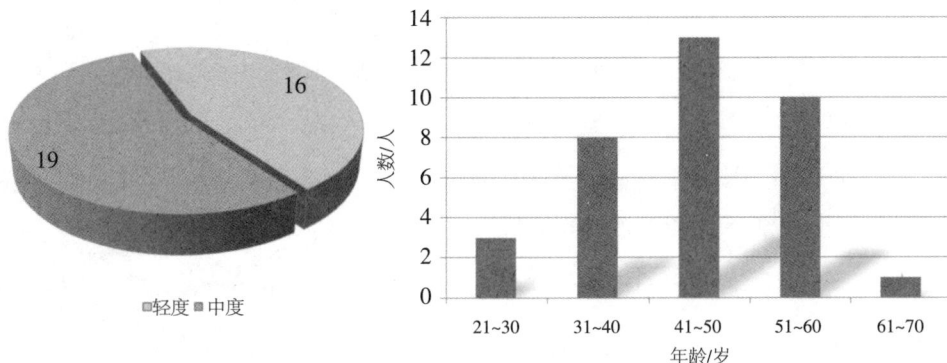

图 1 轻度和中度患者的比例(单位:%)

图 2 35 例患者年龄分布

2.2 材料和方法

2.2.1 实验所用相关仪器

2.2.1.1 PSG

对患者进行不少于 7 h 的睡眠监测,原始数据经计算机辅助分析后得出 PSG 参数。

2.2.1.2 压膜机和硬膜

采用口腔科专用压膜机和厚度为 2 mm 的真空压膜片。

2.2.2 研究方法

35 例 OSAHS 患者在戴用口腔矫治器治疗前一周行 PSG 监测和 ESS 量表及 SAQLI 量表调查, 在接受治疗后 3 个月再次行 PSG 监测和 ESS 及 SAQLI 量表调查,对治疗前后 PSG 参数、ESS 量表及 SAQLI 量表评分的变化进行统计分析。

2.2.2.1 口腔科初诊

门诊根据自述症状对初步诊断为 OSAHS 患者进行口腔科检查, 无严重的牙周疾病、颞下颌关节紊乱综合征、严重牙列缺失者等禁忌证的患者可选用口腔矫治器治疗

OSAHS。

2.2.2.2　PSG 监测

经 PSG 确诊为轻、中度的 OSAHS 患者,同意接受口腔矫治器治疗并配合课题进行问卷调查的纳入实验。

2.2.2.3　治疗前问卷调查

(1)白天嗜睡评价　采用 ESS 量表评价患者在白天各种情况下的嗜睡程度,包括 8 个条目,每个条目评分从 0 分到 3 分,分为 4 个等级,ESS 得分为各条目分数之和,ESS 评分越高, 患者的嗜睡程度越高,ESS≥10 分为嗜睡,ESS<10 分为无明显白天过度嗜睡。患者在研究人员的指导下,完成量表填写[19]。(量表见附录一)

(2)生活质量评价　采用 SAQLI 问卷评价 OSAHS 患者生活质量,问卷共分日常生活、社会互动、情绪功能、症状 4 个部分。患者在研究人员的指导下完成问卷填写,计算各部分得分及总分,每个条目从 1 分到 7 分,分为 7 个等级,各部分总分除以各自条目总数,即每部分得分,总分为各部分分值相加后除以 4,分值越高,生活质量越高。根据 Flemons 提出的生活质量改善的评估标准:SAQLI 总分或 4 个部分分值在治疗前后两次评分差值≥2 为显著改善;1.50~1.99 为明显改善;1.00~1.49 为有改善;<1 为无改善[21]。(量表见附录二)

2.2.2.4　制作自行调节式口腔矫治器

参照自行调节式口腔矫治器的制作工艺[13],指导患者反复练习下颌前伸,使下颌保持在最大前伸量的 60%~70%并可长时间耐受的位置, 利用蜡片记录患者此时咬合关系。取患者上下颌全口模型,硬石膏灌注,采用厚度为 2 mm 口腔专用压膜材料片,将压膜片置于负压真空成型机,在石膏模型上制作上下颌牙托。压制成型后,将模型及蜡片记录的咬合关系转移至𬌗架,带入上下颌牙托,在上颌牙托颊侧尖牙远中处及下颌牙托颊侧第一磨牙近中处,安置一可调节的弹性牵引装置,将上下颌牙托连成一整体,制成患者可自行调节的口腔矫治器;后牙𬌗面、下前牙切缘均以塑料覆盖,下颌翼缘应向舌侧延伸以引导下颌就位,矫治器使切端垂直距离打开 4~5 mm,下颌前伸量为最大前伸量的 60%~70%[25]。医生指导患者佩戴口腔矫治器,患者可根据自觉症状,在一定范围内自行调节上下颌牙托之间牵引装置,以达到最佳治疗效果。

口腔矫治器的使用及注意事项:患者在每夜睡眠时佩戴口腔矫治器,初戴矫治器可能会有一些不适感,如唾液分泌过多、口干、牙齿轻微酸痛等,一般一周左右即可适应,如一周后患者仍有未能缓解的不适感,及时复诊调整矫治器。

2.2.2.5　治疗后 3 个月再次进行 ESS 及 SAQLI 问卷调查并复查 PSG

治疗后采用 ESS 和 SAQLI 问卷再次评价患者白天嗜睡程度和生活质量,并再次行 PSG 监测口腔矫治器的客观疗效。

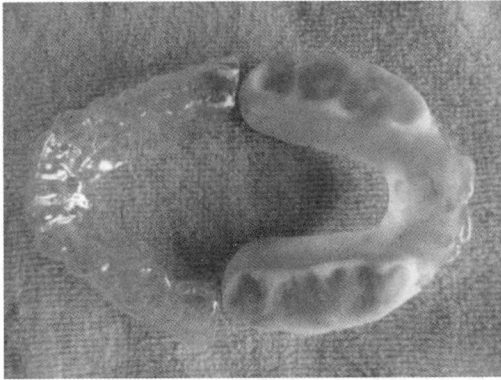

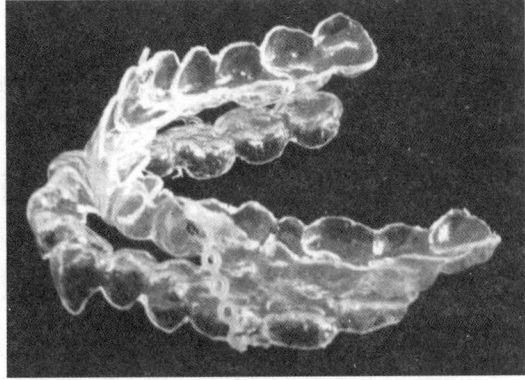

图 3　自行调节式矫治器上、下颌部分　　　图 4　自行调节式矫治器连接部分

2.2.3　统计学处理

应用 SPSS 16.0 软件建立数据库,采用均数±标准差 $(\bar{x}\pm s)$ 表示正态分布的数据,分别计算治疗前后 PSG 指标、ESS 得分、SAQLI 各部分得分及总分的变化值;对轻度和中度患者治疗前后 ESS 得分、SAQLI 得分、PSG 指标进行配对 t 检验;对治疗前轻、中度患者 PSG 指标、ESS 得分、SAQLI 各部分得分及总分之间的差值和治疗后轻、中度患者 PSG 指标、ESS 得分、SAQLI 各部分得分及总分之间的差值进行两独立样本 t 检验;对治疗前 AHI、LSaO₂、ESS 及 SAQLI 得分进行 Pearson 相关性分析,以 $P<0.05$ 认为有统计学意义。

3　结果

35 例 OSAHS 患者戴用口腔矫治器治疗后,无明显不适,个别患者在戴用矫治器初的不适感在戴用后一周左右都有缓解。根据北京大学口腔医学院制定的口腔矫治器治疗 OSAHS 的疗效判断标准[10],本课题口腔矫治器的客观有效率为 88.57%。

表 2　OSAHS 患者戴用口腔矫治器前后 PSG 参数的变化 $(\bar{x}\pm s)$

项目	治疗前	治疗后	差值	t 值
AHI/次·h⁻¹	17.97±6.33	7.80±3.30	10.17±3.64	16.523*
LSaO₂/%	84.03±3.13	90.00±3.06	5.97±2.13	16.547*

注:*代表 $P<0.05$。

采用配对 t 检验分析患者治疗前后 PSG 参数的变化:AHI 治疗后下降了(10.17±

3.64)次/h；LSaO$_2$ 升高了(5.97±2.13)%，差异有统计学意义(*P*<0.05)。

表3　OSAHS 患者戴用口腔矫治器前后 ESS、SAQLI 问卷得分的变化($\bar{x}±s$)

项目	治疗前	治疗后	差值	*t* 值
ESS	10.77±2.29	5.26±2.23	5.51±1.54	21.170*
日常生活	5.49±0.30	6.51±0.34	1.01±0.26	23.021*
社会互动	5.38±0.45	6.40±0.33	1.02±0.24	25.498*
情绪功能	5.52±0.32	6.55±0.30	1.03±0.26	23.098*
症状	4.87±0.50	6.19±0.38	1.31±0.42	18.598*
SAQLI 总分	5.32±0.37	6.41±0.31	1.09±0.24	26.961*

注：* 代表 *P*<0.05。

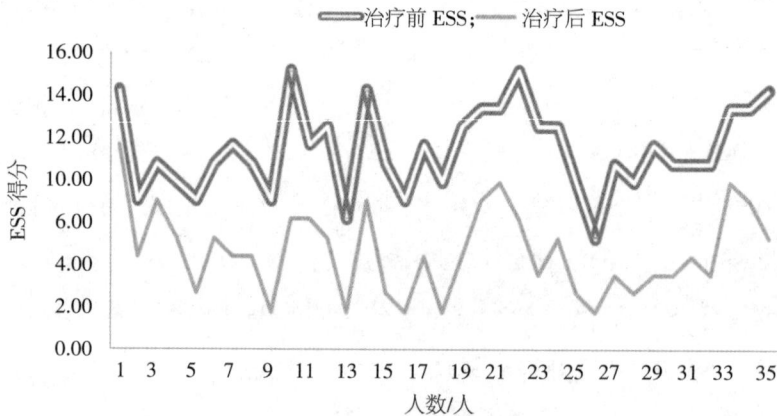

图5　35 例患者戴用口腔矫治器治疗前和治疗后 ESS 得分变化

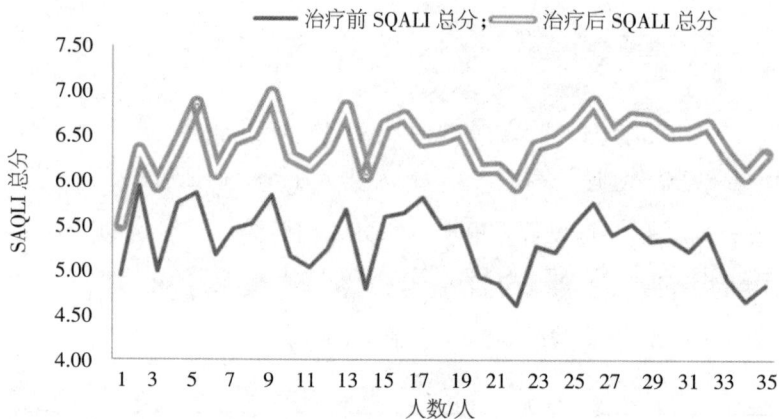

图6　35 例患者戴用口腔矫治器治疗前和治疗后 SAQLI 总分变化

采用配对 *t* 检验分析患者治疗前后 ESS、SAQLI 得分，结果显示戴用口腔矫治器3个月后，ESS 下降了(5.51±1.54)分；SAQLI 总分上升了(1.09±0.24)分，SAQLI 中日常生活、社会互动、情绪功能和症状各部分得分在治疗后均有上升，其中症状维度上升了

（1.31±0.42）分，最为明显。患者治疗前后 ESS 和 SAQLI 问卷得分均有变化，差异有统计学意义（$P<0.05$）。

表 4 OSAHS 患者戴用口腔矫治器后生活质量的改善程度

单位：人

项目	日常生活	社会互动	情绪功能	症状	SAQLI 总分
无改善	7（20%）	11（31.4%）	8（22.9%）	4（11.4%）	8（22.9%）
有改善	28（80%）	23（65.7%）	27（77.1%）	17（48.6%）	27（77.1%）
明显改善	0	1（2.9%）	0	11（31.4%）	0
显著改善	0	0	0	3（8.6%）	0
有效率	80%	68.6%	77.1%	88.6%	77.1%

结果显示，戴用口腔矫治器治疗后，患者生活质量都得到不同程度的改善，有效率分别为日常生活 80%、社会互动 68.6%、情绪功能 77.1%、症状 88.6%，患者生活质量总体得到改善，有效率 77.1%。

表 5 轻、中度 OSAHS 患者戴用口腔矫治器前后 PSG 参数、ESS、SAQLI 问卷得分的变化（$\bar{x}\pm s$）

	项目	治疗前	治疗后	差值	t 值
轻度	AHI	12.44±2.28	5.13±1.45	7.31±1.78	16.448*
	LSaO$_2$	86.38±2.06	91.88±2.80	5.50±1.78	12.845*
	ESS	9.25±1.73	3.50±1.32	5.75±1.44	15.999*
	日常生活	5.69±0.18	6.72±0.13	1.02±0.21	19.853*
	社会互动	5.74±0.26	6.68±0.14	0.94±0.25	15.346*
	情绪功能	5.70±.028	6.72±0.21	1.01±0.33	12.397*
	症状	5.30±0.25	6.40±0.37	1.10±0.34	12.845*
	SAQLI 总分	5.61±0.21	6.63±0.20	1.02±0.25	16.160*
中度	AHI	22.63±4.60	10.05±2.66	12.58±3.01	18.241*
	LSaO$_2$	82.05±2.46	88.42±2.32	6.37±2.41	11.525*
	ESS	12.05±1.90	6.74±1.94	5.32±1.63	14.174*
	日常生活	5.32±0.28	6.33±0.36	7.31±1.78	16.448*
	社会互动	5.08±0.35	6.16±0.25	1.08±0.21	21.952*
	情绪功能	5.37±0.28	6.42±0.30	1.04±0.20	22.246*
	症状	4.52±0.34	6.01±0.29	1.49±0.40	16.433*
	SAQLI 总分	5.07±0.28	6.23±0.28	1.15±0.22	23.321*

注：* 代表 $P<0.05$。

采用配对 t 检验分别分析轻、中度患者治疗前后 PSG 参数、ESS 得分及 SAQLI 得分，结果显示轻、中度患者治疗前后 PSG 参数、ESS 得分及 SAQLI 得分有变化，差异有统计学意义（$P<0.05$）。

表6　治疗前轻度与中度患者 PSG 参数、ESS 和 SAQLI 得分的差异和治疗后
在轻度与中度患者各项指标的差异（$\bar{x}\pm s$）

项目		轻度	中度	差值	t 值
AHI	治疗前	12.44±2.28	22.63±4.60	10.19±1.26	8.061**
	治疗后	5.13±1.45	10.05±2.66	4.92±0.74	6.622**
LSaO₂	治疗前	86.38±2.06	82.05±2.46	4.32±0.76	5.655**
	治疗后	91.88±2.80	88.42±2.32	3.45±0.88	3.928**
ESS	治疗前	9.25±1.73	12.05±1.90	2.80±0.61	4.562**
	治疗后	3.50±1.32	6.74±1.94	3.23±0.55	5.849**
日常生活	治疗前	5.69±0.18	5.32±0.28	0.37±0.08	4.610**
	治疗后	6.72±0.13	6.33±0.36	0.39±0.10	4.091**
社会互动	治疗前	5.74±0.26	5.08±0.35	0.65±0.10	6.347**
	治疗后	6.68±0.14	6.16±0.25	0.51±0.07	7.292**
情绪功能	治疗前	5.70±.028	5.37±0.28	0.33±0.09	3.498*
	治疗后	6.72±0.21	6.42±0.30	0.30±0.09	3.515*
症状	治疗前	5.30±0.25	4.52±0.34	0.78±0.10	7.782**
	治疗后	6.40±0.37	6.01±0.29	0.40±0.11	3.417*
SAQLI 总分	治疗前	5.61±0.21	5.07±0.28	0.53±0.08	6.525**
	治疗后	6.63±0.20	6.23±0.28	0.40±0.08	4.969**

注：* 代表 $P<0.05$；** 代表 $P<0.01$。

采用两独立样本 t 检验分析，在治疗前轻度与中度 OSAHS 患者的 PSG 参数、ESS 及 SAQLI 问卷得分有差异；治疗后轻度与中度患者 PSG 参数、ESS 及 SAQLI 问卷得分有差异，其中治疗前后情绪维度和治疗后的症状维度有一般差异（$P<0.05$），其他为显著性差异（$P<0.01$）。

采用 Pearson 相关性分析，分析患者治疗前 ESS 得分、SAQLI 得分与 PSG 监测指标的相关性，结果显示 ESS 得分、SAQLI 总分及日常生活、社会互动、情绪功能、症状维度的得分与 PSG 监测指标 AHI 和 LSaO₂ 有相关性（$P<0.05$），其中症状维度、SAQLI 总分与 AHI 存在相关性较为显著。SAQLI 各维度得分和总分与 ESS 得分有相关性，呈负相

关性(P<0.05)。

表7 患者治疗前 ESS 得分、SAQLI 得分与 PSG 监测指标的相关性

项目	AHI	LSaO$_2$	ESS
ESS	0.85*	−0.72*	1
日常生活	−0.93*	0.71*	−0.83*
社会互动	−0.85*	0.66*	−0.68*
情绪功能	−0.81*	0.61*	−0.75*
症状	−0.95*	0.81*	−0.81*
SAQLI 总分	−0.95*	0.76*	−0.82*

注:*代表 P<0.05。

治疗前 ESS

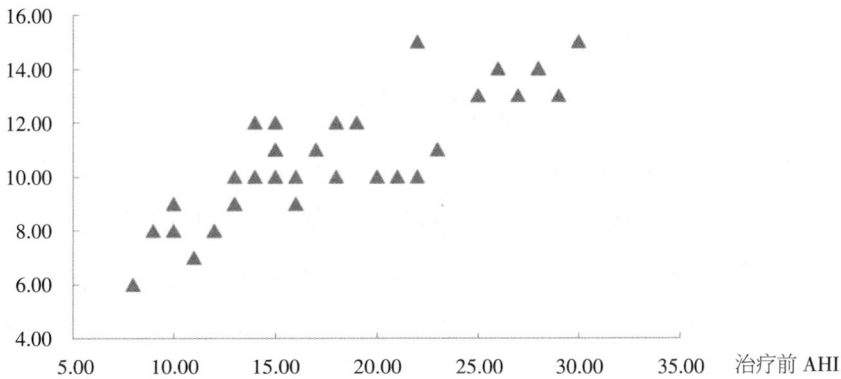

图7 ESS 与 AHI 相关性分析的散点图

治疗前 SAQLI

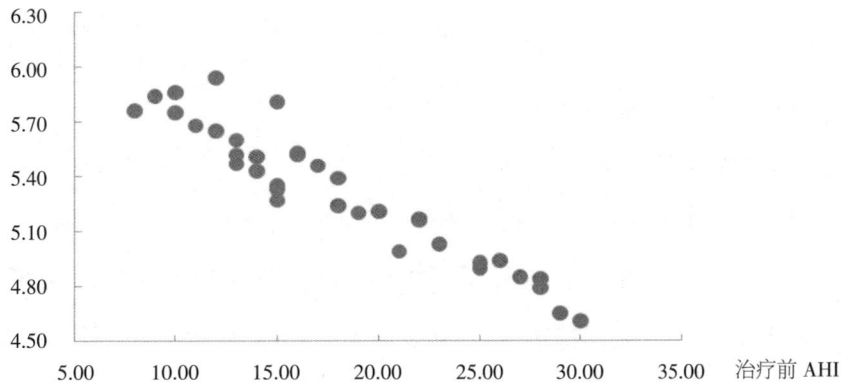

图8 SAQLI 与 AHI 相关性分析的散点图

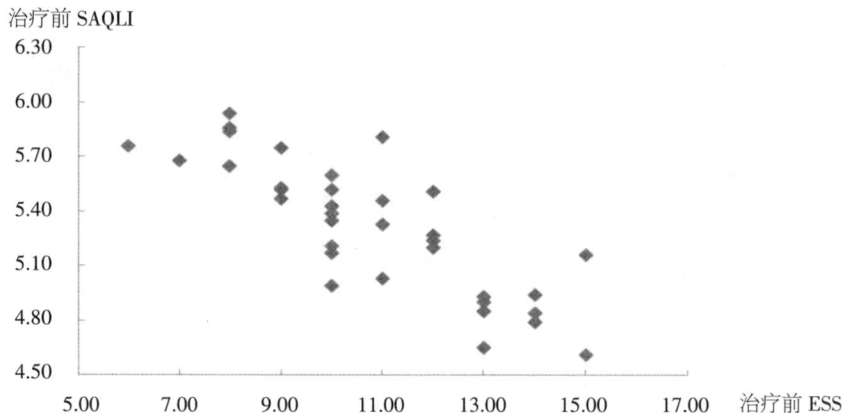

图 9　SAQLI 与 ESS 相关性分析的散点图

4　讨论

近几十年来的研究表明,OSAHS 由于睡眠时上呼吸道发生狭窄或阻塞,造成睡眠通气障碍而引起睡眠低氧、高碳酸血症及睡眠结构紊乱等,可引起以下问题:(1)心血管系统疾病,如引起或加重高血压、夜间发生严重心率失常、心动过速、室性早搏、房室传导阻滞、夜间心绞痛、冠心病、心肌梗死等;(2)内分泌系统疾病,如Ⅱ型糖尿病及胰岛素抵抗等;(3)呼吸系统疾病,如夜间支气管哮喘、呼吸衰竭等;(4)精神症状如抑郁、焦虑、幻听等;(5)性功能障碍,如阳痿等[2]。OSAHS 与以上疾病的发生、发展有关,导致患者全身性器官改变,引发躯体和精神症状,严重影响患者的生命健康和生活质量,已成为临床研究的热点[26]。但目前临床上多用客观生理指标如 PSG 参数评价 OSAHS 的严重程度和治疗效果,对患者的主观感受重视不足。本研究关注 OSAHS 患者戴用口腔矫治器前后主观感受的变化,并对患者客观性指标 PSG 参数和主观性指标患者白天嗜睡程度及生活质量进行相关性分析。

4.1　口腔矫治器的客观疗效

本研究对 OSAHS 患者戴用口腔矫治器前后 PSG 监测的客观生理指标进行统计学分析,表 2 与表 5 结果显示,治疗前后患者 PSG 指标差异有统计学意义($P<0.05$),说明口腔矫治器是治疗轻、中度 OSAHS 的有效手段之一,与手术方法[27]具有相同的疗效。其治疗机制已得到了北京大学口腔医学院的证实:口腔矫治器可机械性扩大上气道,对从腭咽到喉咽全程,从上气道前后壁到侧壁都有扩张作用,所以患者初始阻塞位置不影响口腔矫治器的选择[28]。根据北京大学口腔医学院制定的口腔矫治器治疗 OSAHS 的疗效判断标准[10],35 例中 31 例有效,4 例无效,客观有效率为 88.57%,说明口腔矫治器治疗

轻、中度 OSAHS 客观疗效显著,与马华祥等[29]研究结果一致。无效 4 例中 2 例轻度,2 例中度,轻度患者可能是由于对矫治器治疗不敏感所导致,中度患者可能是由于上气道存在多平面阻塞、局部阻塞点过多或阻塞、狭窄过于严重导致疗效欠佳;且矫治器的疗效与矫治器佩戴使用情况有直接关系,存在患者未能坚持每夜睡眠时都佩戴矫治器的可能,从而影响了疗效。此外,肥胖、不良生活习惯等都是可能影响疗效的因素,可在以后的研究中进一步讨论。对于无效的患者建议行口腔矫治器配合 CPAP 治疗或配合手术治疗。

4.2 口腔矫治器的主观疗效

OSAHS 患者戴用口腔矫治器前后白天过度嗜睡症状的评估:患者反映 OSAHS 对其生活质量影响最为严重的症状之一是 EDS,是指患者在日间出现不同程度的嗜睡,对患者的生活和工作都产生了极大影响。本研究采用 ESS 量表评估患者白天嗜睡情况。表 3 和表 5 显示经口腔矫治器治疗后,ESS 得分较治疗前下降,差异有统计学意义($P<0.05$),说明白天嗜睡症状得到改善,证实口腔矫治器是能够有效改善 OSAHS 患者白天过度嗜睡症状的治疗手段之一。原理是由于口腔矫治器前移下颌,解除了上气道的狭窄或阻塞,减少了睡眠时呼吸暂停及低通气的次数,夜间低氧症状得到缓解,继而睡眠结构趋于正常,从而减轻了打鼾、晨起头痛、白天过度嗜睡等症状。

OSAHS 患者戴用口腔矫治器前后生活质量的评估:表 3 和表 5 显示患者戴用口腔矫治器后 SAQLI 总分和 4 个维度的分值均有增加,差异均有统计学意义($P<0.05$),说明治疗后 OSAHS 患者的生活质量及其相关方面均有改善,生活质量总体改善,证实口腔矫治器能够提高 OSAHS 患者生活质量。表 4 结果显示,经口腔矫治器治疗后,OSAHS 患者生活质量均有不同程度的改善,4 个维度日常生活、社会互动、情绪功能、症状改善有效率分别为 80.0%、68.8%、77.1%、88.6%,SAQLI 总体改善有效率为 77.1%。其中症状维度改善程度优于其他维度,有效率最高,与其他学者观点一致[23]。根据 Flemons 的生活质量改善的评估标准,经口腔矫治器治疗的 OSAHS 患者,有 8 例生活质量无改善,这 8 例经口腔矫治器治疗 OSAHS 疗效判断标准判定[10],其中 4 例有客观疗效,其余 4 例认为无客观疗效,说明存在经实验室客观生理指标证实治疗有效而患者自觉生活质量改善较小的情况,提示客观指标和主观感受并不完全同步,客观指标不能完全反映疾病对生活质量的影响程度。SAQLI 总分及 4 个维度中,只有症状维度出现了显著改善者,其他维度及总分主要以有改善为主,没有显著改善者,可能是由于口腔矫治器戴用当晚即可改善打鼾、呼吸暂停、憋气等症状,使得患者晨起头痛、夜间觉醒等症

状得到明显缓解,所以患者的症状维度改善较显著。但 OSAHS 是一种慢性病,使用非手术方法将患者生活质量的日常生活、社会互动、情绪功能等方面改善到接近正常人状态,需要一个较长的过程,可在以后对 OSAHS 患者生活质量的长期调查中继续探讨。

4.3 治疗前轻度与中度患者各项指标的差异和治疗后轻度与中度患者各项指标的差异

由表 6 可知,轻度与中度患者治疗前 PSG 参数、ESS 得分、SAQLI 得分差异有统计学意义,中度较轻度患者 ESS 得分高、SAQLI 得分低,说明 OSAHS 越严重,患者 EDS 越严重且生活质量越差,证实 ESS 得分、SAQLI 得分与 OSAHS 的严重程度有关。因为呼吸暂停、低通气及低氧血症越严重,醒觉反应的发生次数会随之增多,导致睡眠质量严重降低,造成晨起疲乏、睡不够感和白天嗜睡,从而加重对患者生活质量的影响。轻度与中度患者治疗后 PSG 参数、ESS 得分、SAQLI 得分差异仍有统计学意义,说明治疗后轻度与中度患者呼吸暂停、低通气及夜间最低血氧饱和度并未到达同一水平;中度患者呼吸暂停、低通气和低氧血症已得到有效缓解,EDS 症状和生活质量也大为改善,但其与轻度患者相比,预后仍有差距,说明口腔矫治器治疗 OSAHS 的疗效,与患病的严重程度有关,原因是口腔矫治器作为一种无创的治疗方法,其疗效受下颌前伸距离的限制,当下颌保持疗效最为显著位置时,患者通常是难以耐受的,所以临床上科学地选择下颌前伸距离为下颌最大前伸量的 60%~70%,这一既兼顾疗效,又考虑到患者舒适性的位置,当轻、中度患者同等程度的下颌前伸时,患病程度较轻患者的气道打开程度优于患病较重的患者,所以轻度患者治疗后各项指标更接近正常范围。

4.4 OSAHS 患者 ESS、SAQLI 得分与 PSG 指标的相关性

通过 Pearson 相关分析,表 7 显示 ESS 得分和 PSG 监测指标有较强的相关性,ESS 和 AHI 呈正相关性,与 $LSaO_2$ 呈负相关性,说明 ESS 与 PSG 监测指标存在平行关系,表示 EDS 在一定程度上能够反映 OSAHS 的严重程度,同时说明 OSAHS 可能是造成患者白天嗜睡加重的因素,与国内学者马丹等[30]研究结论一致。其机制是夜间反复觉醒使患者的深度睡眠减少、睡眠结构紊乱、睡眠有效率下降,从而导致患者白天嗜睡、乏力、记忆力下降;SAQLI 总分及各维度得分与 AHI 呈负相关性,和 $LSaO_2$ 呈正相关性,各维度与 PSG 监测指标相关性强度不同,其中 SAQLI 总分和症状维度与 AHI 有较强的负相关性,说明随着睡眠呼吸暂停、低通气的加重,患者疲劳过度、晨起疲乏等症状会加重,同时引起生活质量总体下降;ESS 和 SAQLI 之间呈负相关性,表示随着白天嗜睡程

度的加重,生活质量会随着下降,说明白天过度嗜睡是影响患者生活质量下降的原因之一。

与张晓雯等[13]学者的研究相比,本课题得出的相关性关系较强,是由于其研究对象包括了重度 OSAHS 患者,而重度患者同时还伴随着 OSAHS 所引起的对生活质量有严重影响的其他疾病,其生活质量的下降是由 OSAHS 与并发症共同导致,所以张晓雯等研究得出 ESS、SAQLI 得分和 PSG 指标有相关性关系,但相关性关系不强。本课题根据口腔矫治器治疗 OSAHS 的适应证只有轻、中度患者入选,OSAHS 作为唯一或主要影响其生活质量的疾病,患者生活质量下降全部或大部分原因是由 OSAHS 所引起,所以 SAQLI 和 AHI 的相关性较强。

问卷属于主观性评价,患者的年龄、知识水平和职业等因素影响其对自身生活质量的判断,如高学历或较敏感的患者容易注意到情绪功能方面的下降,劳动强度较高的患者比较容易感受到日常生活和社会互动中的变化,具有社会属性的患者,影响其生活质量的不仅限于疾病,临床上会出现客观指标判断患病程度较为严重,但患者未察觉生活质量明显下降的病例,同时也有客观指标改变较小,但患者自觉生活质量下降明显的情况。正因为患者客观指标与主观感受可能不一致,所以不能以客观指标代替对患者生活质量的评价,在治疗时不仅要改善患者客观指标,还要注重主观感受的变化,减少 OSAHS 对患者生理指标影响的同时提高患者的生活质量,提升口腔矫治器治疗 OSAHS 的整体疗效。

口腔矫治器治疗 OSAHS 客观疗效已得到公认,但使用 SAQLI 问卷评价口腔矫治器治疗前后患者生活质量的研究,国内尚未见报道。本课题关注 OSAHS 患者经口腔矫治器治疗前后白天嗜睡程度和生活质量的变化,为进一步研究患者的主观感受、全面认识和评价 OSAHS 提供参考。

5 结论

(1)自行调节式口腔矫治器治疗 OSAHS 具有良好的客观疗效,并能有效改善患者的白天过度嗜睡症状、提高其生活质量。

(2)不同程度 OSAHS 会对患者的白天嗜睡和生活质量产生不同程度的影响,口腔矫治器治疗 OSAHS 的疗效与患者患病的严重程度有关。

(3)ESS 和 SAQLI 问卷评分能在一定程度上反映 OSAHS 患者的患病程度,但客观性指标与主观性评价并不完全一致,不能用客观性指标代替对患者生活质量的评价。

中英文缩略词表

英文缩写	英文全称	中文全称
OSAHS	obstructive sleep apnea–hypopnea syndrome	阻塞性睡眠呼吸暂停低通气综合征
PSG	polysomnography	多导睡眠监测
AHI	apnea hyponea index	睡眠呼吸暂停低通气指数
LSaO$_2$	lowest blood oxygen saturation	最低血氧饱和度
CPAP	continuous positive airway pressure	经鼻持续正压通气
EDS	excessive daytime sleepiness	白天过度嗜睡
ESS	Epworth Sleepiness Scale	埃普沃思嗜睡评分量表
SAQLI	the Calgary sleep apnea quality of life index	卡尔加里睡眠呼吸暂停的生活质量指数

参考文献

［1］ 刘月华. 口腔矫治器治疗阻塞性睡眠呼吸暂停低通气综合征. //傅民魁. 口腔正畸学［M］. 第 5 版. 北京:人民卫生出版社,2008:275–282.

［2］ 中华医学会呼吸病学分会睡眠呼吸障碍学组. 阻塞性睡眠呼吸暂停低通气综合征诊治指南 (2011 年修订版)［J］. 中华结核和呼吸杂志,2012,1(35):9–12.

［3］ Bibbs MB, Hirshkowitz M. Sleep stage scoring in the adult population［J］. Respir Care Clin N Am, 2005,11(4):691–707.

［4］ 李敏,李庆云,倪瑾华,等. 上海市 30 岁以上人群阻塞性睡眠呼吸暂停低通气综合征流行病学调查［J］. 中华结核和呼吸杂志,2003,26(5):268–272.

［5］ 程英,张锦,周纬,等. 宁夏地区鼾症及 OSAHS 的现况调查［J］. 宁夏医科大学学报,2009,31(5): 604–606.

［6］ Lavie L. Sleep–disordered breathing and cerebrovascular disease:a mechanistic approach［J］. Neurol Clin,2005,23(4):1059–1075.

［7］ 卢晓峰,邱蔚六. 阻塞性睡眠呼吸障碍疾病. //邱蔚六. 口腔颌面外科学［M］. 第 6 版. 北京:人民卫生出版社,2009:533–534.

［8］ 中华耳鼻咽喉头颈外科杂志编辑委员会, 中华医学会耳鼻咽喉头颈外科学分会咽喉学组. 阻塞性睡眠呼吸暂停低通气综合征诊断和外科治疗指南［J］. 中华耳鼻咽喉头颈外科杂志,2009,44 (2):95–96.

［9］ Lowe A A, Sjholm T T, Ryan C F, et al. Treatment airway and compliance effects of a titratable oral appliance［J］. Sleep,2000,23(4):172–178.

［10］ Gao X M, Zeng X L, Fu M K, et al. An Adjustable Appliance in Treatment of　Obstructive Sleep

Apnea Hypopnea Syndrome[J]. Chin J Dent Res,2005,8(4):24-28.

[11] 曾祥龙,高雪梅.阻塞性睡眠呼吸暂停低通气综合征的口腔医学研究现状[J].北京大学学报(医学版),2009,41(1):10-15.

[12] 谢雨菲,陈敏洁.口腔矫治器治疗 OSAHS 的临床应用进展[J].临床口腔医学杂志,2011,27(8):506-507.

[13] 张佐,杨红琴,王铁荣,等.自行调节式口腔矫治器治疗 OSAHS 的效果 [J]. 宁夏医学杂志,2007,29(10):885-887.

[14] Lopes C, Esteves A M, Bittencourt L R, et al. Relationship between the quality of life and the severity of obstructive sleep apnea syndrome[J]. Braz J Med Biol Res,2008,41(10):908-913.

[15] Wilson I B, Cleary P D. Linking clinical variables with health-related quality of life: A conceptual model of patient outcomes [J]. The Journal of the American Medical Association,1995,273(1):59-65.

[16] D'Ambrosio C, Bowman T, Mohsenin V. Quality of life in patients with obstructive sleep apnea: effect of nasal continuous positive airway pressure-a pospective study [J]. Chest,1999,115(1):123-129.

[17] WHO. The Development of the WHO Quality of Life Assessment Instrument [R]. Geneva, WHO, 1993.

[18] 陈卓凡,刘佳钰.种植义齿修复患者口腔健康相关生活质量评价 [J]. 中国实用口腔科杂志,2011,4(3):139-142.

[19] Johns M W. A new method for measuring daytime sleepiness: the Epworth sleepiness scale[J]. Sleep,1991,14(6):540-545.

[20] Johns M W. Reliability and factor analysis of the Epworth Sleepiness Scale [J]. Sleep,1992,15(4):376-381.

[21] Flemons W W, Reimer M A. Development of a disease-specific health-related quality of life questionnaire for sleep apnea[J]. Am J Respir Crit Care Med, 1998,158(2):494-503.

[22] Finn L, Young T, Palta M, et al. Sleep-disordered breathing and self-reported general health status in the Wisconsin Sleep Cohort Study[J].Sleep,1998, 21(7):701-706.

[23] 时蕾,李延忠.睡眠呼吸暂停生活质量指数问卷在悬雍垂腭咽形成术近期评估中的应用 [J]. 山东大学学报(医学版), 2007,45(1):50-54.

[24] 叶丽川,梁宗安,刘春涛.阻塞性睡眠呼吸暂停综合征患者生活质量与情绪等相关性研究[J].中国呼吸与危重监护杂志,2004,3(2):113-116.

[25] 弓煦,赵颖,高雪梅,等.OSAHS 患者戴用口腔矫治器后颅面、上气道改变的追踪研究[J].中华口腔正畸学杂,2009,16(3):130-134.

[26] Tegelberg A, Nohlert E, Bergman L E, et al. Bed partners' and patients' experiences after treatment

of obstructive sleep apnea with an oral appliance[J]. Swed Dent,2012,36(1):35-44.

[27] 马瑞霞,赵迪,刘怀涛,等.低温等离子射频消融术对阻塞性睡眠呼吸暂停综合征患者生活质量的影响[J].中国中西医结合耳鼻咽喉科杂志,2010,18(6):336-339.

[28] 高雪梅,曾祥龙.阻塞性睡眠呼吸暂停低通气综合征的口腔医学进展 [J].诊断学理论与实践,2009,8(6):589-601.

[29] 马华祥,李平.分体可调式止鼾器治疗 OSAS 的临床研究[J].临床口腔医学杂志,2006,22(11):679-681.

[30] 马丹,刘国辉,艾永循,等.生活质量评价在阻塞性睡眠呼吸暂停低通气综合征患者临床诊断中的作用[J].华中科技大学学报(医学版),2007,36(3):380-384.

[31] 张晓雯,蔡晓岚,潘新良,等.阻塞性睡眠呼吸暂停低通气综合征患者生活质量分析[J].山东大学学报(医学版),2007,45(1):97-100.

（邵　钰　何　琴　张　佐）

附录一

Epworth 嗜睡量表

在下列情况下你打瞌睡(不仅仅是感到疲倦)的可能性如何？这是指你最近几个月的通常生活情况；假如你最近没有做过其中某些事情，请试着填上它们可能会给你带来多大的影响。运用下列标度给每种情况选出最适当的数字，从每一行中选出一个最符合你的情况的数字，用(√)表示。

0=从不打瞌睡；1=轻度可能打瞌睡；2=中度可能打瞌睡；3=很可能打瞌睡

情况	打瞌睡的可能			
坐着阅读书刊	0	1	2	3
看电视	0	1	2	3
在公共场所坐着不动(例如在剧场或开会)	0	1	2	3
作为乘客在汽车中坐 1 小时,中间不休息	0	1	2	3
在环境许可下,下午躺下休息	0	1	2	3
坐下与人谈话	0	1	2	3
午餐不喝酒,餐后安静地坐着	0	1	2	3
需要注意力高度集中的工作间歇(例如开车等红绿灯)	0	1	2	3

附录二

卡尔加里睡眠呼吸生活质量指数

这份问卷主要用来调查睡眠呼吸障碍或(和)打鼾可能对您日常生活的影响,请根据您最近 4 周的实际感受,如实回答。所有问题采用 7 分法进行评估,按时间的多少和程度轻重分为 7 个等级:1 代表全部时间或最严重程度,7 代表完全没有,4 代表中等水平,1~7 代表从重到轻。请选一个最符合您情况的数字,用"√"表示,逐项填写。

A 日常活动

一、最重要的日常活动:关于您在最近 4 周以来最重要,一向做的日常活动(例如:工作、上学、照顾小孩、家务等)。

	全部时间	很多	较多	中等量	较少	偶尔	完全没有
1. 我要强迫自己做此类活动	1	2	3	4	5	6	7
2. 为做这件事,我须努力保持清醒	1	2	3	4	5	6	7
3. 由于感到自己不能保持清醒而改期做这件事	1	2	3	4	5	6	7
4. 我要竭尽所能才能完成这件事	1	2	3	4	5	6	7

二、次要活动:是您最近 4 周以来,除了上面最重要的日常活动以外所做的事。

	非常	大	比较大	一般	比较小	小	没有此况
1. 没有精力去做休闲运动或活动	1	2	3	4	5	6	7
2. 没有时间去做休闲运动或活动	1	2	3	4	5	6	7
3. 没有能力去做休闲运动或活动	1	2	3	4	5	6	7
4. 在家附近做些零星工作有困难	1	2	3	4	5	6	7

三、综合功能状态(在最近 4 周内)。

	非常	大	比较大	一般	比较小	小	没有此况
1. 试图记住事情时感到困难	1	2	3	4	5	6	7
2. 要集中精神感到困难	1	2	3	4	5	6	7
3. 要保持清醒感到困难	1	2	3	4	5	6	7

B 社会互动

以下问题主要针对最近 4 周您和配偶、其他家庭成员、亲人和(或)亲近朋友间的关系(如果没有,请回答可能与这些人之间的关系)。

	非常	大	比较大	一般	比较小	小	没有此况
1. 被告知自己打鼾令人讨厌/使人烦恼时感到不安	1	2	3	4	5	6	7
2. 当(可能)不得不与配偶分房睡觉时感到不安	1	2	3	4	5	6	7
3. 当你的鼾声导致频繁的冲突或争吵时感到不安	1	2	3	4	5	6	7
4. 意识到自己不想和别人说话	1	2	3	4	5	6	7
5. 在旅游或(和)其他人在一起时,为需要特别的睡眠安排而担心	1	2	3	4	5	6	7
6. 对家庭成员或亲密朋友有愧疚感	1	2	3	4	5	6	7
7. 感到保持与最亲近人之间的关系有困难	1	2	3	4	5	6	7
8. 为没有参加家庭活动而困扰	1	2	3	4	5	6	7
9. 性生活不充分或频率减少	1	2	3	4	5	6	7
10. 和周围其他人在一起时缺乏兴趣	1	2	3	4	5	6	7

	全部时间	很多	较多	中等量	较少	偶尔	完全没有
11. 要为疲乏寻找借口	1	2	3	4	5	6	7
12. 希望独处	1	2	3	4	5	6	7
13. 不想和配偶、子女和(或)朋友共事	1	2	3	4	5	6	7

C 情绪功能

请您指出在最近 4 周内的感受。

	全部时间	很多	较多	中等量	较少	偶尔	完全没有
1. 感到抑郁、消沉和(或)绝望	1	2	3	4	5	6	7
2. 为一些错误感到焦虑或害怕	1	2	3	4	5	6	7
3. 有挫折感	1	2	3	4	5	6	7
4. 急躁或(和)情绪不稳	1	2	3	4	5	6	7
5. 觉得自己缺乏耐心	1	2	3	4	5	6	7
6. 觉得自己不切实际	1	2	3	4	5	6	7
7. 很容易心烦意乱	1	2	3	4	5	6	7
8. 易怒	1	2	3	4	5	6	7
9. 觉得不能处理日常问题	1	2	3	4	5	6	7

	非常	大	比较大	一般	比较小	小	没有此况
10. 关心自己的体重	1	2	3	4	5	6	7
11. 关心自己的心脏问题(心肌梗死或心衰)和(或)因突发疾病死亡	1	2	3	4	5	6	7

D 症状

以下是一些有关睡眠障碍或打鼾患者的常见症状,找出您在最近 4 周内存在的症状,如果您的症状不包括在内,您可以在空白处写出。请选出 5 个您觉得自己最重要的症状并做出评价。

	非常	大	比较大	一般	比较小	小	没有此况
1. 精力下降	1	2	3	4	5	6	7
2. 疲劳过度	1	2	3	4	5	6	7
3. 觉得做一般日常活动需要额外努力	1	2	3	4	5	6	7
4. 在不适当的时间或地点睡着	1	2	3	4	5	6	7
5. 如果没有刺激或在不活动时会睡着	1	2	3	4	5	6	7
6. 睡醒时口腔(喉咙)干燥或疼痛	1	2	3	4	5	6	7
7. 夜间觉醒超过 2 次	1	2	3	4	5	6	7
8. 夜间醒后难再入睡	1	2	3	4	5	6	7
9. 关心晚上呼吸暂停的次数	1	2	3	4	5	6	7
10. 夜间醒来感觉窒息,透不过气	1	2	3	4	5	6	7
11. 早晨醒来头痛	1	2	3	4	5	6	7
12. 早晨醒来觉得不清醒和(或)疲乏	1	2	3	4	5	6	7
13. 每晚醒来小便的次数超过一次	1	2	3	4	5	6	7
14. 觉得睡眠不安稳	1	2	3	4	5	6	7
15. 看书时很难保持清醒	11	2	3	4	5	6	7
16. 持续交谈时很难保持清醒	1	2	3	4	5	6	7
17. 在看电影,电视或听音乐会时很难保持清醒	1	2	3	4	5	6	7
18. 当开车时要尽量努力使自己不打瞌睡	1	2	3	4	5	6	7
19. 开车不愿或不能超过一小时	1	2	3	4	5	6	7
20. 开车时,由于难以保持清醒,喜欢不停的交谈	1	2	3	4	5	6	7
21. 当驾驶摩托车或操作机器时,非常担忧您和其他人的安全	1	2	3	4	5	6	7
22. _____	1	2	3	4	5	6	7
23. _____	1	2	3	4	5	6	7

阻塞性睡眠呼吸暂停低通气综合征
在临床路径实施过程中的评价

【摘要】

目的：制订并运用关于个性化口腔矫治器治疗 OSAHS 的临床路径，收集患者在治疗费用、患者满意度、诊疗次数和治疗效果方面的观测指标，来评价个性化口腔矫治器治疗 OSAHS 疾病实施临床路径与未实施临床路径的效果对比，为个性化口腔矫治器治疗 OSAHS 进入临床路径的成功提供参考依据，以加强该病种的临床路径管理。

方法：将经 PSG 诊断患有 OSAHS 并同意使用口腔矫治器（个性化的下颌前伸的口腔矫治器）治疗的 40 例轻、中度患者，随机分成两组，一组进入临床路径，另一组不进入临床路径，进入常规的个性化口腔矫治器治疗组。对所获计量资料用均数±标准差进行分析，两样本比较采用成组 t 检验，治疗前后两样本比较采取配对 t 检验，以 $P<0.05$ 为差异有统计学意义。

结果：2 组 OSAHS 患者在戴用个性化口腔矫治器前后 PSG 检测显示治疗均有很好的临床效果，但两者的临床疗效比较差异无统计学意义（$P>0.05$）。进入临床路径的一组在治疗费用、时间花费和患者满意度等方面要优于对照组，差异有统计学意义（$P<0.01$）。

结论：开展个性化的口腔矫治器能够改善 OSAHS 患者呼吸睡眠阻塞症状，提高患者生活质量，但是在实施临床路径与未实施临床路径的两者间比较差异不大。个性化口腔矫治器治疗 OSAHS 实施临床路径的运用确实能降低就诊次数、降低治疗费用和提高患者满意度。

【关键词】 阻塞性睡眠呼吸暂停低通气综合征；临床路径；个性化口腔矫治器；评价

The evaluation of obstructive sleep apnea hypopnea syndrome In process of clinical pass way implementation

Abstract

Objective: Formulation and use of the clinical pathway of personalized oral correction device in the treatment of OSAHS, collect the patient in the cost of treatment, patients' satisfaction, diagnosis and treatment times and treatment effect of observation index, to evaluate the individualized oral rectification device implementation of clinical pathway in the treatment of OSAHS disease, compared with that without the effect of the implementation of clinical pathway for personalized oral rectification device provides some references for the treatment of OSAHS into the success of clinical pathway, in order to strengthen the disease types of clinical pathway management.

Methods: Will be subject to consent by the PSG diagnosed with OSAHS and use of oral appliance apparatus (personalized jaw forward oral appliance) treatment of 40 cases of mild and moderate OSAHS patients, randomly divided into two groups, a group into the clinical pathway, another group into the routine of personalized oral treatment, treatment group. On the measurement data obtained with mean + / − standard deviation were analyzed, and the two samples compared with group t test, two samples before and after treatment comparison, the paired t test with $P<0.05$ for the difference was statistically significant.

Results: Two groups in OSAHS patients with personalized oral PSG detection display treatment before and after the rectification device are very good clinical effect, but the clinical curative effect is no statistical difference($P>0.05$). Into a group of clinical pathway in the treatment of costs, time, cost and patient satisfaction is better than that in control group, the difference was statistically significant ($P<0.01$).

Conclusion: Our individualized oral rectification device can improve respiratory sleep in patients with OSAHS obstruction symptoms, improve patient quality of life, but not the implementation of clinical pathway in the implementation of clinical pathway and the comparison of difference between the two.Personalized treatments oral treatment OSAHA implement the use of clinical pathway can really reduce the treatment cost，reduce The Times of patients and improve patient satisfaction.

Key words：obstructive sleep apnea hypopnea syndrome；clinical path way；individuation oral appliance；evaluate

1　引言

1.1　临床路径的概述

自 20 世纪 80 年代欧美国家政府开始致力于医疗质量和成本效益及患者满意度的平衡，将工业产品的关键路径法用于医疗管理，提出了医疗关键路径法，并不断发展与完善，到 2003 年美国 60% 的医院实施了临床路径管理[1]。目前，国外对临床路径管理的研究与应用基本处于成熟阶段[2]。2010 年我国卫生部开始在全国范围内开展实施临床路径管理工作试点。

关于临床路径的定义是相关专业一组医疗专家(含护理、管理)基于临床医疗指南，依据特定目标，以患者为中心制定的一系列诊疗计划任务。这些任务具有特定的时间周期，它描述了特定病种的诊疗流程及标准化诊疗方法，具有保证医疗质量、规范医疗行为、降低医疗成本、提升患者满意度的作用[3]。对于每一位患有某种疾病的患者来说，"临床路径"通常是一套以时间为顺序的、详细的、具体的"医疗服务计划单"或路径图。患者从第一次求诊到完成治疗要遵照此种计划逐项接受诊断治疗。临床路径强调患者从接受诊疗开始到诊疗结束的完整过程中，接受的是整个医疗服务、整个流程而不是单独的临床结果，在这一系列的诊疗活动中，临床路径的实施至少能起到以下四个方面的作用。

1.1.1　保证医疗质量

临床路径规范的制定是由高水平的医疗团队集体讨论的结果，是对患者的最佳处置方式，各个医院再以此为基础制定适合本医院的临床操作规范，将有效地提高医疗质量。

1.1.2　规范医疗行为，提升医护人员素质

医疗流程规范是对医护人员诊疗过程的规范，临床路径则把具体项目细化到患者就诊的每一次，可对患者进行定质、定量、定人服务，医疗行为就有了一定的保证，使医

护人员加强思考,能有效减少医疗事故的发生,避免了医生水平高低引起的诊疗服务水平的差异。

1.1.3 降低医疗成本

缩短平均就诊时间和降低就诊医疗费用,一系列的有规章诊疗规范避免了无效医疗,减少医疗和时间的浪费。对医院而言,降低了患者的就诊时间,提高了床位的周转使用率,提高了医疗资源的有效利用,减少了医院的经济负担[4]。

1.1.4 提高患者满意度,保证就医质量

患者在就医过程中通过临床路径的标准化、公开化,对所要进行的诊疗过程、要做的检查及所花费的时间及费用有所了解,避免在诊疗过程中的盲目感及对医生的不信任感,提高患者的满意度[5]。

临床路径强调的是把传统的弹性诊疗过程转变成标准化、规范化的诊疗计划,包括从患者第一次来到医院求诊到结束治疗过程中的诊断、化验检查、治疗干预、药物治疗及其效果评价、不良反应的监测、治疗目标、时间要求与其他康复指导等医疗活动都进行了有序的设计和细化。制定标准化医嘱,使之与临床路径的内容相对应,全面化、程序化并相对固定,以方便临床路径的实施。通过合理的时间管理和进行科学合理测算,确定标准诊疗天数,使患者在最短时间内获得康复[6]。

临床路径作为一种医疗管理模式正在我国逐步推广应用。2008 年开始上海交通大学附属第六人民医院已在全院试点临床路径管理,2010 年我国在卫生部的主导下开始在全国范围内开展实施临床路径管理工作试点。临床路径包含以下内容:疾病的治疗进度表,完成各项检查及治疗项目的时间、流程、治疗目标,有关的治疗计划和预后目标的调整,有效的监控组织与程序[7]。临床路径的具体执行包含以下几方面内容:患者病历及病程记录,以日为单位的各种医疗活动多学科记录,治疗护理及相关医疗执行成员执行相关医疗活动后签字栏,变异记录表,分开的特殊协议内容。

临床路径应用不是"静态"的死路径,具有动态自适应、能根据患者个性化特征"自调整",最优路径差异是患者个性化医疗中的正常现象,临床路径应用目的不是消灭差异,而是在差异发生时,提醒临床医生对差异进行评估、记录。当出现偏离时,需要记录偏离原因,以便通过差异分析,改进和修正关键路径,作为医疗质量持续改进的一部分,不断改进临床路径,使其符合满足目标病种人群诊疗需求[8]。

在规范的临床路径管理模式下,通过医疗活动流程再造,减少甚至杜绝不良流程,进而控制卫生资源的消耗或投入,达到规范诊疗行为,降低医疗费用的目的,即流程优

化。同时,通过提高资产使用效率、设备利用率、床位周转率、诊疗次数、降低药品比例、减少患者等,降低运营成本,实现资源优化。因此,作为医院要不断加强医疗秩序管理,加强全院各部门的协调与沟通,保证所有环节和人员都能按路径规定的时间和要求完成自己的任务。

我国医疗卫生事业目前正处于巨大的变革之中,医疗费用过快增长和医疗服务质量已成为众人瞩目的焦点,临床路径作为控制医疗成本及改善医疗质量的重要手段,是被国内外许多医院采用并取得了明显成效;临床路径的运用,有效纠正不合理、不规范的临床医疗行为,减少失误和行为的随意性,为患者提供全面的可持续医疗和优质服务[9]。这种高效率、高品质、低费用的临床路径医疗服务模式是适应我国医疗卫生体制改革方向的发展。

1.2 OSAHS 的概述

阻塞性睡眠呼吸暂停低通气综合征(obstructive sleep apnea–hypopnea syndrome, OSAHS)是指每晚 7 h 睡眠过程中,呼吸暂停和低通气反复发作在 30 次以上或 AHI(即平时每小时的睡眠呼吸暂停+低通气次数)超过 5 次以上,PSG 诊断标准为睡眠时口和鼻气流停止至少 10 s 以上称为呼吸暂停,而将吸气气流降低超过正常气流幅度的 50% 以上,并伴有>4%氧饱和度下降称为低通气[10]。OSAHS 是一种发病率高并且严重影响患者心理状况和生活质量,具有潜在致死性的睡眠呼吸疾患,其特征是睡眠过程中上气道反复阻塞,引起低通气、呼吸暂停及睡眠紊乱,临床表现为睡眠打鼾、低氧血症及白天嗜睡[11]。OSAHS 严重危害人们的健康,其最终是患心脑血管病,而心脑血管病已居全球疾病死因首位。OSAHS 的发病率在 2%~4%,以男性为主,且随年龄增长而增加[12]。近年来我国 OSAHS 发病率逐年提高[13], 2009 年宁夏地区的调查显示 OSAHS 患病率为 3.31%[14]。患者的生活质量越来越受到重视,而且关于口腔矫治器等保守治疗的研究也越来越多。

OSAHS 患者由于在睡眠时上呼吸道发生狭窄或阻塞,从而造成睡眠时通气障碍,进而引起睡眠时低氧、高碳酸血症等病理生理学变化导致全身性多器官改变[15]。其临床表现为:睡眠中间歇性打鼾且鼾声不规律,呼吸及睡眠节律紊乱,并反复发生睡眠呼吸暂停及觉醒,或是患者夜尿增多,自觉憋气,晨起口干、头痛,白天明显嗜睡,伴记忆力下降,严重者可能会出现心理、智力及行为异常,并可能合并心率失常、高血压、冠心病、肺源性心脏病、脑卒中等[10]。

OSAHS 的诊断:多导睡眠监测(polysomnography,PSG)1974 年应用于临床以来,一直被公认是诊断 OSAHS 的"金标准"。其监测项目包括脑电图、眼电图、口鼻气流、舌肌肌电图、胸腹运动、心电图、指端动脉氧饱和度,通过以上测量指标可以得到 PSG 参数:AHI 及夜间最低血氧饱和度(lowest blood oxygen saturation,LSaO$_2$)等客观指标。PSG 可客观定量研究睡眠呼吸暂停综合征,睡眠结构、鼾声、血氧饱和度、呼吸事件和微觉醒等信息可由整夜的 PSG 客观记录下来,它是 OSAHS 评价病情严重程度、确诊分型和评价治疗效果的必要手段[16]。

OSAHS 的治疗:目前 OSAHS 治疗主要分为非手术治疗和手术治疗。常见非手术治疗包括经鼻持续正压通气(continuous positive airway pressure,CPAP)、药物治疗、口腔矫治器治疗等,其中 CPAP 是疗效稳定的经典治疗方法之一,但其携带不便且价格昂贵,在一定程度上限制了 CPAP 的应用。常用手术治疗方法有鼻腔手术、扁桃体及腺样体切除术、舌成形术、腭垂腭咽成形术等,作为治疗 OSAHS 最有效的手段之一,手术疗效较好的同时存在复发率高、手术风险等不足之处。口腔矫治器具有无创伤、疗效好、不良反应小、携带方便、价格低廉等特点,适用于轻、中度 OSAHS 患者,配合 CPAP 治疗也可用于重度患者,是治疗 OSAHS 的一种较为理想的非手术方法[17]。结合患者对疾病的治疗要求是简单、方便、有效等,我们自主研发的个性化的口腔矫治器受到了患者的好评[18]。

1.3 口腔矫治器治疗 OSAHS

口腔矫治器作为一种保守、可逆、无创治疗 OSAHS 的方法,主要适用于轻、中度 OSAHS 患者,以北京大学口腔医学院提出的 AHI 降至 5 次/h 以下或较治疗前降低 50%为标准,口腔矫治器治疗 OSAHS 的有效率可达 80%以上[19]。

OSAHS 最常见的病因是上气道解剖性狭窄,上气道包括鼻咽、口咽、喉咽,气道周围组织包括颌骨、舌、软腭、舌骨等,大多处于口腔范围,口腔矫治器治疗 OSAHS 的机制是改变患者上气道形态,解除或减少上气道狭窄或阻塞[20]。

目前矫治器大致分为三类:(1)下颌前移矫治器。通过把下颌保持前伸状态而增加口咽腔,带动舌前移,使软腭后气道也有所增宽,是目前在 OSAHS 治疗中应用最为广泛的一类矫治器[11]。(2)舌牵引器。矫治器直接作用于舌体,牵引舌向前防止上气道阻塞,但患者对舌牵引器的耐受度较低。(3)软腭作用器。通过将软腭上抬,加大软腭与舌背之间的空间,使患者不易产生鼾声,此类矫治器舒适度较差[21]。

本课题采用的个体化制作的口腔矫治器,是下颌前移类矫治器的一种,其可稳定下颌和舌,增加肌张力,通过下颌前伸改变下颌、软腭及腭垂、舌的位置关系,达到打开和稳定气道的目的。此种矫治器容许患者在一定范围内自行调节下颌前伸的程度,是一种兼顾了有效性和舒适性的口腔矫治器[18]。

1.4　个性化口腔矫治器治疗进入临床路径的效果评价

截至 2011 年 7 月底,卫生部下发了将 314 个病种,归纳到临床路径管理中,其中包括口腔病房以及口腔门诊治疗范围在内的 16 个常见病。口腔治疗临床路径已在一线城市的口腔专科医院进行试点,即某一种病,要做什么常规检查、开什么药、治疗过程等都按照固定的流程进行,避免同一疾病在不同地区、不同医院、不同医师个人间出现不同的治疗方案[22]。口腔临床路径管理的实施可保证患者所接受治疗项目的标准化、程序化,减少治疗过程随意性,并具有保证医疗质量、规范医疗行为、降低医疗成本、提升患者满意度的作用。

我国医疗事业快速发展,国内现行医疗质量管理方法正在转向国际规范化的质量认证标准的管理方法,从单纯以数据资料分析评价转向应用"循证"思维确保最佳质量效果的管理模式。而临床路径正是一种以循证医学证据为指导来进行疾病治疗管理的方法。随着社会对口腔医疗服务的需求不断提高,国内口腔医疗事业进入临床管理路径是势在必行。

口腔临床路径的具体应用要参照口腔具体的特点来实施。在考虑到 OSAHS 是常见病,且是一种医疗费用高、诊断明确、有模式可循、严重威胁患者的生命安全和生活质量、有潜在致死性危险的疾病。我们使用的治疗 OSAHS 的个性化口腔矫治器[18,23]在临床得到了广泛应用,结合了医生的专业特长、诊疗技术成熟、治疗效果可靠。在阻塞性呼吸睡眠暂停综合征方面的独特性的专利发明和在临床实践中,我们认识到患者对 OSAHS 的危害性和严重性认识不足、不能耐受阻鼾器治疗过程中的不适感,患者及家属对阻鼾器治疗的意义未掌握,对医生的指导建议缺乏依存性,所以我们需要指导患者正确认识评价 OSAHS 这个疾病。医院技术和诊治创新可以提高医院竞争力和医疗技术水平,对临床路径管理的实施具有重要意义,将 OSAHS 加入到临床路径中是顺应卫生部关于医疗改革的方向和为临床患者提供更好服务的一个好建议。

临床路径实施的结果是建立一套标准化治疗模式,最终起到保证医疗质量、规范医疗行为、降低医疗成本、提升患者满意度的作用。加强临床路径知识的宣传,使参与临床路径实施的医护人员理解并掌握临床路径的理念和要求,真正做到在实践当中贯彻执行临床路径的诊疗步骤,通过实施临床路径管理,充分发挥临床路径的管理效益,避免过度医疗,降低医疗运营成本,促进医疗质量和效益的不断提高是我们医疗改革追求的目标。

2 材料与方法

2.1 研究对象

2.1.1 一般资料

所有病例均来自 2012 年 1 月至 2013 年 1 月于宁夏回族自治区人民医院就诊的,根据《阻塞性睡眠呼吸暂停低通气综合征诊治指南》(2011 年修订版)[10]的诊断标准,经多导睡眠图(PSG)检查确诊为轻度、中度 OSAHS 的患者,共 40 例,男 23 例女 17 例,年龄(44.7±8.33)岁,体重指数(BMI)为(27.40±1.39)kg/m²,排除了可能影响上气道系统疾病及明显的鼻咽喉部病变或解剖异常,经询问病史并做口腔检查上下前牙无缺少同时排除颞颌关节功能疾患及严重牙周病。

表 1　成人 OSAHS 病情程度与 AHI 和 LSaO₂ 程度判断依据

病情分度	AHI/次·h⁻¹	LSaO₂/%
轻度	5~15	85~90
中度	>15~30	80~<85
重度	>30	<80

根据 AHI 和 LSaO₂ 将 OSAHS 分为轻、中、重度,其中以 AHI 为主要判断标准,LSaO₂ 作为参考。

2.1.2 纳入标准

(1)经 PSG 明确诊断为 OSAHS 的轻度和中度患者;

(2)未经 OSAHS 相关治疗者;

(3)无耳鼻咽喉科疾病引起的气道阻塞者;

(4)无严重的牙周疾病、颞下颌关节紊乱综合征、严重牙列缺失者;

(5)自愿接受自行调节式口腔矫治器治疗并配合问卷调查者。

2.1.3 排除标准[24]

(1)重度 OSAHS 患者;

(2)已接受过针对 OSAHS 的相关治疗者;

(3)已患有严重影响生活质量的其他疾病如呼吸系统疾病慢性阻塞性肺病,心血管系统疾病如冠心病或精神类疾病患者;

(4)已存在影响睡眠的疾病并正在服用影响睡眠药物(如镇静剂)的患者;

(5)有酗酒和滥用药物史者;

(6)文化程度较低难以完成问卷填写,或不配合问卷调查者。

2.1.4　入选对象

经筛选有 40 例患者入选,年龄 33~67 岁,平均年龄(44.7±8.33)岁,平均身高(1.70±0.04)m,平均体重(79.59±3.86)kg,平均体重指数(27.40±1.39)kg/m²。

2.2　材料和方法

2.2.1　材料

2.2.1.1　PSG

对患者进行不少于 7 h 的睡眠监测,原始数据经计算机辅助分析后得出 PSG 参数。

2.2.1.2　压膜机和硬膜

采用口腔科专用压膜机和厚度为 2 mm 的真空压膜片。

2.2.1.3　口腔矫治器的选用

参照个性化口腔矫治器的制作工艺 [18],选择厚度为 2 mm 的专用压膜材料片,于牙托负压真空成型机上制作上下颌牙托,在上颌牙托颊侧尖牙远中处及下颌牙托颊侧第一磨牙远中处,安置一可调节式弹性牵引装置,制成患者可自行调节式口腔矫治器。每个病例所有的后牙𬌗面、下前牙切缘均应该以塑料覆盖,下颌翼缘应向舌侧延伸以引导下颌就位,最终确定一个合适位置固定。

2.2.1.4　口腔矫治器的制作及原则

医师经验位的确定:咬合重建时,取患者最大下颌前伸量的 68% 作为医师经验下颌前伸位置(来自高雪梅的下颌前伸定位值)。

个性化患者位的确定:下颌保持在最大前伸量的 60%~70%,矫治器使切端垂直距离打开 4~5 mm,并可长时间耐受的位置。医生指导佩戴口腔矫治器,患者可根据自觉症状,在一定范围内调节上下颌牙托之间牵引装置,反复试戴达到最佳治疗效果。

2.2.1.5　口腔矫治器的使用及注意事项

患者在每夜睡眠时佩戴口腔矫治器,初戴矫治器可能会有些不适感,如唾液分泌过多、口干、牙齿轻微酸痛等,一般一周左右即可适应,如一周后患者仍有未能缓解的不适感应及时复诊调整矫治器。

2.2.2　方法

2.2.2.1　分组及干预措施

患者均同意使用口腔矫治器(个性化的下颌前伸的口腔矫治器)治疗并随机分成两

组各 20 例，一组进入临床路径管理，另一组进入非临床路径组。两组分别接受两名医生进行口腔矫治器治疗服务。

2.2.2.2 临床路径组实施临床路径模式

（1）病史询问；（2）选择检查项目；（3）制作：a. 取模型制作个性化口腔矫治器；b. 当天即可试戴；c. 根据医生经验固定下颌到医师经验位位置；d. 戴用一周后自行调节到患者舒服可耐受位置（患者调节位）；e. 确定并固定患者调节位；f. 随访、评价、观察疗效及对症处理并发症。临床路径标准治疗次数为≤7 次。患者从第一次就诊到完成治疗要遵照此计划逐项接受诊断治疗。强调每次诊疗包含具体完成内容（依据临床路径表规定的内容完成相应的项目）。

2.2.2.3 非临床路径组采用常规个性化口腔矫治器治疗

进入到常规的个性化口腔矫治器治疗 OSAHS 组，根据医生自己的习惯和以前的常规治疗方案依次完成治疗。大致路线因个人习惯而异，具体如下：（1）PSG 检测；（2）取模型制作口腔矫治器；（3）在口内试戴一周；（4）调整合适后根据医师经验制作下颌前伸后再试戴；（5）反复调试直至一个合适的位置；（6）戴用后根据效果的差异再进行反复调整到理想状态；（7）后期复诊、调整。只是依据医生的习惯，没有每次复诊必须完成的内容，随意性大。

收集所有入选患者在治疗费用、患者满意度、诊疗次数、治疗效果方面的资料。

2.3 评价标准

2.3.1 患者满意度

患者满意度分为 4 个分级，包括十分满意、满意、一般、不满意。以十分满意及满意划分为一个评判等级，一般及不满意为另一个等级。

2.3.2 治疗效果

客观有效率通过治疗前一周及治疗后 4 周进行 PSG 检测呼吸暂停指数、平均暂停时间、血氧饱和度及鼾声指数等方面比较。主观感受通过询问患者主观症状改善情况及同室人评价患者鼾声的变化情况。

2.3.3 诊疗次数和治疗费用

根据实际就诊记录。

2.3.4 诊断标准

参照我国《阻塞性睡眠呼吸暂停低通气综合征诊治指南（草案）》[10]，经 PSG 监测诊断标准呼吸暂停低通气指数大于或等于 5 次/h，睡眠时口和鼻气流停止至少 10 s 以上称为呼吸暂停,呼吸暂停持续的时间称为呼吸暂停时间。而将吸气气流降低超过正常气流幅度的 50% 以上,并伴有 >4% 氧饱和度下降称为低通气。鼾声指数是每小时打鼾的次数。OSAHS 患者治疗后 AHI 下降超过 50% 即判断为有效。主观症状主要询问患者白天嗜睡程度、工作注意力及询问患者室友患者鼾声大小等[11]。

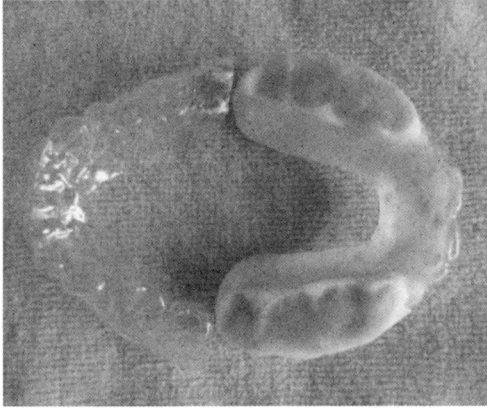

图 1 口腔矫治器上、下颌部分

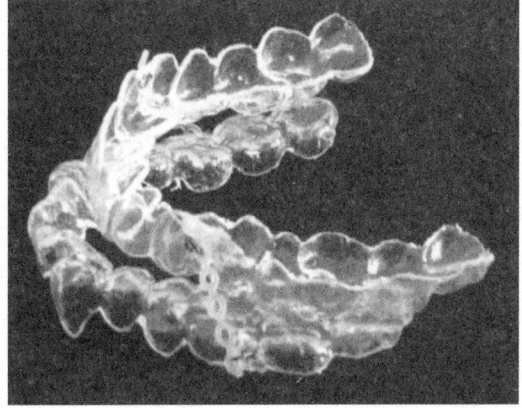

图 2 口腔矫治器连接部分

2.3.5 统计学处理

采用 SPSS 16.0 统计软件建立数据库,进行统计学分析。计量资料用均数±标准差($\bar{x}\pm s$)表示正态分布的数据进行,分别计算治疗前后 PSG 检测指标、治疗费用、就诊次数的变化值。患者满意度采用百分比及 x^2 检验进行比较。两独立样本比较采用成组 t 检验,治疗前后指标比较采用配对 t 检验。记录进入临床路径及未进入临床路径的治疗前后的 PSG 检测指标、治疗费用、就诊次数的变化值。以 $P<0.05$ 为差异有统计学意义。

3 结果

本课题所有 OSAHS 患者戴用口腔矫治器后无明显不适,个别患者在戴用矫治器初的不适感在一周左右都有缓解。根据北京大学口腔医学院制定的口腔矫治器治疗 OSAHS 的疗效判断标准[19],治疗前后 PSG 检测中,呼吸紊乱指数(AHI)、平均呼吸暂停时间、最低血氧饱和度及鼾声指数均较治疗前有显著改善,治疗后主观症状 33 例鼾声明显减轻,12 例鼾声完全消失,白天困倦缓解,工作注意力提高,晨起口干减轻。有 34 例 OSAHS 患者经治疗后 AHI 值下降超过 50% 以上,口腔矫治器的客观有效率为 85%。

(1)采用成组 t 检验分析患者临床路径组与非临床路径组在治疗前 PSG 参数的变化:比较 AHI、平均暂停时间、LSaO_2、鼾声指数,差异均无统计学意义($P>0.05$)。

（2）采用成组 t 检验分析患者临床路径组与非临床路径组在治疗后 PSG 参数的变化：比较 AHI、平均暂停时间、LSaO$_2$、鼾声指数，差异均无统计学意义（$P>0.05$）。

（3）采用配对 t 检验，分析临床路径组在治疗前、后 PSG 参数的变化：AHI 在治疗后下降了（10.28±2.49）次/h；平均呼吸暂停时间下降了（13.02±0.64）s；LSaO$_2$ 升高了（6.25±0.33）%；鼾声指数下降了 217.88±17.2，差异均有统计学意义（$P<0.01$）。

（4）采用配对 t 检验，分析非临床路径组在治疗前、后 PSG 参数的变化：AHI 在治疗后下降了（10.35±2.56）次/h；平均呼吸暂停时间下降了（12.19±0.78）s；LSaO$_2$ 升高了（6.51±0.06）%；鼾声指数下降了 207.93±2.35，差异均有统计学意义（$P<0.01$），见表 2。

表2　2组 OSAHS 患者口腔矫治器治疗前后 PSG 检测结果（$\bar{x}±s$）

		临床路径组 （$n=20$）	非临床路径组 （$n=20$）	t 值
AHI/次·h⁻¹	治疗前	17.58±6.13	19.05±6.33	−7.48*
	治疗后 4 周	7.3±3.64	8.7±3.77	−1.19*
	t 值	13.06**	13.18**	
平均暂停时间/s	治疗前	24.88±3.88	25.55±4.37	−0.17*
	治疗后 4 周	11.86±3.24	13.36±3.59	3.80*
	t 值	16.84**	13.81**	
SaO$_2$/%	治疗前	84.65±3.73	83.25±3.33	0.67*
	治疗后 4 周	90.9±3.4	89.75±3.4	1.07*
	t 值	−14.45**	−11.88**	
鼾声指数/次·h⁻¹	治疗前	274.5±79.12	291.73±63.94	−0.76*
	治疗后 4 周	57.62±60.97	83.8±66.29	−1.28*
	t 值	14.81**	18.44**	

注：* 代表 $P>0.05$；** 代表 $P<0.01$。

两组 OSAHS 患者满意度比较，进入临床路径组患者十分满意占 85%，满意占 10%，一般占 5%，无不满意患者，满意率达到 95%。未进入临床路径组的患者十分满意占 55%，一般满意占 20%，一般患者占 15%，不满意患者占 10%，满意率达到 75%。$x^2=$ 4.44，$P<0.05$，差异有统计学意义，见表 3。

采用成组 t 检验分析临床路径组与非临床路径组 OSAHS 患者在治疗费用、就诊次数参数的变化：临床路径组比非临床路径组在治疗费用下降了（54.35±31.54）元、就诊次数下降了（1.7±0.32）次，差异均有统计学意义（$P<0.01$），见表 4。

表 3　2 组 OSAHS 患者满意度比较

满意度	n /人	十分满意及满意/%	一般及不满意/%
临床路径组	20	19(95)	1(5)
非临床路径组	20	15(75)	5(25)

注:x^2=4.44,$P<0.05$,差异有统计学意义。

表 4　两组 OSAHS 患者治疗费用、就诊次数比较($\bar{x}\pm s$)

费用与次数	临床路径组	非临床路径组	t 值
治疗费用/元	1020.5±22.85	1074.85±44.66	−4.77*
就诊次数/次	7±1.73	8.7±1.41	−3.25*

注:* 代表 $P<0.01$。

4　讨论

对于每一位患有某种疾病的患者来说,"临床路径"通常是一套以时间为顺序的、详细的、具体的"医疗服务计划单"或路径图。患者从第一次就诊到完成治疗要遵照此计划逐项接受诊断治疗。这些任务具有特定的时间周期,它描述了特定病种的诊疗流程及标准化诊疗方法[25]。针对某种病的临床路径是应该由一个高水平、有经验的专家团队总的给出一个治疗原则规范[25],临床路径进入到具体医院,医院再根据本院的具体情况和特色诊疗手段具体调整,临床路径必须有一组多学科的专业人员共同参与。临床路径作为一种新的临床服务模式进入医院,必须首先让参与人员有一个清楚的认识,召集各科室主任和所有相关人员对临床路径知识进行学习和充分了解,明确科室责任,对临床路径提出设想,确定病种、路径,并充分考虑可能存在的困难,以确保临床路径的顺利实施。

近几十年来的研究表明,OSAHS 由于睡眠时上呼吸道发生狭窄或阻塞,造成睡眠通气障碍而引起睡眠低氧、高碳酸血症及睡眠结构紊乱等可引起以下问题:(1)心血管系统疾病,如引起或加重高血压、夜间发生严重心率失常、心动过速、室性早搏、房室传导阻滞、夜间心绞痛、冠心病、心肌梗死等;(2)内分泌系统疾病,如 2 型糖尿病及胰岛素抵抗等;(3)呼吸系统疾病,如夜间支气管哮喘、呼吸衰竭等;(4)精神症状,如抑郁、焦虑、幻听等;(5)性功能障碍,如阳痿等[10]。

OSAHS 发病率高、对患者危害大、治疗方式混杂多样等是符合纳入到临床路径中的,但是在国内未见相关报道。关于临床路径的运用实施效果评价国内报道少见,而关于口腔矫治器治疗 OSAHS 的临床路径更是未见报道。

本次研究结果说明,个性化的口腔矫治器对 OSAHS 患者的治疗在主观和客观方面都是有效的,能够改善患者呼吸睡眠阻塞症状,提高其生活质量。但是在实施临床路径与未实施临床路径的两者间的效果,差异无统计学意义。个性化口腔矫治器治疗OSAHS 实施临床路径的运用,确实能提高患者满意度、降低就诊次数和降低患者治疗费用,证明临床路径的运用确实能够起到保证医疗质量、规范医疗行为、降低医疗成本、提升患者满意度的作用。

4.1 口腔矫治器的客观疗效

近几十年来的研究表明,OSAHS 由于睡眠时上呼吸道发生狭窄或阻塞,造成睡眠通气障碍而引起睡眠低氧、高碳酸血症及睡眠结构紊乱等,引发躯体和精神症状,严重影响患者的生命健康和生活质量 [26]。本研究对 OSAHS 患者戴用口腔矫治器前后 PSG 监测的客观生理指标进行统计学分析,表 2 结果显示,临床路径组与非临床路径组在治疗前后患者 PSG 检测指标差异均有统计学意义($P<0.01$),说明口腔矫治器是治疗轻、中度 OSAHS 的有效手段之一,与手术方法[27]具有相同的疗效。其治疗机制已得到了北京大学口腔医学院的证实:口腔矫治器可机械性扩大上气道,对从腭咽到喉咽全程,从上气道前后壁到侧壁都有扩张作用,所以患者初始阻塞位置不影响口腔矫治器的选择[28]。根据北京大学口腔医学院制定的口腔矫治器治疗 OSAHS 的疗效判断标准[19],40例中 34 例有效,2 例无效,4 例效果改善不明显(AHI 值下降<50%)客观有效率为 85%,说明口腔矫治器治疗轻、中度 OSAHS 客观疗效显著,与马华祥等[29]研究结果一致。效果不佳 6 例中,2 例轻度,4 例中度,轻度患者可能是由于对矫治器治疗不敏感所导致,中度患者可能是由于上气道存在多平面阻塞、局部阻塞点过多或阻塞、狭窄过于严重导致疗效欠佳;且矫治器的疗效与矫治器佩戴使用情况有直接关系,存在患者未能坚持每夜睡眠时都佩戴矫治器的可能,从而影响了疗效。此外,肥胖、不良生活习惯等都是可能影响疗效的因素,可在以后的研究中进一步讨论。对于无效的患者建议行口腔矫治器配合CPAP 治疗或配合手术治疗。

4.2 口腔矫治器进入临床路径与未进入临床路径两者的比较

截至 2011 年 7 月底,卫生部下发了将 314 个病种归纳到临床路径管理中,其中包括口腔病房以及口腔门诊治疗范围在内的 16 个常见病。口腔临床路径的具体应用是要参照口腔具体特点来实施。在阻塞性呼吸睡眠暂停综合征方面的专利发明 [18]和在临床实践中,有部分患者对 OSAHS 的危害性和严重性认识不足,对佩戴矫治器不能耐受,出现治疗过程中的不适感,患者及家属对阻鼾器治疗的意义未掌握,对医生的指导建议缺乏依存性,所以需要指导患者正确认识评价 OSAHS 这个疾病。OSAHS 的临床路径依据我们使用的治疗 OSAHS 的口腔矫治器已在临床得到了广泛应用，结合了医生的专业特长,诊疗技术成熟、治疗效果可靠。

本课题对实施临床路径与未实施临床路径患者的治疗效果进行对比，结果显示临床路径组与非临床路径组在治疗前 PSG 参数的变化:AHI、平均暂停时间、$LSaO_2$、鼾声指数,差异均无统计学意义($P>0.05$)。患者临床路径组与非临床路径组在治疗后 PSG 参数的变化:AHI、平均暂停时间、$LSaO_2$、鼾声指数,差异均无统计学意义($P>0.05$)。说明患者进入临床路径组与未进入临床路径组,在戴用口腔矫治器前、后对呼吸阻塞症状的改善程度均无差异,证实是否进入临床路径对口腔矫治器治疗 OSAHS 的效果无关。出现的结果可能是由于实验的两名医师均是同时接受个性化口腔矫治器治疗 OSAHS 培训,在治疗手段和治疗过程是一致的。

表 3 显示进入临床路径组患者满意率达 95%,未进入临床路径组的患者满意率为 75%,$x^2=4.44$,$P<0.05$,差异有统计学意义。说明进入临床路径组患者满意度优于未进入临床路径组，原因可能是进入临床路径组的患者在接受治疗前就对治疗过程、花费时间、费用和所需要的过程等有了一个了解和认同,在治疗过程中能够更好地耐受和配合治疗,相对直接参与的治疗结果也能接受和满意。

表 4 显示临床路径组比非临床路径组在治疗费用、就诊次数方面均有所下降,差异均有统计学意义($P<0.01$),说明临床路径组确能降低患者的治疗费用、就诊次数。口腔临床路径管理的实施可保证患者所接受治疗项目的标准化、程序化,减少治疗过程随意性,并具有降低就诊次数、降低医疗成本的作用。

5 结论

(1)个性化的口腔矫治器治疗 OSAHS 具有良好的客观疗效,能有效改善患者的呼吸阻塞症状,提高其生活质量。

(2)OSAHS 患者在进入临床路径治疗后对于医疗质量行为没有影响。

(3)OSAHS 患者在进入临床路径治疗后具有降低就诊次数、降低医疗成本、提升患者满意度的作用。

临床路径的运用,有效纠正不合理、不规范的临床医疗行为,减少失误和行为的随意性,为患者提供全面的可持续医疗和优质服务。这种高效率、高品质、低费用的临床路径医疗服务模式是适应我国医疗卫生体制改革方向的发展[8]。我国的临床路径处于发展阶段,还没能来得及将很多常见病、诊疗手段繁杂的病纳入到临床路径中来,我们制定了OSAHS的临床路径并运用到临床实践中,收到了一定的成果,希望通过本研究能为临床路径推广提供理论依据。

中英文缩略词表

英文缩写	英文全称	中文全称
OSAHS	obstructive sleep apnea-hypopnea syndrome	阻塞性睡眠呼吸暂停低通气综合征
PSG	polysomnography	多导睡眠监测
AHI	apnea hyponea index	睡眠呼吸暂停低通气指数
LSaO$_2$	lowest blood oxygen saturation	最低血氧饱和度
CPAP	continuous positive airway pressure	经鼻持续正压通气

参考文献:

[1] 郑西川,于广军,谭申生.临床路径电子化与临床知识库建设实践[J].中国医院,2012,16(2):29-31.

[2] Young T, Evans L, Finn L,et al. Estimation of clinical diagnosed proportion of sleep apnea syndrome in middle-aged men and women[J]. Sleep,1997, 20(9):705-706.

[3] 郑西川,于广军,吴刚,等.面向区域医疗协同的临床路径诊疗决策知识库平台模型[J].中国数字医学,2009,4(5):20-22.

[4] 姚红,魏东海,叶广锋,等,临床路径试点观察:病种选择、平均住院日、平均住院费用[J].中国医院, 2012,16(3):36-39.

[5] 杜绍敏,翟云起,张桂荣,等.实施临床路径的思考与展望[J].当代医学,2009,15(1):22-23.

[6] 董军,刘亚平.临床路径标准制订方法与实践[J].中国医院,2009,13(6):11-15.

[7] 王影.实行临床路径管理 促进医疗质量和效益的提高[J].中国医药指南,2012,10(10):408-410.

[8] 于广军,谭申生.临床路径电子化与临床知识库建设实践[J].中国医院,2012,16(2):29-31.

[9] 何瑞仙,徐波.欧美护理发展新概念:临床路径[J].护理管理杂志,2002,2(4):22.

[10] 中华医学会呼吸病学分会睡眠呼吸障碍学组.阻塞性睡眠呼吸暂停低通气综合征诊治指南(2011年修订版)[J].中华结核和呼吸杂志,2012,1(35):9-12.

[11] 刘月华.口腔矫治器治疗阻塞性睡眠呼吸暂停低通气综合征//傅民魁.口腔正畸学 [M].第5版.北京:人民卫生出版社,2008:275-282.

[12] Bibbs M B, Hirshkowitz M. Sleep stage scoring in the adult population [J]. Respir Care Clin N Am, 2005,11(4):691-707.

[13] 李敏,李庆云,倪瑾华,等.上海市30岁以上人群阻塞性睡眠呼吸暂停低通气综合征流行病学调查[J].中华结核和呼吸杂志,2003,26(5):268-272.

[14] 程英,张锦,周纬,等.宁夏地区鼾症及 OSAHS 的现况调查[J].宁夏医科大学学报,2009,31(5): 604-606.

[15] 卢晓峰,邱蔚六.阻塞性睡眠呼吸障碍疾病//邱蔚六.口腔颌面外科学[M].第 6 版.北京:人民卫生出版社,2009:533-534.

[16] 中华耳鼻咽喉头颈外科杂志编辑委员会,中华医学会耳鼻咽喉头颈外科学分会咽喉学组.阻塞性睡眠呼吸暂停低通气综合征诊断和外科治疗指南 [J].中华耳鼻咽喉头颈外科杂志,2009,44 (2):95-96.

[17] Lowe A A, Sjholm T T, Ryan C F, et al. Treatment airway and compliance effects of a titratable oral appliance[J]. Sleep,2000,23(4):172-178.

[18] 张佐,杨洪琴,王铁荣,等.自行调节式口腔矫治器治疗 OSAHS 的效果[J].宁夏医学杂志,2007, 29(10): 885-887.

[19] Gao X M, Zeng X L, Fu M K, et al. An Adjustable Appliance in Treatment of Obstructive Sleep Apnea Hypopnea Syndrome[J]. Chin J Dent Res,2005,8(4): 24-28.

[20] 曾祥龙,高雪梅.阻塞性睡眠呼吸暂停低通气综合征的口腔医学研究现状[J].北京大学学报(医学版),2009,41(1):10-15.

[21] 谢雨菲,陈敏洁.口腔矫治器治疗 OSAHS 的临床应用进展[J].临床口腔医学杂志,2011,27(8): 506-507.

[22] 中华医学会呼吸病学分会睡眠呼吸障碍学组.阻塞性睡眠呼吸暂停低通气综合征诊治指南 (2011 年修订版)[J].中华结核和呼吸杂志,2012,1(35):9-12.

[23] 李松青,赵燕玲,张佐.自行调节式口腔矫治器治疗 OSAHS 患者舌骨位置变化的研究[J].宁夏医学杂志,2009,31(1):23-25.

[24] 叶丽川,梁宗安,刘春涛.阻塞性睡眠呼吸暂停综合征患者生活质量与情绪等相关性研究[J].中国呼吸与危重监护杂志,2004,3(2):113-116.

[25] 杜绍敏,翟云起,张桂荣,等.实施临床路径的思考与展望[J].当代医学,2009,15(1-156):22-23.

[26] Tegelberg A, Nohlert E, Bergman L E, et al. Bed partners' and patients' experiences after treatment of obstructive sleep apnea with an oral appliance[J]. Swed Dent,2012,36(1):35-44.

[27] 马瑞霞,赵迪,刘怀涛,等.低温等离子射频消融术对阻塞性睡眠呼吸暂停综合征患者生活质量的影响[J].中国中西医结合耳鼻咽喉科杂志,2010,18(6):336-339.

[28] 高雪梅, 曾祥龙.阻塞性睡眠呼吸暂停低通气综合征的口腔医学进展 [J].诊断学理论与实践, 2009,8(6):589-601.

[29] 马华祥,李平.分体可调式止鼾器治疗 OSAS 的临床研究[J].临床口腔医学杂志,2006,22(11): 679-681.

（张沙沙　代　雯　张　佐）

附录一

OSAHS 临床路径

一、临床路径标准门诊流程

(一)适用对象

第一诊断为阻塞性呼吸睡眠暂停综合征的轻、中度患者、单纯鼾症患者和拒绝或无法耐受 CPAP 治疗或经手术治疗后复发的患者。

(二)诊断依据

根据《口腔正畸学》(第 3 版,人民卫生出版社)结合打鼾及病史和临床症状体征做出诊断。

临床表现:

1. 睡眠打鼾,鼾声响亮,并伴有深度呼吸、觉醒及异样身体动作。

2. 白天嗜睡,白天感困倦嗜睡,注意力难以集中。

3. 晨起异常表现,患者晨起困难,醒后自觉睡眠不足或乏力,部分患者伴短时头痛。

4. 心脑血管系统并发症。

(三)治疗方案的选择

1. 根据《口腔正畸病学》(第 3 版,人民卫生出版社),符合上述诊断依据,患者本人要求并自愿接受治疗,无药物治疗的禁忌证。

2. 口腔正畸医师接到转诊的 OSAHS 患者后,应根据 PSG 诊断报告并结合与上气道有关的口腔专科检查,来制作作用于下颌并使下颌前伸的口腔矫治器,遵循舒适、有效、并发症少能长期戴用的原则。

3. 经专长于 OSAHS 的呼吸内科专家对患者的病情特别是严重程度进行准确评价,并借助多导睡眠图检测确诊后,提供一份书面诊断报告并包括治疗意见。

4. 2 个月后与正畸医师预约复诊,复诊时根据症状改善程度决定是否需要对矫治器调整修改。

5. 3 个月后,患者应回到呼吸内科接受 PSG 等检查,以评价矫治器客观疗效。

(四)临床路径标准治疗次数为≤7 次

1. 制作个性化矫治器前准备 1 次。

2. 取模型制作个性化矫治器 1 次,试戴及适应 1 次,医师经验位 1 次,患者调节位 1 次。

3. 复诊检查 2 次(包括口腔正畸复诊 1 次和呼吸内科复诊 1 次)。

(五)进入路径标准

1. 第一诊断为阻塞性呼吸睡眠暂停综合征的轻、中度患者、单纯鼾症患者和拒绝或无法耐受 CPAP 治疗或经手术治疗后复发的患者。

2. 当患者同时具有其他疾病诊断,但在门诊治疗期间不需要特殊处理也不影响第一诊断的临床路径流程实施时,可以进入路径。

(六)首诊

1. 必须询问的病史:除向患者本人询问夜间打鼾及白天嗜睡的程度,是否影响到自己的工作及生活,是否行其他手术及药物治疗等。还应向与患者同室者询问病情,包括鼾声、白天嗜睡及睡眠中各种异常表现。

2. 根据患者病情选择的检查项目

(1)OSAHS 患者的临床检查涉及呼吸内科、耳鼻喉科和口腔科等。

(2)多导睡眠图检测 PSG 作为诊断 OSAHS 的标准为 AHI 大于 5 次每小时

(3)口腔模型看下颌是否存在后缩。

(4)影像学检查——X 线头影测量研究 OSAHS 患者上气道呈现狭窄的程度。

(七)治疗

1. 帮患者建立矫治器对提高患者生活质量的信心。

2. 取模型制作初矫治器,口内环境检查和制作矫治器。

3. 当天即可试戴,确保矫治器戴用舒适,不压迫口内组织,试戴一周。

4. 根据医生经验固定下颌到医师经验位位置。

5. 戴用一周后根据患者主观感受调节到患者舒服可耐受位置,并做矫治器戴用时间与疗效好坏关系的教育。

6. 随访、评价、观察疗效及对症处理并发症。

(八)疗效标准

1. PSG 评价为好转;

2. 患者自主感受好转。

(九)预防

长期戴用,防止复发。如若疗效不明显,改用其他治疗方法。

(十)变异及原因分析

治疗过程中,出现或符合以下情况时:

1. 中或重度 OSAHS;

2. 中枢性 OSAHS;

3. 鼻部原因导致者;

4. 手术后复发者;

5. 出现无效情况,要及时行其他方法治疗者。

二、OSAHS 临床路径表单

适用对象:第一诊断为 OSAHS

患者姓名: 　　　　性别: 　　　年龄: 　　　门诊号:

初诊日期: 　年　月　日　　复诊日期: 　　年　月　日

患者姓名: 　　　　性别: 　　　年龄: 　　　门诊号:

初诊日期: 　年　月　日　　修复完成日期: 　年　月　日　　疗程

日期	诊疗第 1 次 (初次门诊)	诊疗第 2 次 (口腔矫治器试戴) 首诊后第 2 天	诊疗第 3 次 (医师经验位确定) 首诊后 2 个月
主要 诊疗 工作	□询问病史及体格检查 □完成病历书写 □必要时请相关科室会诊,得到 PSG 检测(根据病情需要) □完成初步病情评估和治疗方案 □向患者及其家属交代注意事项 □签署治疗计划和治疗费用知情同意书 □取模型制作个性化口腔矫治器	□试戴口腔矫治器 □调改不合适的地方	□试戴一周结束 □试戴一周中随时调整不适感 □询问颞下颌关节、口颌不适感有无适应好转 □完成医师经验位的确定 □与患者沟通好怎样确定患者调节位
重点 医嘱	临时医嘱: □呼吸内科会诊 □PSG 检测 □X 线头影测量分析 □取模型 □第二天复诊	长期医嘱: □坚持睡眠时戴用 □保持口腔及矫治器卫生 □有不适感需要适应 □有黏膜压迫及尖锐棱角等随诊 □一周后复诊	长期医嘱: □根据自己睡眠改善的情况及舒适的考虑在医师经验位范围内自行调节 □体会将下颌固定到此位置是否有不适感及效果 □颞下颌关节不适感及口唇干燥需要适应 □坚持睡眠时戴用 □保持口腔及矫治器卫生 □一周后复诊
病情 变异 记录	□无　□有,原因: 1. 2.	□无　□有,原因: 1. 2.	□无　□有,原因: 1. 2.
医师 签名			

日期	诊疗第 4 次 （患者调节位） 首诊后 3 个月	诊疗第 5 次 （患者调节位的固定） 首诊后第 23 天	诊疗第 6 次 （正畸复诊） 诊疗第 5 次后 2 个月
主要诊疗工作	□确定患者调节位 □询问有无戴用矫治器不适感及不适感有无缓解	□再次确定患者调节位 □固定患者调节位 □患者自行连续摘戴	□检查矫治器有无破损 □询问患者有无效果及不适 □根据症状的改善程度来对矫治器进行调改和修整
重点医嘱	长期医嘱： □体会患者调节位是否合适，不适随诊 □坚持睡眠时戴用 □保持口腔及矫治器卫生 □一周后复诊	长期医嘱： □坚持睡眠时戴用 □保持口腔及矫治器卫生 □2 个月后复查 □评价疗效，如若没用应及时行其他治疗	长期医嘱： □坚持睡眠时戴用 □保持口腔及矫治器卫生 □1 个月后到呼吸内科复诊评价客观疗效 □评价疗效，如若没用应及时行其他治疗
病情变异记录	□无　□有,原因： 1. 2.	□无　□有,原因： 1. 2.	□无　□有,原因： 1. 2.
医师签名			

日期	诊疗第 7 次 （呼吸内科复诊） 诊疗第 6 次后 1 个月		
主要诊疗工作	□由呼吸内科接诊,评价矫治器的客观疗效		
重点医嘱	长期医嘱： □坚持睡眠时戴用 □保持口腔及矫治器卫生 □不适随诊 □评价疗效,如若没用应及时行其他治疗		
病情变异记录	□无　□有,原因： 1. 2.		
医师签名			

OSAHS 患者经个性化口腔矫治器治疗前后心理状况改变的临床研究

【摘要】

目的：采用症状自评量表(SCL-90)评价阻塞性睡眠呼吸暂停低通气综合征(OSAHS)患者戴用个性化口腔矫治器前后心理状况的变化，并研究患者治疗前 SCL-90 各部分得分与多导睡眠监测(PSG)结果的相关性。

方法：经 PSG 监测及纳入、排除标准筛选出的 44 例轻、中度 OSAHS 患者,行个性化口腔矫治器治疗，并采用 SCL-90 问卷对患者戴用口腔矫治器前 1 周及戴用后 3 个月心理状况进行调查，对所获资料进行均数比较、配对 t 检验、两独立样本 t 检验及 Pearson 相关性分析。

结果：轻、中度 OSAHS 患者 AHI、LSaO$_2$、SCL-90 问卷得分在治疗前 1 周及治疗后 3 个月的差异有统计学意义($P<0.01$)；个性化口腔矫治器治疗的客观有效率为 84.09%，OSAHS 患者治疗前 SCL-90 躯体化、强迫症状、人际关系敏感、抑郁、焦虑、恐怖、偏执、精神症状差异具有显著性($P<0.01$)。戴用口腔矫治器 3 个月后,OSAHS 患者心理状况得到了有效改善,其中:躯体化、强迫症状、人际关系敏感、抑郁、焦虑、恐怖、精神症状改善差异具有显著性($P<0.01$)。

结论：个性化口腔矫治器治疗 OSAHS 具有良好的客观疗效,患者的心理状况较正常人差,经个性化口腔矫治器治疗后心理状况得到明显改善。

【关键词】 个性化口腔矫治器;阻塞性睡眠呼吸暂停低通气综合征;心理状况

The clinical research of Obstructive Sleep Apnea hypopnea Syndrome patient's Psychological state Changes before and after treatment with an Self-adjustable oral appliance

Abstract

Objective: To study the Psychological state of obstructive sleep apnea hypopnea syndrome patients and the Effect of Self-adjustable oral appliance treatment, and to study the correlation between self-rating scale (SCL-90)and the result of the polysomnography (PSG) examination.

Methods: 44 patients were diagnosed mild, moderate OSAHS monitored by PSG, use SCL-90 to analyze and contrast psychological state before and after treated with an Self-adjustable oral appliance, and conducting mean comparison, paired t-test, two-sample t-test and Pearson correlation analysis on the information obtained.

Results: The changes of mild and moderate patients' apnea hyponea index(AHI), lowest blood oxygen saturation (LSaO$_2$), and SCL-90questionnaire scores between a week before and the three months following wearing Self-adjustable oral appliances are of statistical significance ($P<0.01$); the objective response rate of the treatment with Self-adjustable oral appliances is 84.09%, The scores of somatization, enforcement, interpersonal sensitivity, depression, anxiety, Terror, paranoia, psychoticism of SCL-90 in OSAHS were higher than average scores in China ($P<0.01$). The somatization, enforcement, interpersonal sensitivity, depression, anxiety, Terror, psychoticism scores obviously decreased after treatments druing theree month($P<0.01$).

Conclusion: Wearing Self-adjustable oral appliances has positive objective curative effects on OSAHS. OSAHS patients are more anxious and depressive than normal. After treatment with Self-adjustable oral appliance is psychological state are obviously improved.

Key words: Self-adjustable oral appliance; OSAHS; Psychological state

1 引言

1.1 OSAHS 的概述

阻塞性睡眠呼吸暂停低通气综合征（obstructive sleep apnea-hypopnea syndrome，OSAHS）是一种发病率较高并且对患者的心理健康状况和生活质量有着严重影响，是一种具有潜在致死性的睡眠呼吸类疾患，其特征是在睡眠过程中上呼吸道反复发生阻塞，从而引起低通气、呼吸暂停以及睡眠结构紊乱，典型的临床表现为睡眠时打鼾、低氧血症以及白天过度嗜睡[1]。其定义为患者在一次不少于 7 h 的夜间睡眠过程中，低通气及呼吸暂停反复发作 30 次以上，或者睡眠呼吸暂停低通气指数即平均每小时睡眠中低通气加上呼吸暂停次数（apnea and hypopnea index，AHI）≥5 次/h[2]。

外国学者调查研究显示，国外 OSAHS 患病率为 2%~4%，以男性患者为主[3]。近些年我国 OSAHS 发病率在逐年提高[4]。2009 年宁夏地区的流行病学调查显示，OSAHS 患病率为 3.31%[5]。随着医学技术发展和多学科研究的深入，OSAHS 已被证实是全身多种疾病的独立危险因素[6]，从而引起医疗工作者的日益重视。

OSAHS 患者由于在睡眠时上呼吸道反复发生狭窄或阻塞，从而造成睡眠时通气功能障碍，进而引起睡眠时低氧、高碳酸血症等病理生理学变化导致全身性多器官改变[7]。其典型的临床表现为：睡眠过程中间歇性打鼾且鼾声无规律，呼吸和睡眠节律紊乱，并且反复发生睡眠呼吸暂停及微觉醒，或是患者夜尿增多，自觉憋气，晨起口干、头痛，白天明显嗜睡，伴记忆力下降，严重者还有可能会出现智力、心理以及行为异常，并有可能合并高血压、心率失常、冠心病、脑卒中、肺源性心脏病等[2]。

OSAHS 的诊断：1974 年多导睡眠监测（polysomnography，PSG）开始应用于临床诊断以来，一直被广大学者们公认为是诊断 OSAHS 的"金标准"，其监测项目主要包括舌肌肌电图、脑电图、眼电图、口鼻气流、指端动脉氧饱和度、心电图、胸腹运动，通过以上测量指标可以得出 PSG 参数：AHI 以及夜间最低血氧饱和度（lowest blood oxygen saturation，$LSaO_2$）等客观指标。PSG 可客观而且定量的研究 OSAHS，患者的鼾声、血氧饱和度、睡眠结构、呼吸事件和微觉醒等信息可由一整夜的 PSG 客观记录下来，它是 OSAHS 病情严重程度评价、确诊分型和治疗效果评价的必要手段[8]。

OSAHS 的治疗：到目前为止，OSAHS 的治疗手段主要可分为手术治疗和非手术性治疗。目前，常用的手术治疗方法有腭垂腭咽成形术、舌成形术、鼻腔手术、扁桃体及腺样体摘除术等。手术治疗是治疗 OSAHS 最有效的手段之一，其在疗效较好的同时存在手术风险、复发率高等不利之处。目前常见的非手术性治疗主要包括经鼻持续正压通气（continuous positive airway pressure，CPAP）、口腔矫治器治疗、药物治疗等，其中 CPAP 是疗效稳定的经典治疗方法之一，但因其携带不方便且费用昂贵等缺点，在很大程度上限制了 CPAP 在临床的应用。口腔矫治器与其他治疗手段相比较，其具有疗效稳定、不良反应小、无创伤、携带方便、价格低廉等特点，适用于轻、中度的 OSAHS 患者，还可以用于重度患者在 CPAP 治疗后的配合治疗，是治疗 OSAHS 的一种较为理想的非手术性方法[9]。

1.2 口腔矫治器治疗 OSAHS

口腔矫治器是一种保守、无创、可逆治疗 OSAHS 的方法，主要适用于轻、中度患者，以北京大学口腔医学院提出的 AHI 降至 5 次/h 以下或较治疗前降低 50% 为标准，口腔矫治器治疗 OSAHS 的有效率在 80% 以上[10]。

OSAHS 最常见的病因是上呼吸道阻塞狭窄，上呼吸道包括口咽、鼻咽、喉咽以及气道周围组织包括软腭、颌骨、舌、舌骨等，大部分处于口腔的范围。口腔矫治器治疗 OS-AHS 的机制是使患者上呼吸道形态发生改变，从而使上呼吸道阻塞或狭窄减少甚至解除[11]。

目前主要有三类矫治器，大致分为：（1）下颌前移类矫治器。通过前移下颌达到增加口咽腔的横截面积，带动舌向前移动，使软腭后气道也有所增宽，是目前临床上应用最为广泛的一类口腔矫治器[11]。（2）舌牵引器。矫治器直接作用于舌体，牵引舌向前防止上呼吸道阻塞，但患者对舌牵引器的耐受度较低。（3）软腭作用器。通过使软腭上抬，增大舌背与软腭之间的空间，使患者不易产生鼾声，此类矫治器缺点是舒适度较差[12]。

本课题所使用的个性化制作的个性化口腔矫治器，是下颌前移类矫治器的一种，其可以稳定下颌以及舌的位置，增加肌张力，通过前移下颌使下颌、软腭、舌及腭垂的位置关系发生改变，从而达到打开和稳定上呼吸道的目的。此种矫治器允许患者在一定范围内自行调节下颌前伸的量，是一种保证了有效性又兼顾了舒适性的口腔矫治器[13]。

1.3 OSAHS 患者的心理状况评价

OSAHS 不仅对患者的身体健康造成了损害，白天过度嗜睡症状及 OSAHS 引起的全身各系统病变，对患者的心理健康和社会生活也产生不同程度的影响，出现工作效率下降、心情压抑等症状[14]。Peng B[15]对 16 例确诊的 OSAHS 患者进行了汉米尔敦焦虑（Hamilton rating scale for anxiety，HRSA）和汉密尔顿抑郁量表（Hamilton Rating Scale for Depression，HRSD）评定量表测试，结果显示：OSAHS 患者有明显情绪障碍。Wang Z[16]

等对 85 例 OSAHS 患者进行了症状自评量表(SCL-90)和 HRSD 在不同的时间评估分析得出:OSAHS 患者有明显的焦虑和抑郁症状。高云 [17] 等对 54 例 OSAHS 患者采用 SCL-90 测定,分析得出:OSAHS 患者存在显著的心理健康问题,应给予足够重视和积极有效的心理干预。郭杰锋[18]等对 92 例 OSAHS 患者及 44 例正常体检者,进行 SCL-90 和 SF-36 量表测定后对比,分析得出:OSAHS 患者存在严重的心理健康问题,应进行适当的心理干预, 促进患者身心的全面康复。刘志青 [19] 等采用匹兹堡睡眠质量指数(PSQI)、Beck 抑郁问卷(BDI)对 114 例 OSAHS 患者进行调查,分析得出:OSAHS 患者的主观睡眠质量很差, 并存在着明显的抑郁情绪, 睡眠质量与抑郁情绪有着密切相关性。将心理状况引入 OSAHS 患者的治疗之中,有利于临床医生追踪疾病健康相关的危险因素,为患者选择合适的检测、治疗方法的同时更好更全面的评价治疗效果。

1.4　OSAHS 患者经治疗后心理状况的变化

近些年关于 OSAHS 患者经多种治疗方法治疗后心理状况改善的报道越来越多, Habukawa[20]等对 17 例经持续正压通气(CPAP)治疗的 OSAHS 患者进行贝氏忧郁量表(BDI)和汉密尔顿抑郁量表(HRSD)测定,分析得出:经过 2 个月的治疗后 BDI 和HRSD 分别从 19.7 和 16.7 下降到 10.8 和 8.0。李正民[21]等对 63 例经手术治疗的 OSAHS 患者治疗前和治疗后的心理状况进行分析和对比, 运用焦虑因子分、SCL-90 抑郁、HRSD、Zung 氏焦虑自评表(SAS) 评分,治疗前与治疗后 1 周差异有显著性, 分析得出:经过综合性的治疗后,患者身心健康得到了恢复。Li HY[22]等用 5 项心理健康量表(MH-5)评估 84 例经扩大的腭咽成形(EUPF)术后的 OSAHS 患者情绪变化,分析得出:经过 EUPF 手术后,患者的情绪状态得到了显著改善。

伴随着整个医学模式逐步向"生理、心理、社会"的方向转变,心理评价方法越来越受到学者和患者的重视。尤其是在精神医学领域,因为心理评价方法比起一般生理的、物理的和医学的诊断方法具有其独特的方面, 它可以在短时间内获得有关个体心理特质的心理障碍的资料,在客观性、系统性和可比性等方面这些资料都是其他方法所不能比拟的[23]。目前,可用于大众和患者的普适性量表和针对不同疾病设计的特异性量表,越来越多的应用于临床,为医生了解患者心理状况提供参考,为制订患者治疗方案和疗效评价提供依据。对 OSAHS 患者心理状况的评价不仅有利于了解患者的总体健康,还有助于采取相应的措施来提高和改善 OSAHS 患者的总体健康。

90 项症状清单(Symptom Checklist 90,SCL-90), 又名症状自评量表(Self-reporting Inventory)。该量表在 1973 年由 Derogatis 编制, 量表总共包含 90 个项目,是一种自陈

症状量表,每个项目 1(无)~ 5(严重)计分,总分等于 90 个项目的得分所加之和,因子均分= 组成某一因子的各项目分之和/组成这一因子的项目数。心理障碍阳性判断是以 SCL-90 量表总分 > 160 分或阳性项目数超过 43 项或任一因子分均超过 2 分为准[24]。王征宇等 1984 年将其翻译引入我国,SCL-90 量表具有灵敏、简便等特点,并逐步推广,所使用对象的范围也越来越广,目前已是国内心理评价使用频率最高的一种自评量表[25]。

口腔矫治器治疗 OSAHS 的技术已接近于成熟,大家对其客观疗效也已认可,但国内关于经个性化口腔矫治器治疗后 OSAHS 患者心理状况的研究较少。本研究拟用 SCL-90 量表对个性化口腔矫治器治疗前后 OSAHS 患者心理状况进行评估,为今后研究个性化口腔矫治器的心理评价提供理论依据,为其在临床中的应用提供指导。

2 材料与方法

2.1 研究对象

2.1.1 一般资料

自 2012 年 11 月至 2013 年 11 月来宁夏人民医院口腔科就诊的根据《阻塞性睡眠呼吸暂停低通气综合征诊治指南》(2011 年修订版)[2]的诊断标准,经 PSG 监测诊断为轻度、中度 OSAHS 的患者。

表 1 成人 OSAHS 病情程度与呼吸暂停低通气指数(AHI)和(或)低氧血症程度判断依据

病情分度	AHI/次·h⁻¹	LSaO₂/%
轻度	5~15	85~90
中度	>15~30	80~<85
重度	>30	<80

根据 AHI 和 $LSaO_2$ 将 OSAHS 分为轻、中、重度,其中以 AHI 为主要判断标准,$LSaO_2$ 作为参考[2]。

2.1.2 纳入标准

(1)根据我国 OSAHS 诊断标准诊断的轻度和中度的患者;

(2)未经 OSAHS 相关治疗者;

(3)没有因耳鼻咽喉科疾病引起的气道阻塞者;

(4)无严重的牙周疾病、颞下颌关节紊乱综合征、严重牙列缺失者;

(5)阻塞部位在口咽平面者;

（6）自愿接受个性化口腔矫治器治疗并配合问卷调查者。

2.1.3　排除标准[20]

（1）重度 OSAHS 患者；

（2）已接受过 OSAHS 的相关治疗者；

（3）已患有严重影响心理状况的其他疾病；

（4）已存在影响睡眠的疾病并正在服用影响睡眠的药物如镇静剂者；

（5）有酗酒和滥用药物史者；

（6）文化程度较低难以完成问卷填写，或不配合问卷调查者。

2.1.4　入选对象

经筛选后，44 例患者入选，均为男性，年龄 28~62 岁，平均年龄（46.43±8.97）岁，平均身高（1.71±0.04）m，平均体重（80.90±3.45）kg，平均体重指数（27.79±1.79）kg/m²。按照《阻塞性睡眠呼吸暂停低通气综合征诊治指南》（2011 版）的诊断标准[2]对 OSAHS 患者分级，其中轻度 20 例，平均年龄（42.10±8.35）岁，平均身高（1.70±0.04）m，平均体重（80.00±2.76）kg，平均体重指数（28.14±2.11）kg/m²，平均 AHI 指数（11.70±1.62）次/h，平均 LSaO₂（87.30±1.17）%；中度 24 例，平均年龄（50.04±7.92）岁，平均身高（1.71±0.03）m，平均体重（80.83±3.99）kg，平均体重指数（27.50±1.45）kg/m²，平均 AHI 指数（22.54±4.92）次/h，平均 LSaO₂（81.70±2.17）%。

2.2　材料和方法

2.2.1　实验所用相关仪器

2.2.1.1　PSG

对每位患者进行一次不少于 7 h 的睡眠监测，原始数据经计算机辅助分析后得出 PSG 参数。

2.2.1.2　压膜机和硬膜

采用口腔正畸科专用压膜机和厚度为 2 mm 的真空压膜片。

2.2.2　研究方法

44 例 OSAHS 患者在戴用个性化口腔矫治器治疗前一周行 PSG 监测和 SCL-90 量表问卷调查；在接受治疗 3 个月后再次行 PSG 监测和 SCL-90 量表问卷调查，对治疗前后 PSG 参数、SCL-90 评分的变化进行统计分析。

2.2.2.1　口腔科初诊

门诊根据自述症状对初步诊断为 OSAHS 的患者进行口腔科检查，无严重的牙周疾病、颞下颌关节紊乱综合征、严重牙列缺失者等禁忌证的患者可选用口腔矫治器治疗OSAHS。

2.2.2.2 PSG 监测

经 PSG 确诊为轻、中度的 OSAHS 患者,同意接受口腔矫治器治疗并配合课题进行问卷调查的纳入实验。

2.2.2.3 治疗前问卷调查

采用 SCL-90 评价患者的心理状况,SCL-90 量表总共包含 90 个项目,是一种自述症状量表,分为 9 个因子分别为:躯体化、强迫症状、人际关系敏感、抑郁、焦虑、敌对、恐怖、偏执及精神病性。每个项目 1(无)~5(严重)计分,总分等于 90 个项目的得分所加之和,因子均分= 组成某一因子的各项目分之和/组成这一因子的项目数。心理障碍阳性判断是以 SCL-90 量表总分 > 160 分或阳性项目数超过 43 项或任一因子分均超过 2 分为准。研究人员指导患者填写问卷,完成量表填写。(量表见附录一)

2.2.2.4 个性化口腔矫治器的制作

参照个性化口腔矫治器的制作方法[13],指导患者反复练习下颌前伸,使下颌保持在最大前伸量的 60%~70%并可长时间耐受的位置,利用蜡片记录患者此时咬合关系。取患者上下颌全口模型,灌注硬石膏,采用厚度为 2 mm 口腔专用压膜材料片,把压膜片放置于负压真空成型机上加热,在上下颌石膏模型上压制牙套。压制完成后,将石膏模型及蜡片记录的前伸位咬合关系转移至𬌗架上,将上下颌牙套带入,在上颌牙套颊侧尖牙远中处及下颌牙套颊侧第一磨牙近中处,安置一可调节的弹性牵引装置,将上下颌牙套连接成一整体,制成患者根据自觉症状可自行调节的口腔矫治器;后牙的𬌗面、下前牙的切缘均以自凝塑料覆盖,下颌翼缘应尽量向舌侧延伸以便引导下颌就位,矫治器使上下前牙切端垂直距离打开 2~3 mm,下颌前伸量达到最大前伸量的 60%~70%即可[27]。患者在医生指导下摘戴口腔矫治器,戴用后患者可根据自觉症状,在一定范围内自己调节上下颌牙套之间牵引装置,以达到最佳治疗效果。

使用口腔矫治器的注意事项:患者在每夜睡眠时佩戴口腔矫治器,初戴矫治器可能会有一些不适感,如口干、唾液分泌过多、牙齿轻微酸痛等,大部分患者一周左右即可适应,如一周后患者仍有不能缓解的不适感,及时复诊调整矫治器。

2.2.2.5 治疗后 3 个月再次进行 SCL-90 问卷调查并复查 PSG

治疗后采用SCL-90问卷再次评价患者心理状况,并再次行 PSG 监测口腔矫治器的客观疗效。

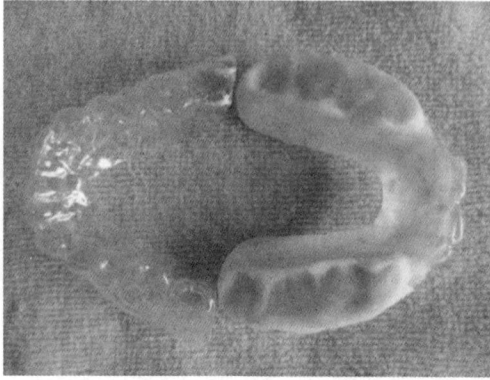

图 1　个性化矫治器上、下颌部分

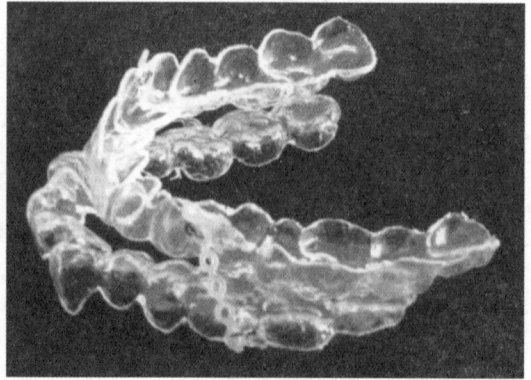

图 2　个性化矫治器连接部分

2.2.3　统计学处理

应用 SPSS11.5 软件建立数据库,采用均数±标准差($\bar{x}\pm s$)表示正态分布的数据,分别计算治疗前和治疗后的 PSG 指标、SCL-90 各部分得分及总分的变化值;对轻度和中度患者治疗前后 SCL-90 各部分得分、PSG 指标进行配对 t 检验;对治疗前轻、中度患者 PSG 指标、SCL-90 各部分得分及总分之间的差值和治疗后轻、中度患者 PSG 指标、SCL-90I 各部分得分之间的差值进行两独立样本 t 检验;对治疗前 AHI、LSaO$_2$、SCL-90 各部分得分进行 Pearson 相关性分析,以 $P<0.05$ 为差异有统计学意义。

3　结果

44 例 OSAHS 患者戴用个性化口腔矫治器治疗后,无明显不适,个别患者在戴用矫治器初的不适感在一周左右都有缓解。根据北京大学口腔医学院制订的口腔矫治器治疗 OSAHS 的疗效判断标准 [10],本课题个性化口腔矫治器的客观有效率为84.09%。

表 2　OSAHS 患者戴用个性化口腔矫治器前后 PSG 参数的变化($\bar{x}\pm s$)

	治疗前	治疗后	差值	t 值
AHI	17.61±6.30	7.09±2.63	10.52±5.38	12.972**
LSaO$_2$	84.25±3.32	89.65±4.09	5.11±2.74	11.874**

注:* 代表 $P<0.05$;** 代表 $P<0.01$。

患者治疗前后 PSG 参数变化采用配对 t 检验分析:AHI 从(17.61±6.30)次/h 下降到(7.09±2.63)次/h;LSaO$_2$ 从(84.25±3.32)%升高到(89.65±4.09)%,差异有统计学意义($P<0.01$)。

表3 OSAHS 患者经个性化口腔矫治器治疗前、后 SCL-90 问卷各部分得分的变化($\bar{x} \pm s$）

项目	治疗前 OSAHS 组	全国常模	治疗后 3 个月	t_1	t_2
躯体化	1.82±0.23	1.37±0.48	1.51±0.12	13.05**	11.76**
强迫症状	1.99±0.22	1.62±0.58	1.72±0.29	11.49**	8.12**
人际关系敏感	1.98±0.18	1.65±0.61	1.67±0.15	12.56**	20.54**
抑郁	1.91±0.14	1.50±0.59	1.78±0.16	18.94**	10.11**
焦虑	1.96±0.16	1.39±0.43	1.72±0.11	23.85**	17.81**
敌对	1.64±0.12	1.63±0.81	1.63±0.11	0.64	1.41
恐怖	1.56±0.15	1.23±0.41	1.48±0.11	15.02**	7.27**
偏执	1.53±0.12	1.43±0.57	1.52±0.09	5.31**	0.19
精神症状	1.65±0.16	1.29±0.42	1.43±0.14	14.99**	17.20**

注:* 代表 $P<0.05$;** 代表 $P<0.01$。

采用配对 t 检验分析患者治疗前后 SCL-90 问卷各部分得分,结果显示 OSAHS 患者心理状况较正常人差,其中:躯体化、强迫症状、人际关系敏感、抑郁、焦虑、恐怖、偏执、精神症状因子分较国内常模高,差异具有显著性($P<0.01$)。敌对因子分较国内常模略有升高,但差异无统计学意义($P>0.05$)。戴用口腔矫治器 3 个月后,OSAHS 患者心理状况得到了有效改善,其中:躯体化、强迫症状、人际关系敏感、抑郁、焦虑、恐怖、精神症状因子分改善差异具有显著性($P<0.01$)。敌对、偏执因子均有下降,但差异无统计学意义($P>0.05$)。

表4 轻、中度 OSAHS 患者戴用个性化口腔矫治器前后 PSG 参数、SCL-90 问卷各部分得分的变化($\bar{x} \pm s$）

		治疗前	治疗后	差值	t 值
轻度	AHI	11.70±1.63	5.50±0.89	6.20±1.54	17.97**
	LSaO$_2$	87.30±1.17	92.80±3.30	4.85±2.77	7.27**
	躯体化	1.69±0.20	1.49±0.14	0.20±0.12	7.48**
	强迫症状	1.87±0.15	1.60±0.36	0.27±0.32	3.79**
	人际关系敏感	1.89±0.12	1.63±0.13	0.26±0.08	13.99**
	抑郁	1.82±0.11	1.69±0.12	0.13±0.07	8.13**
	焦虑	1.87±0.13	1.66±0.09	0.22±0.08	11.80**
	敌对	1.63±0.13	1.63±0.13	0	0
	恐怖	1.51±0.13	1.44±0.09	0.15±0.16	4.34**
	偏执	1.51±0.12	1.52±0.09	0	0.29
	精神症状	1.59±0.13	1.37±0.12	0.22±0.06	14.14**

续表

	治疗前	治疗后	差值	t 值
AHI	22.54±4.92	8.42±2.87	14.12±4.73	14.63**
LSaO$_2$	81.71±2.17	87.04±2.57	5.33±2.76	9.46**
躯体化	1.93±0.19	1.53±0.10	0.39±0.16	11.91**
强迫症状	2.10±0.21	1.83±0.16	0.27±0.09	13.62**
人际关系敏感	2.06±0.17	1.71±0.16	0.35±0.09	18.68**
中度 抑郁	1.97±0.13	1.85±0.15	0.12±0.09	6.49**
焦虑	2.03±0.15	1.76±0.09	0.25±0.09	13.62**
敌对	1.65±0.11	1.63±0.10	0.02±0.09	1.42
恐怖	1.60±0.15	1.51±0.11	0.18±0.21	5.84**
偏执	1.54±0.12	1.53±0.09	0.02±0.13	0.52
精神症状	1.70±0.16	1.48±0.14	0.22±0.09	11.14**

注:* 代表 $P<0.05$;** 代表 $P<0.01$。

分别采用配对 t 检验分析轻、中度患者治疗前后 PSG 参数、SCL-90 各部分得分,结果显示轻、中度患者治疗前后 PSG 参数,躯体化、强迫症状、人际关系敏感、抑郁、焦虑、恐怖、精神症状改善差异具有显著性($P<0.01$),敌对、偏执变化无显著性($P>0.05$)。

表 5 治疗前轻度与中度患者 PSG 参数、SCL-90 问卷各部分得分的差异和治疗后轻度与中度患者各项指标的差异($\bar{x}±s$)

		轻度	中度	差值	t 值
AHI	治疗前	11.70±1.62	22.54±4.92	11.05±4.65	9.41**
	治疗后	5.50±0.88	8.41±2.87	2.85±3.18	4.36**
LSaO$_2$	治疗前	87.30±1,17	81.7±2.17	5.80±2.44	10.29**
	治疗后	92.15±2.56	87.04±2.57	5.10±3.24	6.56**
躯体化	治疗前	1.69±0.20	1.92±0.19	0.22±0.27	3.83**
	治疗后	1.49±0.13	1.52±0.10	0.04±0.17	1.01
强迫症状	治疗前	1.87±0.14	2.10±0.21	0.24±0.23	4.10**
	治疗后	1.60±0.36	1.82±0.15	0.16±0.19	2.72**
人际关系敏感	治疗前	1.89±0.12	2.06±0.17	0.18±0.19	3.70**
	治疗后	1.63±0.12	1.70±0.15	0.08±0.17	1.73
抑郁	治疗前	1.82±0.11	1.97±0.13	0.14±0.18	3.82**
	治疗后	1.69±0.12	1.84±0.14	0.17±0.19	3.68**

续表

		轻度	中度	差值	t 值
焦虑	治疗前	1.87±0.12	2.02±0.14	0.14±0.19	3.54**
	治疗后	1.65±0.08	1.76±0.09	0.10±0.11	3.96**
敌对	治疗前	1.62±0.13	1.65±0.10	0.02±0.18	0.78
	治疗后	1.62±0.13	1.62±0.10	0.01±0.14	0.01
恐怖	治疗前	1.51±0.12	1.59±0.14	0.07±0.19	2.08*
	治疗后	1.43±0.09	1.51±0.11	0.07±0.13	2.41*
偏执	治疗前	1.50±0.11	1.54±0.12	0.03±0.18	0.92
	治疗后	1.51±0.09	1.52±0.09	0.01±0.13	0.39
精神症状	治疗前	1.59±0.13	1.70±0.16	0.13±0.22	2.40*
	治疗后	1.37±0.12	1.47±0.13	0.11±0.19	2.63*

注:* 代表 $P<0.05$;** 代表 $P<0.01$。

采用两独立样本 t 检验分析,在治疗前轻度与中度 OSAHS 患者的 PSG 参数、SCL-90 问卷各部分得分有差异性;治疗后轻度与中度患者 PSG 参数、SCL-90 问卷各部分得分有差异性,其中治疗前:敌对、偏执;治疗后:躯体化、人际关系敏感、敌对部分得分差异无统计学意义($P>0.05$)。治疗前:恐怖、精神症状;治疗后:恐怖、精神症状部分得分有一般性差异($P<0.05$);其他为显著性差异($P<0.01$)。

表 6 患者治疗前 SCL-90 问卷各部得分与 PSG 监测指标的相关性

	AHI	LSaO$_2$
躯体化	0.33*	−0.49**
强迫症状	0.26	−0.53**
人际关系敏感	0.41**	−0.44**
抑郁	0.58**	−0.34*
焦虑	0.38**	−0.32*
敌对	0.19	−0.02
恐怖	0.27	−0.27
偏执	0.02	−0.08
精神症状	0.26	−0.4**

注:* 代表 $P<0.05$;** 代表 $P<0.01$。

对患者治疗前 SCL-90 各部分得分与 PSG 监测指标采用 Pearson 相关性分析,结果显示 SCL-90 中躯体化、人际关系敏感、抑郁、焦虑与 PSG 监测指标 AHI 有显著正相关性($P<0.01$)。SCL-90 中躯体化、强迫症状、人际关系敏感、抑郁、焦虑、精神症状与 PSG 监测指标 $LSaO_2$ 有负相关性($P<0.05$),其中躯体化、强迫症状、人际关系敏感、精神症状与 $LSaO_2$ 存在较为显著的相关性($P<0.01$),其余部分均无相关性($P>0.05$)。

4 讨论

近几十年的研究表明,OSAHS 患者在睡眠时由于上呼吸道发生阻塞或狭窄,造成睡眠过程中通气功能障碍从而引发睡眠时低氧、高碳酸血症以及睡眠结构紊乱等。由此可引起以下一系列问题:(1)引起或加重高血压、夜间发生严重心率失常、室性早搏、房室传导阻滞、心动过速、冠心病、夜间心绞痛、心肌梗死等心血管系统性疾病;(2)引起 2型糖尿病及胰岛素抵抗等内分泌系统疾病;(3)诱发夜间发生支气管哮喘、呼吸衰竭等呼吸系统疾病;(4)抑郁、焦虑、幻听等精神症状;(5)性功能障碍[2]。OSAHS 和以上疾病的发生、发展有一定关系,导致患者全身性器官发生改变,引发躯体和精神症状,严重影响患者的生命健康、心理状况和生活质量,已成为临床研究的热点[26]。但目前临床上多用客观生理指标如 PSG 参数评价 OSAHS 的严重程度和治疗效果,对患者自身的主观感受重视不够。本研究关注于 OSAHS 患者戴用个性化口腔矫治器前后心理状况的变化,并对患者客观性指标 PSG 参数和心理状况进行相关性分析。

4.1 口腔矫治器的客观疗效

本研究对 OSAHS 患者戴用口腔矫治器前后 PSG 监测的客观生理指标进行统计学分析,表 2 结果显示,治疗前后患者 PSG 指标差异有统计学意义($P<0.05$),说明治疗轻、中度 OSAHS 的有效手段包括口腔矫治器,口腔矫治器与手术方法[27]具有相同的疗效。其治疗机制已经得到了北京大学口腔医学院各位学者的证实:口腔矫治器通过机械性扩大上呼吸道,对从腭咽到喉咽全程,从呼吸道前后壁以及侧壁都有扩大作用,所以患者初始阻塞位置不影响口腔矫治器的选择[28]。根据北京大学口腔医学院学者们制定的口腔矫治器治疗 OSAHS 的疗效评判标准[10],44 例中 37 例有效,7 例无效,客观有效率为 84.09%,说明口腔矫治器治疗轻、中度 OSAHS 客观疗效显著,与马华祥等[29]研究结果一致。无效 7 例中 4 例轻度,3 例中度,轻度患者可能是由于对矫治器治疗不敏感所导致,中度患者可能是由于上呼吸道存在多平面阻塞、局部阻塞点过多或阻塞、狭窄过于严重导致疗效欠佳;且矫治器的疗效与矫治器佩戴使用情况有直接关系,存在患者未能坚持每夜睡眠时都佩戴矫治器的可能,从而影响了疗效。此外,肥胖、不良生活习惯

等都是可能影响疗效的因素,可在以后的研究中进一步讨论。对于无效的患者建议行口腔矫治器配合 CPAP 治疗或配合手术治疗。

4.2 OSAHS 患者经口腔矫治器治疗后心理状况的改变

由表 3 结果显示 OSAHS 患者心理状况较正常人差,其中:躯体化、强迫症状、人际关系敏感、抑郁、焦虑、恐怖、偏执、精神症状差异具有显著性($P<0.01$)。戴用口腔矫治器 3 个月后,OSAHS 患者心理状况得到了有效改善,其中:躯体化、强迫症状、人际关系敏感、抑郁、焦虑、恐怖、精神症状改善差异具有显著性($P<0.01$)。这与国外学者的研究结果是一致的。Tegelberg A[30]等对 110 例戴用 OA 一年以上的 OSAHS 患者进行了埃普沃思嗜睡评分量表(Epworth sleepiness scale,ESS)评分,分析得出:经 OA 治疗的 OSAHS 患者的心理问题得到了明显改善。Naismith SL[31]等对 73 例经下颌前伸式矫治器(MAD)治疗的 OSAHS 患者进行 BDI 测定,分析得出:经 OA 治疗的 OSAHS 患者神经心理问题有所改善。OSAHS 是指在睡眠过程中上呼吸道反复发生塌陷,软组织发生阻塞并引起呼吸间歇性暂停,从而对患者身体健康和心理健康造成严重损害的睡眠呼吸疾病。通过口腔矫治器的治疗,使得患者的心理健康状况得到明显改善。这种改善很大程度与上呼吸道的解剖结构发生改变有关。戴用口腔矫治器 3 个月时,由于上呼吸道被打开,解除了狭窄,使得上呼吸道接近理想通气状态,缺氧得到了有效改善,之前由缺氧状态所导致的精神神经异常得到了很好纠正。并且患者之后习惯了呼吸通畅和保证了睡眠的质量,这对患者心理健康状况的适应和调整非常有利。此外,这种有利的改善,使患者大大增加了战胜疾病的希望和信心,明显减轻了患者由于自身的鼾声影响他人而产生的焦虑感和愧疚感,促进患者主动与周围他人正常接触与交流,进一步促进了患者心理状态的改善。

4.3 治疗前轻度与中度患者各项指标的差异和治疗后轻度与中度患者各项指标的差异

由表 5 可知,在治疗前轻度与中度 OSAHS 患者的 PSG 参数、SCL-90 问卷各部分得分有差异;治疗后轻度与中度患者 PSG 参数、SCL-90 问卷各部分得分有差异,其中治疗前敌对、偏执和治疗后躯体化、人际关系敏感中,敌对部分得分差异无统计学意义($P>0.05$);治疗前恐怖、精神症状和治疗后恐怖中,精神症状部分得分有一般差异($P<0.05$),其他为显著性差异($P<0.01$)。

中度患者较轻度患者 SCL-90 问卷各部分得分高,说明 OSAHS 越严重,患者心理状况越差,证实 SCL-90 问卷各部分得分与 OSAHS 的严重程度有一定关系,因为呼吸暂停、低通气及低氧血症越严重,醒觉反应的发生次数会随之增多,导致睡眠质量严重降低,造成晨起疲乏、睡不够感和白天嗜睡,从而加重了对患者心理健康状况的不利影响。轻度与中度患者治疗后 PSG 参数、SCL-90 问卷大多数部分得分差异仍有统计学意义,说明治疗后轻度与中度患者呼吸暂停、低通气及夜间最低血氧饱和度并未到达同一水平,中度患者呼吸暂停、低通气和低氧血症已得到有效缓解,心理状况也大为改善,但其与轻度患者相比,预后仍有差距,说明个性化口腔矫治器治疗 OSAHS 的疗效,与患病的严重程度有关,原因是个性化口腔矫治器作为一种无创的治疗方法,其疗效直接受下颌前伸距离的影响。当下颌位置在保持疗效最为显著时,患者通常是难以耐受的,所以临床上科学选择下颌前伸距离为下颌最大前伸量的 60%~70%, 这一既兼顾疗效,又考虑到患者舒适性的位置,当轻、中度患者同等程度的下颌前伸时,患病程度较轻患者的气道打开程度优于患病较重的患者,所以轻度患者治疗后各项指标更接近正常范围。

4.4　OSAHS 患者 SCL-90 各部分得分与 PSG 指标的相关性

通过 Pearson 相关分析, 表 6 显示 OSAHS 患者经个性化口腔矫治器治疗前 SCL-90 各部分得分与 PSG 监测指标的相关性,结果表明,SCL-90 中躯体化、人际关系敏感、抑郁、焦虑与 PSG 监测指标 AHI 有显著正相关性($P<0.01$);SCL-90 中躯体化、强迫症状、人际关系敏感、抑郁、焦虑、精神症状与 PSG 监测指标 $LSaO_2$ 呈负相关性($P<0.05$),其中躯体化、强迫症状、人际关系敏感、精神症状与 $LSaO_2$ 存在的相关性较为显著($P<0.01$),其余部分均无相关性($P>0.05$)。

问卷属于主观性评价,患者的年龄、知识水平和职业等因素影响其对自身心理状况的判断, 临床上会出现客观指标判断患病程度较为严重, 但患者未察觉心理状况不良者,同时也有客观指标改变较小,但也有患者自觉心理状况较差的情况。正因为患者客观指标与心理状况可能不一致,所以不能以客观指标代替对患者心理状况的评价,在治疗时不仅要改善客观指标,还要注重患者心理健康状况的变化,减少 OSAHS 对患者生理指标影响的同时改善其心理健康状况, 进一步提升个性化口腔矫治器治疗的整体疗效。

口腔矫治器治疗 OSAHS 客观疗效已经得到了学者们的公认, 但通过使用 SCL-90 问卷评价个性化口腔矫治器治疗前后患者心理状况改变的研究, 国内尚未见报道。本课题关注 OSAHS 患者经个性化口腔矫治器治疗前心理状况的变化,并对患者客观性指标 PSG 参数和心理状况进行相关性分析,为进一步研究患者的心理状况、全面认识和评价 OSAHS 提供参考。

5 结论

（1）OSAHS 患者心理状况较正常人差。

（2）OSAHS 患者经个性化口腔矫治器治疗后有良好的客观疗效，并且心理状况得到了有效改善。

（3）SCL-90 问卷评分能在一定程度上反映 OSAHS 患者的患病程度，但客观性指标与主观性心理评价并不完全一致，不能用客观性指标完全代替对患者心理状况的评价。

中英文缩略词表

英文缩写	英文全称	中文全称
OSAHS	obstructive sleep apnea-hypopnea syndrome	阻塞性睡眠呼吸暂停低通气综合征
PSG	polysomnography	多导睡眠监测
AHI	apnea hyponea index	睡眠呼吸暂停低通气指数
LSaO$_2$	lowest blood oxygen saturation	最低血氧饱和度
CPAP	continuous positive airway pressure	经鼻持续正压通气
SCL-90	self-rating scale	症状自评量表
HRSA	Hamilton rating scale for anxiety	汉米尔敦焦虑
HRSD	Hamilton Rating Scale for Depression	汉密尔顿抑郁量表

参考文献

[1] 刘月华. 口腔矫治器治疗阻塞性睡眠呼吸暂停低通气综合征. //傅民魁. 口腔正畸学[M]. 第 5 版. 北京:人民卫生出版社,2008:275-282.

[2] 中华医学会呼吸病学分会睡眠呼吸障碍学组. 阻塞性睡眠呼吸暂停低通气综合征诊治指南 (2011 年修订版)[J]. 中华结核和呼吸杂志,2012,1(35):9-12.

[3] Bibbs MB, Hirshkowitz M. Sleep stage scoring in the adult population [J]. Respir Care Clin N Am, 2005,11(4):691-707.

[4] 李敏,李庆云,倪瑾华,等. 上海市 30 岁以上人群阻塞性睡眠呼吸暂停低通气综合征流行病学调查[J]. 中华结核和呼吸杂志,2003,26(5):268-272.

[5] 程英,张锦,周纬,等. 宁夏地区鼾症及 OSAHS 的现况调查[J]. 宁夏医科大学学报,2009,31(5): 604-606.

[6] Lavie L. Sleep-disordered breathing and cerebrovascular disease:a mechanistic approach [J]. Neurol Clin,2005,23(4):1059-1075.

［7］ 卢晓峰，邱蔚六. 阻塞性睡眠呼吸障碍疾病. //邱蔚六. 口腔颌面外科学［M］. 第 6 版. 北京：人民卫生出版社,2009:533-534.

［8］ 中华耳鼻咽喉头颈外科杂志编辑委员会，中华医学会耳鼻咽喉头颈外科学分会咽喉学组. 阻塞性睡眠呼吸暂停低通气综合征诊断和外科治疗指南［J］. 中华耳鼻咽喉头颈外科杂志,2009,44(2):95-96.

［9］ Lowe A A, Sjholm T T, Ryan C F, et al. Treatment airway and compliance effects of a titratable oral appliance［J］. Sleep,2000,23(4):172-178.

［10］ Gao X M, Zeng X L, Fu M K, et al. An Adjustable Appliance in Treatment of Obstructive Sleep Apnea Hypopnea Syndrome［J］. Chin J Dent Res,2005,8(4): 24-28.

［11］ 曾祥龙,高雪梅. 阻塞性睡眠呼吸暂停低通气综合征的口腔医学研究现状［J］. 北京大学学报(医学版),2009,41(1):10-15.

［12］ 谢雨菲，陈敏洁. 口腔矫治器治疗 OSAHS 的临床应用进展［J］. 临床口腔医学杂志,2011,27(8):506-507.

［13］ 张佐,杨红琴,王铁荣,等. 个性化口腔矫治器治疗 OSAHS 的效果［J］.宁夏医学杂志,2007,29(10):885-887.

［14］ Lopes C, Esteves A M, Bittencourt L R, et al. Relationship between the quality of life and the severity of obstructive sleep apnea syndrome［J］. Braz J Med Biol Res,2008,41(10):908-913.

［15］ Peng B,Li S W. Cognitive and emotional impairment in obstructive sleep apnea syndrome ［J］. Chin Med Sci J,2004,19(4):262-265.

［16］ Wang Z, Zhang X. The effect of comprehensive therapy on psychological state of obstructive sleep apnea-hypopnea syndrome ［J］.Lin Chuang Er Bi Yan Hou Ke Za Zhi,2006,20(12):549-551.

［17］ Tegelberg A, Nohlert E, Bergman L E, et al. Bed partners' and patients' experiences after treatment of obstructive sleep apnea with an oral appliance［J］. Swed Dent,2012,36(1):35-44.

［18］ 郭杰峰,李小敏,赵晓明. 阻塞性睡眠呼吸暂停低通气综合征患者的心理状况和生活质量现状分析［J］. 现代护理,2009,18(6):113-114.

［19］ 刘志青,李乐之. 阻塞性睡眠呼吸暂停低通气综合征患者主观睡眠质量与抑郁情绪相关分析［J］. 中国现代医学杂志,2010,14(20):2206-2208.

［20］ Habukawa M, Uchimura N, Kakuma T. Effect of CPAP treatment on residual depressive symptoms in patients with major depression and coexisting sleep apnea: Contribution of daytime sleepiness to residual depressive symptoms ［J］. Sleep Med, 2010,11(6):552-557.

［21］ 李正民,张国芳. 63 例鼾症患者手术前后的心理变化及干预对策［J］.黑龙江医学,2011,35(2):122-125.

［22］ Li H Y, Huang Y S. Mood improvement after surgery for obstructive sleep apnea ［J］. Laryngoscope,2004, 114(6):1098-1102.

[23] 林仲贤,丁锦红. 心理测验的含义及其应用[J]. 中国临床康复,2004,3(8):522-523.

[24] 戴晓阳. 常用心理评估量表手册[M]. 北京:人民军医出版社,2011:12-15.

[25] 张明园. 精神科评定量表手册[M]. 长沙:湖南科学技术出版社,1993:16-25.

[26] 弓煦,赵颖,高雪梅,等. OSAHS患者戴用口腔矫治器后颅面、上呼吸道改变的追踪研究[J]. 中华口腔正畸学杂志,2009,16(3):130-134.

[27] 马瑞霞,赵迪,刘怀涛,等. 低温等离子射频消融术对阻塞性睡眠呼吸暂停综合征患者生活质量的影响[J]. 中国中西医结合耳鼻咽喉科杂志,2010,18(6):336-339.

[28] 高雪梅,曾祥龙. 阻塞性睡眠呼吸暂停低通气综合征的口腔医学进展[J]. 诊断学理论与实践,2009,8(6):589-601.

[29] 马华祥,李平. 分体可调式止鼾器治疗OSAS的临床研究[J]. 临床口腔医学杂志,2006,22(11):679-681.

[30] Naismith S L,Winter V R. Effect of oral appliance therapy on neurobehavioral functioning in obstructive sleep apnea: a randomized controlled trial [J].Clin Sleep Med, 2005,1(4):374-380.

[31] 高云,马丽涛. 阻塞性睡眠呼吸暂停低通气综合征患者的心理状况分析[J]. 中国耳鼻咽喉头颈外科,2010,7(17):367-371.

（滕雍辉 李佳琦 张 佐）

附录一

SCL-90 症状自评量表

　　《症状自评量表(SCL-90)》包括 90 个项目,包括感觉、思维、情感、行为、人际关系、生活习惯等内容。分为 5 级评分(从 1~5 级),1=从无,2=轻度,3=中度,4=相当重,5=严重。

　　指导语:以下表格中列出了有些人可能有的病痛或问题,请仔细阅读每一条,然后根据最近一星期以内(或过去)下列问题影响你自己或使你感到苦恼的程度,在方格内选择最合适的一格,画一个钩,如√。请不要漏掉问题。

	从无	轻度	中度	相当重	严重
01. 头痛	1	2	3	4	5
02. 神经过敏,心中不踏实					
03. 头脑中有不必要的想法或字句盘旋					
04. 头昏或昏倒					
05. 对异性的兴趣减退					
06. 对旁人责备求全					
07. 感到别人能控制自己的思想					
08. 责怪别人制造麻烦					
09. 忘性大					
10. 担心自己的衣饰整齐及仪态的端正					
11. 容易烦恼和激动					
12. 胸痛					
13. 害怕空旷的场所或街道					
14. 感到自己的精力下降,活动减慢					
15. 想结束自己的生命					
16. 听到旁人听不到的声音					
17. 发抖					
18. 感到大多数人都不可信任					
19. 胃口不好					

续表

	从无	轻度	中度	相当重	严重
21. 同异性相处时感到害羞不自在					
22. 受骗,中了圈套或有人想抓住					
23. 无缘无故地突然感到害怕					
24. 自己不能控制地大发脾气					
25. 怕单独出门					
26. 经常责怪自己					
27. 腰痛					
28. 感到难以完成任务					
29. 感到孤独					
30. 感到苦闷					
31. 过分担忧					
32. 对事物不感兴趣					
33. 感到害怕					
34. 我的感情容易受到伤害					
35. 旁人能知道自己的私下想法					
36. 感到别人不理解自己、不同情自己					
37. 感到人们对自己不友好,不喜欢自己					
38. 做事必须做得很慢,以保证做得正确					
39. 心跳得很厉害					
40. 恶心或胃部不舒服					
41. 感到比不上他人					
42. 肌肉酸痛					
43. 感到有人在监视自己、谈论自己					
44. 难以入睡					
45. 做事必须反复检查					
46. 难以做出决定					
47. 怕乘电车、公共汽车、地铁或火车					
48. 呼吸有困难					
49. 一阵阵发冷或发热					

续表

	从无	轻度	中度	相当重	严重
50. 因为感到害怕而避开某些东西、场合或活动					
51. 脑子变空了					
52. 身体发麻或刺痛					
53. 喉咙有梗死感					
54. 感到前途没有希望					
55. 不能集中注意力					
56. 感到身体的某一部分软弱无力					
57. 感到紧张或容易紧张					
58. 感到手或脚发重					
59. 想到死亡的事					
60. 吃得太多					
61. 当别人看着自己或谈论自己时感到不自在					
62. 有一些不属于自己的想法					
63. 有想打人或伤害他人的冲动					
64. 醒得太早					
65. 必须反复洗手、点数目或触摸某些东西					
66. 睡得不稳不深					
67. 有想摔坏或破坏东西的冲动					
68. 有一些别人没有的想法或念头					
69. 感到对别人神经过敏					
70. 在商店或电影院等人多的地方感到不自在					
71. 感到任何事情都很困难					
72. 一阵阵恐惧或惊恐					
73. 感到公共场合吃东西很不舒服					
74. 经常与人争论					
75. 单独一人时神经很紧张					
76. 别人对我的成绩没有做出恰当的评价					
77. 即使和别人在一起也感到孤单					
78. 感到坐立不安心神不定					

续表

	从无	轻度	中度	相当重	严重
79. 感到自己没有什么价值					
80. 感到熟悉的东西变成陌生或不像真的					
81. 大叫或摔东西					
82. 害怕会在公共场合昏倒					
83. 感到别人想占自己的便宜					
84. 为一些有关性的想法而苦恼					
85. 我认为应该为自己的过错而受到惩罚					
86. 感到要很快把事情做完					
87. 感到自己的身体有严重问题					
88. 从未感到和其他人很亲近					
89. 感到自己有罪					
90. 感到自己的脑子有毛病					

自行调节式口腔矫治器治疗 OSAHS 的
临床疗效评价

【摘要】

目的：采用多导睡眠监测（PSG）、Epworth 嗜睡评分量表（ESS）及 Berlin 睡眠症状调查问卷（BQ），与调节式口腔矫治器相比较，评价自行调节式口腔矫治器治疗轻、中度阻塞性睡眠呼吸暂停低通气综合征（OSAHS）的临床疗效。

方法：经 PSG 监测及纳入、排除标准筛选出 56 例轻、中度 OSAHS 患者，随机分入实验组和对照组，实验组的患者戴用自行调节式口腔矫治器进行治疗，对照组的患者戴用调节式口腔矫治器进行治疗；在戴用矫治器前的 1 周及戴用后 3 个月分别对患者进行 PSG 监测、ESS 量表及 BQ 评分调查，对所获资料进行均数比较、两独立样本 t 检验及配对 t 检验，以 $P<0.05$ 差异有统计学意义。

结果：实验组的 OSAHS 患者在戴用口腔矫治器前 1 周及戴用 3 个月后的 PSG 监测指标（AI、HI、AHI、LSaO₂、最长呼吸暂停时间）、ESS 量表和 BQ 评分变化均有统计学差异。实验组与对照组的 OSAHS 患者在戴用口腔矫治器前 1 周及 3 个月后的 PSG 监测指标（AI、HI、AHI、LSaO₂、最长呼吸暂停时间）变化差值之间无统计学差异，ESS 量表和 BQ 评分变化差值之间有统计学差异；自行调节式口腔矫治器治疗 OSAHS 的客观有效率为 85.7%。

结论：自行调节式口腔矫治器客观上可明显改善 OSAHS 患者睡眠过程中的呼吸紊乱状况，使患者的睡眠呼吸状况趋向于健康正常人；主观上可有效减轻患者的白天嗜睡、打鼾、起床困倦疲劳等症状，是一种可有效治疗轻、中度 OSAHS 的口腔矫治器。

【关键词】　自行调节式口腔矫治器；阻塞性睡眠呼吸暂停低通气综合征；疗效评价

The clinical evaluation of the self-adjustable oral appliances curing OSAHS

Abstract

Objective: Using PSG,ESS and BQ,to evaluate the clinical effects of the self-adjustive oral appliance treated in the mild and moderate obstructive sleep apnea and hypopnea syndrome (OSAHS) patients,compared with adjustive oral appliance.

Methods: 56 cases of mild and moderate OSAHS patients selected through PSG examination, inclusion and exclusion criteria were randomly assigned into the experimental group and control group,experimental group patients treated with self-adjustable oral appliance and control group of patients treated with adjustable oral appliance. By treated in the 1 weeks before and after treated 3 months respectively in patients with PSG,ESS and BQ on the survey,the data obtained for mean comparison,two independent samplest testand paired t test,there were statistically significant differences in $P<0.05$.

Results: The experimental group of OSAHS patients' PSG index($AI,HI,AHI, LSaO_2$, the longest apnea time), ESS scale and BQ scores in treated 1 week before and after 3 months were significant difference. The experimental group of OSAHS patients' PSG difference ($AI,HI,AHI,LSaO_2$,the longest apnea time) in treated a week before and after 3 months were no significant difference, compared with the control group,there were signifi cant difference between the ESS scale and BQ score difference; The self-ajustable oral appliance's objective efficiency is 85.7% on OSAHS.

Conclusion: The self-adjustable oral appliance objectively can significantly improve the respiratory disorder during sleep in patients with OSAHS, the sleep breathing condition of patients tend to healthy; and can effectively reduce OSAHS patients' subjective symptoms such as daytime sleepiness,snoring,wake up sleepy fatigue and other symptoms,so it is an effective oral appliance in the treatment of mild to moderate OSAHS.

Key words: self-ajustable oral appliance;OSAHS;evaluation of therapeutic efficiency

1 引言

1.1 OSAHS 的概述

阻塞性睡眠呼吸暂停低通气综合征（obstructive sleep apnea–hypopnea syndrome, OSAHS)是一种在睡眠状态下反复发生上气道阻塞并引起呼吸暂停及低通气的疾病,发病率较高,存在潜在致死危险[1]。常见症状有打鼾、白天嗜睡,并伴有不同程度的认知障碍,严重影响患者的生活质量及寿命。当每夜睡眠过程中(以 7 h 为计)出现 30 次以上呼吸暂停或每小时的呼吸暂停加低通气指数（apnea and hypopnea index, AHI）超过 5 次,即可诊断为 OSAHS[2]。

最近 20 多年的研究证实,人类许多疾病的发生发展与睡眠呼吸障碍密切相关。OSAHS 因多发、严重影响患者生活质量并有潜在致命危险,越来越受到呼吸内科、耳鼻喉科、口腔科等多个医学学科的重视。国外流行病学调查显示,OSAHS 患病率 3.5%~4.8%[3],其中以男性为主。近年来我国 OSAHS 发病率逐年升高[4],2009 年宁夏地区的调查显示 OSAHS 患病率为 3.31%[5]。有研究认为,此病是心脑血管、代谢、神经及精神系统等多种疾病的独立危险因素[6]。因此,对 OSAHS 的诊疗需加强重视。

OSAHS 每天在全球范围内导致 3000 人死亡[7],其主要是由于上气道阻塞导致的睡眠状态下反复出现呼吸暂停和(或)低通气、睡眠中断,从而使机体发生一系列病理生理改变,引起患者夜间反复发生低氧血症、高碳酸血症、睡眠结构紊乱,导致其白天嗜睡、自觉憋气、夜尿增多、晨起口干、头痛、伴记忆力下降等,严重者可能会出现心理、认知功能等异常[2];同时还能引起冠心病、高血压、糖尿病及脑中风等多种疾病[8],严重威胁患者生命安全。有国外研究显示 OSAHS 患者气道解剖结构改变导致的生理变化可诱发其他呼吸系统疾病,比如慢性阻塞性肺疾病、哮喘等[9]。

OSAHS 的诊断:自 1974 年至今,多导睡眠监测（polysomnography, PSG）的临床应用一直被公认为是诊断 OSAHS 的"金标准",其监测项目包括脑电图、眼电图、舌肌肌电图、心电图、口鼻气流、指端动脉氧饱和度、胸腹运动,通过以上测量指标可以得到 PSG 参数:AHI、AI、HI、LSaO₂ 及最长呼吸暂停时间等客观指标。PSG 可客观而且定量地研究记录 OSAHS 患者一整夜睡眠中的鼾声、血氧饱和度、睡眠结构、呼吸事件和微觉醒等信息,它是 OSAHS 病情严重程度评估、确诊分型和治疗效果评价的必要手段[10]。

OSAHS 的治疗主要是通过防止患者睡眠时上气道发生阻塞而缓解症状并提高其生活质量。目前为止,OSAHS 的治疗手段主要包括:一般治疗、药物治疗、手术治疗、器械治疗及其他治疗手段。一般治疗只针对于轻症患者,是一种给予患者健身、减肥、戒烟酒、改善鼻塞,或采取侧卧位睡眠等的保守治疗手段。药物治疗是指给予患者滴鼻净(萘甲唑啉)、麻黄碱、普罗替林等药物,由于不良反应大、疗效不明显,临床已经很少使用[11]。目前,常用的手术治疗方法有腭垂腭咽成形术、舌成形术、鼻腔手术、扁桃体及腺样体摘除术等。手术治疗是治疗 OSAHS 最有效的手段之一,其在疗效较好的同时存在手术风险、复发率高等不利之处。器械治疗主要包括经鼻持续正压通气(continuous positive airway pressure,CPAP)和口腔矫治器治疗,其中 CPAP 是疗效稳定的经典治疗方法之一,但因其携带不方便且费用昂贵等缺点,在很大程度上限制了 CPAP 在临床的应用。口腔矫治器与其他治疗手段相比较,其具有疗效稳定、不良反应小、无创伤、携带方便、价格低廉等特点,适用于轻、中度的 OSAHS 患者,还可以用于重度患者在 CPAP 治疗后的配合治疗,是治疗 OSAHS 的一种较为理想的非手术性方法[12]。

1.2 口腔矫治器治疗 OSAHS

近十年来,口腔矫治器作为治疗 OSAHS 最常见的方法之一,其有效、安全等诸多优点已得到了多项研究的证实[13]。以北京大学口腔医学院提出的 AHI 降至 5 次/h 以下或较治疗前降低 50% 为标准,口腔矫治器治疗 OSAHS 的有效率可达 80% 以上[14]。

OSAHS 的病理特征主要是:狭窄的上气道解剖结构及异常的扩张肌肌电活性。口腔矫治器治疗 OSAHS 的机制主要是改变上气道形态,它通过改变下颌的位置,抬高软腭,牵引舌主动或被动前移,达到扩大或稳定上气道的目的,使颏舌肌等肌肉活动功能改变[15],从而扩大软腭气道间隙,减轻鼾声、降低睡眠呼吸暂停发生率而达到治疗效果,其作用范围广泛,从腭咽到喉咽全程均可发生三维方向的变化。

根据作用方式及部位,可将目前常用的口腔矫治器分为三类:(1)下颌前移类矫治器。是一种前移下颌的装置,它通过前移下颌,使下颌、软腭、腭垂及舌的位置关系发生改变,稳定下颌和舌,增加舌肌张力,达到扩大和稳定气道的目的[16],目前国内外均大量采用此类矫治器。(2)舌牵引器。直接牵引舌体向前、间接前移下颌,进而改变上气道的容积。对于无牙颌患者、舌体肥大及下颌前伸受限的 OSAHS 患者,此矫治器能起到良好的效果。(3)软腭上抬器。通过抬高软腭,限制其在睡眠期间的颤动来降低或消除鼾声,此类矫治器舒适度较差[17]。

调节式口腔矫治器是一种用来治疗 OSAHS、根据医师经验来调节下颌前伸位置(下颌最大前伸量的 75%[18])的下颌前移类矫治器。大部分患者较容易接受,且副作用相对较小。国外学者 Christopher 等[19]通过研究证实,调节式口腔矫治器可有效降低

OSAHS 患者的呼吸紊乱指数。国内学者也证实调节式口腔矫治器可以改变下颌的位置,使气道横截面积加大,是治疗轻、中度 OSAHS 的有效方法[20]。

自行调节式口腔矫治器是下颌前伸类矫治器的一种, 由患者在医师指导下找到适合自己的下颌前伸位(下颌最大前伸量的68%~82%),其可稳定下颌和舌,增加肌张力,通过下颌前伸改变下颌、软腭及腭垂、舌的位置关系,达到打开和稳定气道的目的。此种矫治器容许患者在一定范围内自行调节下颌前伸的程度, 是一种兼顾了有效性和舒适性的口腔矫治器[21]。本课题即针对这种个体化制作的自行调节式口腔矫治器与疗效公认的调节式口腔矫治器进行比较,从客观主观两方面来综合评价自行调节式口腔矫治器治疗 OSAHS 的疗效。

1.3　口腔矫治器治疗 OSAHS 的疗效评价

OSAHS 不仅对患者的身体健康造成了损害, 白天过度嗜睡（excessive daytime sleepiness,EDS）症状及 OSAHS 引起的全身各系统病变, 对患者的心理健康和社会生活也产生不同程度的影响,出现工作效率下降、心情压抑等症状,使患者的生活质量不同程度的下降[22]。口腔矫治器作为长期治疗 OSAHS 的一种有效手段,因其避免了手术治疗的危险性和不良反应且舒适、轻便、经济,而逐渐得到广泛肯定和运用。对于其临床疗效评价,国内外尚无统一意见,但基本都遵从于客观效果评价和主观感受评价两方面的综合评判。本课题即从这两方面进行, 与调节式口腔矫治器治疗 OSAHS 的疗效比较,综合评价自行调节式口腔矫治器治疗 OSAHS 的疗效。

夜间多导睡眠仪监测指标是诊断 OSAHS 的"金标准",是能够指导治疗选择和预后的观察指标,是目前最为客观准确的评价方式。它能让我们深入了解病情的严重程度,明确是否伴有呼吸暂停,选择正确的治疗方法以及客观的疗效评估。 其主要分析了治疗前后患者的呼吸紊乱指数(AHI)、呼吸暂停指数(AI)、低通气指数(HI)、最低血氧饱和度($LSaO_2$)、鼾声指数及最长、平均呼吸暂停时间等[23]。PSG 是睡眠呼吸障碍诊断及疗效观察经典的方法,但其价格较贵,操作人员劳动强度大。PSG 操作复杂,导联过多,且必须在睡眠室内进行,患者往往因睡眠环境改变而影响检查结果[24]。所以本课题采用轻便多导睡眠初筛仪进行监测,仪器轻巧,便于携带,操作简单,诊断准确,既满足了患者自身的要求,又保证了我们的监测结果。

EDS 是 OSAHS 患者最常见的症状,澳大利亚墨尔本的 Epworth 医院睡眠疾病中心在 1990 年设计使用 Epworth 嗜睡评分量表(Epworth sleepiness scale, ESS),是一种简易、患者自我评估的问卷表。该问卷表主要评估患者白天日常生活中不同情况下的嗜睡程度,通过 ESS 做出半客观的评定:共 24 分,评分>6 分瞌睡,>11 分过度瞌睡,>16 分有危险性的瞌睡[23]。其内部一致性为 0.88,5 个月对普通人群重测一致性程度为 0.82[25]。ESS 量表设计简单,评分方便,可操作性强,是目前最为常用的主观性嗜睡评价量表。

柏林睡眠症状调查问卷(Berlin Questionnaire,BQ)1996 年在柏林的一次睡眠初级治疗会议上被设计完成,正式被若干国家用于 OSAHS 高风险患者的识别确认。BQ 包括三个范畴:打鼾、起床困倦、疲劳、肥胖或高血压的存在;由于其方便、廉价而普遍用于 OSAHS 的筛查[26-27]。国内学者也针对 BQ 对 OSAHS 的诊断价值进行了研究,结果提示 BQ 对 OSAHS 诊断的真阳性率高达 89.83%[28]。故本课题采用此问卷并结合 ESS 量表对自行调节式口腔矫治器治疗 OSAHS 的主观疗效做出评价。

目前,自行调节式口腔矫治器对于 OSAHS 的治疗在临床上已得到了良好的疗效,但就具体的临床疗效评价标准,国内外未见统一。相对于单纯询问症状,联合客观评价相对更准确。自行调节式口腔矫治器在改善 OSAHS 患者主观症状的基础上,利用 PSG 监测对相应客观指标进行精确测量,并与调节式口腔矫治器的疗效做出比较,对 OSAHS 的治疗效果将做出综合的临床疗效评价。

2 材料与方法

2.1 研究对象

2.1.1 一般资料

选取 2013 年 10 月至 2014 年 10 月来宁夏人民医院口腔科就诊,根据《阻塞性睡眠呼吸暂停低通气综合征诊治指南》(2011 年修订版)[2]的诊断标准,经 PSG 监测诊断为轻度、中度 OSAHS 的成年患者。

表 1 成人 OSAHS 病情程度与 AHI 和 $LSaO_2$ 程度判断依据

病情分度	AHI/次·h^{-1}	$LSaO_2$/%
轻度	5~15	85~90
中度	>15~30	80~<85
重度	>30	<80

根据 AHI 和 $LSaO_2$ 将 OSAHS 分为轻、中、重度,其中以 AHI 为主要判断标准,$LSaO_2$ 作为参考[2]。

2.1.2 纳入标准

(1)根据我国 OSAHS 诊断标准诊断的轻度和中度的患者;

（2）未经 OSAHS 相关治疗者；

（3）没有因耳鼻咽喉科疾病引起的气道阻塞者；

（4）无严重的牙周疾病、颞下颌关节紊乱综合征、严重牙列缺失者；

（5）阻塞部位在口咽平面者；

（6）自愿接受个性化口腔矫治器治疗并配合问卷调查者。

2.1.3　排除标准[29]

（1）重度 OSAHS 患者；

（2）已接受过 OSAHS 的相关治疗者；

（3）已患有严重影响心理状况的其他疾病；

（4）已存在影响睡眠的疾病并正在服用影响睡眠的药物如镇静剂者；

（5）有酗酒和滥用药物史者；

（6）文化程度较低难以完成问卷填写，或不配合问卷调查者。

2.1.4　入选对象

经 PSG 筛选后确诊为轻、中度 OSAHS 患者，共 56 例。其中男性 51 例，女性 5 例；年龄范围 34~62 岁，平均年龄（48.02±6.59）岁，平均身高（1.72±3.37）m，平均体重（83.45±5.91）kg，平均体重指数（28.14±1.61）kg/m²，平均 AHI 指数（20.66±5.65）次/h，平均 AI 指数（19.95±5.56）次/h，平均 HI 指数（0.70±0.16）次/h，平均 $LSaO_2$（84.10±2.96）%，平均最长呼吸暂停时间（43.77±13.80）s。

2.2　材料和方法

2.2.1　实验所用相关仪器

2.2.1.1　PSG

对每位患者进行一次不少于 7 h 的睡眠监测，原始数据经计算机辅助分析后得出 PSG 参数。

2.2.1.2　压膜机和硬膜

采用口腔正畸科专用压膜机和厚度为 2 mm 的真空压膜片。

2.2.2　研究方法

实验组和对照组各 28 例 OSAHS 患者，分别在戴用口腔矫治器（实验组的患者接受自行调节式口腔矫治器治疗，对照组的患者接受调节式口腔矫治器治疗）治疗前的一周和接受治疗 3 个月后行 PSG 监测、ESS 量表及 BQ 评分。对实验组和对照组治疗前后 PSG 参数、ESS 量表及 BQ 评分结果进行统计分析。

2.2.2.1 口腔科初诊

门诊根据自述症状对初步诊断为 OSAHS 的患者进行口腔科检查，无严重的牙周疾病、颞下颌关节紊乱综合征、严重牙列缺失者等禁忌证的患者可选用口腔矫治器治疗。

2.2.2.2 PSG 监测

经 PSG 确诊为轻、中度的 OSAHS 患者，同意接受口腔矫治器治疗并自愿配合课题进行问卷调查者纳入实验。以患者挂号号码末位数的奇偶性进入实验组或对照组（奇数者进入实验组，偶数者进入对照组）。

2.2.2.3 治疗前问卷调查

（1）ESS 量表，主要反映了 OSAHS 患者白天嗜睡的程度，包括 8 个条目，每个条目评分从 0 分到 3 分，共 24 分。ESS 得分为各条目分数之和，ESS 评分越高，患者的嗜睡程度越高，评分>6 分瞌睡，>11 分过度瞌睡，>16 分有危险性的瞌睡[23]。研究人员指导患者填写问卷，完成量表填写(量表见附录一)。

（2）BQ，主要反映了 OSAHS 患者睡眠打鼾，起床困倦、疲劳的程度，患者在研究人员的指导下完成问卷填写，其中两部分题目得到确认即可诊断为 OSAHS(量表见附录二)。

2.2.2.4 口腔矫治器的制作

（1）自行调节式口腔矫治器的制作　参照自行调节式口腔矫治器的制作工艺[21]，指导患者反复练习下颌前伸，使下颌保持在下颌最大前伸位置，利用蜡片记录患者此时的咬合关系。取患者上下颌全口模型，硬石膏灌注，利用蜡片咬合记录和石膏模型确定患者下颌最大前伸量的 67%~81%的位置，做好标记，采用厚度为 2 mm 口腔专用压膜材料片，将压膜片置于负压真空成型机，在石膏模型上制作上下颌牙托；压制成型后，将模型及蜡片记录的咬合关系转移至𬇙架，带入上下颌牙托，在上颌牙托颊侧尖牙远中处及下颌牙托标记处（最大前伸量的 67%和 81%处），安置可调节的弹性牵引装置，将上下颌牙托连成一整体，制成患者可自行调节的口腔矫治器；后𬌗面、下前牙切缘均以塑料覆盖，下颌翼缘应向舌侧延伸以引导下颌就位，矫治器使切端垂直距离打开 4~5 mm，下颌前伸量为最大前伸量的 67%~81%。医生指导患者佩戴口腔矫治器，患者可根据自觉症状，在一定范围内自行调节上下颌牙托之间牵引装置，达到最佳治疗效果。

（2）调节式口腔矫治器的制作　制作模型，咬下颌前伸蜡合记录。在咬合重建中先教患者尽可能前伸，然后缓慢回收到最大前伸距离的 75%左右，垂直向打开以上下颌前牙有 4~5 mm 的间隙为准,让患者能重复以上动作并能反复多次地达到同一位置,用烤软的蜡片做原始记录,注意勿改变下颌的中线关系,然后将蜡自口内取出,置于冷水中,变硬后再置入口内核准,并在口内保持 10 min 左右以试验肌肉耐受情况[30]。采用厚度为 2 mm 口腔专用压膜材料片,将压膜片置于负压真空成型机,在石膏模型上制作上下颌牙托,压制成型后,将模型及蜡片记录的咬合关系转移至颌架,利用患者下颌前伸 75% 的咬合蜡来确定上下颌所处的位置,然后在此位置固定上下颌牙托,使上下颌牙托成为一个整体。患者在医师的指导下佩戴矫治器。

口腔矫治器的使用及注意事项:患者在每夜睡眠时佩戴口腔矫治器,初戴矫治器可能会有一定的不适感,如唾液分泌过多、口干、牙齿轻微酸痛等,一般 1 周左右即可适应,如 1 周后患者仍有未能缓解的不适感,及时复诊调整矫治器。

2.2.2.5 治疗 3 个月后复查

(1)进行 PSG 监测、ESS 及 BQ 调查 治疗后行 PSG 监测实验组和对照组患者的 AI、HI、AHI、$LSaO_2$、最长呼吸暂停时间情况,采用 ESS 和 BQ 了解实验组和对照组患者的主观症状改善情况。

(2)附加一个满意度调查 针对实验组与对照组 OSAHS 患者对两种口腔矫治器的舒适度进行调查。舒适度分为 4 个等级:非常满意、满意、一般、不满意。

2.2.3 统计学处理

应用 SPSS 11.5 软件建立数据库,采用均数±标准差($\bar{x}\pm s$)表示正态分布的数据,分别计算治疗前后 PSG 各项监测指标、ESS 得分、BQ 各部分得分及总分的变化值;对实验组和对照组患者治疗前后 PSG 指标（AHI、AI、HI、$LSaO_2$、最长呼吸暂停时间）、ESS 得分、BQ 得分的变化值进行两样本 t 检验;分别对实验组和对照组患者治疗前后的 PSG 指标（AHI、AI、HI、$LSaO_2$、最长呼吸暂停时间）、ESS 得分、BQ 得分的变化值进行配对 t 检验;并比较实验组和对照组各项指标的变化幅度,以 $P<0.05$ 认为差异有统计学意义。

3 结果

实验组和对照组各 28 例 OSAHS 患者戴用不同的口腔矫治器治疗后,无明显不适,个别患者戴用矫治器初的不适感在戴用后 1 周左右都有缓解。根据北京大学口腔医学院制定的口腔矫治器治疗 OSAHS 的疗效判断标准[14],本课题所采用的自行调节式口腔矫治器的客观有效率为 85.7%。

表2 实验组 OSAHS 患者治疗前后 PSG 参数的变化($\bar{x}\pm s$）

	治疗前	治疗后	差值	t 值
AHI	20.29±5.42	9.84±2.45	10.65±3.03	18.608*
LSaO$_2$	84.11±2.87	92.36±2.31	8.25±1.53	28.522*
AI	19.78±5.34	9.47±2.40	10.31±3.01	18.139*
HI	0.71±0.18	0.40±0.12	0.31±0.16	10.252*
最长呼吸暂停时间	42.4±13.43	5.71±1.88	36.7±12.42	15.641*

注：*代表$P<0.05$。

采用配对 t 检验分析实验组 OSAHS 患者治疗前后 PSG 参数的变化：AHI 治疗后下降了（10.65±3.03）；LSaO$_2$ 升高了（8.25±1.53）；AI 下降了（10.31±3.01）；HI 下降了（0.31±0.16）；最长呼吸暂停时间下降了（36.7±12.42），差异有统计学意义（$P<0.05$）。

表3 实验组与对照组 OSAHS 患者治疗前后 PSG 参数变化比较($\bar{x}\pm s$）

		治疗前	治疗后	差值	t 值
AHI	实验组	20.29±5.42	9.84±2.45	10.65±3.03	0.161
	对照组	20.83±5.97	10.0±2.63	10.78±3.43	
LSaO$_2$	实验组	84.11±2.87	92.4±2.31	8.25±1.53	0.086
	对照组	84.11±3.11	92.3±2.72	8.21±1.57	
AI	实验组	19.78±5.34	9.47±2.40	10.31±3.01	0.192
	对照组	20.13±5.87	9.65±2.55	10.48±3.38	
HI	实验组	0.71±0.18	0.40±0.12	0.31±0.16	0.084
	对照组	0.70±0.14	0.39±0.12	0.31±0.16	
最长呼吸暂停时间	实验组	42.41±3.43	5.71±1.88	36.7±12.42	0.722
	对照组	45.1±14.28	6.64±1.87	38.4±13.10	

注：*代表 $P<0.05$。

采用两独立样本 t 检验分析实验组与对照组 OSAHS 患者治疗前后 PSG 监测参数变化值之间的差异，结果显示实验组与对照组 OSAHS 患者在治疗前后 PSG 监测参数（AHI、LSaO$_2$、AI、HI、最长呼吸暂停时间）变化值之间的差异无统计学意义（$P>0.05$）。

采用配对 t 检验分析实验组 OSAHS 患者治疗前后 ESS、Berlin 问卷得分。结果显示，戴用自行调节式口腔矫治器治疗 3 个月后，ESS 评分较治疗前下降了（15.61±2.69）；BQ 总分较治疗前下降了（2.57±0.69），其中代表打鼾症状的部分治疗后较治疗前评分下降了（2.82±1.02），代表起床困倦、疲劳症状的部分治疗后较治疗前评分下降了（1.96±

表 4　实验组 OSAHS 患者治疗前后 ESS、BQ 得分变化($\bar{x}\pm s$)

	治疗前	治疗后	差值	t 值
ESS	17.32±2.69	1.71±0.81	15.61±2.69	30.599*
打鼾	2.96±1.04	0.14±0.36	2.82±1.02	14.633*
起床困倦、疲劳	2.39±0.79	0.43±0.50	1.96±0.88	11.796*
BQ 总分	2.71±0.46	0.14±0.45	2.57±0.69	19.718*

注：* 代表 $P<0.05$。

0.88)，差异均有统计学意义（$P<0.05$）。

表 5　实验组与对照组 OSAHS 患者治疗前后 ESS、BQ 得分变化比较

		治疗前	治疗后	差值	t 值
ESS	实验组	17.32±2.69	1.71±0.81	15.61±2.69	5.304*
	对照组	17.36±2.96	6.32±1.61	11.04±3.68	
打鼾	实验组	2.96±1.04	0.14±0.36	2.82±1.02	4.374*
	对照组	3.14±0.97	1.39±0.63	1.75±0.80	
起床困倦、疲劳	实验组	2.39±0.79	0.43±0.50	1.96±0.88	2.087*
	对照组	2.64±0.95	1.21±0.57	1.43±1.03	
BQ 总分	实验组	2.71±0.46	0.14±0.45	2.57±0.69	5.900*
	对照组	2.75±0.44	1.7±80.39	1.57±0.57	

注：* 代表 $P<0.05$。

采用两独立样本 t 检验分析实验组与对照组 OSAHS 患者治疗前后 ESS 及 BQ 评分变化值之间的差异。结果显示：实验组 OSAHS 患者治疗前后 ESS 评分变化比对照组 OSAHS 患者治疗前后 ESS 评分变化更显著，差异有统计学意义（$P<0.05$）；实验组

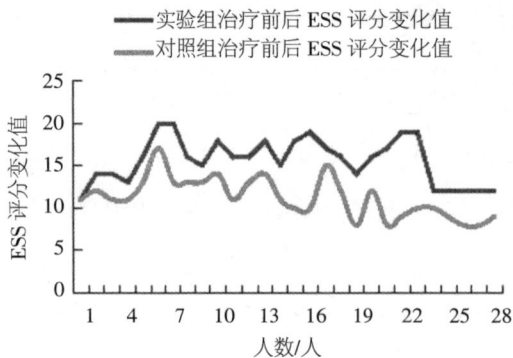

图 1　实验组与对照组治疗前后 ESS 评分变化值比较

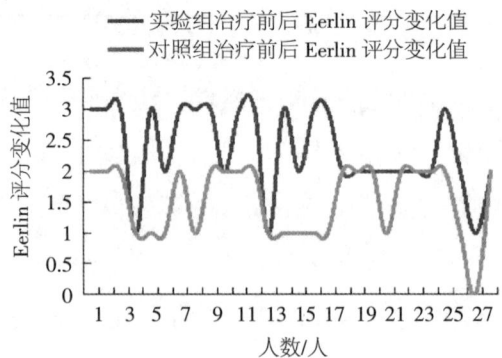

图 2　实验组与对照组治疗前后 BQ 评分变化值比较

OSAHS 患者治疗前后 BQ 评分变化值与对照组 OSAHS 患者治疗前后 BQ 评分变化值之间有显著性差异,且差异有统计学意义($P<0.05$),在 BQ 调查中代表打鼾和起床困倦、疲劳两部分问题的评分,实验组 OSAHS 患者治疗前后评分变化较对照组 OSAHS 患者治疗前后评分变化更显著,差异有统计学意义($P<0.05$)。

表6 实验组与对照组 OSAHS 患者戴用两种口腔矫治器的满意度比较[n(%)]

		非常满意	满意	一般	不满意
舒适度	实验组	0	26(92.9)	2(7.1)	0
	对照组	0	23(82.1)	5(17.9)	0

结果显示:实验组 OSAHS 患者对自行调节式口腔矫治器的舒适度满意率为 92.9%,对照组 OSAHS 患者对调节式口腔矫治器的舒适度满意率为 82.1%。

4 讨论

近几十年来的研究表明,OSAHS 发生发展的根本原因是上气道阻塞,呼吸暂停和(或)低通气均是由于上气道阻塞而引起睡眠低氧、高碳酸血症及睡眠结构紊乱等则是其发展的一系列病理过程,最终导致全身多器官的损害,如心血管系统疾病(引起或加重高血压)、呼吸系统疾病(夜间支气管哮喘、呼吸衰竭等)、内分泌系统疾病(2 型糖尿病及胰岛素抵抗等)、精神症状(幻听、焦虑、抑郁等)、性功能障碍等[2]。OSAHS 本身即因为呼吸暂停而威胁到患者的生命,又因为以上一系列的并发症而加剧了躯体和精神症状,对患者生命健康和生活质量势必产生不容忽视的危害,已日渐受到临床研究的重视。本研究将与疗效公认的调节式口腔矫治器进行比较,针对自行调节式口腔矫治器治疗 OSAHS 的临床疗效进行分析评价,客观生理指标利用 PSG 参数评价 OSAHS 的严重程度和治疗效果,主观疗效方面利用 ESS 量表结合 BQ 调查问卷来评价主观症状的改善程度,最后再针对两种口腔矫治器的满意度进行简单比较。

4.1 自行调节式口腔矫治器治疗 OSAHS 的客观疗效

本研究旨在观察自行调节式口腔矫治器治疗 OSAHS 的疗效,对于其客观疗效的评估,我们采用了利用 PSG 监测客观生理指标(AHI、$LSaO_2$、AI、HI、最长呼吸暂停时间)并进行统计学分析,同时与调节式口腔矫治器的 PSG 监测结果进行了比较。根据北京大学口腔医学院制定的口腔矫治器治疗 OSAHS 的疗效判断标准[14],表 2 结果显示,自行调节式口腔矫治器可有效降低 OSAHS 患者的 AHI、AI、HI、最长呼吸暂停时间,升高 $LSaO_2$,显著改善 OSAHS 患者睡眠过程中的呼吸暂停、低通气等症状,同时升高其血氧饱和度,使患者的睡眠呼吸状况趋向正常;其治疗机制与下颌前伸类口腔矫治器一致,均为改变上气道形态,从腭咽到喉咽全程均可发生三维方向的变化。表 3 结果显示,自行调节式口腔矫治器与调节式口腔矫治器在治疗 OSAHS 方面的客观指标变化比较,两组患者治疗前后的客观生理指标变化值之间无明显差异。Christopher J 等[19]在口腔矫治器治疗 OSAHS 的临床疗效研究中证明,调节式口腔矫治器可以很好地降低阻塞性睡眠呼吸暂停的发生次数,为 OSAHS 患者提供了成功的治疗。通过表 3 的结果即可说明自行调节式口腔矫治器也是治疗轻、中度 OSAHS 的一种有效方法。

根据北京大学口腔医学院制定的口腔矫治器治疗 OSAHS 的疗效判断标准[14],AHI 降低 50% 且其绝对值降低至 10 次/h 可视为治疗有效。本研究中自行调节式口腔矫治器治疗 OSAHS 的客观有效率为 85.7%;患者共 28 例,其中 24 例有效,AHI 降低在 50% 以上。另外,4 例由于 AHI 降低不足 50%,但均降低在 20% 以上,故判定为呼吸状况改善。究其原因,个体差异是一部分因素,每个患者的上气道阻塞平面及阻塞部位不同,阻塞点过多无法达到全面的开放,阻塞点过于狭窄开放的程度不够均是导致疗效欠佳的因素;且个人对矫治器的敏感程度不同,所以影响到接受程度也是矫治器疗效评判的因素。矫治器的佩戴使用情况也会直接影响到 PSG 监测的结果,患者未能坚持每晚睡眠时佩戴矫治器,腭、舌、咽等软组织无法产生适应性改变,则患者的耐受性会越来越差,影响最终 3 个月后的监测结果,从而影响了疗效。此外,肥胖也是一个客观因素,它一直与 OSAHS 的严重程度有着不可分割的关系,不规律的生活习惯同样会影响到患者的睡眠质量,还有许多其他的未知因素有待进一步探讨。

4.2 自行调节式口腔矫治器治疗 OSAHS 的主观疗效

OSAHS 患者的众多症状中无法忽视的便是 EDS,ESS 量表是目前用来评估嗜睡程度的主观评价方式,观察治疗 OSAHS 的主观疗效当然离不开此量表。故本研究便定位到了 ESS 量表来进行评定其主观疗效。表 4 结果显示,自行调节式口腔矫治器在治疗 OSAHS 3 个月后的 ESS 评分明显要比 3 个月前的评分降低很多,差异有统计学意义($P<0.05$)。说明在改善 OSAHS 患者 EDS 方面,自行调节式口腔矫治器是当之无愧的。其原理是由于下颌在其原来位置的基础上达到了一定程度的前伸,则患者上气道的狭窄得到了有效地开放,使得患者睡眠过程中的呼吸情况得到改善,从而缓解了夜间的低氧症,减少了患者睡眠时憋气、睡眠不宁等现象,夜间睡眠质量提高了,自然白天嗜睡程度会减轻。表 5 结果显示,戴用自行调节式口腔矫治器的 OSAHS 患者治疗前后的 ESS 评分下降幅度要大于戴用调节式口腔矫治器的 OSAHS 患者,差异有统计学意义($P<$

0.05）。说明自行调节式口腔矫治器改善 OSAHS 患者白天嗜睡症状的效果要优于调节式口腔矫治器。图 1 将这一结果更直观的表现了出来，代表实验组患者治疗前后 ESS 评分变化程度的折线要高于对照组，说明为了更好地达到治疗 OSAHS 的目的，口腔矫治器有必要遵循个体化原则来制作。自行调节式口腔矫治器即在患者的感受和需求上进行改善，不仅满足了临床治疗的个体化需求，而且治疗效果确切可靠[31-32]。

BQ 对 OSAHS 患者戴用自行调节式口腔矫治器主观疗效的分析：打鼾、起床困倦、疲劳、感觉睡眠不足、睡眠质量不高，这是 OSAHS 患者来就医共同的心声。BQ 包括了打鼾与起床困倦、疲劳这两方面的调查；表 4 结果显示，OSAHS 患者戴用自行调节式口腔矫治器后打鼾评分、起床困倦疲劳评分、BQ 总分均整体下降，差异有统计学意义（$P<$ 0.05），说明 OSAHS 患者的打鼾、起床困倦疲劳等症状，比起矫治前得到明显的缓解，自行调节式口腔矫治器则是行之有效的。表 5 结果显示，戴用自行调节式口腔矫治器的 OSAHS 患者治疗前后的打鼾评分、起床困倦疲劳评分、BQ 总分下降幅度要大于戴用调节式口腔矫治器的 OSAHS 患者，差异有统计学意义（$P<0.05$），图 6 更明了地表现了这一结果，说明自行调节式口腔矫治器改善 OSAHS 患者打鼾、起床困倦疲劳的程度优于调节式口腔矫治器。

主观疗效主要取决于主观症状的改变，但目前临床上主要侧重于利用 PSG 来监测 OSAHS 患者的客观生理指标，以达到客观分级其严重程度和评价某些治疗手段治疗的目的，忽视了主观感受给患者带来的改变和不适。本研究则抛开了传统观念，加强主观症状的关注，与调节式口腔矫治器相比，自行调节式口腔矫治器是有效的，因为结果已经表明 OSAHS 患者白天嗜睡、打鼾、起床困倦疲劳的程度均比治疗前减轻了很多，所以这是一种主观疗效较为显著的治疗 OSAHS 的方法。

4.3 自行调节式口腔矫治器的舒适性评价

舒适性，在口腔矫治器治疗 OSAHS 方面来讲，就是患者的主观接受程度，这决定着口腔矫治器的疗效。因为舒适的口内装置可以提高患者的依从性，患者就更愿意配合治疗，自然会及时佩戴，使得气道产生适应性改变，从而提高矫治器的疗效。表 6 结果显示，OSAHS 患者对自行调节式口腔矫治器舒适性的满意度达到 92.9%，对调节式口腔矫治器的满意度为 82.1%，两组均没有不满意者；表明比起以往的治疗手段，自行调节式口腔矫治器的机制更好地满足了患者的需求，接受程度高；其个性化的治疗提高了患者的依从性，更能满足患者对口腔矫治器的要求，从而更愿意去配合治疗，这对客观及主观疗效的提高均是有利的。

自行调节式口腔矫治器对于 OSAHS 的治疗在临床上已取得了良好的疗效,但就具体的临床疗效评价,国内外未见报道。相对于单纯询问症状,联合客观评价相对更准确。本研究在评价自行调节式口腔矫治器治疗 OSAHS 疗效方面,利用 PSG 监测对相应客观指标进行精确测量,ESS 量表与 BQ 调查结合对主观症状的改善进行了分析,并与调节式口腔矫治器的疗效做出比较,对治疗效果做出综合的临床评价,为 OSAHS 患者提供更便捷舒适的治疗,为口腔矫治器治疗 OSAHS 的研究进展提供参考。

5 结论

（1）自行调节式口腔矫治器客观上可明显改善患者睡眠过程中的呼吸紊乱状况。

（2）自行调节式口腔矫治器可有效改善 OSAHS 患者的白天嗜睡、打鼾、起床困倦疲劳等主观症状。

（3）自行调节式口腔矫治器可有效治疗轻、中度 OSAHS,使患者的睡眠呼吸状况趋向于健康正常人。

中英文缩略词表

英文缩写	英文全称	中文全称
OSAHS	obstructive sleep apnea hypopnea syndrome	阻塞性睡眠呼吸暂停低通气综合征
PSG	polysomnography	多导睡眠监测
AHI	apnea hyponea index	睡眠呼吸暂停低通气指数
AI	apnea index	呼吸暂停指数
HI	hypopnea index	低通气指数
LSaO$_2$	lowest blood oxygen saturation	最低血氧饱和度
CPAP	continuous positive airway pressure	经鼻持续正压通气
EDS	excessive daytime sleepiness	白天过度嗜睡
ESS	Epworth Sleepiness Scale	埃普沃思嗜睡评分量表
BQ	Berlin Questionnaire	柏林睡眠症状问卷

参考文献

[1] Anika Ahrens, Colman McGrath, Urban Hägg. Subjective efficacy of oral appliance design features in the management of obstructive sleep apnea: a systematic review [J]. American Journal of Orthodontics and Dentofacial Orthopedics, 2010, 138(5): 559–576.

［2］ 中华医学会呼吸病学分会睡眠呼吸障碍学组.阻塞性睡眠呼吸暂停低通气综合征诊治指南
（2011 年修订版)[J].中华结核和呼吸杂志,2012,1(35):9-12.

［3］ 赵子军.阻塞性睡眠呼吸暂停低通气综合征与相关因子的研究进展［J].职业与健康,2013,29
（11):1388-1389+1392.

［4］ 李敏,李庆云,倪瑾华,等.上海市 30 岁以上人群阻塞性睡眠呼吸暂停低通气综合征流行病学调
查[J].中华结核和呼吸杂志,2003,26(5):268-272.

［5］ 程英,张锦,周纬,等.宁夏地区鼾症及 OSAHS 的现况调查[J].宁夏医科大学学报,2009,31(5):
604-606.

［6］ Marin J M.Long-term cardiovascular outcomes in men with obstructive sleep apnoea-hypopnoea with
or without treatment with continuous positive airway pressure: an observational study ［J］. Lancet,
2005,365(9464):1046-1053.

［7］ 陈宇，佘国跃.探索 OSAHS 患者与正常人上呼吸道流场特性 ［J］.临床医药文献杂志,2014,1
（4):582.

［8］ Martinez-Garcia M A,Duran-Cantolla J,Montserrat J M. Sleepapnea-hypopnea syndrome in the
elderly[J]. Arch Bronconeumol,2010,46(9):479-488.

［9］ 张善涛.OSAHS 对血管内皮功能变化的影响[J].临床肺科杂志,2014,19(4):604-606.

［10］ 中华耳鼻咽喉头颈外科杂志编辑委员会,中华医学会耳鼻咽喉头颈外科学分会咽喉学组.阻塞
性睡眠呼吸暂停低通气综合征诊断和外科治疗指南 ［J］.中华耳鼻咽喉头颈外科杂志,2009,44
（2):95-96.

［11］ 杨燕坡,张君.阻塞性睡眠呼吸暂停低通气综合征的诊断治疗进展[J].国际呼吸杂志,2014,34
（13)1031-1033.

［12］ Lowe A A, Sjholm T T, Ryan C F, et al. Treatment airway and compliance effects of a titratable oral
appliance[J]. Sleep,2000,23(4):172-178.

［13］ Giannasi L C,Almeida F R,Nacif S R,et al. Efficacy of an oral appliance for the treatment of
obstructive sleep apnea[J]. Int J Prosthodont, 2013,26(4):334-339.

［14］ Gao X M, Zeng X L, Fu M K, et al. An Adjustable Appliance in Treatment of Obstructive Sleep
Apnea Hypopnea Syndrome[J]. Chin J Dent Res,2005,8(4):24-28.

［15］ Gotsopoulos H,Chen C,Qian J, et al. Oral appliance therapy improves symptoms in obstructive sleep
apnea: a randomized,controlled trial ［J］. Am J Respir Crit Care Med,2002,166(5):743-748.

［16］ 傅民魁.口腔正畸学[M].第 5 版,北京:人民卫生出版社,2007:278.

［17］ 谢雨菲, 陈敏洁.口腔矫治器治疗 OSAHS 的临床应用进展 ［J］.临床口腔医学志,2011,27(8):
506-508.

［18］ Ghazal A,Sorichter S,Jonas I,et al. A randomized prospective long-term study of two oral appliances
for sleep apnoea treatment[J].J Sleep Res, 2009,18(3):321-328.

［19］Christopher J,Lettieri M D, Nathalie Paolino, D O,et al.Comparison of Adjustable and Fixed Oral Appliances for the Treatment of Obstructive Sleep Apnea ［J］. Journal of Clinical Sleep Medicine 2011,7(5):439-445.

［20］张宗德,赵健,赵昊. 锥体束 CT 在研究可调式口腔矫治器治疗儿童 OSAHS 中的应用[J]. 中国社区医师,2014,22:56.

［21］张佐,杨红琴,王铁荣,等. 自行调节式口腔矫治器治疗 OSAHS 的效果[J]. 宁夏医学杂志,2007,29(10):885-887.

［22］Lopes C, Esteves A M, Bittencourt L R, et al. Relationship between the quality of life and the severity of obstructive sleep apnea syndrome[J]. Braz J Med Biol Res,2008,41(10):908-913.

［23］李峰,蔡卓莺,武建潮. 口腔矫治器治疗 OSAHS 疗效评价体系的研究进展[J]. 口腔医学杂志, 2011,31(7):431-433.

［24］解晶辉. 多导睡眠监测在 OSAHS 手术病例筛查和疗效评估中的临床应用 ［J]. 中国医疗前沿, 2010,5(11):59.

［25］Johns M W. Reliability and factor analysis of the Epworth Sleepiness Scale ［J］. Sleep,1992,15(4): 376-381.

［26］Sharma S K, Vasudev C, Sinha S, et al. HandaKK （2006）Validation of the modified Berlin questionnaire to dentify patients at risk for the obstructive sleep apnoea syndrome ［J］. Indian J Med Res, 124:281-290.

［27］Kyunghun Kang,Ki-Soo Park,Ji-Eun Kim.Usefulness of the Berlin Questionnaire to identify patientsat high risk for obstructive sleep apnea: a population-based door-to-door study ［J］. Sleep Breath, 2013,17:803-810.

［28］张毅. Berlin 睡眠质量评估问卷对诊断 OSAHS 的价值[D]. 乌鲁木齐:新疆医科大学,2008.

［29］Habukawa M, Uchimura N, Kakuma T. Effect of CPAP treatment on residual depressive symptoms in patients with major depression and coexisting sleep apnea: Contribution of daytime sleepiness to residual depressive symptoms ［J］. Sleep Med, 2010,11(6):552-557.

［30］卢海燕,王洁,董福生,等. 可调式下颌前移矫治器治疗 OSAHS 的临床疗效评价[J]. 现代口腔医学杂志,2012,26(4):229-233.

［31］龚淼,曲爱丽,张佐,等. 自行调节式口腔矫治器治疗 OSAHS 患者舌骨位置变化的效果[J]. 江苏医药,2012,38(2):164-166.

［32］杨随兴,封净,唐洁,等. 自行调节式口腔矫治器治疗 OSAH 患者舌咽部的形态学改变[J]. 宁夏医科大学学报,2011,33(3):234-236.

（刘　冰　李天宇　张　佐）

附录一

Epworth 嗜睡量表（The Epworth Sleep Scale，ESS）

在下列情况下你打瞌睡（不仅仅是感到疲倦）的可能性如何？这是指你最近几个月的通常生活情况；假如你最近没有做过其中某些事情，请试着填上它们可能会给你带来多大的影响。运用下列标度给每种情况选出最适当的数字，从每一行中选出一个最符合你的情况的数字，用（√）表示。

0=从不打瞌睡；1=轻度可能打瞌睡；2=中度可能打瞌睡；3=很可能打瞌睡

情况	打瞌睡的可能			
坐着阅读书刊	0	1	2	3
看电视	0	1	2	3
在公共场所坐着不动（例如在剧场或开会）	0	1	2	3
作为乘客在汽车中坐 1 小时，中间不休息	0	1	2	3
在环境许可下，下午躺下休息	0	1	2	3
坐下与人谈话	0	1	2	3
午餐不喝酒，餐后安静地坐着	0	1	2	3
需要注意力高度集中的工作间歇（例如开车等红绿灯）	0	1	2	3

附录二

Berlin 睡眠症状调查问卷

姓名：　　　　　　性别：　　　　　　　　年龄：

身高：　　　　　　体重：

1. 您打鼾吗?

　　是的(1)　　　不是(0)　　　不知道/拒绝回答(0)

2. 如果打鼾——您的鼾声:

　　比正常呼吸时较响(0)　　　同说话时声响(0)　　　比说话声响(0)

　　非常响,相邻房间都能听到(1)　　　不知道/拒绝回答(0)

3. 您经常打鼾吗?

　　几乎每天(1)　　　1周3~4次(1)　　　1周1~2次(0)

　　1个月1~2次(0)　　　很少,几乎没有或不知道(0)

4. 您的鼾声影响其他人了吗?

　　是的(1)　　　没有/不知道/拒绝回答(0)

5. 在您睡觉时,有人注意到您睡眠中有停止呼吸的现象吗?

　　几乎每天都有(2)　　　1周3~4次(2)　　　1周1~2次(0)

　　1个月1~2次(0)　　　几乎没有/不知道/拒绝回答(0)

请将1~5题得分加和,如果得分大于等于2分,请在中方框内打钩 □

6. 您通常醒来后会常感觉疲乏吗?

　　几乎每天都有(1)　　　1周3~4次(1)　　　1周1~2次(0)

　　1个月1~2次(0)　　　几乎没有/不知道/拒绝回答(0)

7. 白天清醒状态下,您还会有疲劳、乏力等现象吗?

　　几乎每天都有(1)　　　1周3~4次(1)　　　1周1~2次(0)

　　1个月1~2次(0)　　　几乎没有/不知道/拒绝回答(0)

8. 开车时会有打盹或睡着的现象吗?

　　有(1)　　　没有/不知道/拒绝回答(0)

9. 如果有,发生的次数是多少?

几乎每天都有(1)　　1 周 3~4 次(1)　　1 周 1~2 次(0)

1 个月 1~2 次(0)　　几乎没有/不知道/拒绝回答(0)

请将 6~9 题得分加和,如果得分大于等于 2 分,请在中方框内打钩□。

10. 您有高血压吗?

有(1)　　没有(0)　　不知道/拒绝回答(0)

11. 您的身高?

_____

12. 您的体重?

_____

13. 您的年龄?

_____

14. 您的性别?　　男□　　女□

15. 使用以下公式计算体重指数:

$BMI=体重(kg)/身高^2(m)$

您的 BMI 大于 30 kg/m² 吗?

是(1)　　不是（0）

请将 10~15 题得分加和,如果得分大于等于 1 分,请在中方框内打钩□;

若以上 3 部分答题中有 2 个或 2 个以上确认打钩，那您有可能患上睡眠呼吸暂停综合征。

海原县 6~12 岁儿童睡眠障碍流行病学调查

【摘要】

目的:掌握海原县城乡 6~12 岁儿童睡眠障碍的流行病学特征,为有针对性地了解儿童睡眠障碍,制订相应的诊疗方案提供一定理论依据。

方法:采用多阶段整群随机抽样的方法在海原县城、海原新区、关桥乡、七营乡随机抽取 4 所小学 1320 名 6~12 岁小学生。应用儿童睡眠习惯调查问卷中文版(CSHQ),对其进行问卷调查。使用 SPSS 19.0 软件对数据进行统计分析。

结果:

1. 海原地区不同年龄睡眠障碍情况

得分方面:低年级组与中年级组各维度及总分差异均无统计学意义($P>0.05$);在入睡潜伏期及睡眠呼吸障碍层面中,高年级组学生得分高于低年级组,其结果有统计学意义($P<0.05$);在睡眠呼吸障碍层面中,高年级组高于中年级组,结果有统计学意义($P<0.01$)。

发生率方面:就寝习惯层面低年级组(49.82%)的发生率要高于中年级组(36.68%)及高年级组 (32.18%),差异有统计学意义 ($P<0.0125$);在睡眠焦虑层面,低年级组(38.35%)发生率要高于中年级组(14.78%)及高年级组(16.83%),差异有统计学意义($P<0.0125$);在睡眠呼吸障碍层面中,高年级组的睡眠呼吸障碍发生率(27.48%)要高于中年级组(13.69%)及低年级组(11.47%),差异有统计学意义($P<0.0125$);在白天嗜睡层面,高年级组(13.86%)的发生率要高于中年级组(7.48%)及低年级组(5.01%),差异有统计学意义($P<0.0125$);睡眠障碍发生率低年级组(86.36%)要高于高年级组(73.85%),差异有统计学意义($P<0.0125$)。其余各组发生率差异均无统计学意义。

2. 海原地区不同性别睡眠障碍情况

得分方面:在入睡潜伏期层面,男性儿童的得分要低于女性儿童,其差异有统计学意义($P<0.05$),其余各项均无显著性差异($P>0.05$)。

发生率方面:男性睡眠障碍发生率在就寝习惯层面、入睡潜伏期层面、睡眠持续时间层面、睡眠呼吸障碍层面、白天嗜睡层面及总的发生率高于女性,其中仅有睡眠持续时间层面差异有统计学意义($P<0.01$),其余各维度睡眠障碍发生率女性高于男性,但男女之间睡眠障碍发生率的差异并无统计学意义($P>0.05$)。

3. 海原地区城镇与乡村睡眠障碍情况

得分方面:在入睡潜伏期层面、夜醒层面、异态睡眠层面、睡眠呼吸障碍层面及总得分,城镇儿童的得分均低于乡村儿童,其差异有统计学意义($P<0.01$),其余各维度,两地区儿童得分无明显差异($P>0.05$)。

发生率方面:在入睡潜伏期层面,乡村儿童(37.18%)高于城镇儿童(26.52%),其差异具有统计学意义($P<0.01$);在睡眠持续时间层面,乡村儿童(42.31%)高于城镇儿童(14.39%),其差异具有统计学意义($P<0.01$);在夜醒层面,乡村儿童(21.79%)高于城镇儿童(8.33%),其差异具有统计学意义($P<0.01$);在异态睡眠层面,乡村儿童(35.90%)高于城镇儿童(15.91%),其差异具有统计学意义($P<0.01$);在睡眠呼吸障碍层面,乡村儿童(29.49%)高于城镇儿童(12.88%),其差异具有统计学意义($P<0.01$);总睡眠障碍,乡村儿童(89.74%)高于城镇儿童(76.52%),其差异具有统计学意义($P<0.01$);其余维度无统计学差异。

4. 睡眠障碍组与非睡眠障碍组不同症状的发生率

睡眠障碍组与非睡眠障碍组在上课打瞌睡、注意力不集中、学习成绩下降及白天嗜睡方面,差异有统计学意义($P<0.05$);在食欲、白天精神状态、记忆力差、多动方面,差异无统计学意义($P>0.05$)。

5. 影响该地区儿童睡眠呼吸障碍的因素

近一年常发扁桃体炎及鼻炎是儿童睡眠呼吸障碍的危险因素,且差异有统计学意义($P<0.05$,B>0、OR>1)。

6. 海原地区家长对睡眠障碍认知度:该地区儿童家长在8个维度的主观评分均低于该儿童的客观得分,且差异均有统计学意义($P<0.01$)。

结论:

1. 海原城乡6~12岁儿童睡眠障碍发生率高,具有城乡差异,且随年龄的增长而降低,性别间发生率无差异。

2. 海原城乡家长缺乏对儿童睡眠障碍的了解。

3. 存在睡眠障碍的患儿会出现上课打瞌睡、学习成绩下降、注意力不集中、白天嗜睡的症状。

4. 扁桃体炎及鼻炎是该地区儿童睡眠障碍的危险因素。

【关键词】 儿童;睡眠障碍;睡眠呼吸障碍;流行病学调查

The epidemiological survey of 6–12 years old children sleep disorders in Haiyuan

ABSTRACT

Objective：Master the epidemiological characteristics of Haiyuan county urban and rural children aged between 6 and 12 years of sleep disorder, is aimed at understanding of children with sleep disorder, formulate corresponding diagnosis and treatment to provide certain theoretical basis.

Methods：In Haiyuan County, Haiyuan area, GuanQiao xiang village, Qi Ying village by multi-stage cluster random sampling method randomly selected from 4 primary schools, including 6–12 years old students, a total of 1320. Using The Children's Sleep Habits Questionnaire to carry out a questionnaire survey. Using SPSS19.0 software for statistical analysis of data.

Result：

1. Different age the prevalence of sleep disorders in Haiyuan area：

Score aspect：There was no significant statistical significance(P>0.05) in each dimension and total score of the lower grades and middle grades. In the sleep latency and sleep apnea level, high grade students scored higher than the low grade group, the result was statistically significant （P<0.05）. In the aspect of sleep disordered breathing in high grade group scored higher than in medium grade group, the results were statistically significant （P<0.01）.

Prevalence rate aspect：Sleeping habits level low grade group （49.82%） higher than medium grade group（36.68%） and high grade group （32.18%）, the difference was statistically significant （P<0.0125）. In the sleep anxiety level, the incidence of the lower grade group （38.35%） was higher than that in the medium grade group （14.78%） and the higher grade group（16.83%）, the difference was statistically significant（P<0.0125）. In the aspect of sleep apnea, the incidence of sleep disordered breathing in high grade group（27.48%）was higher than that medium grade group（13.69%）and low grade group（11.47%）, the difference was statistically significant （P<0.0125）. In the daytime sleepiness level, the incidence of higher grade group （13.86%）was higher than that in the medium grade group（7.48%）and the lower grade group （5.01%）, the difference was statistically significant（P<0.0125）. The incidence of sleep disorder was lower in grade group （86.36%）higher than in high grade group （73.85%）, the difference was statistically significant （P<0.0125）. The incidence of the other groups were not statistically significant.

2. The prevalence of sleep disorder in different gender:

Score aspect: In the sleep latency level, the male children's scores were lower than female children, the results were statistically significant （P<0.05）, and the rest were no difference （P>0.05）.

Prevalence rate aspect: Boys Sleep Disorder incidence lasted in the level of sleep habits, sleep latency and sleep and time level, sleep disordered breathing level, daytime sleepiness level and total occurred than girls, which only sleep continued time level difference was statistically significant （P<0.01）, while the rest of the dimension sleep disorder occurrence rate of girls was higher than boys, but men and women between sleep disorders occurred rate difference was not statistically significant （P>0.05）.

3. The urban and rural areas the prevalence of sleep disorders in Haiyuan:

Score aspect: In sleep latency level, night waking level, abnormal sleep level, sleep disordered breathing level, and the total score and scores of children in towns were lower than children in rural areas, the result is statistically significant （P<0.01）, while the rest of the dimension, the two children score no significant difference （P>0.05）.

Prevalence rate aspect: The prevalence of sleep disorders, sleep latency in the level of rural children （37.18%）was higher than that of urban children （26.52%）, the results were statistically significant（P<0.01）. In the duration of sleep level, children in rural areas （42.31%）was higher than that of urban children （14.39%）, the results were statistically significant （P<0.01）. In the wake of the night, rural children （21.79%）were higher than those of urban children（8.33%）, and the results were statistically significant （P<0.01）. At the level of abnormal sleep, rural children （35.90%） were higher than urban children （15.91%）, and the results were statistically significant （P<0.01）. At the level of sleep disordered breathing, rural children（29.49%） were significantly higher than urban children （12.88%）, and the results were statistically significant （P<0.01）. Total sleep disorder, rural children （89.74%） was higher than that of urban children （76.52%）, and the results were statistically significant （P<0.01）; the other dimensions were not statistically different.

4. The incidence of different symptoms in patients with sleep disorder and non-sleep disorder: Sleep disorder and the non-sleep disorder group in doze off in class, inattention, poor academic performance and daytime sleepiness, the difference was statistically significant （P<0.05）.

On the mental state, poor memory, appetite, hyperactivity, there was no statistically significant difference （P>0.05）.

5. Nearly a year recurrent tonsillitis and children rhinitis is a risk factor for sleep apnea, with statistical significance （P<0.05, B>0, OR>1）.

6. Haiyuan parents awareness of sleep disorders: Children's parents in the area of the 8 dimensions of subjective ratings were lower than the children's objective score, and the results were statistically significant （P<0.01）.

Conclusion

1. The urban and rural children aged 6-12 the incidence of sleep disorder is high, With differences between urban and rural areas, and decreased with the increase of age, there was no difference between the sexes.

2. The parents of the children sleep disorders in urban and rural areas lack of understanding.

3. Children with sleep disorder have asleep in class, decline in academic performance and symptoms of daytime sleepiness.

4. Tonsillitis and rhinitis were risk factors of sleep disorders in children.

Key words:Children; Sleep disorder; Sleep disordered breathing; epidemiological investigation

1 引言

儿童正处在生长发育的关键时期,良好睡眠是健康成长的保障,它不但可以恢复一天劳累的身体,还可以促进身体内各系统的发育[1]。近几年,儿童睡眠问题逐渐成为全球性问题。有研究表明,夜间患儿因上气道变窄出现打鼾、憋气、喘粗气等症状,使身体产生低氧血症,诱发高碳酸血症,导致大脑中生长激素的分泌有所下降,从而引起生长发育缓慢,同时由于夜间觉醒频繁,使得白天患儿出现行为异常,长期反复发生,造成孩子的记忆力减退、学习成绩下降[2]。目前,该问题已引起医学界的广泛关注。

儿童睡眠障碍指睡眠过程中心理及行为的异常表现,从而引起的一系列病理生理变化[3],其临床表现较为复杂,所以就诊时容易造成误诊。主要有以下表现:夜间患儿表现为打鼾、呼吸费力、胸腹反向异常呼吸、呛咳明显、躁动不安、遗尿、多汗等;白天可有鼻塞、张口呼吸、食道反流、易激惹、注意力不集中、多动、学习成绩下降、认知障碍等,同时会反复患有中耳炎、扁桃体炎、鼻炎等[4]。长期发作可存在生长发育缓慢、高血压、心脏扩大、右心衰竭及肺心病等体征[1]。由此可见,儿童睡眠障碍不单单是呼吸系统疾病,更是一种涉及多器官、多系统、多学科的综合性疾病。

在儿童睡眠障碍的研究中,对其进行流行病学调查,掌握流行病学特征,一方面可以估计出睡眠障碍对儿童健康带来的危害性,另一方面可为探索本病发生发展的诸多方面提供基础资料。因此,对儿童睡眠障碍进行流行病学调查是非常有意义的。

国外从20世纪80年代便开始了儿童睡眠障碍的流行病学调查,方法多是使用问卷、问诊、随访的形式进行。本世纪初,美国儿科学教授Judith A. Owens博士根据学龄儿童的生理特点编制成一份问卷,适用年龄范围在4~12岁[5]。该问卷采用回顾性调查方法,由父母回忆过去4周中孩子的睡眠情况,选择比较典型的1周进行问卷填写。问卷从8个不同层面反映儿童常见睡眠问题,分别为如下几个层面:①就寝习惯;②入睡潜伏期;③睡眠持续时间;④睡眠焦虑;⑤夜醒;⑥异态睡眠;⑦睡眠呼吸障碍;⑧白天嗜睡。每个维度按客观指标"经常"=3,"偶尔"=2,"很少"=1,同时每个维度还对应客观评判"是"=3,"否"=0,"不确定"=1进行双重打分。各国学者均对此问卷做了验证,同时应用此问卷进行睡眠障碍的流行病学研究[6-10]。该问卷2007年由中国学者翻译并对中国9个城市的两万多名一年级到六年级的学龄儿童进行了问卷调查,显示该问卷有很好的信度及效度,可用于我国儿童的睡眠障碍研究[11]。同时,中国多位学者应用此问卷进行了睡眠障碍的流行病学研究[12-16]。但国内研究的调查对象主要集中在大、中型城市,针对偏远山区特别是民族地区儿童此方面的调查与研究较少。为此,有必要对偏远山区儿童睡眠呼吸障碍进行进一步调查,以便了解偏远山区儿童该病发生病率及相关影响因素。

2 资料与方法

2.1 研究对象

2.1.1 样本量的选择

根据样本量计算公式 $N=Z^2\times(P\times(1-P))/E^2$, 95%的置信区间 Z 为 1.96,容许误差 E 控制在 3%。经查阅文献,儿童睡眠障碍的发病率在 25%左右[17],根据以上数据,所得出样本量为 800 人。但在实际调查过程中,不排除有作废的问卷,所以所调查人数应大于800 人。

2.1.2 研究对象的选择

2015 年 1 月至 2015 年 10 月采用多阶段整群随机抽样的方法在海原县城、海原新区、关桥乡、七营乡随机抽取 4 所小学 6~12 岁小学生共计 1320 名。

具体步骤:

第一阶段,抽样单位是区、镇、乡。将海原地区按行政级别分为城镇和乡村两组。采用整群抽样的方法,将海源地区 4 个镇 12 个乡按城镇和乡村分别列出来,并随机编号。按随机数字表法,从城镇随机抽取 2 个地区,从乡村随机抽取 2 个地区。

第一阶段抽取结果:城镇为海源县城、海原新区;乡村为关桥乡、七营乡。

第二阶段, 抽样单位为学校。从第一阶段抽取的城镇和乡村中各随机抽取一所小学。把该地区所有小学分别列出并随机编号,随机号码最大的小学被选入第三阶段。

第二阶段抽取结果:海原县城为海原县第四小学,海原新区为兴海小学,关桥乡为关桥小学,七营乡为七营中心小学。

第三阶段,抽样单位为班级。在第二阶段抽取的学校中,把每个年级的班级随机编号,号码最小的一个班级入选。

第三阶段抽取结果:每个年级随机抽取 1 个班级,每个学校各抽取 6 个班级。4 个学校共抽取 24 个班级,共计 1320 名学生。

2.2 研究方法

2.2.1 问卷设计

问卷第一部分为学生及父母的基本信息, 第二部分为儿童睡眠习惯调查问卷中文版(CSHQ)。并对问卷进行统一编号,为了便于进行数据录入,对调查项目逐一编码。

2.2.2 问卷发放

问卷发放前由研究者到所选取的学校,向学校领导说明此次问卷的重要性与必要性,同时组织学生家长到学校,由研究者向家长详细讲解填表要求,采用一人一卷的问卷形式,以保证问卷的填写质量。问卷由家长填写,填写完毕后由研究者统一回收。

2.2.3 问卷整理

问卷调查结束后,由研究者本人对问卷认真检查,将年龄在 6~12 岁且第一部分答题率大于 95%,第二部分评分项答题率为 100% 的问卷视为合格问卷,将不合格的问卷剔除。

2.2.4 统计学分析

应用 SPSS 19.0 统计软件进行数据的统计分析。两独立样本应用四格表 x^2 检验、多个样本率比较应用 x^2 分割法。两样本均数比较用两样本 t 检验,三组均数比较应用方差分析。应用 Logistic 逐步回归分析与睡眠障碍相关的危险因素。

2.2.5 技术路线

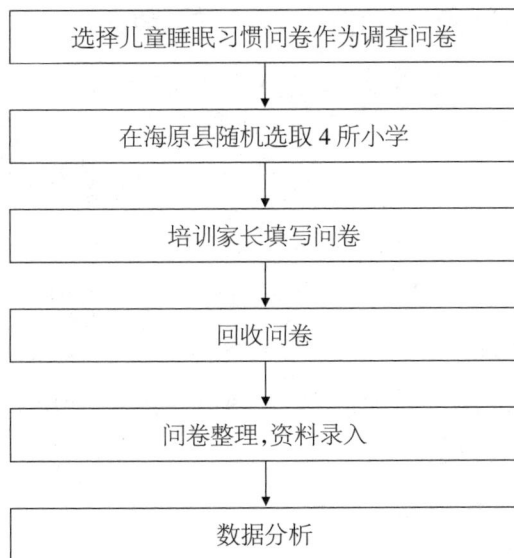

3 结果

3.1 一般情况

本次调查共发放问卷 1320 份,回收合格问卷 1231 份,合格率 93.26%。587 名被检的乡村儿童中,男生 303 名,女生 284 名,其中 6 岁及 7 岁儿童人数较少,分别为 62 名及 68 名,12 岁儿童人数最多为 108 名,8 岁、9 岁、10 岁、11 岁儿童人数基本相同;644 名被检城镇儿童中,男生 325 名,女生 319 名,6 岁及 7 岁儿童人数较少,分别为 70 名及 79 名,10 岁、12 岁儿童人数较多,分别为 105 名及 110 名,8 岁、9 岁、11 岁儿童人数基本相同。

教育程度方面,乡村母亲的小学教育程度有 236 人,文盲 221 人,初中 97 人,高中或中专 32 人,本科及以上学历仅为 1 人;乡村父亲的小学教育程度 288 名,初中 159 人,文盲 89 名,高中或中专 45 名,本科及以上学历为 6 人。城镇母亲的教育程度小学 268 名,初中 145 名,文盲 104 名,高中或中专 91 名,本科及以上学历 36 名;城镇父亲的初中教育程度 201 名,高中或中专 153 名,小学 151 名,本科及以上 82 名,文盲 57 名。母亲教育程度小学所占比例最高,达 40.94%,文盲 26.40%,初中 19.66%,高中或中专 9.99%,本科及以上学历 3.01%;父亲教育程度小学比例最高 35.66%,初中 29.24%,高中或中专 16.08,文盲 11.86%,本科及以上 7.15%。

问卷填写方面,乡村母亲填写人数 345 人,父亲 175 人,其他 67 人;城镇父亲填写人数 331 人,母亲 264 名,其他 49 名,见表 1。

3.2　各年龄组睡眠习惯问卷量表总得分及各因子间的比较

按年级高低,将 6~12 岁儿童分为 3 组,即低年级组 6~7 岁、中年级组 8~10 岁、高年级组 11~12 岁。再分别将三组均数用 SNK-q 检验,进行两两比较。低年级组与中年级组各维度及总分差异均无统计学意义($P>0.05$);在入睡潜伏期及睡眠呼吸障碍层面中,高年级组学生的得分高于低年级组,差异有统计学意义($P<0.05$);在睡眠呼吸障碍层面中,高年级组的得分高于中年级组,差异有统计学意义($P<0.01$),见表 2。

3.3　各年龄组睡眠障碍发生率的比较

3 个年级先进行(行×列)x^2 检验,当 $P<0.05$ 时,进一步使用 x^2 分割法进行组内两两比较。就寝习惯层面低年级组(49.82%)的发生率要高于中年级组(36.68%)及高年级组(32.18%),差异有统计学意义($P<0.0125$)。在睡眠焦虑层面,低年级组(38.35%)发生率要高于中年级组(14.78%)及高年级组(16.83%),差异有统计学意义($P<0.0125$)。在睡眠呼吸障碍层面中,高年级组的睡眠呼吸障碍发生率(27.48%)要高于中年级组(13.69%)及低年级组(11.47%),差异有统计学意义($P<0.0125$)。在白天嗜睡层面,高年级组(13.86%)的发生率要高于中年级组(7.48%)及低年级组(5.01%),差异有统计学意义($P<0.0125$)。睡眠障碍发生率,低年级组(86.36%)要高于高年级组(73.85%),差异有统计学意义($P<0.0125$)。其余各组发生率差异均无统计学意义,见表 3。

表 1 人口学分布

人口学变量		地点/个		合计/个	比例/%
		乡村	城镇		
性别	男	303	325	628	51.02
	女	284	319	603	48.98
年龄	6 岁	62	70	132	10.72
	7 岁	68	79	147	11.94
	8 岁	88	95	183	14.87
	9 岁	86	90	176	14.30
	10 岁	84	105	189	15.35
	11 岁	91	95	186	15.11
	12 岁	108	110	218	17.71
教育程度					
母亲	本科及以上学历	1	36	37	3.01
	高中或中专	32	91	123	9.99
	初中	97	145	242	19.66
	小学	236	268	504	40.94
	文盲	221	104	325	26.40
父亲	本科及以上学历	6	82	88	7.15
	高中或中专	45	153	198	16.08
	初中	159	201	360	29.24
	小学	288	151	439	35.66
	文盲	89	57	146	11.86
问卷填写人	父亲	175	331	506	41.10
	母亲	345	264	609	49.47
	其他	67	49	116	9.42

3.4 不同性别睡眠习惯问卷总得分及各因子间的比较

在入睡潜伏期层面,男性儿童的得分要低于女性儿童,其差异有统计学意义($P<0.05$),其余各项均无显著性差异($P>0.05$),见表 4。

表 2 各年龄组睡眠习惯问卷量表总得分及各因子间的比较($\bar{x}\pm s$)

因子	低年级组(L) 6~7 岁 ($n=279$)	中年级组(M) 8~10 岁 ($n=548$)	高年级组(H) 11~12 岁 ($n=404$)	LM P 值	LH P 值	MH P 值
睡眠时间	10.4±1.0	10.4±1.0	10.1±1.0	0.817	0.195	0.064
就寝习惯	10.2±2.4	9.6±2.9	9.8±2.1	0.118	0.431	0.416
入睡潜伏期	1.7±0.8	1.9±0.8	2.1±0.8	0.142	0.012*	0.15
睡眠持续时间	5.1±1.5	4.9±1.3	5.2±1.5	0.557	0.588	0.184
睡眠焦虑	6.0±2.0	5.5±1.6	5.7±1.8	0.116	0.389	0.463
夜醒	4.1±1.3	4.2±1.3	4.3±1.4	0.552	0.405	0.728
异态睡眠	8.8±1.9	9.2±2.3	9.5±2.7	0.458	0.132	0.313
睡眠呼吸障碍	3.5±0.9	3.5±1.0	4.0±1.5	0.822	0.016*	0.007**
白天嗜睡	11.6±2.5	11.7±2.4	11.7±2.7	0.902	0.984	0.908
总分	47.9±7.3	47.7±6.7	49.6±8.8	0.924	0.249	0.128

注：*$P<0.05$；**$P<0.01$。

表 3 各年龄组睡眠障碍发生率的比较

因子	低年级组(L) 6~7 岁 发生率/%	中年级组(M) 8~10 岁 发生率/%	高年级组(H) 11~12 岁 发生率/%	界限	P 值	LM P 值	LH P 值	MH P 值
就寝习惯	49.82	36.68	32.18	10.8	0.000**	0.000★	0.000★	0.150
入睡潜伏期	20.43	25.73	25.99	2.3	0.182	—	—	—
睡眠持续时间	38.35	34.49	30.69	5.3	0.113	—	—	—
睡眠焦虑	24.73	14.78	16.83	7.8	0.002**	0.000★	0.011★	0.389
夜醒	9.32	12.77	13.86	5.3	0.191	—	—	—
异态睡眠	15.41	11.86	12.38	10.6	0.333	—	—	—
睡眠呼吸障碍	11.47	13.69	27.48	4.5	0.000**	0.369	0.000★	0.000★
白天嗜睡	5.02	7.48	13.86	15.2	0.001**	0.179	0.001★	0.006★
总分	82.44	78.10	73.76	41	0.026*	0.144	0.008★	0.120

注：*$P<0.05$；**$P<0.01$；★$P<0.0125$。

表 4 男女睡眠习惯问卷总得分及各因子间的比较($\bar{x} \pm s$)

因子	男性($n=628$)	女性($n=603$)	T 值	P 值
睡眠时间	10.2±1.0	10.4±1.0	−1.281	0.201
就寝习惯	9.7±2.1	9.8±2.1	−0.256	0.798
入睡潜伏期	1.8±0.8	2.1±0.8	−2.227	0.027*
睡眠持续时间	5.2±1.5	4.9±1.3	1.555	0.121
睡眠焦虑	5.7±1.7	5.7±1.8	−0.203	0.839
夜醒	4.1±1.3	4.3±1.3	−0.902	0.368
异态睡眠	9.3±2.5	9.1±2.2	0.491	0.624
睡眠呼吸障碍	3.7±1.2	3.6±1.1	0.562	0.574
白天嗜睡	11.6±2.6	11.7±2.4	−0.418	0.676
总分	48.2±8.2	48.4±7.0	−0.197	0.844

注：*$P<0.05$；**$P<0.01$。

3.5 不同性别睡眠障碍发生率比较

男性睡眠障碍发生率在就寝习惯层面、入睡潜伏期层面、睡眠持续时间层面、睡眠呼吸障碍层面、白天嗜睡层面及总的发生率要高于女性，其中仅有睡眠持续时间层面差异有统计学意义（$P<0.01$），其余各维度睡眠障碍发生率女性高于男性，但男女之间睡眠障碍发生率的差别并无统计学意义（$P>0.05$），见表 5。

表 5 男女睡眠障碍发生率比较

因子	男性发生率/%	女性发生率/%	界限	P 值
就寝习惯	16.88	15.92	10.8	0.65
入睡潜伏期	27.07	25.53	2.3	0.542
睡眠持续时间	40.76	28.86	5.3	0.000**
睡眠焦虑	16.40	18.57	7.8	0.316
夜醒	11.62	14.93	5.3	0.088
异态睡眠	21.34	25.21	10.6	0.108
睡眠呼吸障碍	20.38	17.74	4.5	0.239
白天嗜睡	9.71	8.46	15.2	0.444
总分	87.26	84.08	41	0.111

注：*$P<0.05$；**$P<0.01$。

3.6 城乡睡眠习惯问卷总得分及各因子间的比较

在入睡潜伏期层面、夜醒层面、异态睡眠层面、睡眠呼吸障碍层面、及总得分,城镇儿童的得分均低于乡村儿童,差异有统计学意义($P<0.01$),其余各维度,两地区儿童得分无显著性差异($P>0.05$),见表 6。

表 6 城乡睡眠习惯问卷总得分及各因子间的比较($\bar{x}\pm s$)

因子	乡村(n=587)	城镇(n=644)	t 值	P 值
睡眠时间	10.5±0.9	10.2±1.1	1.589	0.114
就寝习惯	9.8±1.6	9.8±2.4	0.013	0.989
入睡潜伏期	2.2±0.8	1.8±0.8	3.049	0.003[**]
睡眠持续时间	5.3±1.4	4.9±1.3	1.827	0.069
睡眠焦虑	5.8±1.8	5.7±1.8	0.281	0.779
夜醒	4.6±1.5	4.0±1.2	3.189	0.002[**]
异态睡眠	10.0±2.7	8.8±2.0	3.513	0.001[**]
睡眠呼吸障碍	4.0±1.5	3.5±1.0	2.766	0.006[**]
白天嗜睡	12.0±2.4	11.5±2.6	1.245	0.215
总分	50.2±7.7	47.0±7.2	3.292	0.001[**]

注:[*]$P<0.05$;[**]$P<0.01$。

3.7 城乡睡眠障碍发生率的比较

在入睡潜伏期层面,乡村儿童(37.18%)要高于城镇儿童(26.52%),差异具有统计学意义($P<0.01$);在睡眠持续时间层面,乡村儿童(42.31%)要高于城镇儿童(14.39%),其差异具有统计学意义($P<0.01$);在夜醒层面,乡村儿童(21.79%)要高于城镇儿童(8.33%),其差异具有统计学意义($P<0.01$);在异态睡眠层面,乡村儿童(35.90%)要高于城镇儿童(15.91%),其差异具有统计学意义($P<0.01$);在睡眠呼吸障碍层面,乡村儿童(29.49%)要高于城镇儿童(12.88%),其差异具有统计学意义($P<0.01$);总睡眠障碍,乡村儿童(89.74%)要高于城镇儿童(76.52%),其差异具有统计学意义($P<0.01$);其余维度差异无统计学意义,见表 7。

3.8 睡眠障碍客观得分与主观评分的比较

该地区儿童家长在 8 个维度的主观评分均低于该儿童的客观得分,且差异均有统计学意义($P<0.01$),见表 8。

表 7　城乡睡眠障碍发生率比较

因子	乡村发生率/%	城镇发生率/%	界限	P 值
就寝习惯	34.62	40.15	10.8	0.041[*]
入睡潜伏期	37.18	26.52	2.3	0.000[**]
睡眠持续时间	42.31	14.39	5.3	0.000[**]
睡眠焦虑	15.38	18.94	7.8	0.095
夜醒	21.79	8.33	5.3	0.000[**]
异态睡眠	35.90	15.91	10.6	0.000[**]
睡眠呼吸障碍	29.49	12.88	4.5	0.000[**]
白天嗜睡	10.26	8.33	15.2	0.267
总分	89.74	76.52	41	0.000[**]

注：[*]$P<0.05$；[**]$P<0.01$。

表 8　睡眠障碍客观得分与主观评分的比较（$\bar{x}\pm s$）

因子	客观得分	主观得分	t 值	P 值
就寝习惯	9.8±2.1	3.3±3.2	24.448	0[**]
入睡潜伏期	1.9±0.8	0.9±1.2	10.339	0[**]
睡眠持续时间	5.0±1.4	2.1±2.1	16.589	0[**]
睡眠焦虑	5.7±1.8	2.0±2.7	16.419	0[**]
夜醒	4.2±1.3	1.4±1.8	18.639	0[**]
异态睡眠	9.2±2.4	3.0±3.6	21.031	0[**]
睡眠呼吸障碍	3.7±1.1	1.0±2.0	16.603	0[**]
白天嗜睡	11.7±2.5	3.2±3.5	28.515	0[**]
总分	48.3±7.6	15.9±13.3	30.725	0[**]

注：[*]$P<0.05$；[**]$P<0.01$。

3.9　不同症状在睡眠障碍组与非睡眠障碍组的发生率比较

睡眠障碍组与非睡眠障碍组在上课打瞌睡、注意力不集中、学习成绩下降及白天嗜睡方面，差异有统计学意义（$P<0.05$）；在食欲、白天精神状态、记忆力差、多动方面，差异无统计学意义（$P>0.05$），见表 9。

3.10　影响儿童睡眠障碍的多因素筛选

将影响睡眠障碍组各维度及总分的几种相关因素放入模型中，用 $Logistic$ 回归

表 9　不同症状在睡眠障碍组与非睡眠障碍组的发生率比较

症状	睡眠呼吸障碍组 发生率/%	非睡眠呼吸障碍组 发生率/%	x^2 值	P 值
食欲	52.12	42.81	0.292	0.589
白天精神状态	23.73	21.31	0.657	0.418
上课打瞌睡	25.85	19.53	4.683	0.03*
注意力不集中	30.08	23.08	5.015	0.025*
记忆力差	25.42	21.89	1.347	0.246
学习成绩下降	30.51	23.08	5.631	0.018*
多动	47.46	42.60	1.821	0.177
白天嗜睡	17.37	11.83	5.155	0.023*

注: *$P<0.05$。

分析对所有因素进行分析,主要有家人打呼噜、母孕期家里有人抽烟、抚养人抽烟、BMI 指数、白天午休、近一年患过鼻炎、近一年患过咽炎。结果显示近一年扁桃体炎及鼻炎的发生差异具有统计学意义($P<0.05$、$B>0$、$OR>1$)。最后再将有意义的两个变量进行分析,发现近一年扁桃体炎及鼻炎的发生是该地区儿童睡眠呼吸障碍的危险因素,见表 10—表 11。

表 10　影响儿童睡眠障碍的单因素 *Logistic* 回归分析

因素	回归系数 (β)	标准误 ($S.E$)	统计量 (Wals)	P 值	比值比 $EXP(B)$
家人打呼噜	0.052	0.376	0.019	0.889	1.054
母孕期抽烟	0.283	0.416	0.463	0.496	1.327
抚养人抽烟	0.298	0.441	0.455	0.500	1.347
BMI 指数	0.157	0.485	0.104	0.747	1.170
近半年患鼻炎	1.525	0.422	13.07	0.000**	4.594
近半年患扁桃体炎	1.61	0.403	15.932	0.000**	5.005
常数项	−2.997	1.230	5.932	0.015*	0.050

注: *$P<0.05$; **$P<0.01$。

表 11　影响儿童睡眠障碍的多因素 *Logistic* 回归分析

因素	回归系数（β）	标准误（S.E）	统计量（Wals）	P 值	比值比EXP(B)
近半年患鼻炎	1.468	0.389	14.262	0.000**	4.342
近半年患扁桃体炎	1.591	0.399	15.923	0.000**	4.909
常数项	−2.861	0.375	58.162	0.000**	0.057

注：**$P<0.01$。

4　讨论

本课题通过对宁夏海原地区的 1231 名 6~12 岁的小学生进行睡眠障碍流行病学调查,以了解该地区儿童睡眠障碍情况,同时对该地区年龄、性别、城乡、家长认知情况、相关症状及危险因素进行分析。

4.1　不同年龄组睡眠障碍分析

本次研究显示,睡眠障碍的发生率高年级组要低于低年级组,差异有统计学意义($P<0.0125$),这与潘集阳、谢海虹、蔡益民等人[12,14,18]的研究一致,这可能与儿童神经系统的发育随年龄的不断增加而逐渐成熟有关[14]。高年级的得分普遍要高于低年级,说明虽然高年级学生的睡眠障碍发生率较低,但是要比低年级儿童的具体问题要严重,其原因需进一步研究。就寝习惯层面及睡眠焦虑层面而言,低年级组问题发生率高于中年级组及高年级组,差异有统计学意义($P<0.0125$),考虑年龄较小的孩子在睡觉时害怕独自在黑暗中睡觉,相比年长的孩子需要父母陪伴或需同床睡觉。在睡眠呼吸障碍层面,高年级组学生的得分要明显高于中年级组及低年级组,差异有统计学意义($P<0.05$),同时,高年级组睡眠呼吸障碍的发生率也比低年级组及中年级组要高,差异有统计学意义($P<0.0125$)。有研究[19,20]表明,12 岁左右儿童易患睡眠呼吸障碍,可能与青春期儿童脂肪沉积有关。因为睡眠呼吸障碍发生率的关系,导致白天嗜睡层面高年级组问题发生率要高于低年级组及中年级组,差异有统计学意义($P<0.05$),说明孩子夜间睡眠因打鼾、憋气、喘粗气等问题引起浅睡眠时间延长,夜间睡眠觉醒频繁,导致孩子起床烦躁、赖床、白天疲乏等症状[21]。

4.2　不同性别间睡眠障碍分析

睡眠障碍的发病率性别差异,各文献报道不一。有研究显示,男性发病率要高于女性[14,18,22],男女睡眠障碍发生率无显著性差异[23-25]。本研究显示,仅睡眠持续时间层面男女之间得分差异有统计学意义($P<0.05$),且男性的得分高于女性,说明女性的睡眠较为

规律,而其他层面均无统计学差异($P>0.05$)。

　　本次研究睡眠呼吸障碍层面虽然男性发生率大于女性,但差异并无统计学意义($P>0.05$)。成人睡眠呼吸障碍性别之间的差异较为认同,其主要原因是因为雄性激素在睡眠呼吸暂停低通气病因学中起到关键性作用所致。对于儿童来说,由于其还处在生长发育阶段,性激素分泌程度较低,所以相比成人来说,表现不明显[26]。同时,对于男女性别间上气道、颏舌肌、颅面形态、脂肪层分布等解剖形态存在差异,在睡眠时,尤其男性在睡眠时上气道塌陷度较女性更严重,但儿童时期这些结构是否具有差异性,还须进一步探讨。

4.3　城乡睡眠障碍分析

　　城乡睡眠障碍得分总体来说乡村大于城镇儿童,在入睡潜伏期层面、夜醒层面、异态睡眠层面、睡眠呼吸障碍层面及总得分差异有统计学意义($P<0.01$),其他层面差异无统计学意义($P>0.05$)。在睡眠障碍发生率方面,各地文献报道不一,深圳市 6~12 岁儿童睡眠问题发生率为 69.5%[16]、石家庄市 3~6 岁儿童睡眠问题发生率为 76.3%[15],广东澄海市 4~12 岁儿童睡眠问题发生率为 31%[12]。国外也有报道,20%的儿童在睡眠期间会出现不同程度的间歇性打鼾,约 11%的儿童为单纯性打鼾,而儿童睡眠呼吸暂停低通气综合征的发病率为 1%~3%[27]。本次研究显示,乡村儿童的睡眠障碍发生率为 89.74%,城镇的睡眠障碍发生率为 76.52%,其差异有统计学意义($P<0.01$)。其中就寝习惯层面障碍的发生率城镇高于乡村,差异有统计学意义($P<0.05$);乡村入睡潜伏期层面、睡眠持续时间层面、夜醒层面、异态睡眠层面、睡眠呼吸障碍层面的问题发生率要高于城镇,差异有统计学意义($P<0.01$)。虽然城镇儿童睡眠障碍发生率要低于乡村,但是两地区睡眠障碍的发生率均较高,尤其是乡村睡眠障碍的发生率,高达 89.74%,同时该地区睡眠呼吸障碍的发生率乡村为 29.49%、城镇为 12.88%,可能由于该地区儿童住房空间较为拥挤及睡眠环境不佳所致[28]。

4.4　主客观评价的分析

　　CSHQ 问卷评分方面主要包括:①客观判断,父母根据孩子的表现进行评分,并由研究者按照评分标准进行判断是否存在睡眠障碍;②主观判断,父母根据孩子的表现,自行判断孩子是否存在睡眠障碍。本次研究显示,父母的主观判断得分明显要低于孩子的客观得分,各维度及总分之间的差异均有统计学意义($P<0.01$)。说明孩子存在的睡眠状况问题,没有得到父母应有重视,其原因可能是由于该地区父母文化教育程度较低,对孩子睡眠的相关知识较为欠缺,主观认为孩子存在睡眠问题不会影响孩子的

健康。

4.5 睡眠障碍相关症状分析

本次研究显示,在睡眠障碍组中,不同症状的发生率均高于非睡眠障碍组,其中上课打瞌睡、注意力不集中、学习成绩下降、白天嗜睡四项的差异具有统计学意义($P<0.05$),该结果与国外的研究相似[29-32]。儿童夜间打鼾、憋气及呼吸道不通畅,会导致夜间睡眠过程中的缺氧、二氧化碳潴留,从而引起儿童晨起头痛及白天的嗜睡[33]。同时,有学者对上海 2249 名学生睡眠与学习进行研究发现,某些神经蛋白参与睡眠及学习记忆功能的调控[34],长期的缺氧及觉醒频繁会使大脑必须通过前额叶代偿性激活,才能维持复杂工作记忆,虽然同期工作记忆水平并未降低,但是会对记忆功能产生隐匿性的损伤,导致学习成绩下降及注意力不集中[35]。

4.6 睡眠障碍危险因素分析

根据现有文献记载鼻炎、腺样体肥大、淋巴组织增生、遗传倾向[36]等是睡眠障碍的危险因素。Nolan 等人[37]认为上呼吸道疾病可导致儿童出现不同程度的睡眠障碍,有文献提出扁桃体及腺样体肥大是儿童睡眠障碍主要的病因之一,但扁桃体大小与睡眠障碍的严重程度并没有显著关联。Sacre Hazouri 等人[38]分析鼻部炎性反应导致鼻黏膜充血水肿堵塞鼻腔,从而影响正常的睡眠呼吸。目前对淋巴组织增生的病因,其病理生理机制了解较少,有个别学者认为,促进上气道局部炎症的发展是其反复振动所引起,使局部黏膜肿胀,淋巴增生,导致上气道狭窄[39]。本研究通过 *Logistic* 分析显示,最近一年频繁发生扁桃体炎及鼻炎是导致该地区儿童睡眠障碍的危险因素,且差异有统计学意义($P<0.05,B>0,OR>1$),这与国内学者观点相近。但本次研究并未发现父母打鼾[39]、被动吸烟[40-41]、肥胖[42]是该地区儿童睡眠障碍的危险因素,以上因素还须后续进一步研究。

本课题尚有不足之处,一是该问卷是由家长回忆孩子过去四周的睡眠情况,可能存在回忆性偏倚;二是目前该问卷并没有针对中国儿童睡眠障碍的参考范围,所以最终睡眠障碍的发生率可能与实际存在偏离。

综上所述,宁夏海原地区 6~12 岁儿童存在严重的睡眠障碍,同时该疾病对孩子的生活及学习产生一定的影响,并且父母缺乏对该问题的认识。这提醒我们在以后的防治工作中应对该地区开展睡眠健康知识的普及教育工作,使家长给予儿童舒适的睡眠环境,培养儿童良好的睡眠习惯。同时对引起睡眠障碍的相关危险因素进行更深入的研究,从而制订相应的防治措施,降低该地区儿童睡眠障碍的发生率,提高儿童的睡眠质量。

5 结论

（1）海原城乡 6~12 岁儿童睡眠障碍发生率高，具有城乡差异，且随年龄的增长而降低，性别间发生率无显著性差异。

（2）海原城乡家长缺乏对儿童睡眠障碍的了解。

（3）存在睡眠障碍的患儿会出现上课打瞌睡、学习成绩下降、注意力不集中、白天嗜睡等症状。

（4）扁桃体炎及鼻炎是该地区儿童睡眠障碍的危险因素。

参考文献

［1］ American Academy of Pediatrics. Clinical practice guideline: diagnosis and management of childhood obstructive sleep apnea syndrome［J］. Pediatrics, 2002,109(4):704-712.

［2］ Qucha J, Hiscock H, Canterford L, et al, Outcomes of child sleep problems over the school-transition period: australian population longitudinal study［J］. Pediatrics,2009,123(5):1287-1292.

［3］ 中华耳鼻咽喉头颈外科杂志编委会，中华医学会耳鼻咽喉科学分会. 儿童阻塞性睡眠呼吸暂停低通气综合征诊疗指南草案(乌鲁木齐)［J］. 中华耳鼻咽喉头颈外科杂志,2007,42(2):83-84.

［4］ Chervin R D, Clarke D F, Huffman J L, et al. School performance, race, and other correlates of sleep-disordered brething in children［J］. Sleep Med,2003,4(1):21-27.

［5］ Owens J A, Spirito A, McGuinn M. The Children's Sleep Habits Questionnaire(CSHQ): psychometric properties of a survey instrument for school-aged children［J］. Sleep,2000,23:1043-1051.

［6］ Schlarb AA, Schwerdtle B, Hautzinger M. Validation and psychometric properties of the German version of the Children's Sleep Habits Questionnaire (CSHQ-DE)［J］. Somnologie,2010,14:260-266.

［7］ Markovich A N, Gendron M A, Corkum P V. Validating the Children's Sleep Habits Questionnaire against polysomnography and actigraphy in school-aged children ［J］. Frontiers in Psychiatry, 2015,188(5):1-10.

［8］ Fallahzadeh H, Etesam F, Asgarian F S. Validity and reliability related to the Persian version of the Children's Sleep Habits Questionnaire［J］. Sleep and Biological Rhythms,2015,13:271-278.

［9］ Goodlin-Jones B L, Sitnick S L, Tang K, et al. The Children's Sleep Habits Questionnaire in Toddlers and Preschool Children ［J］. Journal of Developmental & Behavioral Pediatrics,2008,29 (2):82-88.

［10］ Maryam J, Amir J, Naser K, et al. Sleep Problems among Pre-School Children in Qazvin, Iran［J］.

Malays J Med Sci,2014,21(6):52-56.

[11] 李生慧,金星明,沈晓明,等.儿童睡眠习惯问卷中文版制定及测量性能考核[J].中华儿科杂志,2007,45(3):176-180.

[12] 潘集阳,张继辉,梁华君,等.广东澄海市4~12岁儿童睡眠习惯及其影响因素[J].中国心理卫生杂志,2006,20(6):362-365.

[13] 李生慧,沈晓明,金星明,等.上海市学龄儿童"白天困倦"相关危险因素研究[J].中国儿童保健杂志,2009,17(4):376-379.

[14] 谢海虹,郭锡熔,曲洪明,等.南京市3~6岁儿童睡眠问题流行病学调查[J].中国儿童保健杂志,2012,20(9):794-796.

[15] 刘志军,耿丽,王广海,等.石家庄市学龄儿童睡眠问题调查研究[J].中国儿童保健杂志,2014,22(6):645-648.

[16] 黄学军,王广海,马瑞,等.深圳市886名小学生睡眠特点及其相关因素分析[J].中国学校卫生,2014,35(5):750-752.

[17] 沈晓明.我国儿童睡眠和睡眠障碍的研究现状[J].中国儿童保健杂志,2007,15(4):333-336.

[18] 蔡益民,易著文,黄辉,等.长沙市2~12岁儿童睡眠障碍流行病学调查[J].中国当代儿科杂志,2008,10(3):353-356.

[19] Redline S. Epidemiology of children OSAS[J]. Sleep Medicine,2006, 7(S2):S1-S127.

[20] Xu Z F, Shen K L. The epidemiology of snoring and obstructive sleep apnea/hypopnea in Mainland China[J]. Biological Rhythm Research, 2010, 41(3):225-233.

[21] Yoshitaka Iwadare, Yuichi Kamei, Arata Oiji, at al. Study of the sleep patterns, sleep habits, and sleep problems in Japanese elementary school children using the CSHQ-J [J]. Kitasato Med J, 2013,43:31-37.

[22] 王梅,左文旻,牛文琪,等.成都地区儿童睡眠障碍流行病学调查[J].中华预防医学杂志,2005,39(6):400-402.

[23] 钟莉,塔吉古丽·阿布扎热,翟世和.1019名新疆回族儿童睡眠障碍调查及影响因素分析[J].地方病通报,2009,24(3):18-21.

[24] 岳立文,曲红明,祝丽珺,等.南京市学龄儿童睡眠状况及影响因素分析[J].中国儿童保健杂志,2013,21(12):1312-1338.

[25] 吕艳莉.长治市3~12岁儿童睡眠障碍流行病学调查[D].湖南:中南大学医学院,2009.

[26] 杨扬,许志飞,陈敏,等.儿童阻塞性睡眠呼吸暂停低通气综合征筛查评分标准的探讨[J].临床耳鼻喉头颈外科杂志,2012,26(15):680-683.

[27] 曾勇,王跃建,陈伟雄,等.阻塞性睡眠呼吸暂停低通气综合征对儿童身高体重的影响[J].临床耳鼻咽喉头颈外科杂志,2013,27(4):209-211.

[28] 吴墨源,黄婷红.中国儿童睡眠障碍报告率的 Meta 分析 [J].重庆第二师范学院学报,2015,28

（6）：162-165.

[29] Howard T,William PD. Sleep and Student Performance at School ［J］. J Sch Health,2005,75（7）：248-254.

[30] O'Brien L M. The neurocognitive effects of sleep disruption in children and adolescents ［J］. Child Adolesc Psychiatr Clin N Am,2009,18（4）：813-823.

[31] Sarit R, Iris A, Suheir S, et al. Sleep disturbances are associated with reduced school achievements in first-grade pupils ［J］. Dev Neuropsychol,2009,34（5）：574-587.

[32] Dahl RE. The impact of inadequate sleep on children's daytime cognitive function［J］. Semin Pediatr Neurol,1996,3（1）：44-50.

[33] 曾勇,王跃建,陈伟雄,等. 阻塞性睡眠呼吸暂停低通气综合征对儿童身高体重的影响［J］. 临床耳鼻咽喉头颈外科杂志,2013,27（4）：209-211.

[34] 沈晓明,江帆,李生慧,等. 睡眠对儿童生长发育影响的研究及其应用［J］. 上海交通大学学报（医学版）,2012,32（9）：1209-1213.

[35] 姜艳蕊,陈文娟,孙苑绮,等. 学龄儿童不同睡眠状况下的学业成绩表现［J］. 儿童少年心理卫生,2011,25（6）：444-448.

[36] Ovchinsky A, Rao M, Lotwin I, et al. The familial aggregation of pediatric obstructive sleep apnea syndrome ［J］.Otolaryngol Head Neck Surg, 2002,128（7）：815-818.

[37] Nolan J, Brietzke S E. Systematic review of pediatric tonsil size and polysomnogram-measured obstructive sleep apnea severity［J］. Otolaryngol Head Neck Surg,2011,144（6）：844-850.

[38] Sacre Hazouri J A. Allergic rhinitis coexistent diseases and complications：a review and analysis ［J］. Rev Alerg Mex,2006,53（1）：9.

[39] Katz E S, D'Ambrosio C M. Pathophysiology of pediatric obstructive sleep apnea ［J］. Proc Am Thorac Soc,2008,5（2）：253-262.

[40] Ferrante G, Simoni M, Cibella F, et al. Third-hand smoke exposure and health hazards in children ［J］. Monaldi Arch Chest Dis,2013,79：38-43.

[41] Singh G K, Kenney M K. Rising prevalence and neighborhood, social and behavioral determinants of sleep problems in US children and adolescents,2003-2012［J］.Sleep Disorders,2013,2013：394-405.

[42] Bhattacharjee R, Kheirandish-Gozal L, Spruyt K, et al. Adenotonsillectomy outcomes in treatment of obstructive sleep apnea in children：a multicenter retrospective study ［J］. Am J Respir Crit Care Med,2010,182（5）：676-683.

（陈　龙　赵丽君　张　佐）

儿童睡眠状况调查问卷

　　睡眠在儿童体格生长、认知功能发育及情绪维持等方面发挥十分重要的作用,充足、良好的睡眠是儿童健康成长的重要保证。开展此次调查活动旨在帮助各位家长对儿童的睡眠知识有所了解,并建立起家长与健康教育及医疗机构的沟通渠道,为预防疾病、提高儿童的生活质量提供参考依据。请您务必认真、真实地填写本问卷,我们会对您的资料进行保密处理。谢谢您的配合与支持!

填表日期:＿＿＿＿年＿＿月＿＿日　　　　　　　　　编号:＿＿＿＿＿

第一部分

本问卷共 2 页(请您在相应的答案中打"√")

填表人　　①父亲　②母亲　③其他

姓名:＿＿＿＿＿年龄:＿＿＿＿民族:＿＿＿＿联系电话:＿＿＿＿＿＿＿＿

1. 父亲文化程度　　①本科及本科以上　②高中或中专　③初中　④小学　⑤文盲

2. 母亲文化程度　　①本科及本科以上　②高中或中专　③初中　④小学　⑤文盲

3. 父亲是否打呼噜　　①是　②否

4. 母亲是否打呼噜　　①是　②否

5. 母孕期家里是否有人吸烟　　①是　②否

6. 抚养人中有吸烟者　　①是　②否

孩子情况

孩子姓名:＿＿＿＿＿性别:＿＿＿＿民族:＿＿＿＿出生年月:＿＿＿＿＿＿＿＿

7. 目前身高(cm):＿＿＿＿＿

8. 体重(kg):＿＿＿＿＿

9. 怀孕(周):＿＿＿＿＿

10. 出生体重:＿＿＿＿＿kg

11. 生产方式:　①顺产　②产钳　③剖宫产

12. 喂养方式(4 个月以内)　①母乳喂养　②混合喂养　③人工喂养

13. 食欲　①好　②不好

14. 睡眠规律　　①是　②否

15. 您的孩子上学就寝时间：_____时_____分

16. 您的孩子上学晨起时间：_____时_____分

17. 您的孩子放假就寝时间：_____时_____分

18. 您的孩子放假晨起时间：_____时_____分

19. 孩子每天睡_____小时_____分钟（包括午睡时间和晚上睡觉时间）

20. 睡眠姿势　　①侧卧　②仰卧　③俯卧　④其他：_____

21. 白天精神是否不佳　　①是　②否

22. 孩子上课打瞌睡　　①是　②否

23. 孩子注意力不集中　　①是　②否

24. 孩子记忆力差　　①是　②否

25. 孩子学习成绩下降　　①是　②否

26. 孩子是否多动　　①是　②否

27. 白天是否嗜睡　　①是　②否

28. 白天午休：　　①是　②否

29. 孩子起夜后一会才能睡着：多长时间_____分钟

30. 近一年是否频繁患扁桃体炎：①是　②否

31. 近一年是否频繁患鼻炎：①是　②否

第二部分

　　请您根据下面问题来回答您的孩子最近 4 周的睡眠习惯和睡眠可能遇到的问题。如果下列问题一星期发生 5 次或更多次，回答"总是"；如果一星期发生 2~4 次，回答"有时"；如果一星期从未发生或 1 次，则回答"很少"。同时，请您注明您觉得该选项睡眠习惯是否有问题，请用"是"，"否"或"不确定"来回答。

序号	问题	总是 (5~7)	经常 (2~4)	很少 (0~1)	睡眠习惯是否有问题		
					是	否	不确定
1	孩子每天晚上在同一时间上床睡觉	3	2	1			
2	孩子上床后 20 分钟睡着	3	2	1			
3	孩子在自己的床独自睡觉	3	2	1			
4	孩子在父母或兄弟姐妹床上睡觉	3	2	1			

序号	问题	总是（5~7）	经常（2~4）	很少（0~1）	睡眠习惯是否有问题		
					是	否	不确定
5	孩子需要父母哄着,摇晃后才能睡着	3	2	1			
6	孩子需要其他东西陪伴才能入睡(如洋娃娃)	3	2	1			
7	孩子需要父母在他房间陪伴才能入睡	3	2	1			
8	孩子到上床睡觉时间就睡觉	3	2	1			
9	孩子到了上床睡觉时间不睡觉	3	2	1			
10	孩子到了睡觉时间哭闹、不上床	3	2	1			
11	孩子害怕在黑暗中睡觉	3	2	1			
12	孩子害怕一个人睡觉	3	2	1			
13	孩子睡得很少	3	2	1			
14	孩子睡得很多	3	2	1			
15	孩子睡的时间不多也不少	3	2	1			
16	孩子每天睡觉的总时间差不多	3	2	1			
17	孩子晚上睡觉尿床情况	3	2	1			
18	孩子晚上说梦话情况	3	2	1			
19	孩子睡觉时候打滚,不老实	3	2	1			
20	孩子睡觉时候梦游	3	2	1			
21	孩子晚上睡觉喜欢换床(到父母、兄弟或姐妹床上)	3	2	1			
22	孩子睡醒后说身上疼,如疼,是哪里(　　)	3	2	1			
23	孩子晚上睡觉磨牙	3	2	1			
24	孩子睡觉打鼾,声音很大	3	2	1			
25	孩子睡觉时候感觉好像停止呼吸了	3	2	1			
26	孩子睡觉打呼噜或者睡觉时喘粗气	3	2	1			
27	孩子不在家睡觉时睡眠不好(拜访亲戚、度假)	3	2	1			
28	孩子说自己睡眠有问题	3	2	1			
29	孩子在睡眠过程中会出现尖叫、出汗和伤心并醒来	3	2	1			
30	孩子被噩梦惊醒的情况	3	2	1			
31	孩子晚上起夜一次	3	2	1			
32	孩子晚上起夜好几次	3	2	1			

续表

序号	问题	总是 （5~7）	经常 （2~4）	很少 （0~1）	睡眠习惯是否有问题		
					是	否	不确定
33	孩子起夜后入睡很快	3	2	1			
34	孩子早上不需要闹铃就可以醒来	3	2	1			
35	孩子早上要闹铃才能醒来	3	2	1			
36	孩子起床后心情不好	3	2	1			
37	早上需要父母或兄弟姐妹叫醒孩子	3	2	1			
38	孩子早上赖床	3	2	1			
39	孩子闹铃响了很久后才起床	3	2	1			
40	孩子早上起得很早	3	2	1			
41	孩子早上胃口不错	3	2	1			
42	孩子中午午睡	3	2	1			
43	孩子活动的时候突然睡着	3	2	1			
44	孩子看起来很累	3	2	1			

45. 在过去的一周内，您的孩子在下列情况中表现很困或者睡着的有哪些？

	不困	很困	睡着
1. 自己玩耍时	1	2	3
2. 看电视时	1	2	3
3. 坐车时	1	2	3
4. 吃饭时	1	2	3
5. 洗澡时	1	2	3
6. 穿衣服时	1	2	3
7. 和别人玩耍时	1	2	3

两种口腔矫治器治疗 OSAHS
患者的依从性比较

【摘要】

目的：采用多导睡眠监测（PSG）、Epworth 嗜睡评分量表（ESS）、临床依从性量表（CCE）及 Morisky 测量表（MG）自制量表，比较与评价自行调节式口腔矫治器与改良 Activator 矫治器治疗 OSAHS 患者的依从性。

方法：研究纳入 60 例轻、中度 OSAHS 患者，随机分入实验组和对照组。实验组患者戴用自行调节式口腔矫治器进行治疗，对照组患者戴用改良 Activator 口腔矫治器进行治疗。客观评价标准为多导睡眠监测（PSG）、临床依从性量表，主观评价标准为 Epworth 嗜睡评分量表及 Morisky 测量表（MG）自制量表。治疗前一周患者做多导睡眠监测并填写 Epworth 嗜睡量表，治疗 3 个月后再次做多导睡眠监测并填写 Epworth 嗜睡量表、临床依从性量表和 Morisky 测量表（MG）自制量表。其中 Epworth 嗜睡量表和 Morisky 测量表（MG）自制量表由患者填写，临床依从性量表由医师填写。把各量表评分数据录入 SPSS 并进行统计学分析，以 $P<0.05$ 为差异有统计学意义。

结果：实验组 AHI 治疗后下降了（5.32±3.97），LSaO$_2$ 升高了（4.51±2.20），差异有统计学意义（$P<0.05$）。对照组 AHI 治疗后下降了（6.48±3.81），LSaO$_2$ 升高了（6.09±3.06），差异有统计学意义（$P<0.05$）。实验组 ESS 评分在戴用自行调节式口腔矫治器治疗后比治疗前减少（6.27±3.03），差异具有统计学意义（$P<0.05$）。对照组 ESS 评分在戴用改良 Activator 口腔矫治器治疗后比治疗前减少（5.03±2.27），差异具有统计学意义（$P<0.05$）。实验组 OSAHS 患者治疗前后 ESS 评分变化与对照组的评分变化差异无统计学意义（$P>0.05$）。表 3 结果显示：实验组"口腔卫生"依从性好的患者占 76.67%，对照组"口腔卫生"依从性好的患者占 73.33%；实验组"复诊时间"依从性好的患者占 83.33%，对照组"复诊时间"依从性好的患者占 66.67%；实验组"矫治器的维护"依从性好的患者占 70.00%，对照组"矫治器的维护"依从性好的患者占 86.67%；实验组"矫治器的佩戴"依从性好的患者占 80.00%，对照组"矫治器的维护"依从性好的患者占

50.00%，两组患者在依从性分类构成上无显著性差异（P>0.05）。表4结果显示：依从性良好的患者在实验组中占了73.33%，对照组依从性良好的患者占53.33%，两组的依从性无显著性差异（P>0.05）。

结论：戴用自行调节式口腔矫治器与改良Activator口腔矫治器患者的依从性均较好。自行调节式口腔矫治器与改良Activator口腔矫治器同样有效，是治疗轻、中度OSAHS的有效方法。

【关键词】 自行调节式口腔矫治器；改良Activator口腔矫治器；阻塞性睡眠呼吸暂停低通气综合征；依从性

The comparison of two kinds of oral appliances compliance in patients with OSAHS

Abstract

Objective: Using the polysomnography(PSG),Epworth sleepiness scale(ESS), clinical compliance scale(CCE), the Morisky measurement table(MG)and self-made questionnaire, to evaluate patient compliance of the self adjustable oral appliance and the modified Activator appliance.

Methods: The study included 60 patients with mild and moderate OSAHS, who were randomly divided into experimental group and control group. The experimental group were treated with the self-adjustable oral appliance while patients of control group were treated with the modified activator appliance. Objective evaluation criteria for polysomnography (PSG),clinical compliance scale, subjective evaluation criteria for the Epworth sleepiness scale and Morisky measurement table （MG）self-made scale. A week before treatment patients were asked to do the polysomnography and fill out the Epworth sleepiness scale, After 3 months treatment, the Epworth sleepiness scale, clinical compliance scale and Morisky scale （MG）were completed and the polysomnography has been done. Among them, ESS scale and Morisky measurement table self-made scale was completed by patients, The clinical compliance questionnaire was completed by the physician. According to the data for statistical analysis, there were statistically significant differences when P<0.05.

Results: The experimental group AHI after treatment decreased （5.32±3.97）; LSaO$_2$ was increased （4.51±2.20）, the difference was statistically significant （P<0.05）. The control group AHI after treatment decreased （6.48±3.81）; LSaO$_2$ was increased （6.09±3.06）, the difference was statistically significant（P<0.05）.The ESS score of the experimental group was lower than before treatment（6.27±3.03）, with statistical difference（P<0.05）. The control group OSAHS patients ESS score than before treatment decreased（5.03±2.27）, with statistical difference （P<0.05）. There was no statistical difference in the ESS score between the experimental group and the control group before and after treatment （P>0.05）. Table 3 results showed that: the experimental group oral hygiene compliance of patients accounted for 76.67%, the control group oral hygiene compliance of patients accounted for 73.33%. The experimental group of referral patients with good compliance, accounting for 83.3%. The control group of referral patients with good compliance, accounting for 66.67%.The experimental group appliance maintenance good compliance patients accounted for 70%. The control group appliance maintenance good compliance patients accounted for 86.67%. The experimental group appliance wear good compliance patients accounted for 80%. The control group appliance maintenance good compliance patients accounted for 50%. There was no significant difference between the experimental group and the control group （P>0.05）. Table 4 the results showed that: the experimental group with good compliance patients accounted for 73.33%, patients with good compliance of the control group accounted for 53.33%. There was no significant difference between the experimental group and the control group （P>0.05）.

Conclusion: The compliance of the self adjustable oral appliance and improved Activator appliance are good. The Self adjustable oral appliance and modified activator oral appliance equally effective, is the effective method to treat mild or moderate OSAHS .

Key words: The self adjustable oral appliance; Modified Activator oral appliance; Obstructive sleep apnea hypopnea syndrome; Compliance

1 引言

1.1 OSAHS 的概念、诊断及治疗方法概述

阻塞性睡眠呼吸暂停低通气综合征（obstructive sleep apnea-hypopnea syndrome，OSAHS）为累及全身多个系统和器官的慢性睡眠呼吸疾病。特点是在睡眠过程中上气道阻塞，引起呼吸暂停且存在潜在致死危险。它严重影响人类生存质量并且其在人群中的发病率极高，主要症状有白天嗜睡、记忆力下降、晨起口干、夜尿增多等。多导睡眠监测（polysomnography，PSG）是诊断 OSAHS 的"金标准"，可记录人类睡眠状态下的各项生理变化。PSG 有呼吸紊乱指数（AHI）、呼吸暂停指数（AI）、低通气指数（HI）、最低血氧饱和度（ $LSaO_2$ ）及最长呼吸暂停时间等参数[1]。根据这些参数，可以判断患者是否患有 OSAHS、严重程度及其确诊分型和治疗效果评价。当每夜睡眠（7 h）过程中 AI 大于 30 次或 AHI 超过 5 次则可诊断为 OSAHS[2]。

OSAHS 的治疗方法有：经鼻持续正压通气（continuous positive airway pressure，CPAP）治疗、手术治疗、口腔矫治器（oral appliance，OA）治疗及保守治疗等。对中、重度 OSAHS 患者一般推荐选用 CPAP 治疗，但其器械体积较大、不方便携带且患者短时间内难以适应等缺点影响了患者选用此种方法治疗。常用的手术治疗有悬雍垂腭咽成形术（uvulopalatopharyngoplasty，UPPP）、激光悬雍垂腭咽成形术、正颌外科治疗及气管切开术。对于拒绝 CPAP 治疗及重度 OSAHS 患者，可考虑选择手术治疗，但其存在一些缺点，如远期效果不良、花费大、创伤大，很多患者及家属不易接受。保守治疗主要有控制饮食、减肥治疗、睡眠体位疗法、药物治疗等。控制饮食及减肥可以使 OSAHS 患者减轻体重，也可减轻其临床症状。睡眠体位疗法对肥胖者尤为有效，也可作为术后辅助治疗。药物治疗目前临床中较为少用，它是指给患者使用一些药物，如滴鼻净、麻黄碱、普罗替林等，其不良反应大、疗效不佳[3]。

1.2 口腔矫治器治疗 OSAHS

口腔矫治器主要应用于轻中度 OSAHS 患者和不能耐受或拒绝 CPAP 治疗的患者，是一种安全无创的治疗装置，戴用较为舒适并且治疗效果已得到证实[4]。北京大学口腔医学院研究[5]认为，当呼吸暂停低通气指数低于 5 次/h 或比治疗前降低 50%，口腔矫治器的有效率可达 80% 以上。

OSAHS 的病因一般认为是上气道狭窄。下颌前伸类矫治器治疗 OSAHS 的原理：通过前伸下颌，改变下颌、舌、软腭和悬雍垂的位置关系，通过使下颌部位和舌体稳定从而

增加舌肌张力,使得上气道空间增大的同时稳定气道,从而改善上气道阻塞情况[6]。

目前,治疗 OSAHS 的口腔矫治器种类繁多,按作用方式及部位主要分为三类:软腭上抬器、舌牵引器、下颌前伸类矫治器。软腭上抬器(soft palate lift,SPL)是利用口腔矫治器上抬软腭,增大软腭与舌背之间的空间,通畅上气道,防止鼾声。舌牵引器(tongue retaining device,TRD)作用于舌,将舌向前牵出,防止上气道阻塞。下颌前伸类矫治器(mandibular advancement device,MAD)是戴用口腔矫治器后使下颌前移,并带动舌体向前,从而使软腭后气道增宽。患者对软腭上抬器及舌牵引器的耐受性差,故现在较少使用,而下颌前伸类矫治器应用较多。

大多数下颌前伸类矫治器是固定的,而可调式口腔矫治器可调节下颌前伸量,相对于不可调整下颌位置的口腔矫治器,它更舒适、更加个体化,医生通过经验并指导患者戴用口腔矫治器,打破了患者不可参与到修正过程的弊端[7]。

改良 Activator 口腔矫治器是下颌前伸类矫治器中的一种,采用唇弓、腭弓、箭头卡环及部分黏膜的吸附力固位,通过抑制上颌骨向前生长,刺激下颌骨向前、向下生长从而使下颌被动向前移动[8]。一般而言,下颌向前移动的量与垂直移动的量之和在 8~10 mm[9]。与自行调节式口腔矫治器相比较,它的优点是:坚固耐用,若固位不牢可及时调改。缺点是:不可调节下颌位置,颞下颌关节症状较多;用手工弯制钢丝做支架,用自凝塑胶涂塑,苯污染较重,打磨费时,粉尘多,基板厚度难以掌握[10];不美观,患者对气味难以接受。

自行调节式口腔矫治器的固位方式为吸附力和倒凹固位,它是一种可调节、分体式的下颌前伸类矫治器。医生指导并根据患者的症状调整到合适的位置,下颌可以有一定的开闭和左右运动。器械分为 2 个部分,患者摘戴方便[11]。与改良 Activator 口腔矫治器相比较,它的优点是:可以调节到下颌较为舒适的部位,颞下颌关节症状较少;制作工艺较为简单,省时省力,无味、透明,较为美观,气味小。缺点是:戴用时间长容易损坏,与牙周组织贴合较紧密,不利于牙齿自洁。

改良 Activator 矫治器与自行调节式口腔矫治器均属于下颌前伸类矫治器,本研究通过对比患者戴用两种口腔矫治器治疗 OSAHS 的主观和客观指标来评价患者依从性。

1.3 口腔矫治器治疗 OSAHS 患者的依从性评价

根据世界卫生组织(World Health Organization,WHO)对依从性的定义,依从性是指个体的行为,如服药、饮食控制、改善生活方式等与健康照护者推荐的行为相符合的程度[12]。我们通常认为正确的治疗方案可以带来良好的治疗效果,但治疗的成功更需要患者的配合,即患者的依从性。按执行医嘱类型,依从性可根据治疗、用药、运动、饮食、生活方式改变等方面分类[13]。依从性按程度分类可分为完全、部分和完全不依从[14]。依从性的测量方法包括自我报告法和非自我报告法。询问患者、患者日记及问卷和量表属于自我报告法。药片计数法、电子监测和药物水平检测等属于非自我报告法。

目前,已公认口腔矫治器(OA)治疗 OSAHS 的临床疗效,但 OA 治疗 OSAHS 患者的依从性研究较少,且缺少对口腔矫治器治疗 OSAHS 患者依从性客观有效的评价方法。相对于患者的主观感受,联合客观评价相对更准确。目前,OA 尚未安装计时装置,故采用多种量表和调查问卷对改良 Activator OA 与自行调节式 OA 的患者依从性对比的方式,对口腔矫治器治疗 OSAHS 的患者依从性做出综合的评价。

2 材料与方法

2.1 研究对象

2.1.1 资料来源

选取 2014 年 10 月至 2015 年 10 月在宁夏人民医院口腔科就诊的成年患者,凡有自诉夜间睡眠过程中打鼾、白天嗜睡等症状,通过 PSG 监测诊断为轻度、中度 OSAHS 者[根据《阻塞性睡眠呼吸暂停低通气综合征诊治指南》(2011 年修订版)[15]诊断标准]。

表 1 成人 OSAHS 患者病情分度判断依据

病情分度	AHI/次·h^{-1}	LSaO$_2$/%
轻度	5~15	85~90
中度	>15~30	80~<85
重度	>30	<80

轻、中、重度 OSAHS 可根据 AHI 和 LSaO$_2$ 判断,AHI 较 LSaO$_2$ 为主要判断标准[16]。

2.1.2 基本资料

经 PSG 监测后确诊为轻、中度的 60 例成年 OSAHS 患者,男性患者为 49 例,女性患者为 11 例;患者年龄 21~76 岁,平均年龄(45.23±13.59)岁;患者平均身高(1.70±0.09)m,平均体重(72.52±13.14)kg,平均 AHI 指数(15.02±7.34)次/h,平均 LSaO$_2$(79.82±6.16)%。

2.1.3 纳入标准

(1)轻度、中度 OSAHS 患者;

（2）未接受过 OSAHS 治疗者；

（3）无引起气道阻塞的耳鼻咽喉科疾病者；

（4）无严重的牙周病、颞下颌关节病及无牙颌者；

（5）同意接受口腔矫治器治疗并有一定文化程度可配合问卷调查者。

2.1.4　排除标准[16]

（1）重度、中枢性或混合性 OSAHS 患者；

（2）曾接受过 OSAHS 治疗者；

（3）已患有呼吸系统疾病如慢性阻塞性肺疾病者；

（4）患有其他睡眠疾病或正在服用影响睡眠的药物如镇静剂者；

（5）曾经有过酗酒和滥用药物记录者。

2.2　材料与方法

2.2.1　实验材料与仪器

2.2.1.1　实验仪器

PSG 监测仪、压膜机、打磨机、酒精灯。

2.2.1.2　实验材料

透明压膜片（2 mm）、托盘、超硬石膏、橡皮链、白色自凝塑料、红色自凝塑料、分离剂、直径 0.8 mm 不锈钢丝、直径 0.5 mm 不锈钢丝、红蜡片。

2.2.2　研究方法

实验组和对照组各 30 例患者,均按随机数字表随机分配。实验组戴用自行调节式口腔矫治器治疗,对照组戴用改良 Activator 口腔矫治器治疗。治疗前一周嘱患者填写 Epworth 嗜睡量表并做 PSG 监测, 治疗 3 个月后再做 PSG 监测并填写 Epworth 嗜睡量表、临床依从性量表和 Morisky 测量表（MG）自制量表。其中 Epworth 嗜睡量表和 Morisky 测量表（MG）自制量表由患者填写,临床依从性量表由医师填写。对量表和问卷评分结果进行统计学分析,以 $P<0.05$ 差异有统计学意义。

2.2.2.1　口腔科检查

严格按照纳入标准和排除标准筛选出初步诊断为 OSAHS 的患者并进行全面口腔检查,当检查通过、符合条件时方可选用口腔矫治器治疗。

2.2.2.2　分组

通过检查后并经 PSG 监测仪诊断为轻、中度的 OSAHS 患者,在患者正式纳入实验前医生必须嘱咐患者填写知情同意书。在对每位患者进行编号的前提下根据随机数字表分组,将患者分入实验组或者对照组。

2.2.2.3 量表及问卷调查

(1)ESS 量表 用于评估 OSAHS 患者 EDS 情况,其中每个条目评分为 0 至 3 分,包括 8 个条目共 24 分。评分越高代表患者的嗜睡程度越严重、越危险。"瞌睡"的评分标准为高于 6 分,"过度瞌睡"的评分标准为高于 11 分,"危险性的瞌睡"的评分标准为高于 16 分[17],患者须在医生指导下完成量表填写(见附录一)。

(2)临床依从性量表[18](CCE,Clinical Compliance Evaluation form) 该量表从口腔卫生、复诊时间、矫治器的维护和矫治器的佩戴 4 个方面对患者的依从性进行评价。CCE 满分 100 分,各项满分均为 25 分。可通过得分情况转化为 A、B、C、D 四级,分数越高依从性越好。A 等级代表 21~25 分,B 等级代表 16~20 分,C 等级代表 11~15 分,D 等级代表< 11 分。依从性问卷由正畸医生在患者复诊时完成,在评价前进行讲解,统一评价标准(见附录二)。

(3)Morisky 测量表(MG)自制量表 曾建萍等[19]参考有代表性的 Morisky[20]报告测量表(MG),并自制量表评价 OA 治疗 OSAHS 患者依从性,共有三个条目。具体为:①您是否有忘记戴口腔矫治器的经历?②您是否有时不注意戴口腔矫治器?③当您感觉症状缓解时您是否自行停止戴口腔矫治器?根据回答的结果评估患者的治疗依从性。依从性良好:上述 3 个问题的答案均为"否";依从性差:上述 3 个问题的答案不全为"否"。患者须在医生指导下完成量表填写(见附录三)。

2.2.2.4 口腔矫治器的加工制作

自行调节式口腔矫治器的制作:应用张佐[21]研制的自行调节式口腔矫治器(发明专利证书号:200710129341.9;实用新型专利证书号:200720001353.9),选择合适托盘制取上下颌模型,并用石膏灌注、填补倒凹。利用压膜机和透明膜片制作器械的上下两部分,在上颌牙托颊侧尖牙远中处及下颌牙托颊侧第一磨牙近中处,各安置一段链状橡皮圈牵引,该牵引装置力量大小,以医生指导位为标准,将上下牙托连成一整体,制成患者可自行调节式口腔矫治器。患者将半成品 OA 佩戴适应两周后再次复诊,根据患者自觉症状,由医生调节上下颌牙托之间牵引装置力量大小,并教会患者自行调节上下颌间牵引的力量大小,以达到最佳治疗效果。患者须在医生指导下合理佩戴口腔矫治器,每个病例所有的后牙𬌗面、下前牙切缘均应以自凝塑料覆盖,下颌翼缘应向舌侧延伸以引导下颌就位。

改良 Activator 口腔矫治器的制作:根据赵殿才[22]等研究中提到的方法制作改良

Activator 口腔矫治器。让患者反复练习前伸下颌,直至每次均能达到既舒适又有最大前伸位时,用蜡片记录颌的关系,并保持下颌中线关系。将蜡颌取出,当变硬后放入口中,坚持一段时间,检查肌肉耐受情况及颞颌关系,若肌肉不耐受或关节疼痛则适当减小下颌前伸距离。把颌关系转移到颌架上并用自凝塑料制作改良 Activator 口腔矫治器。在上下牙列之间置通气孔,并用塑料覆盖后牙的颌面及下前牙的切缘。弯制唇弓、腭弓、箭头卡环,并均用塑料包埋。

初戴口腔矫治器时会有明显不适,大概一周便可适应。在夜间戴用口腔矫治器过程中或治疗后可能会引起牙龈发红肿胀,影响牙周情况或使得唾液分泌量增大。戴用时间长还可导致牙齿酸痛难忍、颞下颌关节疼痛、弹响等。戴用 OA 一段时间后,这些症状会减轻,若实在无法忍受则及时复诊,调改矫治器。

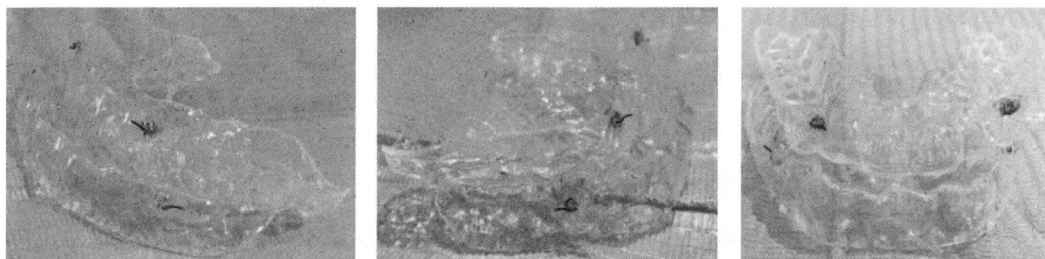

图 1　自行调节式口腔矫治器的侧面观和正面观

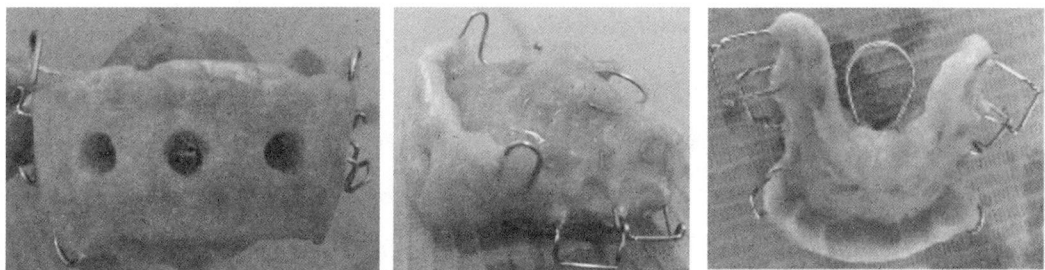

图 2　改良 Activator 口腔矫治器的正面观、侧面观及合面观

2.2.2.5　问卷填写

治疗前一周嘱患者填写 Epworth 嗜睡量表,治疗 3 个月后填写 Epworth 嗜睡量表、临床依从性量表和 Morisky 测量表(MG)自制量表。

(1)ESS　采用 ESS 了解实验组和对照组患者的嗜睡症状改善情况。

(2)CCE　治疗后采用 CCE 较为客观地评价实验组和对照组患者的依从性。

(3)Morisky 测量表自制量表　治疗后采用 Morisky 测量表自制量表较为主观地评价实验组和对照组患者的依从性。

2.2.3 统计学处理

采用 SPSS 22.0 统计软件计算并分析结果，记录实验组和对照组患者戴用口腔矫治器 1 周前和 3 个月后 PSG 监测参数、ESS 得分，戴用口腔矫治器 3 个月后 CCE、Morisky 测量表自制量表得分情况，计量资料采用均数±标准差(s)表示。统计学分析：实验组患者治疗前后 PSG 监测参数、ESS 得分进行组内配对 t 检验，对照组患者治疗前后 PSG 监测参数、ESS 得分进行组内配对 t 检验。比较实验组和对照组患者治疗前后的 ESS 得分进行两独立样本 t 检验，以 $a=0.05$ 为检验水准，$P<0.05$ 认为有统计学差异。计数资料较采用卡方检验比较两组患者依从性有无显著性差异，$P<0.05$ 认为有统计学差异。

3 结果

实验组和对照组各 30 例 OSAHS 患者，在接受治疗期间及非治疗时段，均无明显不适，有少数患者在治疗初会因为异物感而存在一些不适，基本均在戴用一周后即可缓解。

3.1 实验组与对照组基本信息

本研究共 60 例经 PSG 监测筛选后确诊为轻、中度 OSAHS 患者，并符合纳入和排除标准，通过随机数字表将患者分为实验组和对照组，各为 30 例患者。实验组患者戴用自行调节式口腔矫治器，对照组患者戴用改良 Activator 口腔矫治器。实验组男性 24 例，女性 6 例，平均年龄(42.23 ± 14.43)岁，平均身高(1.71 ± 0.09)m，平均体重(71.00 ± 14.74)kg，平均 AHI 指数(13.88 ± 7.10)次/h。对照组男性 25 例，女性 5 例，平均年龄(48.23 ± 12.20)岁，平均身高(1.69 ± 0.09)m，平均体重(74.03 ± 11.36)kg，平均 AHI 指数(16.15 ± 7.63)次/h。性别比例近似，年龄、身高、体重和病情程度的差异无统计学意义(见表 2)。

表 2　实验组与对照组基本信息($\bar{x}\pm s$)

| 分组 | 性别 | | 年龄/岁 | 身高/cm | 体重/kg | AHI |
	男	女				
实验组	24	6	42.23±14.43	1.71±0.09	71.00±14.74	13.88±7.10
对照组	25	5	48.23±12.20	1.69±0.09	74.03±11.36	16.15±7.63

3.2 采用配对 t 检验分析实验组和对照组患者治疗前后 PSG 参数的变化

实验组 AHI 治疗后下降了(5.32 ± 3.97)，$LSaO_2$ 升高了(4.51 ± 2.20)，差异有统计学意义($P<0.05$)；对照组 AHI 治疗后下降了(6.48 ± 3.81)，$LSaO_2$ 升高了(6.09 ± 3.06)，差异有

统计学意义($P<0.05$)（见表3）。

表 3　两组 OSAHS 患者戴用口腔矫治器前后 PSG 参数的变化($\bar{x}±s$)

	组别	治疗前	治疗后	差值	t 值	P 值
AHI/次·h⁻¹	实验组	13.88±7.10	8.56±3.44	5.32±3.97	7.336	0.000<0.05
	对照组	16.15±7.63	9.67±4.06	6.48±3.81	9.311	0.000<0.05
LSaO₂/%	实验组	81.73±4.95	86.24±3.32	4.51±2.20	−11.217	0.000<0.05
	对照组	77.90±6.81	83.99±4.11	6.09±3.06	−10.891	0.000<0.05

3.3　实验组与对照组嗜睡程度比较

采用配对 t 检验的方法，分析戴用自行调节式 OA 的实验组与戴用改良 Activator OA 的对照组治疗前后 ESS 问卷得分。结果显示：实验组 ESS 得分比治疗前减少（6.27±3.03），差异具有统计学意义（$P<0.05$）。对照组 ESS 得分比治疗前减少（5.03±2.27），差异具有统计学意义（$P<0.05$）。采用两独立样本 t 检验的方法，分析实验组与对照组患者治疗前后 ESS 得分差异。结果显示：两组 ESS 得分差异无统计学意义（$P>0.05$，见表4）。

表 4　两组患者治疗前后 ESS 得分的比较($\bar{x}±s$)

分组	治疗前	治疗后	差值	t 值	p 值
实验组	10.30±4.47	4.03±3.34	6.27±3.03	11.336	0.000<0.05
	10.03±4.05	5.00±2.32	5.03±2.27	12.164	0.000<0.05
t 值			1.786		
p 值			0.079>0.05		

3.4　实验组与对照组客观依从性比较

根据临床依从性量表的得分由好到差换算成 A、B、C、D 四个等级。达到 A、B 等级的为依从性好，达到 C、D 等级的均为依从性差。实验组"口腔卫生"依从性好的患者占 76.67%，对照组"口腔卫生"依从性好的患者占 73.33%；实验组"复诊时间"依从性好的患者占 83.33%，对照组"复诊时间"依从性好的患者占 66.67%；实验组"矫治器的维护"依从性好的患者占 70.00%，对照组"矫治器的维护"依从性好的患者占 86.67%；实验组"矫治器的佩戴"依从性好的患者占 80.00%，对照组"矫治器的佩戴"依从性好的患者占 50.00%，两组患者在依从性分类构成上无显著性差异（$P>0.05$，见表5）。

3.5　实验组与对照组主观依从性比较

戴用自行调节式 OA 的实验组依从性好的患者有 22 例，占 73.33%；戴用改良 Activator OA 对照组依从性好的患者有 16 例，占 53.33%。实验组和对照组的依从性无显著性差异(P>0.05，见表6)。

表5　实验组与对照组 OSAHS 患者依从性分类构成比较(n)

分组	口腔卫生				复诊时间				矫治器的维护				矫治器的佩戴			
	A	B	C	D	A	B	C	D	A	B	C	D	A	B	C	D
实验组	8	15	6	1	14	11	1	4	13	8	7	2	11	13	5	1
对照组	7	15	6	2	12	8	7	3	17	9	3	1	5	10	12	3
χ^2 值	0.400				5.270				2.252				6.524			
P 值	0.940>0.05				0.153>0.05				0.471>0.05				0.089>0.05			

表6　Morisky 量表自制量表依从性情况

分组	依从性好		依从性差	
	例数	比例/%	例数	比例/%
实验组	22	73.33	8	26.67
对照组	16	53.33	14	46.67
χ^2 值	2.584			
P 值	0.108>0.05			

4　讨论

依从性是指患者同意按照医生的处方接受治疗的情况，它是慢性病长期治疗的基础和保证。OA 治疗 OSAHS 的疗效已经得到证实，但是口腔矫治器有一些不良反应，它本身不能彻底治愈 OSAHS，仅戴用时缓解症状，故长期治疗的依从性则成为影响疗效的重要因素。本文将研究目前疗效公认的两种口腔矫治器治疗 OSAHS 患者的依从性，由于现在使用的口腔矫治器没有计时装置，故采用问卷调查评估患者的依从性。本文将通过多种量表对依从性做一个有效的评价。

4.1　两种口腔矫治器治疗 OSAHS 患者依从性的主观评价

运用曾建萍等[19]编写的 Morisky[22]报告测量表(MG)自制量表评价口腔矫治器治疗 OSAHS 患者依从性。表5 结果显示，戴用自行调节式口腔矫治器依从性好的患者占 73.33%，戴用改良 Activator 口腔矫治器依从性好的患者占 53.33%，两种口腔矫治器的依从性无明显差异。两种口腔矫治器的依从性均较好，可能是因为两者在疗效上并无明显差异，均能得到良好的治疗效果，故患者在戴用时并未出现明显的选择倾向。口腔矫治器的舒适度决定患者的依从性。自行调节式口腔矫治器主要靠黏膜的吸附力和全牙列倒凹固位,其材料较软、美观无味,对于牙周情况较好的患者是一个不错的选择。它是分体式装置,摘戴方式不当易损坏,戴用 2~3 年会出现材料变硬而导致固位不良[23]。改良 Activator 口腔矫治器是一体式装置, 它以个别牙位卡环和部分黏膜吸附力固位,它对牙周状况要求不高,若非固位牙存在一定程度松动情况仍可被接受。

4.2 两种口腔矫治器治疗 OSAHS 患者依从性的客观评价

医生通过检查患者口腔卫生、复诊时间的早晚、装置损坏情况及询问患者每晚戴用时间,填写临床依从性量表,为问卷式打分,换算成相应等级。表 4 结果显示,戴用自行调节式口腔矫治器"口腔卫生"依从性好的患者占 76.67%,"复诊时间"依从性好的患者占 83.33%,"矫治器的维护"依从性好的患者占 70.00%,"矫治器的佩戴"依从性好的患者占 80.00%;戴用改良 Activator 口腔矫治器"口腔卫生"依从性好的患者占 73.33%,"复诊时间"依从性好的患者占 66.67%,"矫治器的维护"依从性好的患者占 86.67%,"矫治器的佩戴"依从性好的患者占 50.00%,戴用两种矫治器在依从性分类构成上无明显差异。在"矫治器的维护"方面,戴用改良 Activator 口腔矫治器的依从性高于自行调节式口腔矫治器,而其余三项均为戴用自行调节式口腔矫治器的依从性高于改良 Activator 口腔矫治器。可能是由于自行调节式口腔矫治器是分体装置,摘戴不当易上下部分脱开。而改良 Activator 口腔矫治器是一体式装置,所以相对较为牢固、不容易损坏。有研究表明[24],戴用下颌前伸类矫治器会对牙周组织产生影响,使牙龈组织出现一些病理性改变。自行调节式口腔矫治器是采用硬膜制成,其与牙齿牙周的贴合不利于牙齿和牙周组织的自洁,透明保持器内面的凹凸也不易清理,使细菌更易附着而导致牙周疾患[25]。戴用改良 Activator 口腔矫治器比戴用自行调节式口腔矫治器的患者口腔卫生差,可能是由于清洁方式不到位导致菌斑堆积。自行调节式口腔矫治器根据患者的舒适度结合医师经验调节至最合适的位置,减少颞下颌关节的问题,戴用较为舒适,故晚上戴用的时间较长。而改良 Activator 口腔矫治器材质较硬,塑料气味患者难以忍受,故矫治器的佩戴依从性较自行调节式口腔矫治器略差。有研究表明自行调节式口腔矫治器和改良 Activator 口腔矫治器在疗效上无明显差异,均是较为有效的治疗方法[26]。本研究表明,两种口腔矫治器的依从性也无明显差异。

4.3 两种口腔矫治器治疗 OSAHS 的客观疗效

利用 PSG 监测客观生理指标(AHI、$LSaO_2$)并进行统计学分析,同时把自行调节式口腔矫治器与改良 Activator 口腔矫治器的 PSG 监测结果进行了比较。表 2 结果显示,实验组 AHI 治疗后下降了(5.32 ± 3.97),$LSaO_2$ 升高了(4.51 ± 2.20),差异有统计学意义

（$P<0.05$）。对照组 AHI 治疗后下降了（6.48±3.81），LSaO$_2$ 升高了（6.09±3.06），差异有统计学意义（$P<0.05$）。即可说明自行调节式口腔矫治器与改良 Activator 口腔矫治器均是治疗轻、中度 OSAHS 的有效方法。两种口腔矫治器均为下颌前伸类口腔矫治器，治疗机制为改变上气道形态，从腭咽到喉咽全程均可发生三维方向的变化。而有效率不仅与戴用矫治器的类型有关，也与肥胖、个体差异、患者对矫治器的敏感程度、坚持佩戴矫治器的程度等因素有关。

4.4 两种口腔矫治器治疗 OSAHS 的主观疗效

治疗前一周、治疗三个月后填写 ESS 量表，表 3 结果显示，戴用自行调节式口腔矫治器三个月后比戴用一周前 ESS 评分下降（6.27±3.03），差异有统计学意义（$P<0.05$）。戴用改良 Activator 口腔矫治器三个月后比戴用一周前 ESS 评分下降（5.03±2.27），差异有统计学意义（$P<0.05$），即两种矫治器都能改善患者白天嗜睡（EDS）的状况。戴用自行调节式口腔矫治器治疗前后 ESS 评分变化与戴用改良 Activator 口腔矫治器的评分变化无明显差异，说明自行调节式口腔矫治器与改良 Activator 口腔矫治器改善患者嗜睡程度均较好。原因是：两种口腔矫治器均为下颌前伸类矫治器，均能打开气道，改善患者睡眠过程中的呼吸状况，减少夜间低氧血症的发生及睡眠过程中憋气、睡眠不安稳等现象，从而提高睡眠质量，故 EDS 程度减轻[27]。

自行调节式口腔矫治器与改良 Activator 口腔矫治器治疗 OSAHS 的疗效已得到公认，但就两种口腔矫治器的依从性评价，国内外未见报道。本研究在评价自行调节式口腔矫治器与改良 Activator 口腔矫治器治疗 OSAHS 依从性方面，利用 CCE 量表和 Morisk 测量表自制量表从主观和客观方面对两种口腔矫治器治疗 OSAHS 的依从性进行评价，ESS 量表对主观症状的改善进行了分析并通过自行调节式口腔矫治器与改良 Activator 口腔矫治器对比的方式，对两种口腔矫治器治疗 OSAHS 的患者依从性做出综合评价，为 OSAHS 患者提供更多治疗方式的选择，为口腔矫治器治疗 OSAHS 的研究进展提供参考。

5 结论

（1）戴用自行调节式口腔矫治器与改良 Activator 口腔矫治器患者的依从性均较好。

（2）自行调节式口腔矫治器与改良 Activator 口腔矫治器同样有效，是治疗轻、中度 OSAHS 的有效方法。

中英文缩略词表

英文缩写	英文全称	中文全称
OSAHS	obstructive sleep apnea hypopnea syndrome	阻塞性睡眠呼吸暂停低通气综合征
PSG	polysomnography	多导睡眠监测
AHI	apnea hyponea index	睡眠呼吸暂停低通气指数
AI	apnea index	呼吸暂停指数
HI	hypopnea index	低通气指数
LSaO$_2$	lowest blood oxygen saturation	最低血氧饱和度
CPAP	continuous positive airway pressure	经鼻持续正压通气
UPPP	uvulopalatopharyngoplasty	悬雍垂腭咽成形术
OA	oral appliance	口腔矫治器
SPL	soft palate lift	软腭上抬器
TRD	tongue retaining device	舌牵引器
MAD	mandibular advancement device	下颌前伸类矫治器
EDS	excessive daytime sleepiness	白天过度嗜睡

参考文献

[1] 邵钰. 口腔矫治器对OSAHS患者白天嗜睡程度及生活质量的影响[D]. 银川：宁夏医科大学大学, 2013.

[2] 中华医学会呼吸病学分会睡眠呼吸障碍学组. 阻塞性睡眠呼吸暂停低通气综合征诊治指南（2011年修订版）[J]. 中华结核和呼吸杂志, 2012, 1(35):9-12.

[3] 杨燕坡, 张君. 阻塞性睡眠呼吸暂停低通气综合征的诊断治疗进展[J]. 国际呼吸杂志, 2014, 34(13)1031-1033.

[4] Ferguson K A, Cartwright R, Rogers R, et al. Oral appliances for snoring and obstructive sleep apnea: a review[J]. Sleep, 2006, 29(2):244-262.

[5] Gao X M, Zeng X L, Fu M K, et al. An Adjustable Appliance in Treatment of Obstructive Sleep Apnea Hypopnea Syndrome[J]. Chin J Dent Res, 2005, 8(4):24-28.

[6] 杜林娜. 可调型下颌前移类矫治器治疗上气道容积变化与相关因素分析[D]. 济南：山东大学, 2010.

[7] 赵燕玲, 李松青, 张佐. 两种口腔矫治器治疗OSAHS的临床效果比较[J]. 宁夏医学杂志, 2008, 30(10):888-889.

[8] 黄玉辉, 王璟. Activator矫治对颞下颌关节的影响及其与颞下颌关节紊乱病的关系[J]. 国际口腔医学杂志, 2011, 38(5):563-566.

[9] 韦玲. Activator 功能矫治器的临床应用[J]. Journal or Snake,2014,26(2):220-222.

[10] 李湘林,周洪,司新芹. 真空压膜改良式 Activator 和传统肌激动器比较研究[J]. 陕西医学杂志 2013,42(11):1480-1483.

[11] 唐洁范,俊恒,张佐,等. 自行调节式口腔矫治器对 OSAHS 患者的治疗效果 [J]. 江苏医药, 2011,37(9):1051-1053.

[12] WHO.Adherence to long-term therapies: evidence for action[M]. Geneva: WHO;2003:4-13.

[13] 沈爱宗,陈飞虎,陈礼明. 患者治疗依从性的研究进展[J]. Herald of Medicine,2005,24(8):712-714.

[14] 赵振环,林建荣,黄煌坤,等. 精神分裂症老年患者服药依从性和血药浓度检测的意义[J]. 中华精神科杂志,2002,35(2):95-98.

[15] 李峰,蔡卓莺,武建潮. 口腔矫治器治疗 OSAHS 疗效评价体系的研究进展[J]. 口腔医学杂志, 2011,31(7):431-433.

[16] Habukawa M, Uchimura N, Kakuma T. Effect of CPAP treatment on residual depressive symptoms in patients with major depression and coexisting sleep apnea: contribution of daytime sleepiness to residual depressive symptoms [J]. Sleep Med, 2010,11(6):552-557.

[17] 李峰,蔡卓莺,武建潮. 口腔矫治器治疗 OSAHS 疗效评价体系的研究进展[J]. 口腔医学杂志, 2011,31(7):431-433.

[18] 袁媛. 成人正畸患者的人格特征及其对治疗依从性影响的研究[D]. 天津:天津医科大学,2010.

[19] 曾建萍,李海燕,杨小静,等. 医患沟通干预对阻塞性睡眠呼吸暂停低通气综合征患者阻鼾器治疗依从性的影响[J]. 广东医学院学报, 2015,33(4):423.

[20] 朱大乔,李雪玉,何丹丹. 原发性高血压药物依从性评价方法[J]. 中国行为医学科学,2003,12(1):100-102.

[21] 张佐,杨红琴,王铁荣,等. 自行调节式口腔矫治器治疗 OSAHS 的效果 [J]. 宁夏医学杂志, 2007,29(10):885-887.

[22] 赵殿才,贺红. 改良型 Activator 矫治器治疗 OSAS 疗效评价[J]. 临床口腔医学杂志,2004,20(8):480-482.

[23] 范建林,杨建新,刘瑾. 两种口腔矫治器治疗阻塞型睡眠呼吸暂停低通气综合征疗效的比较[J]. 苏州大学学报(医学版),2010,30(1):164-166.

[24] 王俊,林则元,陈福东,等. 长期佩戴下颌前伸器对 OSAHS 患者牙周组织的影响[J]. 海南医学, 2015,26(23):3557-3559.

[25] 王华,林妙端. 透明保持器不同清理方式对牙周健康的影响[J]. 海峡预防医学杂志,2015,21(3):104-106.

[26] 罗晓冰,李昊,张馥兰,等. 两种不同口腔矫治器治疗 OSAHS 的疗效评价[J]. 口腔医学研究, 2009,25(3):336-338.

[27] 刘冰. 自行调节式口腔矫治器治疗 OSAHS 的临床疗效评价[D]. 银川:宁夏医科大学,2015.

（赵　恬　赵丽君　赵丽玲）

附录一

Epworth 嗜睡量表(The Epworth Sleep Scale,ESS)

最近几个月,你打瞌睡的可能性在下列情况中有多大?选出一个最符合你的情况的数字,用(√)表示。

0=从不打瞌睡;1=轻度可能打瞌睡;2=中度可能打瞌睡;3=重度很可能打瞌睡

情况	打瞌睡的可能			
坐着阅读书刊	0	1	2	3
看电视	0	1	2	3
在公共场所坐着不动(例如在剧场或开会)	0	1	2	3
作为乘客在汽车中坐 1 小时,中间不休息	0	1	2	3
在环境许可下,下午躺下休息	0	1	2	3
坐下与人谈话	0	1	2	3
午餐不喝酒,餐后安静地坐着	0	1	2	3
需要注意力高度集中的工作间歇(例如开车等红绿灯)	0	1	2	3

附录二

临床依从性量表

姓名：   性别：   年龄：

身高：   体重：

1. 口腔卫生,采用简化口腔卫生指数改良版进行评价。用口镜和探针检查上颌左右第一磨牙、上颌右侧中切牙、下颌左侧中切牙的唇(颊)面,下颌左右第一磨牙的舌侧面的菌斑分布情况。

   口腔卫生评分标准分为 4 个等级:

   ①4 分表示没有菌斑存在;

   ②3 分表示菌斑覆盖不超过牙面的三分之一;

   ③2 分表示菌斑覆盖超过牙面的三分之一,但不超过三分之二;

   ④0 分表示菌斑覆盖超过牙面的三分之二。

2. 复诊时间分为 5 个等级:

   ①准时或者提前;

   ②迟到 15~30 分钟;

   ③迟到 30 分钟以上;

   ④复诊 72 小时内改约;

   ⑤没出现。

3. 矫治器的维护,根据矫治器损坏情况分为 4 个等级:

   ①没有损坏;

   ②卡环松动或膜片破损;

   ③自凝塑料劈裂或调节装置损坏;

   ④矫治器损坏,丢失矫治器。

4. 矫治器的佩戴,根据佩戴时间分为 4 个等级:

   ①每晚戴用 7 小时及以上;

   ②每晚戴用 4~6 小时;

   ③每晚戴用 1~3 小时;

   ④完全不戴用。

附录三

Morisky 测量表自制量表

姓名： 性别： 年龄：

身高： 体重：

1. 您是否有忘记戴口腔矫治器的经历？

　①是

　②否

2. 您是否有时不注意戴口腔矫治器？

　①是

　②否

3. 当您感觉症状缓解时是否曾自行停止戴口腔矫治器？

　①是

　②否

CPAP 与 SOA 治疗 OSAHS 患者认知障碍的疗效比较

【摘要】

目的： 比较合并认知障碍的中度阻塞性睡眠呼吸暂停低通气综合征(obstructive sleep apnea-hypopnea syndrome, OSAHS)患者使用经鼻持续正压通气(continuous positive airway pressure, CPAP) 或者自行调节式口腔矫治器 (Self-adjusting Oral Appliance, SOA)治疗后的疗效。

方法： 经蒙特利尔认知评估量表(Montreal Cognitive Assessment, MOCA)评估和多导睡眠监测(polysomnography, PSG)监测及纳入、排除标准筛选出的 56 例合并认知功能障碍的中度 OSAHS 患者,分为两组,分别行自行调节式口腔矫治器治疗或 CPAP 治疗,并采用 MOCA 和 PSG 对患者行治疗前 1 周及治疗 3 个月后再次行认知功能检查和 PSG 检测。

对所获资料用 SPSS 19.0 进行卡方比较、均数比较、配对 t 检验、两独立样本 t 检验。

结果： 中度 OSAHS 患者睡眠呼吸暂停低通气指数(apnea hypopnea index, AHI)、最低血氧饱和度(lowest blood oxygen saturation, $LSaO_2$)、MOCA 评分在治疗前 1 周及治疗 3 个月后比较差异有统计学意义($P<0.01$);两治疗组治疗前及治疗后 MOCA 量表中的记忆项和注意力项得分比较差异有统计学意义($P<0.01$);视空间/执行功能项和抽象能力项 SOA 组得分比较差异有统计学意义 ($P<0.01$),CPAP 组差异有统计学意义 ($P<0.05$);命名项、语言项和定向力项差异无统计学意义($P>0.05$)。两治疗组治疗后睡眠呼吸参数、MOCA 总分及各项评分比较差异无统计学意义($P>0.05$)。

结论： CPAP 与 SOA 治疗中度 OSAHS 患者疗效相当, 都是治疗中度患者的有效方法;二者在治疗并认知功能障碍的中度 OSAHS 患者时,对于认知功能的恢复有效且程度相当,在临床皆可作为合并认知功能障碍中度患者的治疗方式。

【关键词】 自行调节式口腔矫治器;持续正压通气;阻塞性睡眠呼吸暂停低通气综合征;认知功能障碍

Effectiveness of Continuous Positive Airway Pressureversus Self-adjustable Oral Appliance in Treating Patients with Cognitive Impairment in Moderate Obstructive Sleep Apnea-Hypopnea Syndrome

ABSTRACT

Objective: To evaluate the effectiveness of continuous positive airway pressureversus Self-adjustable Oral Appliance in treating patients with cognitive impairment and moderate obstructive sleep apnea-hypopnea syndrome.

Methods: 56 patients were diagnosed cognitive impairment and moderate OSAHS according MOCA scores and PSGparameters. By usingMOCA and PSG to analyze and contrast the state before and after treating with Self-adjustable Oral Appliance therapy or CPAP therapy to study the effectiveness of two treatments.

Statistical analysis software Package of SPSS (version 19.0) was used in all analyses, including Chi-square test, conducting mean comparison, paired t-test, two-sample t-test.

Results: The changes of apnea hyponea index (AHI), lowest blood oxygen saturation (LSaO$_2$), and Montreal Cognitive Assessment (MOCA)scores between a week before and the three months' therapy by SOA or CPAP in patients with cognitive impairment and moderate OSAHS are of statistical significance ($P<0.01$); the same change is appeared in memory and attention of MOCA in both two groups ($P<0.01$), which scores increased significantly. Executive function and abstraction were increased in SOA groups($P<0.01$)and CPAP groups($P<0.05$).However, naming and language were almost not changed ($P>0.05$). There was no statistical differencein AHI、LSaO$_2$ and totalMOCAscores and each score itemsafter 3 months' therapy by SOA or CPAP in patients with cognitive impairment and moderate OSAHS($P>0.05$).

Conclusion: The results may be explained by therapy of CPAP or SOA resulting insimilar effectiveness on moderate OSAHS. And treatment by CPAP or SOA can both improve cognitive functionand reverse it to a same extent inmoderate OSAHS patients. Both of them can be an effectiveness therapy for patients who have cognitive impairment and moderate obstructive sleep apnea–hypopnea syndrome.

Key words：Continuous Positive Airway Pressure；Obstructive Sleep Apnea–Hypopnea Syndrome；Self–adjustable Oral Appliance；Cognitive Impairment

1 引言

1.1 OSAHS与认知功能障碍概述

阻塞性睡眠呼吸暂停低通气综合征 （obstructive sleep apnea–hypopnea syndrome，OSAHS）是发病率高、危害性大且死亡率高的疾病。临床表现为睡眠时上气道塌陷阻塞引起低通气和呼吸暂停，通常伴有打鼾、睡眠结构紊乱、血氧饱和度降低，频繁出现日间嗜睡、认知功能障碍等症状，并可造成多器官多系统损害[1]。一夜大于等于 7 h 的睡眠中，低通气及呼吸暂停反复发作大于等于 30 次，或者睡眠中平均每小时低通气加上呼吸暂停的次数即睡眠呼吸暂停低通气指数（apnea and hypopnea index，AHI）大于等于 5 次，可诊断为 OSAHS[2]。不完全统计显示，我国 OSAHS 患病率约 4%，但因为广泛应用的流行病学调查手段难以监测 OSAHS 的实际患病率，故有学者估计我国实际患病率可能高达 7%~13%，AHI 大于等于 20 次/h 且没有求治的 OSAHS 患者，5 年病死率达 11%~13%，8 年高达 37%[3]。

近十年来，研究发现不同程度的认知功能障碍是 OSAHS 非呼吸系统损害中最常见的表现，也是神经系统主要的并发症之一[4-5]。更有学者发现有认知功能障碍的患者在 OSAHS 患者中比例高达 75%[6]。

OSAHS 患者中呈现的一般以轻度认知功能障碍（mild cognitive impairment，MCI）为主，表现为记忆力减退，注意力下降，视空间、执行、计算、语言运用、判断、推理等抽象思维能力受损，解决问题和学习能力[7-11]受损等。MCI 目前被认为是引起成人痴呆的重要危险因素[12-13]，也被认为是阻碍儿童智力发育[14]的危险因素。伴有认知功能障碍的 OSAHS 患者注意力不集中，反应迟钝，工作效率降低，好发职业性损伤，并且交通事故发生率是正常人群的数十倍。此外，认知功能障碍会导致患者的社会心理问题，造成社交障碍。

1.2　OSAHS 引起认知功能障碍相关机制

OSAHS 患者睡眠过程中反复出现打鼾、睡眠节律紊乱,严重者可出现憋气导致患者不适致使其完全惊醒。间歇性的低血氧造成了 OSAHS 患者产生高碳酸血症等病理生理学变化进一步导致全身多器官、多系统病变。研究发现,认知功能的损害程度与 OSAHS 夜间频发低氧、低通气以及日间嗜睡程度呈正相关性[7]。目前,认为睡眠中频发的低血氧、睡眠结构紊乱和日间嗜睡以及机体代谢紊乱是 OSAHS 引起认知功能障碍的主要相关机制。

1.3　OSAHS 诊断和认知功能障碍的评定

多导睡眠监测(polysomnography,PSG)是诊断 OSAHS 的"金标准",监测内容主要包括睡眠时期脑电、心电、眼电、肌电、呼吸、血氧等,结合鼾声、体位报告的有关睡眠结构、呼吸事件等,其中呼吸参数包含 AHI 和夜间最低血氧饱和度(lowest blood oxygen saturation,$LSaO_2$)等指标。睡眠结构参数包括总睡眠时间,觉醒时间,微觉醒指数以及非快速眼动睡眠、快速眼动睡眠、N_1 期、N_2 期和 N_3 期睡眠时间在总睡眠时间中所占的比例。

认知功能障碍的评定目前有影像学评估、神经电生理检测评价以及量表筛查。其中影像学检查可以检测出大脑认知受损产生的形态学改变,但是对被试者要求较高(必须排除已行心脏手术、患有幽闭恐惧症者)且检查耗时长、检查费用高,在临床上的应用受限[15],只能作为一种辅助评估手段。

OSAHS 患者视觉和听觉神经电生理检测评价中的认知电位(event related potential,ERP)P300 潜伏期皆较正常人延长[16],此电位对于认知功能损坏的检测有稳定性和敏感性,目前已被广泛应用于认知功能的研究中。但是,由于 P300 对于认知功能障碍检测不具特异性且在认知损害特征的精确描述方面有一定局限性,所以必须结合 OSAHS 患者临床综合分析才能得到更精准的结果。

用于认知评估的常见量表有:韦氏智能量表(WAIS)、韦氏记忆量表(WMS)、简易智力状态检查量表(MMSE)、蒙特利尔认知评估量表(Montreal Cognitive Assessment,MOCA)。针对 OSAHS 患者认知功能障碍中特有的智能损害,WAIS 的检测敏感性并不高。WAIS 和 WMS 测试时间长,不方便临床大范围的使用。MMSE 过于简单可用于大范围筛查,对 MCI 灵敏度不高,易造成漏诊。MOCA 是由 Nasreddine 等学者结合临床和前有量表 MMSE 反复经临床实践检验修订而成。因其具有较高的敏感性和特异性,近年来成为当前国际上普遍使用的 MCI 筛查量表,并被广泛应用于评估多种疾病的认知功能[17-18]。中文版 MOCA 近年来也在临床上的广泛应用,均认为该量表快捷高效。该量表可评估包括视空间/执行功能、注意与集中、记忆、语言、抽象思维、命名和定向力在内的各项认知功能评分。MOCA 检测得出的认知功能损坏与影像学检查显示的 OSAHS 患者大脑形态学改变具有高度一致性[19],故本课题采用此量表结合 PSG 监测的睡眠呼吸紊乱参数做出认知功能障碍的疗效评价。

1.4 非手术方式治疗 OSAHS 对于认知功能障碍影响的研究现况

1.4.1 CPAP 治疗 OSAHS 对于认知功能障碍的影响

OSAHS 的主要的治疗方法有手术治疗和非手术治疗。目前常用的手术治疗方法通过改善下颌骨位置或修整成形鼻腔、咽腔或舌体的解剖结构以达到扩大通气道,改善通气量的目的。重度 OSAHS 应首选手术治疗,但是手术治疗同时存在高风险、高复发率等不利之处,患者一般难以接受。非手术治疗对于轻中度 OSAHS 的疗效肯定。目前常见的非手术性治疗主要包括经鼻持续正压通气(continuous positive airway pressure,CPAP)和口腔矫治器(oral appliance,OA)治疗。

目前研究认为,CPAP 是治疗 OSAHS 首选方法 [20],且 AHI 大于 15 次/h 的中重度 OSAHS 患者应使用 CPAP 治疗[1]。但是,在 CPAP 的使用过程中,往往由于患者对于压力的不适应导致舒适度较差,临床发现患者依从性不良。

国外学者多项试验表明,3~6 个月的 CPAP 治疗可以通过提高夜间血氧饱和度、改善睡眠结构和日间嗜睡达到提高记忆力、注意力和执行能力[21-22]的效果。国内学者黄小红研究认为,CPAP 通过改善低氧血症及高碳酸血症治疗合并 OSAHS 的认知功能障碍患者有一定疗效[23]。

1.4.2 OA 治疗 OSAHS 对于认知功能障碍的影响

OA 通过使下颌向前、上抬软腭或是前牵引舌增大了上气道的通气体积,从而达到治疗 OSAHS 的目的。OA 以其具有体积小、方便携带、无创、戴用舒适、疗效可靠的优势[24],逐渐被广大患者所接受,应用口腔矫治器治疗 OSAHS 及鼾症在国外的研究已成热点。研究证明,运用 OA 治疗轻、中度 OSAHS 都有良好的疗效[25],有效率可达 80%~90%[26]。在 OA 的使用过程中,也会出现患者咬肌酸痛和颞下颌关节疼痛的情况。但是,有学者发现戴用 OA 治疗患者的依从性优于 CPAP[27]。目前,临床上尚缺乏对 OA 治疗 OSAHS 患者认知功能障碍疗效的研究,国外有少数对 OA 治疗 OS-AHS 的研究。Åke Tegelberg 等研究发现,50 例中重度的 OSAHS 患者在使用 OA 治疗 6 个月后,认知功能有明显恢复[28];Sharon L 等学者通过对 73 例 OSAHS 患者进行随机交叉对照试验发现戴用 OA 2 个月后，患者警觉水平和反应能力提高[29]。国内在 OA 治疗OSAHS 后患者的认知功能障碍疗效方面的相关研究略显滞后，更没有对 SOA 的研究。

自行调节式口腔矫治器(self-adjusting oral appliance, SOA)通过前移下颌、舌或者软腭的位置扩大口咽腔通气道从而增大通气量。患者佩戴后在医师指导下（确保下颌位置在其最大前伸量的 68%~82%之前）找到适合自己的下颌前伸位，其可稳定下颌和舌，增加肌张力。类似于用 CPAP 疗法治疗 OSAHS 患者时首先用压力滴定法确保疗效的前提下，将压力调定在患者感到舒适的压力水平，此种矫治器允许患者在确保疗效的基础上找到舒适的下颌前伸位置[30]。与疗效公认的调节式口腔矫治器进行比较，它的客观疗效相当，主观疗效更佳[31]。

本课题分别采用 SOA 和 CPAP 治疗合并认知功能障碍的中度 OSAHS 患者。由于 SOA 能够一定程度减轻患者对于调节式口腔矫治器的不适感[32]达到对患者的个性化治疗，由此可见，SOA 在一定程度上消除了两组疗效比较中由于佩戴治疗装置产生的不适感对结果造成的偏倚。

国内外多数研究表明经 CPAP 治疗后，合并认知功能障碍的 OSAHS 患者的认知功能有一定程度的恢复，但由于试验设计、样本来源及含量等因素的干扰，无法统一其对认知功能的哪些方面影响较大。CPAP 和 SOA 治疗 OSAHS 都是通过机体佩戴治疗装置增加通气量改善 OSAHS 患者血氧饱和度，与此同时，二者皆能改善患者的睡眠结构。而睡眠结构与血氧饱和度的恢复可能导致机体代谢趋于正常，同时由于睡眠质量的提高 OSAHS 患者日间嗜睡的症状也会一定程度降低。但是睡眠结构改善以及呼吸事件减少程度对于认知功能的影响程度目前还没有相关性定量测算方法。本研究对合并认知功能障碍的两组中度 OSAHS 患者分别行 CPAP 和 SOA 治疗，然后用信度效度良好的 MOCA 分别对 SOA 及 CPAP 治疗前后 OSAHS 患者认知功能进行评估，从二者对于合并认知功能障碍的中度患者治疗结果入手，试图在一定程度上探究 SOA 治疗合并认知功能障碍的中度 OSAHS 患者的疗效和对认知功能的恢复程度，并通过与 CPAP 的比较得出二者是否有差异性，从而便于今后为合并认知功能障碍的中度患者临床治疗方案的选择提供指导。

2 材料与方法

2.1 研究对象

2.1.1 资料来源

2015 年 2 月至 2016 年 10 月在人民医院口腔科和呼吸内科就诊的根据国内 OS-AHS 诊断标准[1]，诊断为中度 OSAHS 且经 MOCA 诊断为轻度认知障碍的成年患者。

表 1 诊断成人 OSAHS 病情程度依据

病情分度	AHI/次·h⁻¹	LSaO₂/%
轻度	5~15	85~90
中度	>15~30	80~>85
重度	>30	<80

依据 AHI 和 $LSaO_2$ 将 OSAHS 分为轻、中、重度，以 AHI 为主要判断标准。

表 2 诊断成人认知功能障碍依据

病情分度	MoCA 总分
正常	≥26
MCI	<26

受教育年限小于等于 12 年者，总分加 1 分以校正教育偏差[31]。

2.1.2 纳入标准

（1）根据 2011 年 OSAHS 诊断标准诊断为中度 OSAHS 并且根据 MOCA 评定为认知功能障碍者。

（2）未行任何认知功能障碍以及 OSAHS 的相关治疗者；

（3）无因耳鼻咽喉科疾病引起的气道阻塞者；

（4）无严重心脑血管、内分泌系统或其他系统或脏器严重疾病者；

（5）无服用激素、镇静剂药物史者；

（6）无严重的牙周病、颞下颌关节紊乱综合征、牙列缺失者；

（7）知情同意接受 SOA 治疗或 CPAP 治疗并配合填写量表者。

2.1.3 排除标准

（1）轻度及重度 OSAHS 患者；

（2）已接受过 OSAHS 相关治疗者；

（3）已患有能引起认知功能改变的疾病者；

（4）同时选用 SOA 和 CPAP 治疗 OSAHS 者；

（5）已存在影响睡眠的疾病者；

（6）有酗酒（>80 g/d）和滥用药物史者；

2.1.4 研究对象一般情况

经筛选后，56 例患者入选，男性 51 例，女性 5 例，年龄 25~66 岁，平均年龄（44.09±10.33）岁，平均身高（1.70±0.09）m，平均体重（80.66±8.40）kg，平均体重指数（Body Mass Index，BMI）（27.61±1.70）kg/m²，平均受教育年限（13.29±3.14）年，平均 AHI 指数（21.76±4.09）次/h，平均 LSaO₂（79.62±3.43）%，平均认知功能得分（22.93±2.11）分。将患者进行编号，按照随机数表法将患者分为 CPAP 治疗组和 SOA 治疗组（以下简称 CPAP 组和 SOA 组）。其中，CPAP 组 28 例，平均年龄（42.64±11.41）岁，平均身高（1.71±0.09）m，平均体重（81.61±8.37）kg，平均 BMI（27.67±1.62）kg/m²，平均受教育年限（13.64±3.13）年，平均 AHI 指数（22.48±4.12）次/h，平均 LSaO₂（79.09±4.04）%，平均认知功能得分（22.75±2.27）分；SOA 组 28 例，平均年龄（45.54±9.10）岁，平均身高（1.69±0.08）m，平均体重（79.71±8.47）kg，平均 BMI（27.54±1.81）kg/m²，平均受教育年限（12.93±3.17）年，平均 AHI 指数（21.03±3.99）次/h，平均 LSaO₂（80.15±2.65）%，平均认知功能得分（23.11±1.97）分。

CPAP 组和 SOA 组在一般情况（年龄、性别、BMI、受教育程度）方面比较差异均无统计学意义（$P>0.05$），见表 3；在一般患病情况（AHI 指数，LSaO₂，认知功能得分）方面比较差异均无统计学意义（$P>0.05$），见表 4。

表 3　CPAP 组和 SOA 组治疗前一般情况比较（$\bar{x}\pm s$）

		CPAP 组	SOA 组	P 值
性别	男	25	26	0.64
	女	3	2	
年龄（岁，$\bar{x}\pm s$）		42.64±11.41	45.54±9.10	0.30
教育年限（年，$\bar{x}\pm s$）		13.64±3.13	12.93±3.17	0.40
BMI（kg/m²，$\bar{x}\pm s$）		27.67±1.62	27.54±1.81	0.78

2.2 材料和方法

2.2.1 实验所用相关仪器

2.2.1.1 PSG

对每位患者进行一次不少于 7 h 的睡眠监测，经计算机及专业睡眠监测人员分析

表 4　CPAP 组和 SOA 组治疗前 MOCA 评分及睡眠呼吸参数比较($\bar{x} \pm s$)

指标	CPAP 组	SOA 组	t 值	P 值
AHI/次·h⁻¹	22.48±4.12	21.03±3.99	−1.346	0.184
LSaO₂/%	79.09±4.04	80.15±2.65	1.162	0.250
MOCA 总分	22.75±2.27	23.11±1.97	0.629	0.532
视空间/执行功能	3.07±0.47	3.14±0.52	0.539	0.592
命名	2.89±0.31	2.86±0.36	−0.397	0.693
注意力	3.71±0.66	4.04±0.74	1.711	0.093
语言	2.68±0.55	2.68±0.61	0	1
抽象能力	1.11±0.79	1.25±0.65	0.743	0.461
记忆	3.04±1.07	3.11±0.92	0.268	0.790
定向力	5.93±0.26	5.96±0.19	0.585	0.561

后得出睡眠呼吸参数。

2.2.1.2　压膜机和硬膜

采用真空压膜成形机和厚度 1.5 mm 膜片。

2.2.1.3　CPAP

德国凯迪泰 Floton ST25 便携呼吸机。

2.2.2　研究方法

56 例 OSAHS 患者在戴用 SOA 治疗前一周和治疗 3 个月后分别行 MOCA 评分和 PSG 监测,对治疗前后 PSG 参数、MOCA 得分进行统计学分析。

2.2.2.1　门诊初诊

门诊根据自述症状对初步诊断为 OSAHS 的患者进行寻问病史及检查,对符合标准的患者行认知功能评估以及 PSG 监测。

2.2.2.2　MOCA 评估

所有初诊收入的患者采用 MOCA 进行认知功能评定,其中视空间/执行功能 5 分,命名 3 分,记忆/延迟回忆 5 分,注意力 6 分,语言 3 分,抽象能力 2 分,定向力 6 分,总分 30 分。在安静环境下进行,由同一名研究人员指导患者完成量表填写,评定时间为 10 min。随后进行量表评分和记录,对记录评定为轻度认知功能障碍的患者行 PSG 监测。

2.2.2.3　PSG 监测

睡眠监测前 24 h 禁服神经兴奋剂或抑制剂(酒精、咖啡因、镇静剂或催眠药),经

PSG 监测后由专业人员分析记录符合中度 OSAHS 的患者。

2.2.2.4　纳入研究

经 MOCA 评定为认知功能障碍且经 PSG 确诊为中度 OSAHS 的患者，如果同意接受自行调节式口腔矫治器治疗或持续正压通气治疗并配合课题进行量表填写的可以登记患者一般信息(性别、年龄、体重、身高、受教育年限)，纳入研究。

2.2.2.5　选择 CPAP 治疗的患者在睡眠监测结束后，一周内在主治医生指导下完成压力滴定。所有患者皆进行健康教育[33]，之后每晚进行至少 4 h 的治疗。

2.2.2.6　SOA 的制作

第一步,取患者上下颌模型,用膜片制作上下颌牙托。指导患者戴入上下颌牙托后,在确定前牙垂直打开 4~5 mm 的情况下,练习下颌前伸,并尽量保持在最大前伸位。在最大前伸位时,用蜡片记录患者在下颌的咬合位置和上下颌的咬合关系。第二步,将上下颌石膏模型和上下颌牙托转移至𬤩架,用咬合记录调好下颌位置,在下颌最大前伸量的 68%~82% 的位置做标记点。第三步,在上颌牙托颊侧尖牙远中处及下颌牙托标记处,用一弹性调节装置连接起来,方便患者自行调节。第四步,患者在一周内睡眠时佩戴半成品 SOA,期间自行在医生规定的范围内(最大前伸量的 68%~82%)调节以找到最为舒适的位置。随后复诊,医生在患者自觉舒适的位置固定上下颌牙托,并将后𬤩面以塑料覆盖,最终使上下颌牙托联结固定,完成 SOA 的制作。

2.2.2.7　在患者接受治疗的 3 个月中,每个月进行一次电话随访,包括健康知识教育和询问患者坚持佩戴情况,及时了解并解决患者遇到的情况。比如, SOA 治疗组常在一周内戴用时有口干、唾液分泌过盛、牙齿轻微酸痛等不适感,可嘱患者戴用一周适应,若仍存在上述情况则需及时复诊调整矫治器;CPAP 组常出现患者因佩戴不适感中断治疗的情况,定期的健康教育和及时地解决患者遇见的问题可以大大提高依从性,也可以及早地处理课题中受试对象的问题[34]。

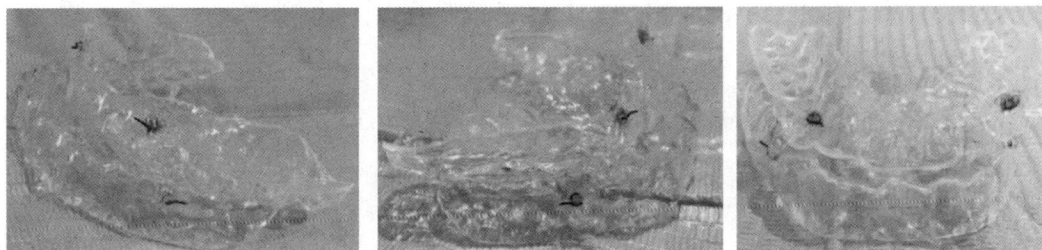

图 1　用于患者试戴一周确定最适咬合位置的半成品 SOA

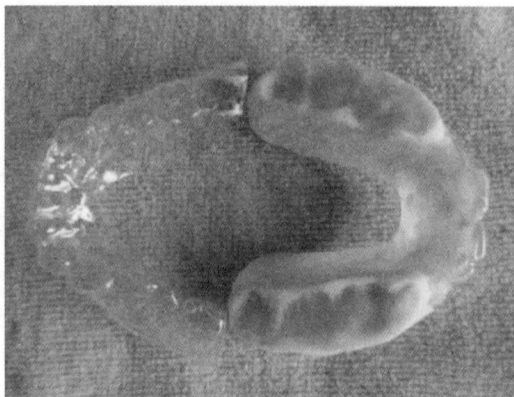

图2　SOA 上、下颌部分

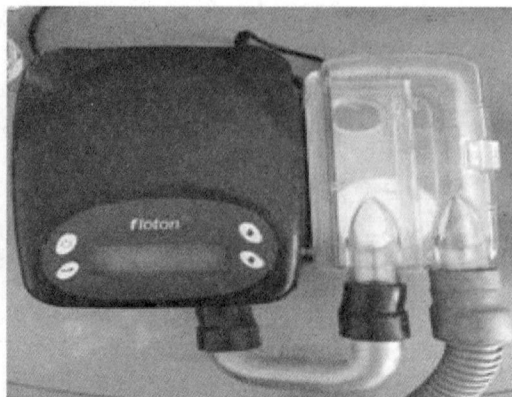

图3　Floton ST25 便携呼吸机

2.2.2.8　治疗后3个月 CPAP 组和 SOA 组再次进行 MOCA 评定并复查 PSG 监测指标，治疗后采用 MOCA 再次评定患者认知功能，并再次行 PSG 监测各组睡眠呼吸参数。

2.2.3　统计学处理

应用 SPSS 19.0 软件建立数据库，计量资料采用均数±标准差($\bar{x}\pm s$)表示正态分布的数据，计算治疗前和治疗后 SOA 组和 CPAP 组的 PSG 监测的睡眠呼吸参数变化值、MOCA 各项得分及总分的变化值。

对 SOA 组和 CPAP 组患者治疗前后 MOCA 总分及各项得分、PSG 各监测指标分别进行组内配对 t 检验；比较 SOA 组和 CPAP 组患者治疗后 MOCA 各项得分、PSG 各监测指标，分别进行组间两样本 t 检验，两样本的计数资料比较使用 χ^2 检验，以 a=0.05 为检验水准，P<0.05 认为差异有统计学意义。

3　结果

SOA 组和 CPAP 组各28例 OSAHS 患者，在接受治疗期间及非治疗时段均无明显不适，依从性良好。

3.1　治疗前后 CPAP 组和 SOA 组 OSAHS 患者睡眠呼吸参数的比较

采用配对 t 检验分析 CPAP 组和 SOA 组治疗前后睡眠呼吸参数的组内变化。其中，CPAP 组 AHI 下降了(18.69±4.20)次/h，$LSaO_2$ 升高了(10.95±5.29)%；SOA 组 AHI 下降了(16.79±4.75)次/h，$LSaO_2$ 升高了(8.39±3.86)%。两组比较差异均有统计学意义(P<0.01)，见图4—图5、表5。

采用两独立样本 t 检验分析 CPAP 组和 SOA 组治疗后睡眠呼吸参数的组间差异，结果显示两组患者在治疗前后的睡眠呼吸参数之间差异无统计学意义。其中，治疗后两组 AHI 比较（$t=0.76,P=0.45>0.05$）；治疗后 AHI 下降率 CPAP 组和 SOA 组分别为（83.16±0.11）%和（78.85±0.10）%，（$t=1.59,P=0.12>0.05$）；治疗后两组 LSaO$_2$ 比较（$t=1.61,P=0.11>0.05$）。

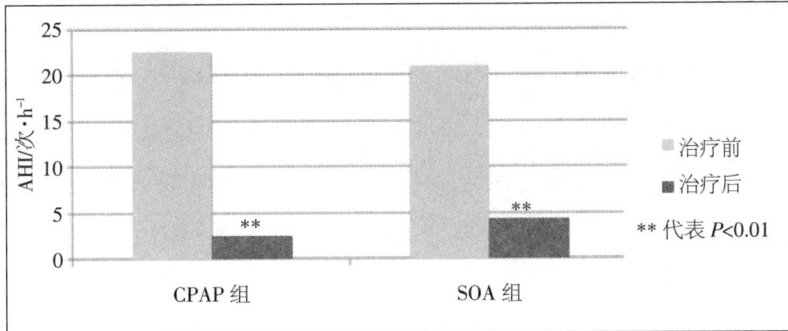

图 4　治疗前后两组 AHI 变化

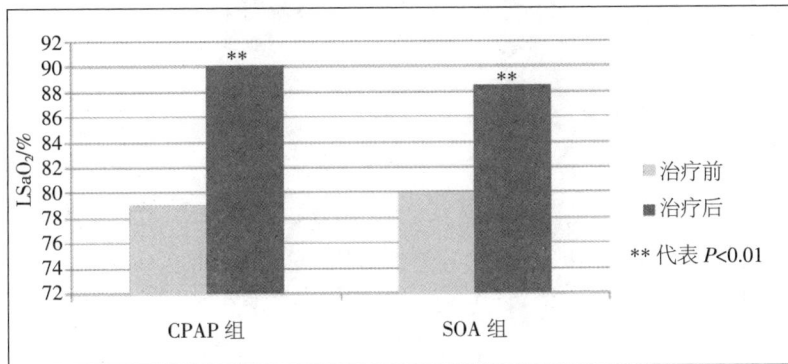

图 5　治疗前后两组 LSaO$_2$ 的变化

表 5　CPAP 组和 SOA 组 OSAHS 患者治疗前后睡眠呼吸参数比较（$\bar{x}\pm s$）

	组别	治疗前	治疗后	差值	t 值
AHI/次·h^{-1}	CPAP 组	22.48±4.12	3.79±2.63	−18.69±4.20	−23.519*
	SOA 组	21.03±3.99	4.24±1.63	−16.79±4.75	−18.703*
LSaO$_2$/%	CPAP 组	79.09±4.04	90.04±4.18	10.95±5.29	10.950*
	SOA 组	80.15±2.65	88.54±2.60	8.39±3.86	11.498*

注：*代表 $P<0.01$

3.2　治疗前后 CPAP 组和 SOA 组 MOCA 评分的比较

采用配对 t 检验分析 CPAP 组和 SOA 组 OSAHS 患者治疗前后组内 MOCA 总分与各项指标评分的变化，MOCA 总分 CPAP 组升高了（2.39±0.88）分，SOA 组升高了（1.96±1.14）分，差异均有统计学意义（$P<0.01$）；视空间/执行功能项得分 CPAP 组升高了（0.21±0.42）分，差异有统计学意义（$P<0.01$）；SOA 组升高了（0.25±0.44）分，差异有统计学意义

（$P<0.05$）；命名项得分 CPAP 组升高了（0.04±0.19）分，SOA 组升高了（0.07±0.26）分，差异均无统计学意义（$P>0.05$）；注意力项得分 CPAP 组升高了（0.39±0.50）分，SOA 组升高了（0.57±0.50）分，差异均有统计学意义（$P<0.01$）；语言项得分 CPAP 组升高了（0.07±0.26）分，差异无统计学意义（$P>0.05$），SOA 组前后均值没有变化；抽象能力项得分 CPAP 组升高了（0.18±0.39）分，差异有统计学意义（$P<0.01$）；SOA 组升高了（0.25±0.44）分，差异有统计学意义（$P<0.05$）；记忆与延迟记忆项得分 CPAP 组升高了（1.14±0.65）分，SOA 组升高了（1.00±0.67）分，差异均有统计学意义（$P<0.01$）；定向力项得分 CPAP 组升高了（0.04±0.19）分，差异无统计学意义（$P>0.05$），SOA 组前后均值没有变化，见图 6、图 7、表 6。

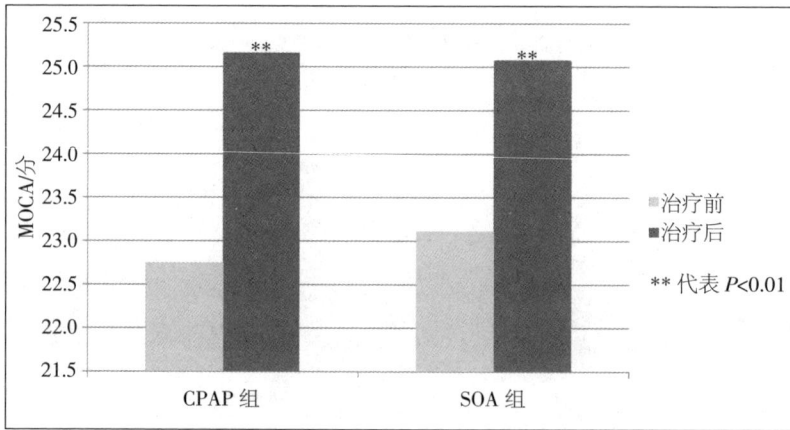

图 6　两组患者治疗前后 MOCA 总分比较

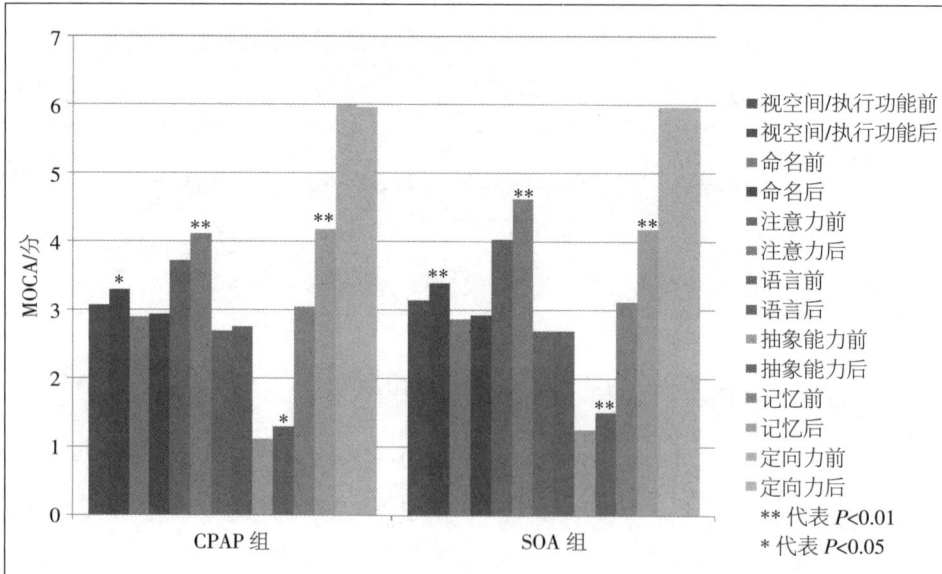

图 7　两组患者治疗前后 MOCA 各项评分比较

表6 CPAP 组和 SOA 组治疗前后 MOCA 评分比较($\bar{x}\pm s$)

指标		治疗前	治疗后	差值	t 值
MOCA 总分	CPAP 组	22.75±2.27	25.14±2.55	2.39±0.88	14.468**
	SOA 组	23.11±1.97	25.07±1.82	1.96±1.14	9.134**
视空间/执行功能	CPAP 组	3.07±0.47	3.29±0.53	0.21±0.42	2.714*
	SOA 组	3.14±0.52	3.39±0.74	0.25±0.44	3.000**
命名	CPAP 组	2.89±0.31	2.93±0.26	0.04±0.19	1.000
	SOA 组	2.86±0.36	2.93±0.47	0.07±0.26	1.441
注意力	CPAP 组	3.71±0.66	4.11±0.83	0.39±0.50	4.180**
	SOA 组	4.04±0.74	4.61±1.03	0.57±0.50	6.000**
语言	CPAP 组	2.68±0.55	2.75±0.52	0.07±0.26	1.441
	SOA 组	2.68±0.61	2.68±0.61	0	
抽象能力	CPAP 组	1.11±0.79	1.29±0.81	0.18±0.39	2.423*
	SOA 组	1.25±0.65	1.50±0.64	0.25±0.44	3.000**
记忆	CPAP 组	3.04±1.07	4.18±1.25	1.14±0.65	9.295**
	SOA 组	3.11±0.92	4.11±0.74	1.00±0.67	7.937**
定向力	CPAP 组	5.93±0.26	5.96±0.19	0.04±0.19	1.000
	SOA 组	5.96±0.19	5.96±0.19	0	

注:* 代表 $P<0.05$;** 代表 $P<0.01$

采用两独立样本 t 检验分析 CPAP 组和 SOA 组 OSAHS 患者治疗后 MOCA 总分以及各分项指标评分之间的组间差异,结果显示两组患者在治疗后的 MOCA 总分与各项指标评分之间差异无统计学意义,见表7。

表7 CPAP 组和 SOA 组治疗后 MOCA 评分比较($\bar{x}\pm s$)

指标	CPAP 组	SOA 组	t 值	P 值
MOCA 总分	25.14±2.55	25.07±1.82	−0.12	0.904
视空间/执行功能	3.29±0.53	3.39±0.74	0.623	0.536
命名	2.93±0.26	2.93±0.47	0.00	1.000
注意力	4.11±0.83	4.61±1.03	1.998	0.051
语言	2.75±0.52	2.68±0.61	−0.47	0.639
抽象能力	1.29±0.81	1.50±0.64	1.10	0.276
记忆	4.18±1.25	4.11±0.74	−0.39	0.796
定向力	5.96±0.19	5.96±0.19	0。00	1.000

4 讨论

阻塞性睡眠呼吸暂停低通气综合征是发病率高、危害性大且死亡率高的疾病。临床表现为睡眠时上气道塌陷引起呼吸暂停和低通气,通常伴有打鼾、睡眠结构紊乱、血氧饱和度降低、频繁出现日间嗜睡、认知功能障碍等症状。疾病发生期间与多器官多系统损害有着密切而复杂的双向关系,从而引起原发或伴发疾病风险越来越高,预后较差及病死率较高等问题[26]。

近十年来,研究发现不同程度的认知功能损害是 OSAHS 非呼吸系统损害最常见的表现,也是神经系统主要的并发症[4-5]。更有学者发现有认知功能障碍的患者在 OSAHS 患者中比例高达 75%[6]。伴有认知障碍的 OSAHS 患者注意力不集中,反应迟钝,工作效率降低,好发职业性损伤,并且交通事故发生率是正常人群的数十倍。此外,认知功能障碍会诱发社会心理问题,造成患者的社交障碍。OSAHS 患者中出现的认知障碍一般以 MCI 为主,而其目前被认为是引起成人痴呆的重要危险因素[12-13],也被认为是阻碍儿童智力发育[14]的危险因素。

研究发现认知功能的损害程度与 OSAHS 夜间频发低氧、低通气以及日间嗜睡程度呈正相关性[7]。目前,认为睡眠中频发的低血氧、睡眠结构紊乱和日间嗜睡以及机体代谢紊乱是 OSAHS 引起认知功能障碍的主要相关机制。

近年来,国内外对于 CPAP 治疗 OSAHS 患者后认知功能改善的研究多表明,经 CPAP 治疗后,OSAHS 患者认知功能有一定程度的恢复,其通过改善患者睡眠期间通气量和睡眠结构改善患者的认知功能,但是睡眠呼吸参数的改善和认知功能的改善并未得出定量相关关系。OA 治疗轻中度 OSAHS 患者的客观疗效得到国内外学者的肯定,其主观疗效也得到了患者的认可。但是其对于 OSAHS 患者认知功能的改善情况国内未见探索,国外有少数文献报道,但未与 CPAP 进行比较。中度 OSAHS 患者中有73%的患者患有轻度认知障碍[6],可以选择 CPAP 治疗或者口腔矫治器治疗,但是,口腔矫治器治疗 OSAHS 患者时改善通气量和睡眠结构的程度是否能够引起认知功能的改善并不可知。本研究对合并认知功能障碍的两组中度 OSAHS 患者分别行 CPAP 治疗和 SOA 治疗,然后用信度效度良好的 MOCA 分别对 SOA 及 CPAP 治疗前后患者认知功能进行评估,从二者对于合并认知功能障碍的中度患者的治疗结果入手,试图在一定程度上探究 SOA 治疗合并认知功能障碍的中度 OSAHS 患者的疗效和对认知功能的恢复程度,并通过与 CPAP 的比较得出二者是否有差异性。从而便于今后为合并认知功能障碍的中度 OSAHS 患者临床治疗方案的选择提供指导。

4.1 CPAP 和 SOA 的客观疗效比较

本研究对 CPAP 组和 SOA 组 OSAHS 患者治疗前后睡眠呼吸参数比较，如表 5 结果显示，治疗前后 CPAP 组和 SOA 组 OSAHS 患者 AHI 分别为 CPAP 组（22.48±4.12）VS（3.79±2.63）次/h 和 SOA 组（21.03±3.99）VS（4.24±1.63）次/h；$LSaO_2$ 分别为 CPAP 组（79.09±4.04）VS（90.04±4.18）%和 SOA 组（80.15±2.65）VS（88.54±2.60）%。组内前后变化均有显著差异，（$P<0.01$）；两组治疗后组间差异无统计学意义（$P>0.05$）。根据北京大学口腔医学院制定的口腔矫治器治疗 OSAHS 的疗效判断标准[35]，AHI 降低50%即判断为有效。本研究中 CPAP 组 AHI 降低（83.16±0.11）%，SOA 组 AHI 降低（78.85±0.10）%，均可判断为有效，且差异无统计学意义（$P>0.05$）。说明 CPAP 和 SOA 在治疗中度 OSAHS 有认知功能障碍患者时疗效均显著且相当。然而，临床报道患者在接受 CPAP 治疗时不适感常造成其依从性水平的下降，进而影响其疗效。而因戴用口腔矫治器造成不适使患者中断治疗的情况少有报道，我们在进行每月一次随访的过程中也发现戴用口腔矫治器的患者更容易坚持继续治疗。提示我们在治疗中度 OSAHS 时，自行调节式口腔矫治器可能是一个更佳的选择，具体依从性的对比还需后继研究完善。

4.2 CPAP 和 SOA 对 OSAHS 患者认知功能恢复程度的比较

MOCA 经国内外学者的临床检验，已被证实是信度效度良好的评定认知功能的量表，其对于 MCI 的检测具有敏感性和高效性，非常适合临床初筛 MCI 患者。因此，其可以作为常规评价临床 OSAHS 患者认知功能以防漏诊的工具。

本研究对 CPAP 组和 SOA 组 OSAHS 患者治疗前后 MOCA 评分比较，如表 6 结果显示，治疗前后 CPAP 组和 SOA 组 OSAHS 患者 MOCA 总分分别为 CPAP 组（22.75±2.27）VS（25.14±2.55）分；SOA 组（23.11±1.97）VS（25.07±1.82）分。两组组内前后变化均有显著差异（$P<0.01$）；两组治疗后 MOCA 总分及各项得分组间差异无统计学意义（$P>0.05$）。说明 CPAP 和 SOA 在治疗中度 OSAHS 患者的认知功能障碍的治疗上疗效相当。MOCA 各项得分中治疗前后两组都明显升高有记忆力和注意力两项。治疗前后两组各项得分中，记忆力项 CPAP 组（3.04±1.07）VS（4.18±1.25）分；SOA 组（3.11±0.92）VS（4.11±0.74）分（$P<0.01$）。注意力项 CPAP 组（3.71±0.66）VS（4.11±0.83）分；SOA 组（4.04±0.74）VS（4.61±1.03）分（$P<0.01$）。这与吴书清、谭亚洲等的报道一致[15,36]。有一定程度升高的有视空间/执行功能和抽象能力两项。治疗前后两组各项得分中，视空间/执行功能项 CPAP 组（3.07±0.47）VS（3.29±0.53）分（$P<0.05$）；SOA 组（3.14±0.52）VS（3.39±0.74）分

（$P<0.01$）。抽象能力项 CPAP 组（1.11±0.79）VS（1.29±0.81）分（$P<0.05$）；SOA 组（1.25±0.65）VS（1.50±0.64）分（$P<0.01$）。与潘志杰等学者的研究结果一致[37]，与吴书清的报道并不一致。吴书清用 CPAP 治疗轻中重度 OSASH 患者半年后，发现抽象和视空间/执行功能并未有明显改变[36]。与本研究结果的差异性首先可能由于本研究和吴书清学者研究的样本构成不同，他的样本构成轻中重度 OSAHS 患者分别为 26 例（22.60%）、25 例（21.73%）、64 例（55.65%）。重度患者所占比例较大，而视空间/执行功能和抽象功能属于认知功能损伤后期出现的症状[38]，并且认知功能的损伤具有一定的不可逆性，故而导致了治疗前后可能没有明显差异。这也可以用王卫红等研究发现的重度 OSAHS 组患者较于中度组认知功能障碍中此项得分有显著差异来解释；其次还可能与研究样本的年龄构成以及受教育程度等能够对认知功能产生影响的因素不尽一致所导致。由此推测，OSAHS 患者的认知功能障碍更有必要引起重视并且及早治疗。语言、命名和定向力三项，在本课题研究中改变甚小，且得分趋于满分。治疗前后两组各项得分中，语言项CPAP 组（2.68±0.55）VS（2.75±0.52）分（$P>0.05$）；SOA 组前后评分均值皆为（2.68±0.61）分。命名项 CPAP 组（2.89±0.31）VS（2.93±0.26）分；SOA 组（2.86±0.36）VS（2.93±0.47）分（$P>0.05$）。定向力项 CPAP 组（5.93±0.26）VS（5.96±0.19）分（$P>0.05$）；SOA 组前后评分均值皆为（5.96±0.19）分（$P>0.05$）。由此推测轻度认知障碍可能在这些方面受损不严重，与 Beebe 的研究结果一致[39]，推测随诊疾病严重程度的增加，患者的认知障碍受到更加全面的受损。其与 OSAHS 患病程度的相关性仍须继续探索。

SOA 对于 OSAHS 的治疗已在主观和客观方面取得了良好的疗效，但在 OSAHS 合并认知功能障碍认知功能的恢复方面的研究相对匮乏。本研究利用 PSG 监测以及 MOCA 评估用两种治疗方法对认知功能的影响进行探究，为口腔矫治器治疗 OSAHS 认知功能障碍的研究提供参考。提示 SOA 可以作为治疗中度 OSAHS 认知功能障碍患者的有效治疗方法。

5 结论

（1）CPAP 与 SOA 治疗中度 OSAHS 认知功能障碍患者客观疗效相当，都是治疗中度 OSAHS 认知功能障碍的有效方法。

（2）CPAP 与 SOA 在治疗中度 OSAHS 认知功能障碍患者时，对于认知功能的恢复有效且程度相当，在临床皆可作为中度患者认知功能障碍的治疗方式。

中英文缩略词表

英文缩写	英文全称	中文全称
OSAHS	obstructive sleep apnea hypopnea syndrome	阻塞性睡眠呼吸暂停低通气综合征
PSG	polysomnography	多导睡眠监测
AHI	apnea hyponea index	睡眠呼吸暂停低通气指数
LSaO$_2$	lowest blood oxygen saturation	最低血氧饱和度
CPAP	continuous positive airway pressure	经鼻持续正压通气
MCI	mild cognitive impairment	轻度认知功能障碍
ERP	event related potential	认知电位
MOCA	Montreal Cognitive Assessment	蒙特利尔认知评估量表
OA	oral appliance	口腔矫治器
SOA	self-adjusting oral appliance	自行调节式口腔矫治器
BMI	Body Mass Index	平均体重指数

参考文献

[1] 卢晓峰,邱蔚六.口腔颌面外科学[M].第6版.北京:人民卫生出版社,2009:533-534.

[2] 中华医学会呼吸病学分会睡眠呼吸障碍学组.阻塞性睡眠呼吸暂停低通气综合征诊治指南(2011年修订版)[J].中华结核和呼吸志,2012,1(35):9-12.

[3] 刘敬东.鼾声中呼吸停过吗[J].健康博览,2002,7:21

[4] Torelli F,Moscufo N,Garreffa G. Cognitive profile and brain morphological changes in obstructive sleep apnea [J].Neuroimage,2011,54(2):787-793.

[5] 魏兵,聂秀红,张连国,等.OSAHS患者认知功能的变化与生活质量的关系[J].临床肺科杂志,2009,14(12):1610-1612.

[6] 王卫红.OSAHS对认知功能得影响及相关机理研究[D].湖南:中南大学,2012.

[7] Engleman H, Joffe D. Neuropsychological function in obstructive sleep apnoea [J]. Sleep Med Rev,1999, 3(1):59-78.

[8] Naegele B, Pepin J L, Levy P. Cognitive executive dysfunction in patients with obstructive sleep apnea syndrome(OSAHS) after CPAP treatment[J]. Sleep,1998,21(4):392-397.

[9] Dempsey J A,Veasey S C,Morgan B J. Pathophysiology of sleep apnea [J]. Physiol Rev,2010,90(1):47-112.

[10] 张宝和,何荆贵,张熙,等.阻塞性睡眠呼吸暂停综合征老年人的认知损害[J].第四军医大学学报,2006,27(7):639-641.

［11］ Ferini-Strambi L, Baietto C, Di Gioia M R. Cognitive disfunction in patients with obstructive sleep apnea (OSA): partial reversibility after continuous positive airway pressure(CPAP) ［J］. Brain Res Bull, 2003, 61(1):87-92.

［12］ Richard J. Caselli, M. D. Obstructive Sleep Apnea, ApolipoproteinEe4, and Mild Cognitive Impairment ［J］. Sleep Med,2008,9(8):816-17.

［13］ 郑庆,杨宇. 阻塞性睡眠呼吸暂停综合征与认知功能障碍及痴呆［J］. 中国老年学杂志,2008,28 (23):2392-2393.

［14］ Gottlieb D J, Chase C, Vezina R M. Sleep-disordered breathing symptoms are associated with poorer cognitive function in 5-year-old children［J］.J Pediatr,2004,145(4):458-464.

［15］ 谭亚洲. 阻塞性睡眠呼吸暂停低通气综合征认知功能障碍研究进展 ［J］. 辽宁医学院学报, 2014,35(6),99-102.

［16］ Sangal R B, Sangal J M, Belisle C. Longer auditory and visual P300 latencies in patients with narcolepsy ［J］. Clin Electroencephalogr,1999,30(1):28-32.

［17］ Dalrymple-Alford J C, MacAskill M R, Nakas C T, et al. The MoCA: well-suited screen for cognitive impairment in Parkison disease［J］. Neurology, 2010,75 (19):717-725.

［18］ Damian A M, Jacobson S A, Hentz J G, et al. The Montreal Cognitive Assessment and the Mini-Mental State Examination as Screening Instruments for Cognitive Impairment: Item Analyses and Threshold Scores ［J］. Dement Geriatr Cogn Disord, 2011,31(2):126-131.

［19］ Yaobi K,Bertran F,Clocbon P, et al. A combined neuropsychological and brain imaging study of obstructive sleep apnea［J］. J Sleep Res,2009,18(1):36-48.

［20］ Weaver T E, Maislin G, Dinges D F,et al. Relationship between hours of CPAP use and achieving normal levels of sleepiness and daily function［J］. Sleep, 2007,30(6):711-719.

［21］ Joseph S, Zuriqat M, Husari A. Sustained improvement in cognitive and emotional status of apneic patients after prolonged treatment with positive airway pressure ［J］.South Med J, 2009, 102(6): 589-594.

［22］ Cooke J R, Liu L, Natarajan L, et al. The effect of sleep-disordered breathing on stages of sleep in patients with Alzheimer's disease ［J］.Behav Sleep Med, 2006, 4(4):219-227.

［23］ 黄小红,张敏. 气道正压通气治疗合并睡眠呼吸暂停综合症的认知功能障碍［J］. 中国临床研究 2013,26(12):1284-1288.

［24］ Ferguson K A, Cartwright R, Rogers R, et al. Oral appliances for snoring and obstructive sleep apnea: review［J］. Sleep,2006,29(2):244-262.

［25］ 曾祥龙, 高雪梅. 阻塞性睡眠呼吸暂停低通气综合征的口腔医学研究现状［J］. 北京大学学报(医学版),2009,41(1):10-15.

［26］ 王念,涂学平,胡克,等. 口腔矫正器和持续正压气道通气治疗轻中度 OSAHS 疗效比较的 Meta

分析[J]. 中国循证医学杂志,2013, 13（2）:231-235.

[27] Marijke D, Marc J B, Anneclaire VMT, et al. Objectively Measured as Self-Reported Compliance During Oral Appliance Therapy for Sleep-Disordered Breathing [J]. CHEST,2013,144（5）:1495-1502.

[28] Åke Tegelberg,Bo Wilhelmsson,Nina Erixon-Lindroth, et al. Improved cognitive functions after treatment with an oral appliance in obstructive sleep apnea [J]. Nature and Science of Sleep, 2012,4:85-96.

[29] Naismith S L, Winter V R, Hickie I B, et al. Effect of Oral Appliance Therapy on Neurobehavioral Functioning In Obstructive Sleep Apnea: A Randomized Controlled Trial [J]. Journal of Clinical Sleep Medicine, 2005,1:374-380.

[30] 张佐，杨红琴、王铁荣，等.自行调节式口腔矫治器治疗 OSAHS 的效果 [J]. 宁夏医学杂志, 2007,29(10):885-887.

[31] 刘冰,李华,张佐,等.自行调节式口腔矫治器治疗 OSAHS 的临床疗效评价[J].宁夏医学杂志, 2015,37(2):128-130.

[32] 晋发,施敏弊,徐迅,等.阻塞性睡眠呼吸暂停低通气综合征与认知功能[J].江苏医药,2009, 35 (9):1040-1041.

[33] Cartwright R. Sleeping Together: A Pilot Study of the Effects of Shared Sleeping on Adherence to CPAP Treatment in Obstructive Sleep Apnea[J]. J Clin Sleep Med,2008,4(2):123-127.

[34] Chervin R D, Theut S, Bassette C, et al. Compliance with nasal CPAP can be improved by simple intervention [J]. Sleep,1997,20:284-289.

[35] Gao X M, Zeng X L, Fu M K, et al. An Adjustable Appliance in Treatment of Obstructive Sleep Apnea Hypopnea Syndrome[J]. Chin J Dent Res,2005,8(4): 24-28.

[36] 吴书清. OSAHS 认知功能障碍评估及 CPAP 疗效探讨 [D]. 苏州:苏州大学,2013.

[37] 潘志杰,刘微波,周建英.阻塞性睡眠呼吸暂停低通气综合征老年患者的认知功能评价[J]. 中华结核和呼吸杂志,2005,28(6):411-412.

[38] 陈瑶. OSAHS 与认知 [D]. 重庆:重庆医科大学,2013.

[39] Beebe D W,Groesz L,Wells C, et al. The neuropsychologicalEffects of obstructive sleep apnea: ameta-analysis of norm-referenced and case controlled data[J]. 2003,26(3):298-307.

（李天宇　陈欢焕　赵丽玲）

附录

蒙特利尔认知评估量表(MOCA)

蒙特利尔认知评估量表(MOCA)

姓名:_____

教育年限:_____ 年龄:_____

性别:_____ 日期:_____

视空间/执行功能		画钟(11 点 10 分)(3 分)	得分
戊 End 甲 ⑤ 乙 ② ① Begin 丁 ④ ③ 丙 复制立方体 [ ] [ ]		[ ] [ ] [ ] 轮廓 数字 指针	–/5

命名		
[ ]	[ ]	[ ]

命名得分: –/3

记忆	阅读名词清单,必须重复阅读。读 2 次,在 5 分钟后回忆一次。		脸面	天鹅绒	教堂	雏菊	红色	没有分数
		第 1 次						
		第 2 次						

注意力	现在我阅读一组数字(1 个/秒)	顺背 [ ] 21854 倒背 [ ] 742	–/2

现在我阅读一组字母,每当读到 A 时请用手敲打一下。错 2 个或更多得 0 分 [ ] F B A C M N A A J K L B A F A K D E A A A J A M O F A A B	–/1

现在请您从 100 减去 7,然后从所得 [ ]93 [ ]86 [ ]79 []72 [ ]65 的数目再减去 7,共计算五次。连减:4 或 5 个正确得 3 分,2 或 3 个正确得 2 分,1 个正确得 1 分,0 个正确得 0 分	–/3

语言	现在我说一句话,请清楚地重复一遍,这句话是: "我只知道今天李明是帮过忙的人。"[ ] "当狗在房间里的时候,猫总是藏在沙发下。"[ ]	–/2

流畅性/固定开头词语"请您尽量多地说出以'发'字开头的词语或俗语,如'发财',我给您 1 分钟时间,您说得越多越好,越快越好,尽量不要重复。"	[ ] (N≥11 个词)	–/1

抽象能力	请说出它们的相似性。例如:香蕉—橘子[ ] 火车—自行车[ ] 手表—尺	–/2

选项	没有提示	面孔 [ ]	天鹅绒 [ ]	教堂 [ ]	雏菊 [ ]	红色 [ ]	只在没有提示的情况下给分	–/5
	类别提示							
	多选提示							

定向力	[ ]星期 [ ]月份 [ ]年 [ ]日 [ ]地方 [ ]城市	–/6

正常≥26/30	总分	–/30
	教育年限≤12 年加 1 分	

海原县 20 岁以上人群阻塞性睡眠呼吸暂停低通气综合征流行病学调查

【摘要】

目的：掌握宁夏海原县 20 岁以上人群阻塞性睡眠呼吸暂停低通气综合征（OSAHS）患病率及相关危险因素，为慢性疾病的防控提供基础依据。

方法：采取分层整群抽样选择海原县城、海兴开发区、关桥乡、七营乡四个地区 20 岁以上常住居民 2000 人为调查对象，进行入户问卷调查。从打鼾≥2 级、ESS≥9 分、有睡眠呼吸暂停史共 202 名可疑 OSAHS 人员中随机抽取 101 名进行便携式初筛仪睡眠监测，估算整个海原县地区 OSAHS 的患病情况。

结果：有效问卷 1760 份，有效率 88.0%，其中城镇 736 人，乡村 1024 人；人均年龄 43.65 岁，男性 971 人（55.17%），女性 789 人（44.83%），回族 1002 人（56.93%），汉族 758 人（43.07%）；打鼾的发生率约 24.09%。50 岁以下随年龄的增加打鼾者比例上升，51~70 岁趋于平缓，71 岁以上有所下降。男性（28.53%）高于女性（18.63%）；吸烟、饮酒与打鼾程度密切相关；不同程度的打鼾者，Epworth 嗜睡评分（ESS）有明显差异；对打鼾的认识上仅有 15.11% 的人认为是疾病需要治疗；以呼吸暂停低通气指数（AHI）≥5/h、夜间最低氧饱和度（SaO_2）<90%、ESS 评分≥9 分为标准，抽取 101 名可疑 OSAHS 人员经便携式初筛仪睡眠监测诊断 87 人，估算显示海原县 20 岁以上人群 OSAHS 的患病率为 4.94%；吸烟、饮酒、家族史、鼻腔阻塞、下颌后缩、咽腔狭窄和体重指数（BMI）≥28 kg/m^2 为该地区调查人群的 OSAHS 的危险因素。

结论：宁夏海原县 20 岁以上人群打鼾发生率 23.58%，OSAHS 患病率 4.94%，与目前国内研究结果接近。OSAHS 的危险因素有吸烟、饮酒、家族史、鼻腔阻塞、下颌后缩、咽腔狭窄和 BMI≥28 kg/m^2。有望通过以控制危险因素为核心的综合性慢病防治策略的实施，降低疾病的发生和危害。

【关键词】 阻塞性睡眠呼吸暂停低通气综合征；流行病学；危险因素

The epidemiological investigation of obstructive sleep apnea hypopnea syndrome in adults aged over 20 years in Haiyuan

ABSTRACT

Objective: To investigate the prevalence of obstructive sleep apnea hypopnea syndrome in adults aged over 20 years in Haiyuan and providing the basis data for prevention and controlling of chronic diseases.

Methods: 2000subjects （aged ≥20 years）were derived from a stratified cluster and random sampling of the population living in four districts in Haiyuan. They were asked to answer the questions from a questionnaire concerning snoring , daytime sleepiness, and habits such as smoking and drinking , etc. According to the degree of snoring, Epworth scores and a history of sleep apnea, 101 were selected to be tested by portable sleep monitor in 202 suspicious OSAHS staff. The prevalence of OSAHS was conservatively estimated from the result.

Result: A total of 1760 （88.0%） validated questionnaires was collected, including urban areas736people and rural 1024 people; average age is 43.65 years old, including males 971(55.17%), females 789(44.83%);Hui 1002 （56.93%）, Han 758 （43.07%）.the incidence of snoring was about 23.58%. 50 years of age with age increased the proportion of snorers showed an upward trend, 51 to 70 years old tends to flat, 71 years of age or more decline. the prevalence higher in males （28.63%） than in females(18.63%); drinking and snoring were closely related; varying degrees of snorer, Epworth sleepiness score were significantly different. only 15.11% of which people are acquainted with snoring. the estimated prevalence of OSAHS was 4.94% by apnea hypopnea index(AHI)≥5/h, minimum nighttime oxygen saturation （SaO$_2$）<90%, Epworth sleepiness score （ESS）≥9. Smoking, alcohol consumption, family history, nasal obstruction, mandibular retrusion, pharyngeal stenosis and body mass index （BMI）≥28 were the risk factors for OSAHS in the survey population.

Conclusion：The incidence of snoring was 23.58% and the prevalence of OSAHS was 4.94%，this date is close to the current research results .Smoking, alcohol consumption, family history, nasal obstruction, mandibular retrusion, pharyngeal stenosis and body mass index（BMI）≥28 were the risk factors for OSAHS in the survey population. It is expected to reduce the occurrence and harm of the disease through the implementation of comprehensive chronic disease prevention and control strategy with the control of risk factors as the core.

Key Words： Obstructive sleep apnea hypopnea syndrome; OSAHS, Epidemiology; Risk factors

1 引言

充足的睡眠时间和良好的睡眠质量是大脑皮层对体力和脑力恢复性的保护过程中的重要保障。睡眠中因时间和节律变化使睡眠质量下降，而睡眠质量是衡量和影响生活质量和身体健康的关键[1]。

睡眠呼吸障碍(sleep disordered breathing，SDB)是一组与睡眠质量相关的呼吸疾病，是指由于上气道阻力增加或呼吸中枢驱动障碍等原因导致的低通气或呼吸暂停，并由此引发一系列病理生理改变和临床症状的征候群[2]。随着影响人类健康的疾病模式及种类的改变，SDB 发生率逐年增高且患病人群年轻化。SDB 中最常见的类型为阻塞性睡眠呼吸暂停低通气综合征(obstructive sleep apnea hypopnea syndrome，OSAHS)。OSAHS 是引起睡眠质量下降的主要疾病之一，表现为睡眠打鼾并伴有呼吸暂停，夜间发生动态的氧饱和度降低、高碳酸血症和睡眠结构紊乱，促使白天嗜睡，心血管并发症乃至多脏器、多系统器质及功能性损伤，还有注意力、记忆力减退现象，严重危害患者生存质量和寿命[3]。针对 OSAHS 的慢性疾病管理应做到预防和控制其危险因素，采取"预防为主防治结合"的综合防控措施，可降低社会医疗成本，改善人群健康状况，提高大众生存质量[4]。OSAHS 作为多种全身疾病的独立危险因素，在西方国家已被列为影响全身的重要健康问题之一[5]，其健康管理策略的拟定和实行具有重大的经济和社会意义。研究发现，其发病机制复杂影响因素涉及遗传、种族、环境、生活习惯等诸多方面，其相关病因为上气道狭窄、肥胖、颅颌面畸形、鼻腔疾病、神经肌肉异常等[6]。随着社会经济的发展和生活方式的改变,慢性疾病成为威胁人类健康的主要疾病,也成为重要公共卫生问题。近年来睡眠医学得以快速发展,其中 OSAHS 成为国内多学科探讨关注的焦点之一。

虽然 OSAHS 在我国是一种常见病、多发病,然而疾病的诊断需特殊仪器多导睡眠监测仪(polysomnography, PSG),造成基层医疗单位不能实行正确性诊断和规范化治疗,给基层医生造成困扰。另外,长期以来我国对 OSAHS 相关的科普工作不够广泛和深入,致使人们缺乏对该病足够的认识。对 OSAHS 进行流行病学调查可研究其在人群和地域的分布规律及相关影响因素,为防治疾病具有重要意义。

疾病的确诊需"金标准"的检测,然而对于 OSAHS 进行 PSG 检查费时而且费用极大。目前关于 OSAHS 的流行病现况调查多采取两阶段实施,第一阶段通过发放问卷初步筛选出打鼾明显伴有白天嗜睡症状的高度疑似人群;第二阶段随机抽取样本对疑似人群睡眠监测,根据监测的阳性结果推算整个人群的患病率。考虑到医疗成本,目前可用 PSG 监测、便携式初筛仪(portable sleep monitor, PM)监测。PM 因导联少、操作简单、易于佩戴、符合平时患者睡眠状况等多种优势易被患者选择,临床也证实对 OSAHS 灵敏性高,诊断性好,具有临床适应价值[7]。

关于 OSAHS 患病率,综合国内外的文献出现两种标准,一种仅以呼吸暂停低通气指数(apnea hypopnea index, AHI)≥5 次/h 为单一标准;另一种为 AHI≥5 次/h 结合夜间最低氧饱和度(oxygen saturation, SaO_2)<90%、日间嗜睡情况即 Epworth 嗜睡量表(epworth sleepiness scale, ESS)评分≥9 分综合判断[8]。各国由于种族遗传、生活环境与生活习惯、社会发达水平程度的影响及评判标准的不同造成报道的患病率差异较大。

1993 年,随着美国 Young[9]等首次采用 PSG 进行 OSAHS 的大规模流行病学调查,以 AHI≥5 次/h 为判断标准得出 OSAHS 的患病率男性为 24%、女性为 9%。在其他国家澳大利亚高达 6.5%[10],印度新德里为 9.3%[11]。在亚洲,Ip 等[12]采用两阶段抽样和实验室睡眠监测,依据 AHI 加日间嗜睡,保守估计其患病率为 4.1%。有学者研究发现,其患病率在中国达 3.6%~4.8%,某些高发地区更高达 15%[13,14]。2013 年,北京朝阳地区 OSAHS 的患病率为 9.6%[15]。2014 年,云南不同民族间患病率差异为汉族 3.96%,哈尼族 3.70%[16]。国内对该病流行病学认识还很不平衡[17]。 这与流行病学调查时抽样方法的选择、选择人群的范围限制、纳入和排除标准的不同有关。在国外,此类调查多采用电话问卷形式,国内多采用入户调查[13]。本次调查根据宁夏实际人口居住特点及具体实施情况,采用集中培训,配合面对面入户问卷调查方法。造成国内外 OSAHS 调查数据差异大的原因与调查人群种族民族不同、调查地区差异、抽样方法与样本量的计算不同以及调查人群生活习惯不同可能有关。

国内只有部分城市、地区有 OSAHS 流行病调查数据,尚无统一标准的全国性及缺乏对宁夏地区有指导性意义数据[18]。特别是宁夏作为少数民族地区,南部山区海原县 OSAHS 的患病情况仍是一个空白。宁夏海原县具有一定的地域及人口学特征,经流行病学调查 OSAHS 的患病率,可探讨其危险因素,为 OSAHS 的防治提供基础依据。

2 材料与方法

2.1 材料

2.1.1 研究对象

2.1.1.1 样本量的选择

根据样本量计算公式 $N=(U_{\alpha/2}/\sigma)^2 P(1-P)$,当 $\alpha=0.05$ 时,$U_{\alpha/2}=1.96\approx2$,允许误差 σ 为 0.015,初步取疾病的发生率为 10%,经计算 $N=1600$。为保证足够有效的样本量,再抽取 10% 的样本量,共计 1760 人。

2.1.1.2 研究对象的选择

海原县 20 岁以上常住居民。

2.1.1.3 具体步骤

海原县两城区中共有 17 个城乡,根据所查到城乡名称的先后顺序进行编号,查阅随机数字表,采取分层整群抽样的方式,随机选取 2 个乡 2 个城镇。每个乡随机抽取 2 个村,每个城镇随机选 2 个街区的 20 岁以上常住人口。

第一阶段,抽样单位是区、镇、乡。将海原地区按行政级别分为城镇和乡村两组。采用整群抽样的方法,将海原地区 5 个城镇、12 个乡按城镇和乡村分别列出来,并随机编号。按随机数字表法,从城镇随机抽取 2 个,从乡村随机抽取 2 个。

第一阶段抽取的城乡为:海原县城、海兴开发区;乡村为关桥乡、七营乡。

第二阶段,抽样单位为行政村、街区。从第一阶段抽取的城镇中所下设的所有街区、抽取的乡管辖的所有行政村分别统一编号,参考随机数字表在每个城镇随机选 2 个街区、每个乡随机抽取 2 个村。

第二阶段抽取的街区及村为:海原县城为南城、海城街区;海兴开发区:西街、北街街区;关桥乡:关桥村、罗山村;七营乡:七营村、黑城村。

第三阶段抽取单位为户。从第二阶段抽取的街区和村,按住户门牌号尾数的奇偶,选择奇数者住户共抽取 1760 人。

2.2　研究方法

2.2.1　问卷的选择

此睡眠调查问卷是经柏林问卷改编符合中国国情且量化评分而制定的表。该问卷的敏感性是 86%,特异性是 77%,阳性预测值是 0.89,克隆巴赫信度系数为 0.803,临床上对筛查 OSAHS 有指导价值[19]。问卷分为两部分:第一部分为一般情况,个人史及家族史;第二部分为睡眠打鼾相关情况,白天嗜睡量表(ESS),白天及夜间睡眠情况,还涉及调查居民对打鼾及 OSAHS 的认知。

2.2.2　问卷的发放及回收

问卷发放前由调查者到所选取的村委会或居委会,向相关人员说明此次问卷的重要性与必要性,同时组织调查人群集中于村委会或居委会,由研究者向目标人群详细讲解填表要求。采用一人一卷的问卷形式,以保证问卷的填写质量,现场填写问卷,未能现场填写的由调查人员入户填写,填写完毕后统一回收。

2.2.3　问卷的整理

问卷调查结束后由调查者对问卷认真检查,剔除答题率小于 95% 的问卷,筛出符合要求的问卷统一编号。根据诊断标准筛出疑似 OSAHS 患者问卷,随机抽取部分疑似 OSAHS 人群进行 PM 监测得到相关数据。为了便于进行数据录入,对调查项目逐一编码。

2.2.4　质量控制

(1)前期统一培训调查人员;

(2)测试方法统一标准;

(3)仪器设备统一校对;

(4)调查结果统一审核。

2.2.5　数据分析

整夜便携式初筛仪(厂家英国,型号 REF2003004)系统记录数据。应用 SPSS19.0 统计软件进行统计分析,计量资料用 $\bar{x}±s$,组间比较用方差分析,计量资料关于率的比较应用 χ^2 检验。应用 *Logistic* 逐步回归分析与 OSHAS 相关的危险因素,检验水准为 $\alpha=0.05$。

2.2.6 技术路线

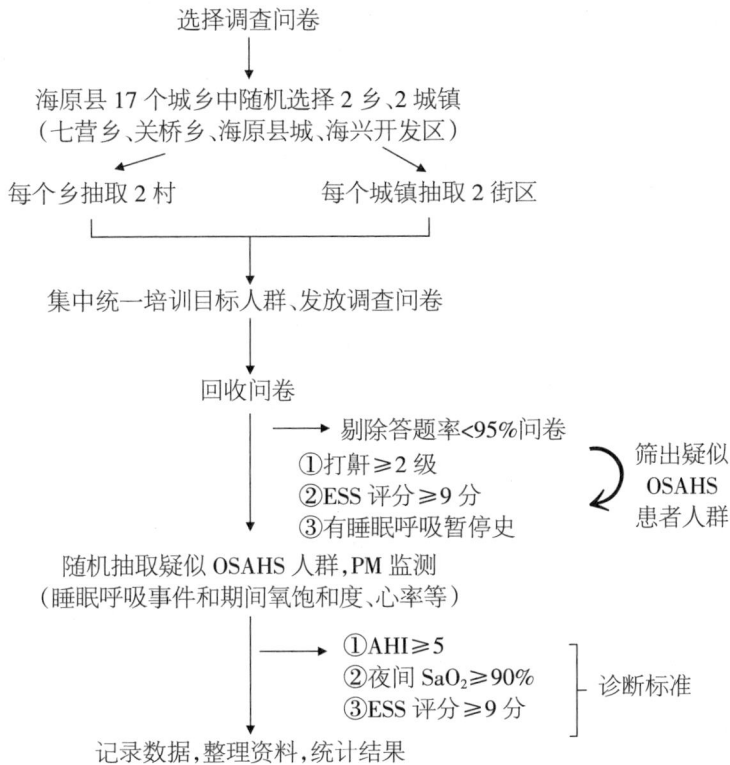

3 结果

3.1 一般情况

3.1.1 问卷调查人数

本次调查共发放成人睡眠调查问卷 2000 份,通过统一审核质控(剔除答题率小于 95%的问卷)后收回合格问卷 1760 份,有效率 88%。其中城镇 736 人,乡村 1024 人。

3.1.2 人口学特征分布情况

(1)年龄分布 调查人群年龄为 20~80 岁,平均年龄 43.65 岁。其中 20~30 岁有 241 人,占 13.69%;31~40 岁有 476 人,占 27.05%;41~50 岁有 387 人,占 21.99%;51~ 60 岁有 189 人,占 10.74%;61~70 岁有 259 人,占 14.72%;71 岁以上有 208 人,占 11.82%。

(2)性别分布 在调查的 1760 人中,男性 971 人,占 55.17%;女性 789 人,占 44.83%。

(3)民族分布 回族有 1002 人,占 56.93%;汉族有 758 人,占 43.07%(见表 1)。

表 1　人口学分布特征

Table 1. Demographic distribution characteristics

人口学变量		地点/个		合计 /个	比例 /%
		乡村	城镇		
性别	男	545	426	971	55.17
	女	479	310	789	44.83
回汉	回	602	400	1002	56.93
	汉	422	336	758	43.07
年龄	20~30 岁	152	89	241	13.69
	31~40 岁	279	197	476	27.05
	41~50 岁	222	165	387	21.99
	51~60 岁	103	86	189	10.74
	61~70 岁	140	119	259	14.72
	>71 岁	128	80	208	11.82

3.1.3　文化程度分布情况

受调查人中文盲 218 人，占 12.37%；小学 812 人，占 46.14%；中学 376 人，占 21.36%；高中 244 人，占 13.86%；大专以上 110 人，占 6.25%（见图 1）。

3.1.4　职业分布情况

受调查人中，工人 188 人，占 10.68%；家务 48 人，占 2.73%；司机 222 人，占 12.61%；农民 882 人，占 50.11%；服务、售货员 140 人，占 7.95%；机关工作人员 90 人，占 5.11%；警察 34 人，占 1.93%；专业技术人员 44 人，占 2.5%；个体 106 人，占 6.02%；学生 6 人，占 0.34%（见图 2 ）。

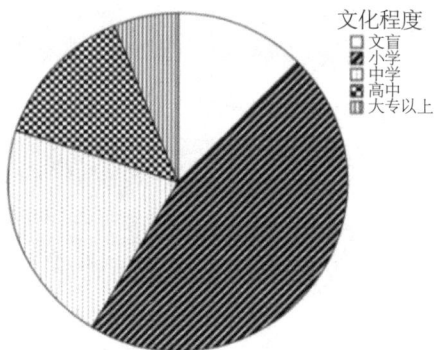

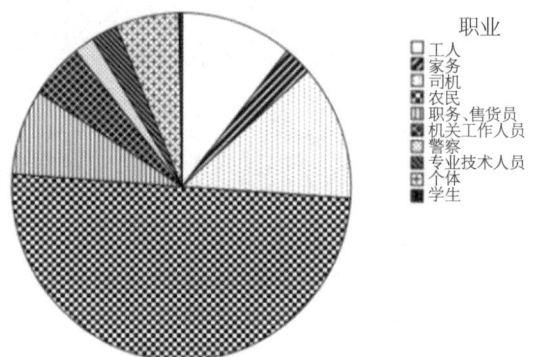

图 1　调查人群的文化程度分布情况　　　　图 2　调查人群的职业分布情况

3.2 打鼾情况

3.2.1 打鼾与年龄、性别的关系

在被调查人群中,打鼾的发生率约24.09%。50岁以下随年龄的增加打鼾人数比例逐渐上升,51~70年龄段趋于平缓,71岁以上打鼾的发生率出现下降。男性打鼾在41~50岁、女性在51~60岁组发生率明显高于其他年龄组。在所有打鼾者中,男性比例(28.53%)高于女性比例(18.63%),统计学上差异具有非常显著性($\chi^2=31.31$,$P<0.001$),(见表2)。

表2 不同性别在不同年龄组打鼾的发生率情况

Table 2. the incidence of snoring in different age groups in different sexes

年龄/岁	男性			女性			合计		
	调查人数	打鼾人数	发生率/%	调查人数	打鼾人数	发生率/%	调查人数	打鼾人数	发生率/%
20~30	131	23	17.55	110	8	7.27	241	31	12.86
31~40	262	28	25.95	214	35	16.36	476	103	21.64
41~50	220	81	36.81	167	44	26.35	387	125	32.30
51~60	109	35	32.11	80	25	31.25	189	60	31.74
61~70	133	44	33.08	126	26	20.63	259	70	27.03
>71	116	26	22.41	92	9	9.78	208	35	16.83
合计	971	277	28.53	789	147	18.63	1760	424	24.09

3.2.2 打鼾程度与生活习惯的关系

不吸烟者中打鼾人数比例明显低于正在吸烟者和已经戒烟者。经常饮酒打鼾发生率远远高于不饮酒和偶尔饮酒者,尤其是重度打鼾者更为突出(见表3)。

表3 不同生活习惯与打鼾的发生率情况[n(%)]

Table 3. different living habits and the incidence of snoring sitnation[n(%)]

组别	从不打鼾	轻度打鼾	中度打鼾	重度打鼾	合计
不吸烟	1032(94.33)	54(4.94)	4(0.37)	4(0.36)#	1094
吸烟	271(47.54)	209(36.67)	47(8.25)	43(7.54)#	570
已戒烟	28(29.17)*	30(31.25)*	22(22.92)*	16(16.66)*	96
不饮酒	1054(80.89)	200(15.35)	34(2.60)	15(1.15)#	1303
偶尔饮酒	226(78.83)	45(14.90)	14(4.64)	17(5.63)#	302
经常饮酒	51(32.90)*	48(30.97)*	25(16.13)*	31(20.00)*#	155

注:* 各组间构成比、# 组内不同程度的比较,P 均<0.05。

3.2.3 打鼾程度与白天嗜睡的关系

根据不同情况将打鼾程度分为 5 级。0 级:从不打鼾;1 级:鼾声很轻(较正常人呼吸为重);2 级:鼾声中等(较普通人说话声音响亮);3 级:鼾声响亮(同房间人无法入睡);4 级:伴睡眠呼吸暂停现象。研究显示,不同程度的打鼾者白天嗜睡评分有明显差异,随着打鼾程度的加重,白天嗜睡程度 ESS 评分逐渐增加,组间比较 $F=89.876$,$P<0.01$(见表 4)。

表 4　不同打鼾级别与白天嗜睡 ESS 评分情况

Table 4. Different snoring levels and daytime sleepiness ESS scores

组别	人数	ESS 评分($\bar{x}\pm s$)	95%CI
打鼾 0 级	1331	1.45±2.898	1.29~1.60
打鼾 1 级	293	4.50±5.039	3.92~5.08
打鼾 2 级	73	5.71±6.217	4.26~7.16
打鼾 3 级	33	7.33±6.203	5.13~9.53
打鼾 4 级	30	7.67±7.107	5.01~10.32

注:组间比较,$F=89.876$,$P<0.01$

3.2.4 对打鼾的认识与文化程度的关系

在被调查人群中,52.73%的人认为"打鼾不是病",32.16%认为"打鼾是病但不需要治疗",仅有 15.11%的人认为"打鼾是疾病需要治疗"(见表 5)。对打鼾的认识在各文化程度组间比较,$\chi^2=149.268$,$P<0.01$。

表 5　不同文化程度与打鼾认知的情况

Table 5. different levels of education and snoring awareness of the situation

文化程度	不是病 /人(%)	是病不需要治疗 /人(%)	是病需要治疗 /人(%)	合计 /人
文盲	100(45.87)	100(45.87)	18(8.26)	218
小学	520(64.04)	216(26.60)	76(9.36)	812
中学	180(47.87)	134(35.64)	62(16.49)	376
高中	92(37.70)	78(31.97)	74(69.67)	244
大专以上	36(32.73)	38(34.54)	36(32.73)	110
合计	928(52.73)	566(32.16)	266(15.11)	1760

3.3 OSAHS 的患病情况

本研究经初步筛查将打鼾≥2 级、ESS≥9 分、有睡眠呼吸暂停史的三项中满足任意两项判定为可疑 OSAHS 患者,初步共筛查出 202 例可疑 OSAHS 患者。采用数字表法随机抽取其中 101 例可疑者进行 PM 检测,OSAHS 诊断标准参考《中华医学会 OS-AHS 诊治指南基层版》:AHI≥5/h,SaO$_2$≤90%,ESS≥9 分。诊断出患病人数 87 例,保守估算 OSAHS 的患病率 4.94%。回汉不同民族间 OSAHS 的患病率差异无统计学意义。(χ^2=37.90,P=0.26>0.05)。各不同民族各年龄组患病率见表 6。本组资料显示 OSAHS 的患病率与年龄密切相关,平均 60 岁以下其患病率随着年龄的增加而逐渐增高,61 岁以上则出现下降,41~60 岁的中老年组患病率明显高于其他年龄组。

表 6　不同民族间各年龄组 OSAHS 患病率
Table 6. Prevalence of OSAHS among different age groups

年龄 /岁	汉族 OSAHS 人数	汉族 非OSAHS 人数	汉族 患病率 /%	回族 OSAHS 人数	回族 非OSAHS 人数	回族 患病率 /%	合计 OSAHS 人数	合计 非OSAHS 人数	合计 患病率 /%
20~30	4	102	3.77	2	133	1.48	6	235	2.52
31~40	8	149	5.10	9	310	2.82	17	459	3.57
41~50	10	160	5.88	14	203	6.45	24	363	6.20
51~60	6	79	7.06	8	96	7.69	14	175	7.41
61~70	10	114	8.06	6	129	4.44	16	243	6.18
>71	5	111	4.31	5	87	5.43	10	198	4.80
合计	43	715	5.67	44	958	4.39	87	1673	4.94

3.4　影响 OSAHS 的危险因素分析

3.4.1　影响 OSAHS 的单因素分析

为研究影响 OSAHS 患病率的相关因素,消除因素间的混杂作用,将 87 例病例组以年龄段相同、性别相同、同地区为条件进行 1:1 的匹配对照组,共 87 对数据。病例组和对照组相比,单因素分析结果(见表 7)。吸烟、饮酒、呼吸暂停家族史、鼻腔阻塞、下颌后缩、咽腔狭窄和体重指数(body mass index,BMI),BMI 指数≥28 kg/m^2 差异显著(P<0.01)。高盐饮食、高热量饮食、舌体肥大、悬雍垂肥大、软腭低垂(均 P>0.05)无统计学差异;小颌畸形(0.01<P<0.05),但 P 值接近 0.05,认为无显著统计学差异。

3.4.2　影响 OSAHS 的多因素 *Logistic* 回归分析

将单因素分析中有显著统计学差异(P<0.01)的因素作为自变量,将是否患有 OSAHS(赋值:否=0,是=1)作为因变量进行多因素 *Logistic* 回归分析,结果显示(见表 8):吸烟、饮酒、家族史、鼻腔阻塞、下颌后缩、咽腔狭窄和 BMI 指数≥28 kg/m^2 为该地区调查人群OSAHS 的危险因素(OR>1,P<0.05)。

表 7　影响 OASHS 的患病率的单分析因素

Table 7. Single-factor analysis of the prevalence of OASHS

变量		n /人	未患病/人	患病/人	x^2 值	P 值
吸烟	无	118	39	79	42.131	0.000*
	有	56	48	8		
饮酒	无	131	48	83	37.840	0.000*
	有	43	39	4		
高盐饮食	无	136	67	69	0.135	0.714
	有	38	20	18		
高热量饮食	无	68	32	36	0.386	0.534
	有	106	55	51		
呼吸暂停家族史	无	124	47	77	25.258	0.000*
	有	50	40	10		
鼻腔阻塞	无	149	64	85	20.600	0.000*
	有	25	23	2		
下颌后缩	无	118	42	76	30.439	0.000*
	有	56	45	11		
舌体肥大	无	142	68	74	1.379	0.240
	有	32	19	13		
咽腔狭窄	无	128	48	80	30.261	0.000*
	有	46	39	7		
悬雍垂肥大	无	162	82	80	0.358	0.550
	有	12	5	7		
软腭低垂	无	139	65	74	2.897	0.089
	有	35	22	13		
小颌畸形	无	170	83	87	4.094	0.043
	有	4	4	0		
BMI 指数	<28	126	52	74	13.925	0.000*
	≥28	48	35	13		

注：*P<0.01。

表 8　影响 OASHS 患病率的多因素 *Logistic* 回归分析

Table 8. Multivariate logistic regression analysis of the prevalence of OASHS

因素	回归系数（B）	标准误（$S.E$）	统计量（Wals）	P 值	比值比 $Exp(B)$	$EXP(B)$ 的95%CI
吸烟	2.136	0.577	13.721	0.000*	8.462	2.734~26.195
饮酒	1.535	0.673	5.211	0.022*	4.643	1.242~17.352
家族史	1.589	0.650	5.979	0.014*	4.899	1.371~17.506
鼻腔狭窄	2.489	0.959	6.734	0.009*	12.047	1.839~78.925
下颌后缩	1.213	0.613	3.921	0.048*	3.365	1.012~11.182
咽腔狭窄	1.796	0.617	8.474	0.004*	6.028	1.798~20.203
BMI≥28	1.492	0.568	6.895	0.009*	4.447	1.460~13.544
常量	−9.446	1.547	37.289	0.000*	0.000	

注：*$P<0.01$。

4　讨论

OSAHS是一种具有潜在致死性的多危险因素的慢性疾病，一些较深入的疾病发生机制尚不完全清楚。近年来随着对 OSAHS 的进一步认识，国内外学者相继开展了针对不同种族、不同地区的流行病学调查结果显示其患病率差异较大。宁夏海原县具有一定的地域及人口学特征。地域上，宁夏属于我国西北部，目前该地区 OSAHS 流行病学调查较少。人口学上，该区域为少数民族回族的聚居区，其中海原县回族占该地区总人口的69.7%。因此，选择宁夏海原县作为调查地区具有重要意义。

4.1　基本人口学分布特征

此次现况调查年龄为 20~80 岁，考虑到 18~20 岁人群因生长发育对疾病的影响，未将该年龄段纳入到成人 OSAHS 流行病学调查中；80 岁以上人群考虑到该年龄段人群健康状况及实际调查的实施，也未将其纳入到此次研究对象中。本次调查对象在中年组较多：平均年龄43.65 岁，其中 31~40 岁，占 27.05%，41~50 岁，占 21.99%，符合该疾病的年龄分布特点；调查地区文化层次较低，小学水平占 46.14%；此次调查人群职业分布较为单一，其中农民占 50.11%。此结果为今后下一步具体的疾病控制奠定基础和提供方向。

4.2　打鼾流行病学研究

鼾声是 OSAHS 患者及床伴最易发现的症状和常见就诊主诉之一。当气流通过狭窄的上气道时，气流呈现涡流状态并冲击气道黏膜及分泌物引起震动形成鼾声。国内外研究发现,欧美国家打鼾的患病率为6.8%~41.9%[20],我国北方城市报道的数据为13.0%~23.7%[21, 22]。本研究发现宁夏海原县打鼾发生率约24.09%,此结果接近国内北方城市关于打鼾的报道数据。50岁以下随年龄的增加打鼾人数比例逐渐上升,51~70年龄段趋于平缓,71岁以上打鼾的发生率出现下降趋势。男性在41~50岁、女性在51~50岁组发生率明显高于其他年龄组。随年龄增长打鼾发生率的变化,这意味着由于年龄增长所引起的一系列生理改变会影打鼾的发生,其机理与年龄增加后上气道肌肉出现松弛,肌弹性和肌张力减弱有关。Ancoli等关于睡眠心脏健康的研究表明,大多数年龄相关打鼾的流行率增加发生在65岁之前[23]。在所有打鼾者中,男性比例(28.53%)高于女性比例(18.63%)。造成性别差异的原因可能有:(1)性激素影响,雌性激素的可能保护作用促使男性患病率较女性高;(2)性别差异对疾病的易感,男性颅面部上气道比女性长,及颊舌肌功能活性弱、易在颈部出现脂肪组织堆集分布的特点使其更易患该病[24];(3)由于男性多嗜烟酒、接触社会性职业性质受工作环境影响大、且家庭及工作压力大等多方面与女性不同,使男性比女性的发病风险更高,更易出现OSAHS症状;(4)从疾病的表现方式上,可能男性更易出现鼾声,而女性多表现出失眠抑郁等其他症状。有研究表明,妊娠期女性打鼾的发病率远远高于其他女性,这可能与妊娠期体重增加、咽部局部水肿、激素作用影响上气道肌肉功能有关[25]。

生活习惯上,不吸烟者中打鼾人数明显低于吸烟者和已经戒烟者中打鼾者比例。经常饮酒打鼾发生率远远高于不饮酒和偶尔饮酒者,尤其是中度、重度打鼾者更为突出。吸烟饮酒与上气道黏膜的炎症反应和中枢神经对肌肉调节异常有关,造成上气道阻力增加而加重打鼾。

过度白天嗜睡可能是睡眠呼吸障碍的结果,也是OSAHS患者表现的重要症状及评价指标之一。过度的白天嗜睡影响5%~10%的年轻人,10%~33%的中老年人[26]。此次结果显示不同程度的打鼾者,ESS评分有明显差异,随着打鼾程度的加重,白天嗜睡程度ESS评分逐渐增加。中、重度打鼾者常伴有典型白天嗜睡症状,这可能与微觉醒状态和长期的低氧血症造成的呼吸暂停有关。有研究证实,打鼾本身也可独立导致白天嗜睡,而不一定伴发睡眠呼吸暂停和低通气[27]。目前,尚缺乏研究资料证实打鼾与白天嗜睡间是否存在因果关系或其他更直接的关系。因此,今后关于OSAHS的治疗不应该只是以降低AHI为唯一目的,也应该寻求减少白天嗜睡的症状。

对打鼾的认识上,在被调查人群中52.73%的人认为"打鼾不是病",32.16%认为"打鼾是病但不需要治疗",仅有15.11%的人认为"打鼾是疾病且需要治疗"。这说明在该地区关于该疾病的认识还很欠缺,常常存在"鼾声是睡眠好"的错误观念,这与调查人群文化层次较低直接相关。因此,急需通过健康教育等多种手段来广泛和深入地普及打鼾及OSAHS 的相关知识,加强各阶层对该疾病的重视,减少疾病的危害。

4.3 OSAHS 流行病学研究

PSG 监测是诊断 OSAHS 的"金标准",由于昂贵的医疗成本和人力时间投入不可能对所有的被调查者进行监测,相比于实验室标准的 PSG 监测,PM 导联较少,体积小易于佩戴;可在一切不具备标准 PSG 检查条件的家中进行检查,无需技术人员值守操作简单,而且符合患者平时的睡眠状况,更为简便易于被患者接受。目前已成为临床上筛查和诊断 OSAHS 的重要方法之一[28]。海冰等[29]研究发现,PM 对诊断 OSAHS 有高敏感性,对重度 OSAHS 诊断性好,具有临床适应价值。

本研究根据《中华医学会 OSAHS 诊治指南》(基层版):AHI≥5 次/h,SaO_2≤90%,ESS≥9 分为标准,保守估算 OSAHS 的患病率 4.94%。此结果低于国外报道的 9%~24%的患病率,接近国内报道的患病率 3.6%~4.8%结果。分析原因可能与下列因素有关:海原县处于宁夏南部山区,海拔较高气候干燥、昼夜温差大,受冷空气刺激常常引起慢性咽喉炎而造成咽部局部水肿;该地区居民喜食辛辣刺激及油腻食物,体态肥胖,引起咽腔狭窄促进了疾病的发生。另外, 由于该地区居民中回族人数较多, 特殊的生活习惯(不吸烟与不饮酒)影响了 OSAHS 的患病率。尽管国内外流调数据对 OSAHS 患病率报道有较大的差异,但中外学者对其患病率高、流行性广以及严重的危害性已达到共识。报道结果差异的来源可能来自多方面:研究者选择的国家、地区、居民的生活方式、调查的年龄范围不同;样本量的选择,从小样本中计算估计整体人群中的患病率,计算方法上的差异所造成的结论性偏差;由于调查对象基数大,不能实现对所有的调查者行仪器的监测,选择抽样监测时存在的选择性偏倚。

国内其他学者认为,OSAHS 在不同的种族间有不同的分布, 这可能是各种族间具有不同的颅面结构、遗传基因和生活习惯。新加坡的研究结果显示,打鼾的发生率在华裔新加坡人为 6.2%,马来人为 8.1%,印度人为 10.8%[30]。斯坦福大学睡眠疾病研究中心发现,在匹配年龄、性别、BMI 等因素下,亚洲人比高加索人更易患 OSAHS,其疾病的严重程度要高于高加索人[31]。美国社区成人流行病学调查,在控制 BMI 和其他混杂因素后经家庭监测发现 AHI≥30 次/h 的 OSAHS 患病率非洲裔美国人是白种人的 2.5 倍。而本次调查显示海原县回汉民族间 OSAHS 的患病率差异无统计学意义。

国内外的大多学者研究认为 OSAHS 好发于中老年肥胖男性。成年后随着年龄增长患病率增加,女性绝经后比绝经前患病比例增多。但 Alkhazna A 等[32]研究指出,OSAHS 患病率与年龄、性别并无明显统计学差异,而男性的 AHI 指数要高于女性,且与 BMI 呈正相关性。本研究结果显示,OSAHS 的患病率与年龄密切相关,平均 60 岁以下其患病率随着年龄的增加而逐渐增高,61 岁以上则出现下降,41~60 岁年龄的中老年组患病率明显高于其他年龄组。探究原因可能与该年龄段的人群正处于兼顾家庭与社会的双重责任,心理压力大,生理上处于由中年期向老年期过渡的阶段,神经内分泌功能处于失调阶段,具体原因尚待进一步的观察与研究[33]。

4.4　OSAHS 的危险因素调查

本研究显示,吸烟、饮酒、家族史、鼻腔阻塞、下颌后缩、咽腔狭窄和 BMI 指数 ≥ 28 kg/m² 为该地区调查人群的 OSAHS 患病的危险因素($OR>1$,$P<0.05$)。

吸烟:与 OSAHS 相关的一些横断面流行病学研究(cross-sectional study)均提出吸烟与 OSAHS 呈正相关性[34]。Wetter 等[35]学者的一项群组研究(cohort study)经控制潜在的混杂因素后,通过 *Logistic* 回归分析发现:与不吸烟者相比,吸烟者易患中度、重度打鼾风险 OR 值分别为 2.29 和 4.44,而重度吸烟者(吸烟量 ≥ 40 支/d)患中度、重度打鼾风险 OR 值分别为 6.74 和 40.47。另外有研究报道,不吸烟者夜间血氧饱和度明显高于吸烟者,经常吸烟的 OSAHS 患者有更高的 AHI,并随着抽烟时间和抽烟量而增加[36]。特别是烟龄>10 年, 曾吸烟与当前吸烟者量 ≥ 30 包/a 的 OSAHS 患者夜间缺氧的风险随着烟量而增加 [37]。因此, 吸烟时间的长短和吸烟量的多少也是加重 OSAHS 的因素。2004—2011 年,国内外的研究数据均显示吸烟是 OSAHS 发病的一种危险因素[38-41]。其中《OSAHS 诊治指南》(2011 版)将吸烟的危险因素更换为长期吸烟[42]。吸烟与 OSAHS 的逆向关系研究表明,调整年龄和 BMI 等因素后,吸烟者引起呼吸异常事件明显减少,原因是 OSAHS 患者更易戒烟。被动吸烟者和过去长期吸烟现在已经戒烟者与 OSAHS 间的关系目前还不清楚。吸烟引起 OSAHS 的可能机制为:(1)吸烟干预了睡眠—觉醒循环。烟草中主要的活性成分尼古丁可激活尼古丁-乙酰胆碱受体[43],促进乙酰胆碱、多巴胺、5 羟色胺等神经递质的释放,这些递质通过单独或相互作用对中枢神经系统产生影响,干预了睡眠觉醒循环[44];(2)吸烟降低夜间血液中的尼古丁浓度增加了睡眠的不稳定性[45];(3)吸烟引起呼吸道的炎症。近年来 OSAHS 致病机制研究发现,其发病机制与多种炎症因子关系密切。炎症参与了局部上气道狭窄、咽部肌肉塌陷及咽部呼吸肌功能紊乱等病理过程的发生发展,同时也存在于系统性炎症反应[46]。吸烟者可通过炎症因子诱导的神经源性炎症引起鼻黏膜敏感性损害、咽部黏膜的加厚水肿、气道的机械学性能和神经功能变化,改变了气道的稳定性,增加了塌陷风险,形成上气道狭窄使 OS-AHS 的发生风险增加[47,48]。

饮酒:研究发现急剧酒精量的摄入多少与 OSAHS 发生风险增加相关。乙醇可抑制中枢神经系统对低氧和高二氧化碳的敏感性,降低呼吸调节功能,同时选择性抑制舌下神经和喉返神经对肌肉的控制,出现肌肉松弛形成舌根后坠。另外,饮酒后容易进入深度睡眠,觉醒阈值升高,由此出现打鼾甚至呼吸暂停[49]。

家族史:OSAHS 很可能是由多种遗传因素和环境因素相互作用影响的。遗传学研究发现,OSAHS 患者亲属中出现 OSHAS 的危险性比其他人明显高,且发病存在明显的家族聚集性,无论是症状还是 AHI 指数[50,51]。基因的复杂性决定了颅面形态的多样性和脂肪分布的差异性,可从结构和功能上不同程度影响上气道的开放。遗传基因对生物昼夜节律的控制和呼吸调节异常引起夜间呼吸紊乱和白天嗜睡等各种 OSAHS 的症状[52]。关于 OSAHS 的遗传基础和遗传模式尚未完全研究清楚,有待于广泛的样本量和深入的家族病例分析。

咽腔狭窄、鼻腔阻塞、下颌后缩都可不同程度地造成上气道的阻力增加。从解剖结构上咽腔是一个肌膜管容易塌陷,从软组织构成上咽部淋巴组织增生包括扁桃体和腺样体肥大可堵塞气道,以上均可引起睡眠呼吸障碍。研究证实,上气道解剖性狭窄的位置大多出现在口咽部,是因为其前壁由软腭和舌构成,是典型的塌陷结构。存在结构狭窄时,管腔内阻力增大,气道内压降低气流加快,气流冲击引起软腭及黏膜振动,形成打鼾。

鼻腔是呼吸道的起始端,造成鼻腔狭窄或阻塞的疾病如鼻炎、鼻中隔偏曲、鼻甲肥大、鼻息肉及鼻部肿瘤等均可引起 OSAHS。本研究证实鼻腔阻塞是 OSAHS 的危险因素。Sacre Hazouri 等[53]分析在睡眠时因鼻部炎性反应导致鼻黏膜充血水肿引起的胸腔与大气间压力差可加重气道塌陷、堵塞鼻腔,从而影响正常的睡眠呼吸。各种鼻部疾患引起鼻腔阻力加大,鼻通气障碍形成口呼吸。口周肌易受呼吸阻力影响出现塌陷,口鼻呼吸平衡关系打破,更易形成用力张口呼吸的恶性循环。长期张口呼吸,气流失去被加湿作用,干燥气流刺激气道黏膜、咽部黏膜水肿增生堵塞气道。

国内学者研究发现,OSAHS 患者和正常人相比有较高比例的下颌骨缺陷,例如下颌骨偏小,倾向于后缩[54]。对于下颌后缩的错颌畸形患者,因下颌长度较短,这间接地导致了舌根部的气道狭窄。骨性咽腔狭窄产生不正常的小气道,软组织咽腔狭窄可发生于鼻咽、腭咽、舌根等各个水平,口径减小形成上气道狭窄,加之深睡眠在狭窄气道的影响下肌肉自我调节失代偿,通气功能障碍,发生呼吸暂停。国内学者应用头影测量发现部分 OSAHS 患者颅面及气道周围软硬组织异常，主要表现为腭咽和舌咽的上气道间隙减小、下颌后缩、下颌平面角大、下颌后下旋转等[55]。高雪梅[56]对 OSAHS 患者及对照者上气道的 MRI 扫描及三维重建显示，患者表现出某些异常颅面特征，这些异常形态结构是 OSAHS 发病机制的解剖基础。

体重指数（BMI）≥28 kg/m² 时定义为肥胖[57]。肥胖者被认为通过脂肪在咽喉部软组织区浸润与沉积而影响气道直径的大小[58]。欧美国家均有文献报道肥胖是 OSAHS 的危险因素，但 Ip 指出，相比白种人，亚洲人 BMI 与 OSHAS 的关联性较弱。这可能与亚洲人的颅面结构对上气道影响较大，亚洲人体瘦多呈凸面型相反白种人多体胖，面型多是直面型。针对此危险因素可通过改变不合理的生活方式做到体重的健康管理，将疾病的危害降到最低。

本次研究未发现高盐高热量饮食、舌体肥大、悬雍垂肥大、软腭低垂和小颌畸形是其患病的相关影响因素，可能与样本量相对较小，选择地区人群有关，今后可扩大样本进行更深入的相关研究。本研究尚有不足之处，初步筛查可疑 OSAHS 患者，忽略了轻度打鼾并伴有不明显的白天嗜睡症状（ESS 评分<9）的 OSAHS 患者；未对所有可疑 OSAHS 患者进行睡眠监测，以上均可造成研究结果有一定的偏差。

综上所述，宁夏海原县 20 岁以上人群打鼾发生率和 OSAHS 患病率较高，与目前国内研究结果接近。目前该地区对此疾病的认识欠缺，需通过广泛的健康教育提高防治知识的普及率。作为一种多危险因素影响的慢性睡眠呼吸疾病，有望通过以控制危险因素为核心的综合性慢病防治策略的实施，通过具有临床支持的公共卫生计划来减少或消除危险因素，降低疾病的发生和危害。

5 结论

（1）宁夏海原县成人打鼾的发生率为 24.09%，50 岁以下随年龄的增加打鼾者比例呈上升趋势，51~70 岁趋于平缓，71 岁以上有所下降，具有性别差异性。

（2）打鼾与吸烟和饮酒的不良生活习惯有关。

（3）打鼾与白天嗜睡有关，随着打鼾程度的加重，白天嗜睡程度加重。

（4）保守估算成人 OSAHS 患病率为 4.94%，与国内研究结果接近，回汉族之间无显著性差异。

（5）影响 OSAHS 患病的危险因素有吸烟、饮酒、家族史、鼻腔阻塞、下颌后缩、咽腔狭窄和 BMI 指数≥28 kg/m²。

中英文缩略词表

英文缩写	英文全称	中文全称
SDB	sleep disordered breathing	睡眠呼吸障碍
OSAHS	obstructive sleep apnea hypopnea syndrome	阻塞性睡眠呼吸暂停低通气综合征
PSG	polysomnography	多导睡眠监测仪
PM	portable sleep monitor	便携式初筛仪
AHI	apnea hyponea index	呼吸暂停低通气指数
SaO_2	oxygen saturation	氧饱和度
ESS	Epworth Sleepiness Scale	Epworth 嗜睡量表
BMI	body mass index	体质指数
OR	odds ratio	比值比
CPAP	continuous positive airway pressure	经鼻持续正压通气
Auto-CPAP	automatic continuous positive airway pressure	自动调节式持续正压通气
Bi-CPAP	bi-level continuous positive airway pressure	双水平式持续正压通气
UPPP	uvula palate pharyngoplasty	悬雍垂腭咽成形术
MRI	magnetic resonance imaging	核磁共振成像

参考文献

[1] Loke Y K, Brown J W, Kwok C S, et al. Association of obstructive sleep apnea with risk of serious cardiovascular events: a systematic review and meta-analysis [J]. Circulation Cardiovascular Quality & Outcomes, 2012,5(5):720.

[2] 中华医学会呼吸病学分会睡眠呼吸障碍学组. 阻塞性睡眠呼吸暂停低通气综合征诊治指南(2011年修订版)[J]. 中华结核和呼吸杂志, 2012,35(1):9-12.

[3] 宋丽红, 陈威, 王淑惠, 等. 阻塞性睡眠呼吸暂停低通气综合征患者记忆功能的研究[J]. 成都医学院学报, 2014,9(1):57-60.

[4] Yun C H, Jung K H, Chu K, et al. Increased Circulating Endothelial Microparticles and Carotid Atherosclerosis in Obstructive Sleep Apnea[J]. Journal of Clinical Neurology, 2010,6(2):89.

[5] Bogan R K. Armodafinil in the treatment of excessive sleepiness [J]. Expert Opinion on Pharmacotherapy, 2010,11(6):993-1002.

[6] Karuna C, Darshan D, Shrirang G, et al. A Prospective Study Evaluating the Role of Obesity and Obstructive Sleep Apnea for Outcomes After Catheter Ablation of Atrial Fibrillation [J]. Journal of Cardiovascular Electrophysiology, 2010,21(5):521.

[7] 汤静,李泽葵,赛双桥.便携式睡眠呼吸监测对 OSAHS 的诊断价值[J].临床肺科杂志,2014(6): 979-981.

[8] 上海市医学会呼吸病学分会睡眠呼吸疾病学组.上海市 30 岁以上人群阻塞性睡眠呼吸暂停低通气综合征流行病学调查[J].中国医学文摘:内科学,2003,26(5):268-272.

[9] Young T, Peppard P E, Gottlieb D J. Epidemiology of obstructive sleep apnea: a population health perspective.[J]. Am J Respir Crit Care Med, 2002,165(9):1217-1239.

[10] Amra B, Farajzadegan Z, Golshan M, et al. Prevalence of sleep apnea-related symptoms in a Persian population[J]. Sleep and Breathing, 2011,15(3):425-429.

[11] Reddy E V, Kadhiravan T, Mishra H K, et al. Prevalence and risk factors of obstructive sleep apnea among middle-aged urban Indians: a community-based study [J]. Sleep Medicine, 2009,10(8): 913-918.

[12] Ip M S, Lam B, Tang L C, et al. A community study of sleep-disordered breathing in middle-aged Chinese women in Hong Kong: prevalence and gender differences[J]. Chest, 2004,125(1):127.

[13] 张庆,何权瀛,杜秋艳,等.承德市区居民睡眠呼吸暂停低通气综合征患病率入户调查[J].中华结核和呼吸杂志,2003,26(5):273-275.

[14] 李珉,何敏.阻塞性睡眠呼吸暂停低通气综合征的诊断及治疗进展[J].中国临床研究,2011,24 (2):162-163.

[15] 赵阳,李建瑞,王利伟,等.北京市朝阳区成人打鼾及阻塞性睡眠呼吸暂停低通气综合征流行病学调查[J].中国医药导报,2013,10(27):108-111.

[16] 吴晓光,何晓光.云南省哈尼族和汉族 OSAHS 流行病学调查研究 [J].昆明医科大学学报, 2014,35(11):67-70.

[17] 陈宇洁,林晖,李勇,等.睡眠医学现状与前景[J].四川医学,2014,9:1092-1094.

[18] 车晓文,许伟华,冯慧伟,等.阻塞性睡眠呼吸暂停低通气综合征调查 [J].医学信息旬刊, 2011,24(7):4125-4126.

[19] 张兴林,陈宝元,王彦,等.睡眠呼吸暂停低通气综合征问卷对阻塞性睡眠呼吸暂停综合征诊断价值[J].国际呼吸杂志,2013,33(11):839-843.

[20] 黄席珍.阻塞性睡眠呼吸暂停低通气综合征与心血管疾病[J].中华老年医学杂志,2002,21(1): 10-12.

[21] Ip M S, Lam B, Tang L C, et al. A community study of sleep-disordered breathing in middle-aged Chinese women in Hong Kong: prevalence and gender differences.[J]. Chest, 2004,125(1):127.

[22] 黄绍光,李庆云.上海市区 30 岁以上居民鼾症流行病学初步调查 [J].诊断学理论与实践, 2003,2(1):35-37.

[23] Ancoliisrael S, Kripke D F, Klauber M R, et al. Morbidity mortality and sleep-disordered breathing in community dwelling elderly.[J]. Sleep, 1996,19(4):277-282.

［24］张宝林，王廷础. 21 世纪阻塞性睡眠呼吸暂停综合征的研究进展及展望［J］. 山东大学耳鼻喉眼学报，2002，16(4):241-243.

［25］Young T，Peppard P E，Gottlieb D J. Epidemiology of Obstructive Sleep Apnea［J］. Guangxi Medical Journal，2012，16(2):210-227.

［26］Gooneratne N S，Richards K C，Joffe M，et al. Sleep disordered breathing with excessive daytime sleepiness is a risk factor for mortality in older adults［J］. Sleep，2011，34(4):435-442.

［27］Gottlieb D J，Yao Q，Redline S，et al. Does snoring predict sleepiness independently of apnea and hypopnea frequency［J］. American Journal of Respiratory & Critical Care Medicine，2000，162(4 Pt 1):1512.

［28］彭裕民，郭阳. 阻塞性睡眠呼吸暂停低通气综合征的诊断及治疗进展［J］. 临床肺科杂志，2012，17(5):902-903.

［29］海冰，钟红，李永霞，等. 两种方法诊断 OSAHS 的比较［J］. 临床肺科杂志，2009，14(3):315-316.

［30］程英，张锦，周纬，等. 宁夏地区鼾症及 OSAHS 的现况调查［J］. 宁夏医科大学学报，2009，31(5):604-606.

［31］Ong K C，Clerk A A. Comparison of the severity of sleep－disordered breathing in Asian and Caucasian patients seen at a sleep disorders center［J］. Respir Med，1998，92(6):843-848.

［32］Alkhazna A，Bhat A，Ladesich J，et al. Severity of obstructive sleep apnea between black and white patients.［J］. Hospital Practice，2011，39(4):82-86.

［33］侯冬青，王湘富，杨辉红，等. 阻塞性睡眠呼吸暂停低通气综合征的临床流行病学调查及相关因素分析［J］. 医学临床研究，2006，23(3):297-299.

［34］Jennum P，Sjøl A. Snoring，sleep apnoea and cardiovascular risk factors: the MONICA II Study［J］. International Journal of Epidemiology，1993，22(3):439-444.

［35］Wetter D W，Young T B，Bidwell T R，et al. Smoking as a Risk Factor for Sleep－Disordered Breathing ［J］. Archives of Internal Medicine，1994，154(19):2219.

［36］Malia D，Sánchezgascón F，Ros J A，et al. Factors with influence on sleep apnea/hypopnea syndrome.［J］. Med Clin，2005，125(18):681-684.

［37］Quan Z，Liu J，Xie Y，et al. ［Correlation of smoking and obstructive sleep apnea and hypopnea syndrome［J］. Zhonghua Yi Xue Za Zhi，2014，94(10):733.

［38］Jennum P，Riha R L. Epidemiology of sleep apnoea/hypopnoea syndrome and sleep －disordered breathing.［J］. European Respiratory Journal，2009，33(4):907-914.

［39］Luo J，Margolis K L，Wactawski－wende J，et al. Association of active and passive smoking with risk of breast cancer among postmenopausal women: a prospective cohort study ［J］. Bmj，2011，342:d1016.

［40］Ekici M，Ekici A，Keles H，et al. Risk factors and correlates of snoring and observed apnea［J］.

Sleep Medicine, 2008,9(3):290-296.

[41] Nakata A, Takahashi M, Haratani T, et al. Association of active and passive smoking with sleep disturbances and short sleep duration among Japanese working population[J]. International Journal of Behavioral Medicine, 2008,15(2):81-91.

[42] 中华医学会呼吸病学分会睡眠呼吸障碍学组. 阻塞性睡眠呼吸暂停低通气综合征诊治指南(2011 年修订版)[J]. 中华结核和呼吸杂志, 2012,35(1):9-12.

[43] 张玉杰,李南方,张菊红. 吸烟与阻塞性睡眠呼吸暂停低通气综合征的关系[J]. 中华高血压杂志, 2013,6:588-590.

[44] Saint-Mleux B, Eggermann E, Bisetti A, et al. Nicotinic enhancement of the noradrenergic inhibition of sleep-promoting neurons in the ventrolateral preoptic area [J]. Journal of Neuroscience, 2004,24 (1):63-67.

[45] Pack A I, Cola M F, Goldszmidt A, et al. Correlation between oscillations in ventilation and frequency content of the electroencephalogram.[J]. Journal of applied physiology, 1992,72(3):985-992.

[46] 黄昀超,李晓,刘翱. 阻塞性睡眠呼吸暂停低通气综合征发病机制研究进展[J]. 临床肺科杂志, 2013,18(5):898-900.

[47] Gower S, Hammond D. CSP deposition to the alveolar region of the lung: implications of cigarette design[J]. Risk Analysis, 2007,27(6):1519.

[48] 黄琼,徐爱晖,魏小敏,等. 香烟暴露及戒烟对大鼠支气管肺泡灌洗液白介素8、谷胱甘肽的影响[J]. 临床肺科杂志, 2011,16(6):837-838.

[49] 刘建红,雷志坚,王武,等. 饮酒对阻塞性睡眠呼吸暂停低通气综合征的影响[J]. 中华保健医学杂志,2011,13(2):92-94.

[50] 关建,易红良. 睡眠呼吸暂停低通气综合征的遗传学研究进展[J]. 中国中西医结合耳鼻咽喉科杂志, 2015,23(2):144-147.

[51] Kalra M, Chakraborty R. Leptin and Leptin Receptor Gene Polymorphisms in Obstructive Sleep Apnea Syndrome[J]. Chest, 2008,133(6):1530-1531.

[52] 黄建钗,林其昌,丁海波,等. 福州市20岁以上人群鼾症流行情况及其与高血压的相关性研究[J]. 疑难病杂志, 2011,10(6):417-420.

[53] Sacre Hazouri J A. Allergic rhinitis. Coexistent diseases and complications. A review and analysis[J]. Revista Alergia Mexico, 2006,53(1):9-29.

[54] 范宇琴,刘立中. 成人颅面结构与阻塞性睡眠呼吸暂停低通气综合征发生的关系[J]. 临床耳鼻咽喉头颈外科杂志, 2010,24(11):502-505.

[55] 曾祥龙,高雪梅. 阻塞性睡眠呼吸暂停低通气综合征的口腔医学研究现状[J]. 北京大学学报(医学版), 2009,41(1):10-15.

[56] 高雪梅,大塚亮,小野卓史,等. 下颌逐步前伸中上气道形状改变的磁共振研究[J]. 中华耳鼻咽喉

头颈外科杂志, 2005, 40 (2): 137-140.

[57] 邵岩, 马力学. 肥胖对阻塞性睡眠呼吸暂停低通气综合征的影响分析 [J]. 临床军医杂志, 2013, 41 (4): 433-434.

[58] 邹小量, 朱胜华, 李多洛, 等. 邵阳市 20 岁以上人群阻塞性睡眠呼吸暂停低通气综合征的流行病学调查 [J]. 中国现代医学杂志, 2007, 17 (8): 956-959.

（虎伟娟　马坤宁　赵丽玲）

规范化健康教育在提高自行调节式口腔矫治器治疗 OSAHS 患者依从性方面的研究

【摘要】

目的:探讨通过规范化健康教育提高阻塞性睡眠呼吸暂停低通气综合征(obstructive sleep apnea-hypopnea syndrome,OSAHS)患者使用自行调节式口腔矫治器(self-adjusting oral appliance,SOA)治疗依从性的效果。

方法:研究纳入 60 例经 PSG 监测为轻、中度的 OSAHS 患者,随机分入实验组和对照组,两组患者均使用 SOA 治疗 OSAHS。实验组的患者采用规范化健康教育施教,对照组的患者采用传统健康教育方式施教。使用多导睡眠监测(PSG)评价疗效;健康教育效果评价采用根据睡眠呼吸暂停知识问卷(the apnea knowledge test,AKT)自行设计的 "OSAHS 睡眠呼吸暂停知识测验(SOA 版)"进行评价;依从性客观评价标准采用临床依从性量表(CCE);依从性主观评价标准采用 Morisky 测量表(MG)自制量表。实验组和对照组患者在戴用 SOA 治疗前一周进行施教前后 OSAHS 健康教育效果评价;在治疗前 1 周及治疗后 1、6 个月通过多导睡眠监测行评价 SOA 的疗效;在治疗后 1 个月、3 月、6 个月分别填写临床依从性量表(CCE)和 Morisky 测量表(MG)自制量表评价依从性。其中 Morisky 测量表(MG)自制量表由患者填写,临床依从性量(CCE)表由医师填写。对所获资料采用 SPSS24.0 进行统计学分析,以 $P<0.05$ 差异有统计学意义。

结果:施教前后,实验组和对照组"OSAHS 睡眠呼吸暂停知识测验(SOA 版)"健康教育效果评价得分比较差异有统计学意义($P<0.05$);治疗前与治疗 1 个月后 PSG 监测疗效指标 AHI 下降率为实验组(52.71±9.19)%,对照组为(53.93±10.15)%,两组均有疗效且差异无统计学意义($P>0.05$),治疗后 6 个月 PSG 监测指标之间组间比较差异性显著($P<0.05$);治疗后 1 个月、3 个月、6 个月分别行依从性评价结果为:临床依从性量表(CCE)显示实验组随治疗时间变长,口腔卫生、复诊时间、矫治器的维护三个依从性指标下降差异无统计学意义($P>0.05$),矫治器的佩戴指标下降差异具有统计学意义($P<0.05$);对照组随治疗时间变长,复诊时间和矫治器的佩戴两指标差异具有统计学意义

（$P<0.05$），其余指标下降无统计学意义（$P>0.05$）；组间比较治疗后 3、6 个月时复诊时间和矫治器的佩戴两指标差异有统计学意义（$P<0.05$）；Morisky 测量表（MG）自制量表显示实验组随治疗时间变长，依从性指标得分下降差异具有统计学意义（$P<0.05$），对照组随治疗时间变长依从性指标得分下降差异具有统计学意义（$P<0.05$），组间比较依从性指标得分差异有统计学意义（$P<0.05$）。

结论：实验组的规范化健康教育手段的施教效果要好于对照组的传统健康教育手段；SOA 对实验组和对照组均有疗效，且疗效相当无差异性；随着治疗时间的变长，实验组和对照组的依从性都有下降，但实施规范化健康教育手段的实验组的依从性要好于实施传统健康教育手段的对照组。

【关键词】 规范化健康教育；自行调节式口腔矫治器（SOA）；阻塞性睡眠呼吸暂停低通气综合征（OSAHS）；依从性

Research on the improvement of compliance of OSAHS patients with Self-adjusting Oral Appliance through standardized health education

ABSTRACT

Objective: To investigate the effect on the improvement of compliance of OSAHS patients with Self-adjusting Oral Appliance through standardized health education.

Methods: Sixty patients with mild and moderate OSAHS monitored by PSG were randomly divided into experimental group and control group. Both groups were treated with SOA. The patients in the experimental group were taught by standardized health education, while the patients in the control group were taught by the traditional health education method. PSG was used to evaluate the therapeutic effect; The effect of health education was evaluated by "OSAHS Sleep apnea knowledge Test(SOA version)", self-designed by the apnea knowledge Test(AKT); The objective evaluation index of compliance was measured by clinical compliance scale, and the subjective evaluation index of compliance was measured by Morisky self-made scale. The effect of OSAHS health education before and after teaching was evaluated in the experimental group and the control group one week before the treatment;The efficacy of SOA was evaluated by polysomnography one week before treatment and one month after treatment;One month, three months and six months after treatment, patients and physicians filled out the clinical compliance scale (CCE) and the Morisky self-made scale to evaluate compliance.The self-made Morisky scale was filled out by the patient and the clinical compliance scale was filled out by the physician.The data were analyzed by SPSS24.0, and $P<0.05$ was considered to be statistically significant.

Results:Before and after teaching, the scores of health education effect evaluation in the experimental group and the control group were significantly different from those in the control group （$P<0.05$）through the OSAHS Sleep apnea knowledge Test（SOA version）; Before and after 1 month of treatment,the decrease rate of AHI was（52.71±9.19）% in the experimental group and（53.93±10.15）% in the control group, respectively, there was no significant difference between the two groups （$P>0.05$）.Six months after treatment, there was a significant difference in PSG monitoring between groups（$P<0.05$）.One month, three months and six months after treatment, the results of compliance evaluation were as follows: The clinical compliance scale(CCE) showed that there was no significant difference between the three compliance indexes of the experiental group（$P>0.05$）, such as "oral hygiene", "revisiting time", "appliance maintenance", but the difference of the "wear of the appliance" was statistically significant （$P<0.05$）. In the control group, there was a significant difference between the two indexes of "revisiting time" and "wearing of appliance" （$P<0.05$）, but there was no significant difference in the other indexes （$P>0.05$）.At 3 and 6 months after treatment,there was a significant difference between the two indexes of "time of re-examination" and "wearing of appliance" between the two groups （$P<0.05$）; The self-made Morisky scale showed that the scores of compliance index had statistical significance in the experimental group and the control group($P<0.05$),there was significant difference in the scores of compliance index between groups （$P<0.05$）.

Conclusion:The effect of standardized health education in the experimental group was better than the traditional health education in the control group.There was no difference in the efficacy of SOA between the experimental group and the control group, and the compliance of the experimental group and the control group decreased with the increase of the treatment time. But the compliance of the experimental group was better than that of the control group.

Key words：Standardized health education；self-adjusting oral appliance（SOA）；obstructive sleep apnea hypopnea syndrome（OSAHS）；compliance

1 引言

1.1 OSAHS 的概念、诊断及 SOA 治疗方法概述

阻塞性睡眠呼吸暂停低通气综合征（obstructive sleep apnea hypopnea syndrome，OSAHS）是一种常见的慢性睡眠呼吸疾病，其特征主要表现为睡眠过程中反复发生上呼吸道塌陷进而导致频繁的呼吸暂停和通气不足，临床症状多有打鼾、睡眠憋气、白天嗜睡等，还可导致心脑血管、呼吸、神经等多系统多器官功能受损[1]，而其也已被多项研究证实为脑卒中、高血压、冠心病等常见心脑血管疾病的独立危险因素[2-4]。而且该病在人群中具有很高的发病率，随着人们健康保健意识的加强和医疗技术的发展，越来越多的潜在 OSAHS 患者得以被诊断[5]，如不及时加以干预诊治，将会严重影响患者的生命健康。

OSAHS 诊断的"金标准"——多导睡眠监测（polysomnography，PSG）。它可以监测人们有关睡眠状态下的生理指标变化，如呼吸紊乱指数（AHI）、呼吸暂停指数（AI）、低通气指数（HI）、最低血氧饱和度（LSaO$_2$）及最长呼吸暂停时间等参数。OSAHS 的 PSG 诊断标准为：每夜睡眠（7 h）过程中 AI>30 次或 AHI≥5 次/h[6]。因此，它是评估病情严重程度、确诊分型和评价治疗效果的必要检查手段。

目前，OSAHS 的治疗方法有：经鼻持续正压通气（continuous positive airway pressure，CPAP）治疗、手术治疗、口腔矫治器（oral appliance，OA）治疗及保守治疗等。CPAP 治疗作为一种经典的无创疗法主要适用于中、重度 OSAHS 患者，但因其器械携带不便及价格昂贵等缺点，其在临床上的运用受到限制。根据适应证评估，重度 OSAHS 患者也可考虑手术治疗，但这种手术治疗因其为有创性、适应证严格、存在手术风险、复发率高等特点限制其广泛应用于临床。保守疗法主要包括一般治疗方法如控制饮食、减肥、睡眠体位疗法、药物治疗等[7]。20 世纪 80 年代，国外开始从口腔医学角度对 OSAHS 开展诊断和治疗[8]。90 年代起，我国北京大学口腔医学院率先开展了口腔矫治器治疗 OSAHS 的研究[9]。目前临床上所用的口腔矫治器（OA）主要分为三种类型：舌牵引器、软

腭上抬器、下颌前伸矫治器。其治疗的机制主要是通过前移下颌、改变软腭位置和舌位置,得以改善舌根肥大及后坠、先天性小颌畸形等引起的口咽部狭窄情况,以此扩大咽后壁与舌根的空间,从而使气道口径增加,减少其塌陷的可能性,保证通气的顺畅。近年来,OA 的疗效已为国内外大多数学者肯定[10],根据北京大学口腔医学院制定的口腔矫治器治疗 OSAHS 的疗效判断标准:AHI 降低 50% 且其绝对值降低至 10 次/h 可视为治疗有效,有文献报道表明口腔矫治器治疗 OSAHS 的有效率可达 80%以上[11]。口腔矫治器凭借其不同于呼吸内科、耳鼻咽喉科的手术疗法和独具的优点如治疗简单、无创、价格低廉、疗效良好、患者易于接受等,适宜作为首选的普及疗法[12]。在口腔矫治器中使用最多的是下颌前伸类矫治器(mandibular advacecment devices,MAD),它又分为调节式和固定式。自行调节式口腔矫治器(self-adjustable oral appliances,SOA)(专利号 ZL2006201199526[21])即是可调节式口腔矫治器中的一种。其机制是通过调节下颌前伸的方式,在保证有一定有效前伸量的前提下,患者可在医师指导下找到最适应自身的下颌前伸位置(一般为下颌最大前伸量的 68%~82%),取得疗效不必完全依靠医师的经验[13]。这种个性化的治疗在提高临床疗效的同时,可帮助减少副作用的发生。目前,SOA 在临床上已经取得了良好的疗效[14]。

1.2 规范化健康教育手段在 OSAHS 治疗中的应用价值

在我国,多种慢性疾病已成为严重危害公民健康的重大公共卫生问题,为了加强人民群众的健康和防病意识,以健康教育为先导的慢病防治体系正在建立[15]。所谓健康教育即指"通过教学的途径帮助人们学到保持或恢复健康的知识,自觉地培养关心健康的态度,形成健康的行为,从而使人们达到最佳的健康状态"[16]。OSAHS 是一种会造成严重并发症的慢性睡眠呼吸疾病,通过健康教育首先使患者明确什么是 OSAHS,它在危害显著的同时又是可防可治的,应该怎样进行正确的治疗,从认知观念上让患者对 OSAHS 疾病有所重视,充分调动患者在治疗过程中的主观能动性,提高与医务人员的治疗配合度,帮助患者有意识地降低或清除影响自身健康的危险因素,提高平时生活中的自护能力,坚定治愈疾病的信念,增强治愈疾病的信心,从而为疗效的发挥提供保障[17]。

目前,我国对于慢性病防治的健康教育体系还不完善,健康教育的系统规划不足,活动内容和形式浮于表面,健康教育的管理模式缺乏系统性、规范性、科学性[18]。传统的健康教育方式主要体现[19]有:健康教育的施教时长得不到保证,往往在短时间内向患者输送大量信息,或者缩减宣教内容只言片语简要带过;宣教内容和宣教程序标准化不足,随意性较大,本质上是因为某种程度上医务人员也没有意识到规范的重要性;施教人员的健康教育能力不一,虽然很多医务人员技术操作达到要求,但未接受过系统、规范、有针对性的疾病健康教育方面的统一培训,大大影响了施教效果;另外还缺乏可量化的健康教育效果评价标准,健康教育停留在知识传播的层面,而忽略了对其效果的评价,因此不能形成及时有效的反馈机制来督导施教工作。以上内容涉及的人员培训、实施规范、评价标准及方法体系这些方面问题,对健康教育是否能够科学有效地进行有着重要影响。

国内外已有针对 CPAP 和手术治疗 OSAHS 的健康教育研究[20-21],其施教手段、施教时间、施教内容、施教人员自身素质不尽相同,但有关 SOA 治疗 OSAHS 的健康教育研究国内外均尚未见报道。为使在传统健康教育的基础上剔除弊病,加以规范和统一,本研究通过探索制定规范化的健康教育形式,明确健康教育的内容及对象,统一对施教人员进行疾病理论知识培训,提升健康教育能力,统一施教时间,并通过对患者健康教育知识掌握程度进行问卷调查以评价健康教育效果,按照效果评价实施督查,并做好定期跟踪随访工作,以此来探讨规范化健康教育措施对 SOA 治疗 OSAHS 疾病过程中产生的作用。

2.3 规范化健康教育对 OSAHS 患者的治疗依从性的影响

1979 年,Haynes 等[22]学者将依从性(compliance)定义为"患者遵从医嘱或治疗建议的程度"。2003 年,世界卫生组织(World Health Organization,WHO)对依从性的定义进行了更为细致的概括[23],依从性是指"个体的行为如服药、饮食控制、改善生活方式等与健康照护者推荐的行为相符合的程度。"影响患者依从性的因素有很多[24],有医患沟通方面:患者与医生缺乏交流,医生交代病情和治疗不细致,患者对医务人员不信任;对疾病的认知程度方面:患者对病情认识不足,对疾病危害重视不够,对治疗方法不甚了解,某些患者受媒体上各种商业广告的影响,缺乏对疾病的正确判断,认为治疗没有疗效或担心不良反应;治疗方案方面体现在治疗方案的复杂性如步骤过多、需自行操作机械、设备的舒适性以及使用时间长等情况,均会影响患者的依从性;态度和信念方面:患者认为治疗过程麻烦,对治愈疾病缺乏信心,没有端正治疗态度而因各种原因忘记治疗,经过治疗症状有所改善便自行停药,或因经济困难等原因强行忍病。

近年来随着 OSAHS 发病率逐渐增高,已确诊的患者也逐年增加,而其作为一种慢性疾病必然有一个漫长的治疗过程,这个过程需要医师与患者的共同参与,共同抗病,医生能否不断地坚持向患者灌输有助于治愈疾病的信息,和患者能否积极配合并遵从医生的医嘱,两者与治疗的效果密切相关。由"知识 — 态度 — 行为"健康教育理论模式可知三者之间是相互促进、相辅相成、缺一不可的[25]。合格的健康教育应抓住关键点,从"知"(增加疾病和治疗的知识)、"信"(有信心治愈疾病)和"行"(有效的执行力)三方面提高患者的治疗依从性[26]。本研究以期通过探索建立规范化健康教育方式提高患者对 OSAHS 疾病和治疗方案的认识,帮助患者树立正确的健康和治疗观念,通过印发专门制定的健康宣教手册,由经过统一培训的医务人员在保证时长的情况下进行专门的讲授、就患者自身的需求和能力为其做出答疑,并做好跟踪随访工作,好的健康教育不仅在医院内,还要延伸到医院外,应贯穿疾病治疗的全过程[27]。

国内外对 CPAP 治疗 OSAHS 患者的依从性研究和药物治疗 OSAHS 患者的依从性研究较多,但 SOA 治疗 OSAHS 患者的依从性尚未见有关报道。评价各类疾病治疗依从性的研究较多,但是由于患者依从性的确切描述及其影响因素具有多样性和复杂性,目前尚无统一的评价方法[28]。目前被广泛认可的患者依从性的测量方法主要分为自我报告法和非自我报告法。自我报告法包括直接询问患者、患者记录依从日记及通过相关问卷和量表获得依从性信息,其特点是人为因素参与较多;非自我报告法包括药片计数法、电子监测和药物水平检测等依托电子科技设备的客观观察法[29]。在依从性测量的临床实践及研究中,自我报告法与其他非自我报告方法相比,因其简单有效而被广泛使用。而在自我报告法中,问卷或量表测评方法与直接询问法相比,除了有着方便、经济的特点,还可减少患者直接面对医生询问所带来的心理压力,从而可能获得相对更诚实的应答,同时它还特别用于非药物治疗依从性的测量,因此具备了如电子监测、药片计数法等非自我报告法所不具有的特点。当没有条件使用一些准确性更高的依从性测量方法如电子测量法、药片计数法或者与测量方法与疾病治疗特点不匹配时,问卷和量表的普适性将会体现优势,采用有良好信度和效度的问卷或量表来测量患者的依从性,是一种行之有效的选择[30]。目前 SOA 尚未安装电子监测装置,故采用多种已经临床验证并投入使用的量表和调查问卷的方式对 SOA 治疗 OSAHS 的患者依从性做出综合的评价。

2 材料与方法

2.1 研究对象

2.1.1 研究对象的选择

选择 2016 年 12 月至 2017 年 5 月在宁夏人民医院口腔科就诊的成年患者,凡有自诉夜间睡眠过程中打鼾、白天嗜睡等症状,通过 PSG 监测诊断为轻度、中度 OSAHS 者。

2.1.2 OSAHS 诊断标准及病情分度

根据《阻塞性睡眠呼吸暂停低通气综合征诊治指南》(2011 年修订版)[1]诊断标准进行 OSAHS 的诊断，并根据 AHI 和 $LSaO_2$ 判断病情严重程度，如出现患者的 AHI 和 $LSaO_2$ 变化程度并不平行的情况，AHI 较 $LSaO_2$ 为主要判断标准[31]。

表 1 成人 OSAHS 患者病情分度判断依据

病情分度	AHI/次·h⁻¹	$LSaO_2$/%
轻度	5~15	85~90
中度	>15~30	80~<85
重度	>30	<80

2.1.3 纳入标准

①PSG 监测符合轻中度 OSAHS；

②上下颌牙列基本完整，牙齿松动度不超过 I 度，无严重牙周病、颞下颌关节病及无牙颌者；

③下颌向前、向下移动无障碍，无引起气道阻塞的耳鼻咽喉疾病者；

④无上气道周围组织肿瘤，无严重心脑血管、内分泌、神经等系统或器官严重疾病者；

⑤无服用激素、镇静剂药物史者；

⑥同意接受口腔矫治器治疗并有一定文化程度可配合问卷调查者。

2.1.4 排除标准

①重度 OSAHS 患者、中枢性或以中枢性为主的混合性睡眠呼吸暂停患者；

②有牙列缺失、严重牙列缺损、严重牙周病等影响矫治器固位者；有颞下颌关节疾病、耳鼻咽喉疾病等使下颌向前、向下移动有障碍者；

③已患有呼吸系统疾病如慢性阻塞性肺疾病、严重心肺疾病，神经系统疾病、精神异常或脑部外伤史等其他严重全身疾病者；

④患有其他类型睡眠疾病或正在服用影响正常睡眠的药物者；

⑤有过度饮酒(>80 g/d)史或滥用药物史者；

⑥文化程度较低难以完成问卷，或不配合问卷调查者。

2.1.5 样本含量的确定

根据 OSAHS 治疗相关依从性文献进行样本量选择[20]，采用临床小样本量实验设计方法，每组选取样本量 30 例，实验组和对照组共 60 例纳入实验。

2.1.6 分组原则

对前来就诊的患者进行问诊、体格检查，治疗前由专人负责对可疑患者进行 PSG 监测,根据 PSG 监测指标确诊并判定病情严重程度,根据纳入、排除标准,确定研究对象 60 例。 采用完全随机设计方法，将 60 例患者随机分配到实验组和对照组每组 30 例。

2.1.7 患者的基本资料

采用两独立样本 t 检验、方差齐性检验、正态分布检验可得:两组患者的年龄、性别、身高、体重、初始病情程度等一般资料数据方差齐、正态分布且比较差异无统计学意义($P>0.05$)。（见表 2）

表 2 实验组与对照组患者基本信息($\bar{x}\pm s$)

| 分组 | 性别 | | 年龄/岁 | 身高/cm | 体重/kg | AHI/次·h⁻¹ |
	男	女				
实验组	26	4	43.93±12.52	1.70±5.70	78.28±8.12	20.93±2.02
对照组	25	5	47.67±10.64	1.69±5.92	75.60±6.51	20.20±1.97

2.2 研究方法

2.2.1 研究仪器与材料

2.2.1.1 研究仪器

PSG 监测仪、自行调节式口腔矫治器(SOA)

2.2.1.2 研究材料

OSAHS 健康教育手册(SOA 版)

OSAHS 睡眠呼吸暂停知识问卷(SOA 版)

Morisky 测量表(MG)自制量表

临床依从性量表(CCE,Clinical Compliance Evaluation form)

2.2.2 实验方法

2.2.2.1 两组患者均采用自行调节式活动矫治器(SOA)治疗

应用张佐[36]研制的自行调节式口腔矫治器(专利号 ZL2006201199526[21])。

①取模,石膏灌模、修整模型倒凹;

②将模型置于负压压膜机上、将透明膜片加热软化后迅速压于模型上,负压抽气冷却后制成透明矫治器。

③患者于治疗椅取正坐位,医生于椅旁指导患者熟练摘戴透明矫治器后,开始练习

下颌前伸动作,初步确定患者下颌前伸的距离,并让患者学会按照此距离重复前伸、张开下颌,使其能反复该动作达到同一有效位置,制取蜡(牙合)以保留记录。

④在上颌矫治器尖牙颊侧远中处及下颌矫治器第一磨牙颊侧近中处,放置一段链状橡皮圈相互牵引,该牵引力以能维持初步确定的下颌位置为准。

⑤患者将至此完成一半的SOA戴走适应一周,期间根据自觉症状自行在医生规定的有效范围内调节以找到相对最舒适的位置。

⑥适应一周后复诊,医生根据初步确定位和患者自行调节位,用自凝塑料加以固定上下颌牙托,使两部分结构联结稳定,至此完成SOA的制作。

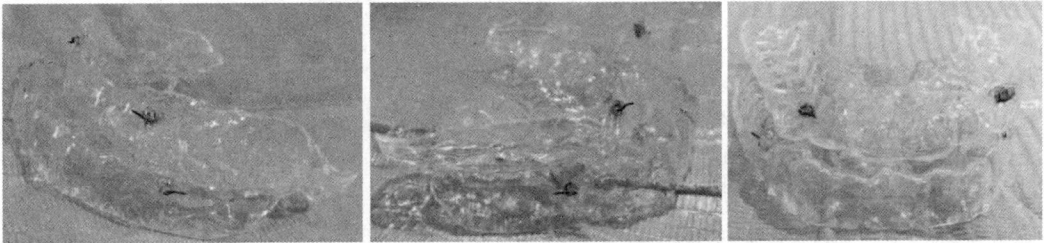

图1 自行调节式口腔矫治器的侧面观和正面观

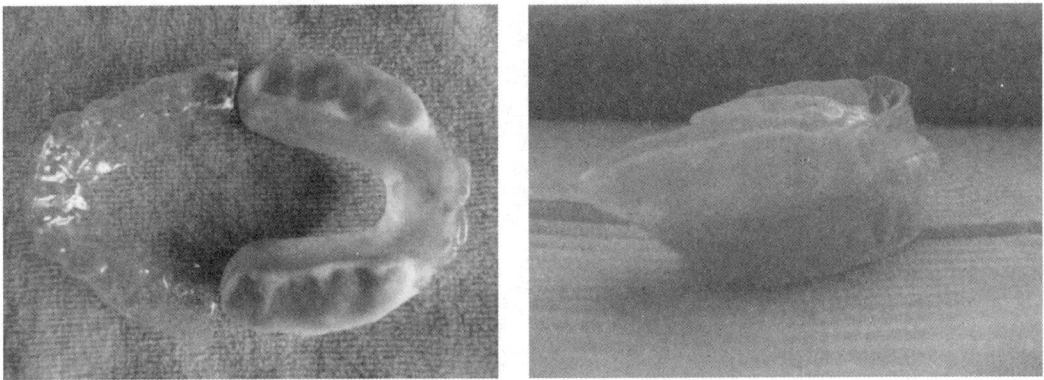

图2 SOA的上、下颌部分

图3 SOA完成后整体观

2.2.2.2 OSAHS健康教育手册的制定

根据课题需要、OSAHS疾病的基本知识、患者的健康行为指导、口腔矫治器治疗使用指南等,在查阅、参考OSAHS有关学科(口腔正畸学、睡眠医学、呼吸内科、耳鼻喉科学)教材、文献的基础上,由科室组织,主任带头,领导实验组内成员编写《OSAHS健康教育手册》(SOA版),用简洁易懂、趣味生动的语言写出各项健康知识的具体含义,达到方便实用、可操作性强的目的。

2.2.2.3 对照组的传统健康教育手段干预措施

①患者初诊时,由未经统一培训的对照组接诊医师根据自身治疗和宣教经验,对患

者进行有关 OSAHS 疾病知识和 SOA 治疗方法的健康教育。

②向患者发放《OSAHS 健康教育手册》(SOA 版),嘱患者及家属自行学习。

③健康教育在椅旁进行,宣教时长不限。

④嘱患者于治疗后 1、3、6 个月复诊,并接受患者的反馈信息和提问。每次复诊结束时,告知患者下次复诊时间,不适随诊。

2.2.2.4 实验组的规范化健康教育手段干预措施

①患者初诊时,由经过统一培训的实验组接诊医师对患者进行有关 OSAHS 疾病知识和 SOA 治疗方法的健康教育。

②向患者发放 OSAHS 健康教育手册(SOA 版),就其内容逐项进行面对面讲解,并嘱患者及家属要及时复习。

③在诊室中,单独设立一安全、安静的相对独立的区域施教,施教时间每位患者不少于 30 min,并辅以椅旁演示。

④嘱患者于治疗后 1、3、6 个月复诊,并接受患者的反馈信息和提问。每次复诊结束时,告知患者下次复诊时间,不适随诊。

2.2.2.5 规范化健康教育内容特点

2.2.2.5.1 施教人员统一培训

对实验组接诊医师进行培训,培养对 OSAHS 知识的掌握程度及沟通交流、教学讲授的能力,以《OSAHS 健康教育手册》(SOA 版)为指导,由科主任、主管医师进行集中讲解,定期评价与反馈施教人员的健康教育能力和健康教育的效果,进行持续、动态的改进,从而加强施教人员健康教育的能力。

2.2.2.5.2 施教内容统一制定

严格按照《OSAHS 健康教育手册》(SOA 版),就 OSAHS 的病因、病理、发病机制、危险因素、主要治疗方法、口腔矫治器的治疗原理、使用指导、并发症的预防等健康知识为患者做详细讲解。

2.2.2.5.3 施教方法、时长及地点统一选取

在诊室中,单独设立一安全、安静的相对独立区域专为规范化健康教育工作使用。向患者发放《OSAHS 健康教育手册》(SOA 版)并就其内容逐项进行面对面口头讲解,并辅以椅旁演示,施教时间每位患者不少于 30 min,主动引导患者和(或)家属勤于复习 OSAHS 健康教育手册,以强化患者和家属对教育内容的理解和掌握。

2.2.2.6 评价指标及问卷

2.2.2.6.1 施教效果评价

对实验组和对照组的 OSAHS 患者进行 OSAHS 健康教育效果评价。依据必要性、准确性、客观性、可行性的原则,采用根据《OSAHS 健康教育手册》(SOA 版)和睡眠呼吸暂停知识问卷[32](the apnea knowledge test, AKT)自行设计的"OSAHS 睡眠呼吸暂停知识测验(SOA 版)"(见附录一)经预调查后投入使用,对施教效果进行评价,问卷包含患者基本资料、OSAHS 的症状、危害、诊断、治疗方法、SOA 的治疗相关注意事项,共 15 题,满分 15 分,得分≥9 分为及格,得分越高说明对 OSAHS 疾病基本知识和 SOA 的治疗知识的掌握程度越高,说明施教效果越好。

2.2.2.6.2 疗效评价

参照北京大学口腔医学院制定的口腔矫治器治疗 OSAHS 的疗效判断标准:AHI 降低 50% 或其绝对值降低至 10 次/h 可视为治疗有效[9]。

2.2.2.6.3 主观依从性量表

Morisky 测量表(MG)自制量表在主观依从性测量方面的使用已经非常成熟,学者曾建萍等[34]在其基础上自制量表评价口腔矫治器治疗 OSAHS 患者依从性,针对口腔矫治器的治疗特点共设三个与依从性紧密相关的问题,分别是:(1)您是否有忘记戴口腔矫治器的经历?(2)您是否有时不注意戴口腔矫治器?(3)当您感觉症状缓解时您是否自行停止戴口腔矫治器?患者根据自身实际情况诚实作答"是或否"。若上述 3 个问题的答案全为"否"则依从性良好,若上述 3 个问题的答案不全为"否"则依从性差(见附录二)。

2.2.2.6.4 客观依从性量表

临床依从性量表[33](Clinical Compliance Evaluation form, CCE)是我国正畸学界学者针对口腔矫治器专门设计的依从性评价量表,它从患者的口腔卫生状况、复诊时间及时程度、矫治器的维护水平和矫治器的坚持佩戴 4 个维度进行评价。满分设为 100 分,各指标对应 4~5 个选项,每项满分均为 25 分,4 个选项的分值(如有第 5 个选项,第 5 个选项为 0 分)为 10 分、15 分、20 分、25 分依次递增,分数越高则表明该指标依从性越好。在每个指标内,评分大于 15 分判定为该指标下依从性好,小于或等于 15 分判定为依从性差(见附录三)。

2.2.2.7 问卷填写

①在戴用 SOA 治疗前 1 周进行施教前后的填写"睡眠呼吸暂停知识测验(SOA

版)"对 OSAHS 健康教育进行效果评价;

②在治疗前 1 周及治疗后 1、6 个月做多导睡眠监测评价疗效;

③在治疗后的 1 个月、3 个月、6 个月分别填写临床依从性量表(CCE)和 Morisky 测量表(MG)自制量表。

2.2.2.8 质量控制

2.2.2.8.1 选择偏倚的控制

研究设计阶段进行预实验,完善研究方案;研究对象的选择严格遵循相应的纳入排除标准;由专人负责研究对象的随访工作,尽量减少被动失访的情况。

2.2.2.8.2 信息偏倚的控制

对干预人员进行选择与培训;由两组均由专人按照统一标准进行问卷调查;两组实验人员采用统一的指导语,避免使用诱导性语言,以确保研究对象回答的真实性和一致性。

2.2.2.8.3 混杂偏倚的控制

由专人进行数据的录入及分析,以保证数据的准确性和评价标准一致性。

2.2.2.9 统计学处理

得出治疗前和治疗后不同时间段两 PSG 监测的睡眠呼吸指标、问卷及量表的各项得分的变化值。采用 SPSS 24.0 软件进行统计学分析。

①两组患者 OSAHS 健康教育效果得分值、治疗前后的 PSG 监测值为计量资料,其数据比较采用组内配对 t 检验和组间两独立样本 t 检验;

②两组患者 Morisky 测量表自制量表指标、临床依从性量表(CCE)指标以相对数的形式体现,比较用 χ^2 检验;

③依从性指标随时间变化的组内比较情况,运用 SPSS 软件制作复式条形图,组内两两比较后用不同颜色的 * 代表相互比较差异有显著性。

以上各指标以 $a=0.05$ 为检验水准,$P<0.05$ 为差异显著,有统计学意义。

3 结果

规范化健康教育组和传统健康教育组的各 30 例轻、中度 OSAHS 患者,在接受 SOA 治疗期间和其他非治疗时段,多数患者无明显不适,有少数可因口腔异物感在治疗初期感到不适应,医嘱告知为正常现象,在戴用一周后均有所缓解。

3.1 实验组与对照组治疗前与治疗后 1 个月 PSG 监测指标比较

3.1.1 采用配对 t 检验分析

实验组和对照组患者治疗前与治疗后 1 个月 PSG 监测指标的组内变化。其中,实验组 AHI 下降了(11.10 ± 2.55)次/h,LSaO$_2$ 升高了(8.93 ± 2.69)%,差异均有统计学意义$(P<0.01)$。对照组 AHI 下降了(11.00 ± 2.71)次/h;LSaO$_2$ 升高了(7.56 ± 2.94)%,差异均有统计学意义$(P<0.01)$,见表 3。治疗前与治疗 1 个月后 PSG 监测疗效指标 AHI 下降率为实验组(52.71 ± 9.19)%,对照组(53.93 ± 10.15)%,两组均有疗效且差异无统计学意义$(P>0.05)$。

表 3　两组患者治疗前与治疗 1 个月后 PSG 监测指标组内比较

	组别	治疗前	治疗 1 个月后	差值	t 值	P 值
AHI/次·h⁻¹	实验组	20.93±2.02	9.83±1.80	11.10±2.55	23.834	0.000*
	对照组	20.20±1.97	9.20±1.74	11.00±2.71	22.179	0.000*
LSaO$_2$/%	实验组	84.33±1.88	92.27±1.70	−8.93±2.69	−18.189	0.000*
	对照组	84.10.±1.80	91.70±1.82	−7.56±2.94	−17.656	0.000*

注:*代表 $P<0.01$

3.1.2 采用两独立样本 t 检验分析

实验组和对照组治疗后 1 个月两组 AHI 比较差异性不显著$(t=1.381,P>0.05)$;治疗后两组 LSaO$_2$ 比较差异性不显著$(t=1.245,P>0.05)$。治疗后 6 个月两组 AHI 比较差异性显著$(t=5.328,P<0.01)$;治疗后两组 LSaO$_2$ 比较差异性显著$(t=6.058,P<0.01)$结果显示:两组患者治疗前与治疗后 1 个月 PSG 监测指标之间组间比较差异无统计学意义,治疗后 6 个月 PSG 监测指标之间比较差异性显著(见表 4)。

表 4　两组治疗前 1 周与治疗后 1、6 个月 PSG 监测指标组间比较

治疗时间	PSG 监测指标	组别		t 值	P 值
		实验组	对照组		
治疗前 1 周	AHI/次·h⁻¹	20.93±2.02	20.20±1.97	1.424	0.160
	LSaO$_2$/%	84.33±1.88	84.10.±1.80	1.610	0.113
治疗后 1 个月	AHI/次·h⁻¹	9.83±1.80	9.20±1.74	1.381	0.173
	LSaO$_2$/%	92.27±1.70	91.70±1.82	1.245	0.218
治疗后 6 个月	AHI/次·h⁻¹	7.27±1.51	9.80±2.12	5.328	0.000*
	LSaO$_2$/%	92.30±1.58	89.73±1.70	6.058	0.000*

注:*代表 $P<0.01$

3.2 实验组与对照组施教前后健康教育效果评价

3.2.1 采用配对 t 检验分析

实施规范化健康教育的实验组与实施传统健康教育的对照组施教前后睡眠呼吸暂停知识测验得分的组内比较。结果显示：实验组施教后得分比施教前增加了（9.23±2.25）分，组内比较差异具有统计学意义（$P<0.01$）；对照组施教后得分比施教前增加了（5.50±3.05）分，组内比较差异具有统计学意义（$P<0.01$），见表 5。

表 5 两组患者施教前后睡眠呼吸暂停知识测验得分情况

组别	施教前得分	施教后得分	差值	t 值	p 值
实验组	5.13±2.21	14.37±0.76	−9.23±2.25	−9.882	0.000*
对照组	4.80±2.17	10.30±1.78	−5.50±3.05	−22.435	0.000*

注：* 代表 $P<0.01$。

3.2.2 采用两独立样本 t 检验分析

实验组与对照组患者施教后得分的组间比较。结果显示，实验组患者施教后得分为（14.37±0.76），对照组患者施教后得分为（10.30±1.78）分，组间比较差异具有统计学意义（$v<0.01$）；实验组患者施教前后得分差值为（9.23±2.25）分，对照组患者施教前后得分差值为（5.50±3.05）分，组间比较差异具有统计学意义（$v<0.01$，见表 6。

表 6 两组患者施教后睡眠呼吸暂停知识测验得分比较

指标	实验组	对照组	t 值	p 值
施教后得分	14.37±0.76	10.30±1.78	11.475	0.000*
施教前后得分差值	9.23±2.25	5.50±3.05	6.741	0.000*

注：* 代表 $P<0.01$。

3.2.3 采用四格表 χ^2 检验分析

实验组与对照组施教前后的睡眠呼吸暂停知识测验及格情况（满分为 15 分，达到 9 分者为及格）。施教前，实验组患者与对照组患者及格率分别为 13.33% 和 10.00%，组间比较差异无统计学意义（$P>0.05$）；施教后，实验组患者与对照组患者及格率分别为 100% 和 86.67%，组间比较差异具有统计学意义（$P<0.05$），见表 7。

3.3 实验组与对照组 Morisky 量表自制量表主观依从性比较

3.3.1 采用四格表 χ^2 检验分析

治疗 1 个月后，实验组依从性好的患者有 28 例，占 93.33%；对照组依从性好的患者有 25 例，占 83.33%，两组间依从性比较差异无统计学意义（$P>0.05$）。治疗 3 个月后，

表7　两组患者施教前后睡眠呼吸暂停知识测验及格情况

组别	施教前			施教后		
	及格/人	不及格/人	及格率/%	及格/人	不及格/人	及格率/%
实验组(30 例)	4	26	13.33	30	0	100
对照组(30 例)	3	27	10.00	26	4	86.67[a]
χ^2 值		0.162			4.286	
P 值		0.688			0.038[*]	

注:[*] 代表 $P<0.05$;a 代表施教后及格率比较使用 FISHER 精确概率法。

实验组依从性好的患者有 24 例,占 80.00%;对照组依从性好的患者有 17 例,占 56.67%,两组间依从性比较差异无统计学意义($P>0.05$)。治疗 6 个月后,实验组依从性好的患者有 21 例,占 70.00%;对照组依从性好的患者有 12 例,占 40.00%,两组间依从性比较差异具有统计学意义($P<0.05$),见表 8。

表8　Morisky 量表自制量表治疗后 1、3、6 月组间依从性比较

分组	治疗后 1 个月			治疗后 3 个月			治疗后 6 个月		
	好/人	差/人	依从性好构成比/%	好/人	差/人	依从性好构成比/%	好/人	差/人	依从性好构成比/%
实验组(30 例)	28	2	93.33	24	6	80.00	21	9	70.00
对照组(30 例)	25	5	83.33	17	13	56.67	12	18	40.00
χ^2 值		1.456			3.774			5.455	
P 值		0.228			0.052			0.020[*]	

注:[*] 代表 $P<0.05$,差异有统计学意义。

3.3.2　采用四格表 χ^2 检验分析

实验组依从性随治疗后 1 个月、3 个月、6 个月组内变化情况比较,治疗后 1 个月与治疗后 3 个月比较依从性差异无统计学意义($v>0.05$),治疗后 3 个月与治疗后 6 个月比较依从性差异无统计学意义($P>0.05$),治疗后 1 个月与治疗后 6 个月比较依从性差异具有统计学意义($P<0.05$),见图 4。

3.3.3　采用四格表 χ^2 检验分析

对照组依从性随治疗后 1 个月、3 个月、6 个月组内变化情况比较,治疗后 1 个月与治疗后 3 个月比较依从性差异具有统计学意义($P<0.05$),治疗后 3 个月与治疗后 6 个月比较依从性差异无统计学意义($P>0.05$),治疗后 1 个月与治疗后 6 个月比较依从性差异具有统计学意义($P<0.01$),见图 5。

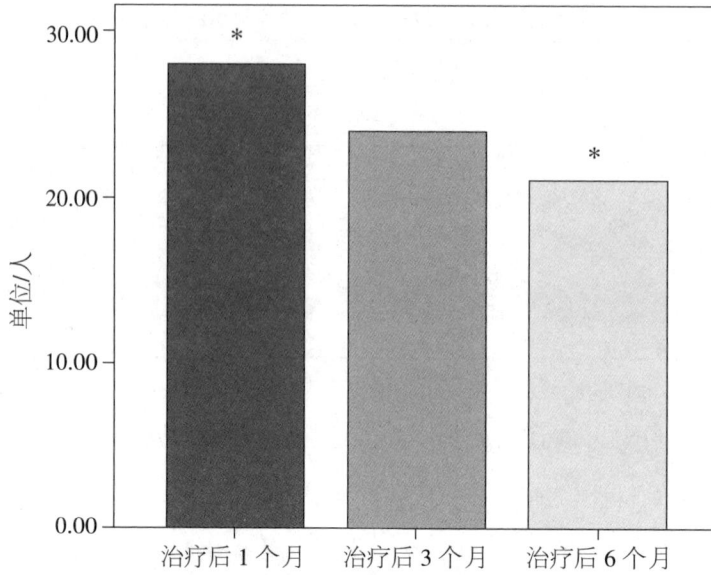

图 4　实验组主观依从性随时间组内变化比较

注:* 代表两者比较 $P<0.05$

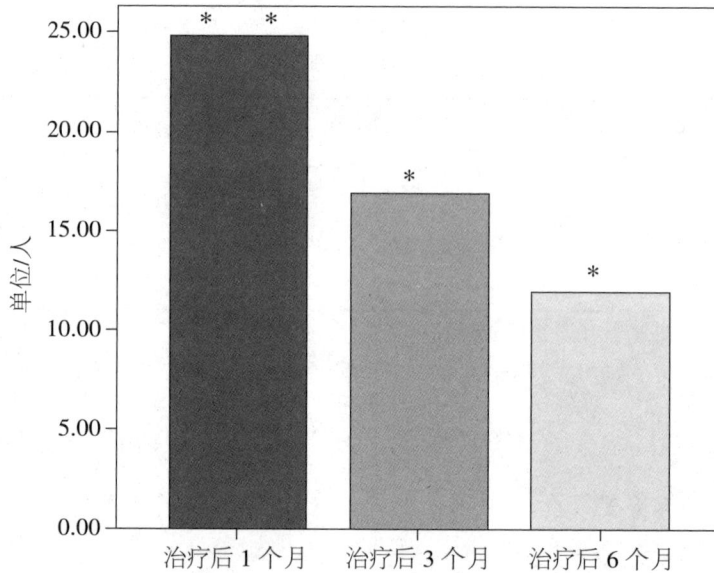

图 5　对照组主观依从性随时间组内变化比较

注:* 代表两者比较 $P<0.05$,* 代表两者比较 $P<0.05$

3.4　实验组与对照组的临床依从性量表(CCE)客观依从性比较

3.4.1　采用四格表 χ^2 检验分析

治疗后 1 个月,①口腔卫生指标:实验组依从性好的患者占 73.33%,对照组依从性好的患者占 67.77%;②复诊时间指标:实验组依从性好的患者占 96.67%,对照组依从性好的患者占 90.00%；③矫治器的维护指标：实验组依从性好的患者占 100.00%，对照组依从性好的患者占 96.67%；④矫治器的佩戴指标：实验组依从性好的患者占 93.33%，对照组依从性好的患者占 83.33%。两组患者在依从性各指标组间比较差异均无统计学意义（$P>0.05$），见表 9。

表 9 治疗后 1 个月实验组与对照组患者依从性指标比较

分组	口腔卫生			复诊时间			矫治器的维护			矫治器的佩戴		
	好/人	差/人	依从性好构成比/%	好/人	差/人	依从性好构成比/%	好/人	差/人	依从性好构成比/%	好/人	差/人	依从性好构成比/%
实验组（例）	22	8	73.33	29	1	96.67	30	0	100.00	28	2	93.33
对照组（例）	20	10	67.77	27	3	90.00	29	1	96.67	25	5	83.33
χ^2 值	0.317			1.071			1.071			1.456		
P 值	0.573			0.301			0.313			0.228		

治疗后 3 个月，①口腔卫生指标：实验组依从性好的患者占 66.67%，对照组依从性好的患者占 60.00%；②复诊时间指标：实验组依从性好的患者占 90.00%，对照组依从性好的患者占 66.67%；③矫治器的维护指标：实验组依从性好的患者占 86.67%，对照组依从性好的患者占 90.00%；④矫治器的佩戴指标：实验组依从性好的患者占 80.00%，对照组依从性好的患者占 63.33%。两组患者的复诊时间指标进行组间比较，差异具有统计学意义（$P<0.05$），其余指标组间比较差异无统计学意义（$P>0.05$），见表 10。

表 10 治疗后 3 个月实验组与对照组患者依从性指标比较

分组	口腔卫生			复诊时间			矫治器的维护			矫治器的佩戴		
	好/人	差/人	依从性好构成比/%	好/人	差/人	依从性好构成比/%	好/人	差/人	依从性好构成比/%	好/人	差/人	依从性好构成比/%
实验组（例）	20	10	66.67	27	3	90.00	26	4	86.67	24	6	80.00
对照组（例）	18	12	60.00	20	10	66.67	27	3	90.00	19	11	63.33
χ^2 值	0.287			4.812			0.162			2.052		
P 值	0.592			0.028*			0.688			0.152		

注：* 代表 $P<0.05$，差异有统计学意义。

治疗后 6 个月，①口腔卫生指标：实验组依从性好的患者占 60.00%，对照组依从性好的患者占 63.33%；②复诊时间指标：实验组依从性好的患者占 83.33%，对照组依从性好的患者占 40.00%;③矫治器的维护指标:实验组依从性好的患者占 83.33%,对照组依从性好的患者占 90.00%;④矫治器的佩戴指标:实验组依从性好的患者占 66.67%,对照组依从性好的患者占 55.00%。两组患者在复诊时间和矫治器的佩戴两指标中组间比较,差异具有统计学意义($P<0.05$),其余指标组间比较差异无统计学意义($P>0.05$),见表 11。

表 11 治疗后 6 个月实验组与对照组患者依从性指标比较

分组	口腔卫生			复诊时间			矫治器的维护			矫治器的佩戴		
	好/人	差/人	依从性好构成比/%	好/人	差/人	依从性好构成比/%	好/人	差/人	依从性好构成比/%	好/人	差/人	依从性好构成比/%
实验组(例)	18	12	60.00	25	5	83.33	25	5	83.33	20	10	66.67
对照组(例)	19	11	63.33	12	18	40.00	27	6	90.00	11	19	55.00
χ^2 值	0.071			11.915			0.577			5.406		
P 值	0.791			0.001**			0.448			0.020*		

注:* 代表 $P<0.05$,差异有统计学意义;** 代表 $P<0.01$,差异有统计学意义。

3.4.2 采用四格表 χ^2 检验分析

实验组患者中依从性各指标随着治疗时间变化情况比较结果显示:随着治疗时间的变长,实验组患者矫治器的佩戴指标治疗 1 个月与治疗 6 个月比较差异具有统计学意义($P<0.05$);口腔卫生、复诊时间、矫治器的维护三个指标的下降情况比较,差异均无统计学意义($P>0.05$),见图 6。

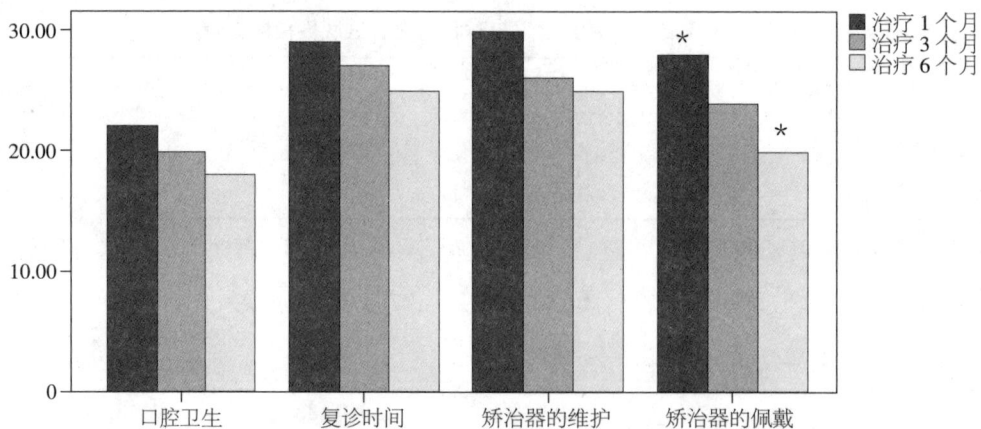

图 6 实验组患者依从性各指标随着治疗时间组内变化情况

注:* 代表两者比较 $P<0.05$

对照组患者中依从性各指标随着治疗时间变化情况比较结果显示:随着治疗时间的

变长,对照组患者复诊时间指标在治疗1、3、6个月的时间里下降情况差异均具有统计学意义($P<0.05$);矫治器的佩戴指标治疗后1个月与6个月、治疗后3个月与6个月比较,差异均具有统计学意义($P<0.05$),其余两指标比较差异无统计学意义($P>0.05$),见图7。

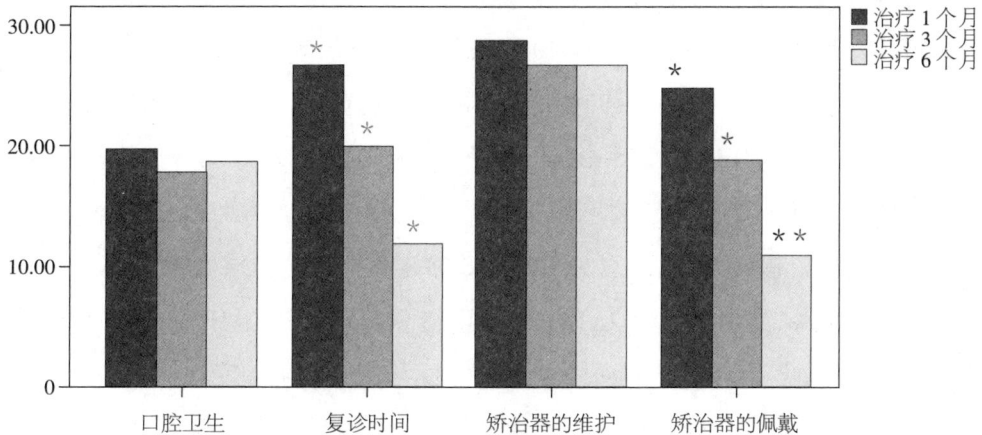

图7 对照组患者依从性各指标随着治疗时间组内变化情况

注:* 代表两者比较 $P<0.05$;* 代表两者比较 $P<0.05$;* 代表三者比较 $P<0.05$。

4 讨论

当今的医学实践已表明,医疗技术水平对疾病的治愈作用毋庸置疑,但患者的遵医行为即依从性在治疗中所占比重也逐渐加大。尤其对于慢病疾病来说,良好的依从性是长期治疗的基础和前提,是保证治疗效果不可或缺的重要因素[37]。OSAHS是一类易引起严重并发症如肺动脉高压、右心衰竭、高血压、心律不齐等甚至猝死的慢性疾患,若得不到及时有效的治疗,最终将对患者的生命健康和生活质量产生严重的影响[38]。SOA治疗OSAHS的技术已在临床应用多年,患者必须坚持戴用,才能取得好的疗效,但也因一部分患者的防病治病意识不强、矫治器的佩戴不舒适、医务人员的宣教不到位等原因,其治疗依从性未能达到令人满意的程度[39]。因此,提高患者对SOA治疗的依从性是保证疗效的重要因素。规范化健康教育的要义就是通过规范健康教育的方法、内容,以充分的时间为保障,使医务人员对宣教内容有预见性,能主动按时间计划有重点、有针对地对患者进行健康教育。传统的健康教育方法有一定灵活性且人力、物力成本低,相对于规范化健康教育可更加便捷的获得一定成效,但医务人员自身对教育内容的认识缺乏系统性,而患者在一次接受大量信息后仍然什么都不知晓[39]。在有规范化的措施做保证的情况下,健康教育能增强患者的信念,使其在治疗疾病过程中更配合、更依从,进而保证疗效的发挥。

4.1 两组患者 SOA 治疗 OSAHS 疗效评价

分析 PSG 监测指标(AHI、LSaO$_2$)可得:实验组和对照组治疗前与治疗后 1 个月的 PSG 监测指标。根据北京大学口腔医学院制定的口腔矫治器治疗 OSAHS 的疗效判断标准:AHI 降低 50% 或其绝对值降低至 10 次/h 可视为治疗有效 [9]。实验组 AHI 下降了 (11.10±2.55)次/h，LSaO$_2$ 升高了(8.93±2.69)%，差异均有统计学意义($P<0.01$);对照组 AHI 下降了(11.00±2.71)次/h；LSaO$_2$ 升高了(7.56±2.94)%，差异均有统计学意义($P<0.01$);治疗后 1 个月实验组与对照组 AHI 下降率分别为 (52.71±9.19)% 和 (53.93±10.15)%，两者比较差异性不显著($t=0.494,P>0.05$)。本实验中 SOA 治疗 OSAHS 的 PSG 客观有效率为 75%，其中实验组 22 例，对照组 23 例，其余患者 AHI 降低率不足 50%，但均大于 20%，因此判定为有改善。由结果可知:两组患者治疗前后 PSG 监测指标组间比较差异无统计学意义($P>0.05$)。这说明自行调节式口腔矫治器(SOA)对两组患者均有效果，两组患者的低通气及缺氧情况均得到了改善。在此基础上做两组患者的依从性判定有一定可比性，可一定程度减少因个体解剖差异、对矫治器的敏感性、生活习惯等因素对患者依从性造成的影响。治疗后 6 个月时，实验组和对照组的 PSG 监测指标组间比较差异性显著($P>0.05$)，实验组好于对照组。根据主观及客观依从性指标随时间的变化推测，良好的依从性对疗效的发挥有重要的保障作用。

4.2 健康教育的施教效果评价

研究结果显示，实验组和对照组患者在实施健康教育之前，睡眠呼吸暂停知识问卷答题得分水平均较低，实验组得分为(5.13±2.21)分，及格率为 13.33%;对照组得分为(4.80±2.17)分，及格率为 10%，两组间对比无显著差异性($P>0.05$)。这提示医务人员，对于前来就诊的多数 OSAHS 患者，其对自身所患 OSAHS 疾病知识的概念、症状、危害、诊断、治疗等方面相关知识知之甚少，这主要与医务人员重视不够，宣传力度不强等有关，患者在就诊前获得疾病相关信息的有效渠道少，这提示我们在今后的工作中急需采用各种有效的手段以帮助更多人包括潜在 OSAHS 患者了解疾病相关知识，加强日常的健康教育宣传。

两组分别实施规范化健康教育和传统健康教育之后，得分水平均有所提升，实验组得分为(14.37±0.76)分，及格率为 100.00%;对照组得分为(10.30±1.78)分，及格率为 86.67%，施教前后两组组内得分变化比较均有显著差异性($P<0.05$)，且规范化健康教育实验组与传统健康教育对照组施教前后得分变化值的组间差异性显著($P<0.05$)。与对

照组的传统健康教育相比，实验组采用的规范化健康教育每位患者的施教时长均不少于 30 min，施教人员在施教地点、施教内容、施教方式方面均经过统一培训，以《OSAHS健康教育手册》(SOA 版)为指导，在指定区域为患者提供足够时长、足够规范的讲解，并鼓励患者及时反馈信息，以针对不同患者的理解水平做出足够充分的讲解;而对照组的所使用的传统健康教育方法，施教时间不固定，主要受椅旁操作时间影响大，有效施教时间一般达不到 30 分钟，施教地点比较随意，多数是在椅旁进行，发放《OSAHS 健康教育手册》(SOA 版)给患者及家属自行学习，未做详细的讲解，施教人员未经统一培训、施教内容及方式有较大随意性，施教效果受施教人员自身 OSAHS 疾病知识水平和讲授能力影响大。由此推测，传统的健康教育方法有一定灵活性且人力、物力成本低，相对于规范化健康教育可更加便捷的获得一定成效，但因其随意性大，有质量控制不稳定的特点。规范化健康教育组的得分更高得益于规范化健康教育使患者对有关疾病的知识有了更深入的了解，医务人员规范化对待健康教育的态度和措施，也是健康教育效果充分发挥的重要保障，规范化的各个环节能对患者的认知、信念、态度产生较为深刻的教化作用。在今后的临床实践中，还需要坚持规范化的原则，细化加强健康教育手段，才能使健康教育达到更好的效果。

4.3　两组患者治疗依从性的主观评价情况

研究结果表明，在治疗后 1 个月两组患者的主观治疗依从性均较好，实验组和对照组分别有 28 例和 25 例依从性好的患者，组间比较无明显差异性($P>0.05$)，由此推测在两种健康教育施教后，患者在治疗初期对 SOA 治疗的依从性比较尚好。随着治疗时间的变长，到治疗后 3 个月时，实验组的治疗依从性较之前没有发生明显下降(83.33%，$P>0.05$)，而对照组的治疗依从性较之前发生了明显下降(56.67%，$P<0.05$)，组间比较实验组的依从性好于对照组($P<0.05$)。由此推测，实验组的患者自觉在治疗后 3 个月时还能保持对 SOA 较高的依从性，而对照组患者的主观依从性已开始有所下降;到治疗后 6 个月时，两组的依从性较治疗后 1 个月均发生了明显下降($P<0.05$)，实验组患者依从性由93.33%下降至 70%，对照组依从性好的患者下降至占比还不足一半(40%)，虽然两组患者依从性均发生了明显下降，但经过组间比较实验组患者的依从性依然高于对照组患者($P<0.05$)。由此推测在治疗后 6 个月时，患者可能会因为疗效趋于稳定、矫治器的损耗、佩戴意识减弱等原因对 SOA 的依从性都较治疗初期有所下降。而实验组的患者由于前期规范化健康教育使得有较传统健康教育组更好的疾病认知、治疗信念和态度，表现为相对具有更好的主观依从性，能更加遵循医嘱坚持长期治疗。

4.4 两组患者治疗依从性的客观评价情况

组间比较结果表明,在治疗后 1 个月,两组患者在口腔卫生、复诊时间、矫治器的维护和矫治器的佩戴 4 个方面依从性指标组间无显著性差异($P>0.05$),这与患者的主观依从性评价结果一致,由此推测,在两种健康教育方法施教后初期治疗 1 个月时,两组患者的治疗依从性意识均比较强,能较好地配合治疗;治疗后 3 个月时,两组患者比较,复诊时间指标有显著性差异($P<0.05$),对照组的复诊依从性已不如实验组患者,而口腔卫生、矫治器的维护、矫治器的佩戴三指标差异不显著($P>0.05$);治疗后 6 个月时,两组患者比较,复诊时间和矫治器的佩戴两个依从性指标有显著差异性($P<0.05$),实验组患者此两指标的依从性好于对照组,而口腔卫生和矫治器的维护两指标差异不显著($P>0.05$)。

组内比较结果显示,随着治疗时间的变化,实验组患者的口腔卫生、复诊时间和矫治器的维护三个依从性指标组内比较差异不显著($P>0.05$),这说明实验组患者在治疗后 1 个月、3 个月、6 个月时均保持了较高的复诊依从性和矫治器佩戴依从性,但到治疗6 个月时,与治疗后 1 个月比较矫治器佩戴依从性指标下降有显著性差异($P<0.05$);而对照组患者的复诊时间依从性在治疗后 1、3、6 个月见指标下降均有显著性差异($P<0.05$),矫治器佩戴依从性指标在治疗 1 个月与 3 个月时无显著性差异($P>0.05$),到治疗 3 个月与治疗 6 个月时组内比较其下降有显著性差异($P<0.05$),但随治疗时间的变长,口腔卫生和矫治器的维护两指标比较差异性不显著($P>0.05$)。

由此推测,实施规范化健康教育的实验组比实施传统健康教育的对照组其复诊依从性方面和矫治器的佩戴依从性方面要强。究其原因,通过规范化的健康教育方法,实验组患者对疾病的危害、症状有了更强的意识,从认知上加强了对 OSAHS 疾病的认识程度,且对 SOA 的治疗方法有了更全面的认识,能及时正确处理戴用过程中的不适问题,能及时配合医生反馈戴用 SOA 的感受,从而保证了对 SOA 治疗的信心,对 SOA 的治疗有更好的依从性意识,能遵循医生的医嘱坚持佩戴,且实验组实施的规范化健康教育同时要对患者定期电话或微信随访、监督和督促患者保持 SOA 的治疗状态、按时复诊等健康行为。对照组患者与实验组相比则表现为依从性意识不强,对疾病的认识不足,未能保持高复诊依从性,对矫治器的佩戴也有所欠缺,对 SOA 的治疗不能保证坚持佩戴,出现忘记佩戴、佩戴时间不足、自觉有效就不再佩戴的情况比实验组多,且传统健康教育相比对照组患者的随访有较大随意性,监督督促力度不足,这都对长远的依从性有较大影响。

两组的口腔卫生和矫治器的维护两指标组间和组内差异不显著的原因可能是:常

规的口腔卫生宣教并未对其造成组间明显差异性,施教后的治疗时间里,两组患者的口腔卫生状况并未发生明显的改善,也提示临床目前口腔卫生宣教力度不够,应加强患者的口腔卫生宣教工作;矫治器的维护指标变化不大可能的原因为:自行调节式口腔矫治器(SOA)固位主要靠黏膜的吸附力和牙列的自然倒凹,材料较软、美观无异味,制作SOA 时,为了保证矫治器的质量,上下颌部分均用自凝树脂加以固定增厚,使其不容易发生变形、折断、裂开等破损,使得两组患者在 6 个月的治疗时间里矫治器维护指标均能保持较高水平。

从主观依从性和客观依从性评价结果来看,两者评价结果基本一致,规范化健康教育组的治疗依从性优于传统健康教育组。目前国内尚无监测 SOA 客观依从性的装置,且问卷量表法尚有一定的局限性,关于如何开发出针对口腔矫治器治疗 OSAHS 更加客观有效、简明实用的依从性评价方法,还需进一步探索研究。

5 结论

(1)规范化健康教育手段比传统健康教育手段的实施健康教育效果好。

(2)通过规范化健康教育手段,可提高 OSAHS 患者对 SOA 治疗的依从性。

中英文缩略词表

英文缩写	英文全称	中文全称
OSAHS	obstructive sleep apnea hypopnea syndrome	阻塞性睡眠呼吸暂停低通气综合征
PSG	polysomnography	多导睡眠监测
AHI	apnea hyponea index	睡眠呼吸暂停低通气指数
AI	apnea index	呼吸暂停指数
HI	hypopnea index	低通气指数
$LSaO_2$	lowest blood oxygen saturation	最低血氧饱和度
CPAP	continuous positive airway pressure	经鼻持续正压通气
SOA	self-adjusting oral appliance	自行调节式口腔矫治器
OA	oral appliance	口腔矫治器
UPPP	uvulo palato pharyngo plasty	悬雍垂腭咽成形术
SPL	soft palate lift	软腭上抬器
TRD	tongue retaining device	舌牵引器
MAD	mandibular advancement device	下颌前伸类矫治器
AKT	the apnea knowledge test	睡眠呼吸暂停知识问卷

参考文献

［1］ 中华医学会呼吸病学分会睡眠呼吸障碍学组.阻塞性睡眠呼吸暂停低通气综合征诊治指南（2011 年修订版）［J］.中华结核和呼吸杂志,2012,1(35):9–12.

［2］ 张榕，赵雪婷，马涵英.阻塞性睡眠呼吸暂停低通气综合征与冠心病 ［J］.中国全科医学杂志,2015,18(29):3528–3532.

［3］ 阎静江,李 瑛.阻塞性睡眠呼吸暂停低通气综合征与高血压相关性的系统评价[J].中国循证医学杂志,2012, 12(5): 557–562.

［4］ 马建刚，路虹.OSAHS 与脑卒中和高血压等疾病的发生及治疗 ［J］.脑与神经疾病杂志,2008,16(4):526–527.

［5］ Edline S,Yenokyan G,Gottlieb D J,et al. Obstructive sleepapnea–hypopnea and incident stroke：The Sleep HeartHealth Study[J]. Am J Respir Crit Care Med,2010,18:269–277.

［6］ 中华耳鼻咽喉头颈外科杂志编辑委员会，中华医学会耳鼻咽喉头颈外科学分会咽喉学组.阻塞性睡眠呼吸暂停低通气综合征诊断和外科治疗指南 ［J］.中华耳鼻咽喉头颈外科杂志,2009,44(2):95–96.

［7］ 杨燕坡,张君.阻塞性睡眠呼吸暂停低通气综合征的诊断治疗进展[J].国际呼吸杂志,2014,34(13):1031–1033.

［8］ Lowe A A, Sjholm T T, Ryan C F, et al. Treatment airway and compliance effects of a titratable oral appliance[J]. Sleep,2000,23(4):172–178.

［9］ 曾祥龙,高雪梅.阻塞性睡眠呼吸暂停低通气综合征的口腔医学研究现状[J].北京大学学报(医学版),2009,41(1):10–15.

［10］ Giannasi L C,Almeida F R,Nacif S R,et al. Efficacy of an oral appliance for the treatment of obstructive sleep apnea[J]. Int J Prosthodont,2013,26(4):334–339.

［11］ Gao X M, Zeng X L, Fu M K, et al. An Adjustable Appliance in Treatment of Obstructive Sleep Apnea Hypopnea Syndrome[J]. Chin J Dent Res,2005,8(4): 24–28.

［12］ 张佐,杨红琴,王铁荣,等.自行调节式口腔矫治器治疗 OSAHS 的效果[J].宁夏医学杂志,2007,29(10):885–887.

［13］ 郭浪,魏煦,刘树森,等.可调节型阻鼾器治疗成人 OSAHS 的临床疗效研究[J]. 2016,30(21):1694–1697.

［14］ 赵燕玲,李松青,张佐.两种口腔矫治器治疗 OSAHS 的临床效果比较[J].宁夏医学杂志,2008,30(10):888–889.

［15］ 谢明奎.搞好慢病管理重在健康教育[J].中国伤残医学,2012,20(3):103–105.

［16］ 潘孟昭.护理学导论[M].北京:人民卫生出版社,1999:198–199.

［17］ 陈德荣,张莉萍,汪国武.健康教育在治疗阻塞性睡眠呼吸暂停低通气综合征中的价值[J].南昌大学学报(医学版), 2010,50(7):28–30.

［18］黄克霞.规范化健康教育管理模式的建立［J］.中国护理管理,2013,13(9):103-105.

［19］王莉.规范化健康教育效果的评价［J］.当代护士,2013,(6):17-19.

［20］匡亚辉,许燕玲,易红良,等.健康教育干预对阻塞性睡眠呼吸暂停低通气综合征患者CPAP治疗依从性Meta分析［J］.护理学报,2016,23(3):13-18.

［21］Lai A Y, Fong D Y, Lam J C, et al. The Efficacy of a Brief Motivational Enhancement Education Program on CPAP Adherence in OSA: A Randomized Controlled Trial［J］.Chest,2014,146(3):600-610.

［22］Haynes R B,Sackett D L,Taylor W. Compliance in Health care［M］.Baltimore:John Hopkins Press,1998:1-18.

［23］WHO. Adherence to long-term therapies: evidence for action［M］. Geneva: WHO,2003:4-13.

［24］施华芳,姜冬九,李乐之,等.病人依从性的研究进展［J］.中华护理杂志,2003,8(2):134-136.

［25］牛琴,姜淑霞,姜晓莉,等.知信行模式健康教育对老年高血压患者血压和生活质量的影响［J］.中国临床保健杂志,2014,2:168-170.

［26］郝福华,杨春香.结核病患者服药依从性的影响因素及对策［J］.山西医药杂志,2003,32(3):234-235.

［27］杜军丽,李武平,孙莉莉,等.健康教育对癫患者依从性影响的临床调查［J］.中华护理学杂志,2003,38(3):168-170.

［28］马莉莉,管晓东,信枭雄,等.依从性评价方法研究综述［J］.中国药事,2016,30(4):388-393

［29］赵恬,陈龙,张佐.依从性评价在阻塞性睡眠呼吸暂停低通气综合征患者中的研究现状［J］.世界睡眠医学杂志,2015,2(5):308-312

［30］许卫华,王奇,梁伟雄.问卷或量表在病人依从性测量中的应用［J］.中国慢性病预防与控制,2007,15(4):403-405

［31］中华医学会呼吸病学分会睡眠呼吸障碍学组.阻塞性睡眠呼吸暂停低通气综合征诊治指南(2011年修订版)［J］.中华结核和呼吸杂志,2012,1(35):9-12.

［32］Smith S,Lang C,Sullivan K et al. Two new tools for assessing patients' knowledge and beliefs about obstructive sleep apnea and continuous positive airway pressure therapy［J］.Sleep medcine,2004,5(4):359-367.

［33］袁媛.成人正畸患者的人格特征及其对治疗依从性影响的研究［D］.天津:天津医科大学.

［34］曾建萍,李海燕,杨小静,等.医患沟通干预对阻塞性睡眠呼吸暂停低通气综合征患者阻鼾器治疗依从性的影响［J］.广东医学院学报,2015,33(4):423.

［35］朱大乔,李雪玉,何丹丹.原发性高血压药物依从性评价方法［J］.中国行为医学科学,2003,12(1):100-102.

［36］张佐,杨红琴,王铁荣,等.自行调节式口腔矫治器治疗OSAHS的效果［J］.宁夏医学杂志,2007,29(10):885-887.

［37］董霄松，何权瀛，韩芳，等.经鼻持续气道正压通气治疗睡眠呼吸暂停综合征的依从性及其影响因素［J］.中华结核和呼吸杂志，2002，25(7)：399-402.

［38］Chen R，Xiong K P，Huang J Y，et al. Neurocognitive impairment in Chinese patients with obstructive sleep apnoea hypopnoea syndrome［J］. Respirology，2011，16(5)：842-848.

［39］赵恬.两种口腔矫治器治疗 OSAHS 患者的依从性比较［D］.银川：宁夏医科大学，2015.

［40］张元云.规范化健康教育的临床应用及效果评价［J］.现代护理，2005，11(3)：231-232.

（赵丽君　聂改云　胡红云）

附录一

睡眠呼吸暂停知识测验（SOA 版）

本问卷调查的目的是了解您对睡眠呼吸暂停及口腔矫治器治疗的相关知识掌握程度，需要您的积极参与。您的回答将帮助我们设计更有效的规范化健康教育材料和规范化健康教育项目，本次调查旨在帮助提高和巩固大家的睡眠健康意识。本次测验需时5~10 分钟，每题只有一个正确答案，填写完后，请将问卷交回。

第一部分：

姓名：　　　　　性别：　　　　　年龄：　　　　　民族：

身高：　　　　　体重：　　　　　联系方式：

第二部分：睡眠呼吸暂停知识测验

1. 哪种类型的睡眠呼吸暂停最可导致睡眠时憋气？

　　A. 中枢型睡眠呼吸暂停　　　　B. 阻塞性睡眠呼吸暂停

　　C. 混合性睡眠呼吸暂停　　　　D. 以上都不是

2. 阻塞性睡眠呼吸暂停的症状有哪些？

　　A. 白天嗜睡　　　　B. 夜间睡眠憋气　　　　C. 记忆力减退　　　　D. 以上都是

3. 阻塞性睡眠呼吸暂停综合征的诊断"金标准"是？

　　A. 脑电图　　　　B. 心电图　　　　C. PSG　　　　D. 以上都是

4. 为了诊断睡眠呼吸暂停，通常在什么时间进行实验室检查？

　　A. 清晨　　　B. 夜间　　　C. 下午　　　D. 以上都是

5. 哪些不是阻塞性睡眠呼吸暂停综合征的危险因素？

　　A. 肥胖　　　B. 饮酒　　　C. 上呼吸道狭窄　　　　D. 以上都是

6、阻塞性睡眠呼吸暂停综合征的危害有哪些？

　　A. 多系统器官损害　　　　B. 易发生意外事故

　　C. 认知功能受损　　　　D. 以上都是

7. 睡眠呼吸暂停患者应该注意的生活习惯有？

　　A. 减肥、多锻炼　　　　B. 减少饮酒、戒烟

　　C. 侧卧睡眠　　　　D. 以上都是

8. 阻塞性睡眠呼吸暂停综合征的主要治疗方法有哪些?

    A. 手术   B. CPAP   C. 口腔矫治器   D. 以上都是

9. 自行调节式口腔矫治器(SOA)的作用机制是?

    A. 牵引舌向前   B. 扩大咽后壁与气道的间隙

    C. 牵引下颌向前   D. 以上都是

10. 自行调节式口腔矫治器(SOA)的使用频率为?

    A. 睡眠时都戴   B. 每隔一晚戴一次

    C. 每晚   D. 有效即可不再戴用

11. 使用自行调节式口腔矫治器(SOA)的可能存在的问题是?

    A. 口干   B. 唾液增多   C. 关节酸痛   D. 以上都是

12. 若戴用自行调节式口腔矫治器(SOA)过程中出现不适怎样处理?

    A. 暂不佩戴   B. 及时就医   C. 坚持佩戴   D. 以上都是

13. 自行调节式口腔矫治器(SOA)应该用什么清洗?

    A. 漂白剂   B. 消毒液   C. 清水   D. 以上都不是

14. 自行调节式口腔矫治器(SOA)应多久清洗一次?

    A. 每天   B. 隔天   C. 每周   D. 隔周

15. 自行调节式口腔矫治器(SOA)不用时,应怎样保存?

    A. 密封保存   B. 通风干燥   C. 冷水浸泡   D. 以上都是

附录二

Morisky 测量表自制量表

姓名：　　　　　　性别：　　　　　　年龄：

身高：　　　　　　体重：

1. 您是否有忘记戴口腔矫治器的经历？

　①是

　②否

2. 您是否有时不注意戴口腔矫治器？

　①是

　②否

3. 当您感觉症状缓解时是否曾自行停止戴口腔矫治器？

　①是

　②否

附录三

临床依从性量表

姓名：　　　　　　性别：　　　　　　年龄：

身高：　　　　　　体重：

1. 口腔卫生，采用简化口腔卫生指数改良版进行评价。用口镜和探针检查上颌左右第一磨牙、上颌右侧中切牙、下颌左侧中切牙的唇（颊）面，下颌左右第一磨牙的舌侧面的菌斑分布情况。

   口腔卫生评分标准分为 4 个等级：

   ①4 分表示没有菌斑存在；

   ②3 分表示菌斑覆盖不超过牙面的三分之一；

   ③2 分表示菌斑覆盖超过牙面的三分之一，但不超过三分之二；

   ④0 分表示菌斑覆盖超过牙面的三分之二。

2. 复诊时间分为 5 个等级：

   ①准时或者提前；

   ②迟到 15~30 分钟；

   ③迟到 30 分钟以上；

   ④复诊 72 小时内改约；

   ⑤没出现。

3. 矫治器的维护，根据矫治器损坏情况分为 4 个等级：

   ①没有损坏；

   ②卡环松动或膜片破损；

   ③自凝塑料劈裂或调节装置损坏；

   ④矫治器损坏，丢失矫治器。

4. 矫治器的佩戴，根据佩戴时间分为四个等级：

   ①每晚戴用 7 小时及以上；

   ②每晚戴用 4~6 小时；

   ③每晚戴用 1~3 小时；

   ④完全不戴用。

HACCP 体系在自行调节式口腔矫治器治疗 OSAHS 患者中的应用研究

【摘要】

目的：通过比较运用危害分析与关键控制点（hazard analysis critical control point, HACCP）体系与传统方式治疗阻塞性睡眠呼吸暂停低通气综合征（obstructive sleep apnea-hypopnea syndrome, OSAHS）患者使用自行调节式口腔矫治器（self-adjusting oral appliance, SOA）治疗在客观疗效、满意度、依从性以及不良事件发生方面的效果。

方法：研究纳入 60 例经 PSG 监测为轻、中度的 OSAHS 患者，随机分入实验组和对照组，两组患者均使用 SOA 治疗 OSAHS。实验组的患者运用 HACCP 体系治疗，对照组的患者运用传统方式治疗。治疗前 1 周及治疗后 1、6 个月后，使用多导睡眠监测（Polysomnography, PSG）评价 SOA 的疗效，治疗后 6 个月填写自行设计的 OSAHS 患者满意度自制量表行满意度评价，治疗后 1 个月、3 个月和 6 个月分别填写 Morisky 测量表自制量表和自行设计的 OSAHS 不良事件调查表行依从性和不良事件评价，获资料采用 SPSS23.0 进行统计学分析，以 $P<0.05$ 差异有统计学意义。

结果：客观疗效方面，治疗前 1 周与治疗后 1 个月比较，PSG 监测疗效指标 AHI 下降率为实验组（50.35 ± 8.08）%，对照组（50.23 ± 8.64）%，两组均有疗效且差异无统计学意义（$P>0.05$），$LSaO_2$ 上升率为实验组（9.03 ± 1.47）%，对照组（8.98 ± 1.79）%，两组差异无统计学意义（$P>0.05$）；治疗前 1 周与治疗后 6 个月比较，PSG 监测指标实验组 AHI 下降率（61.67 ± 8.28）%，对照组 AHI 下降率（50.13 ± 8.79）%，两组均有疗效，比较差异有统计学意义（$P<0.05$）；实验组 $LSaO_2$ 上升率（9.51 ± 1.98）%，对照组 $LSaO_2$ 上升率（6.87 ± 2.08）%，两组比较差异性有统计学意义（$P<0.05$）。满意度方面，治疗后 6 个月，实验组综合满意得分为 6.07 ± 0.87 分，高于对照组为 5.63 ± 0.89 分，满意度均较好，但两组综合满意度得分差异不明显（$P>0.05$），而两组在医患关系、医师处理和戴用时间三个方面的得分有显著差异（$P<0.05$）。依从性方面，治疗后 1 个月，实验组临床依从性良好率 90.00%，对照组 86.67%，差异无统计学意义（$\chi^2=0.162, P>0.05$）；治疗后 3 个月，实验组临床依从性良好率 80.00%，对照组 60.00%，差异无统计学意义（χ^2=2.857，P>0.05）；治疗后 6 个月，实验组临床依从性良好率 73.33%，对照组 46.67%，差异有统计学意义（χ^2=4.444，P<0.05）。不良事件发生方面，治疗后 1、3 个月，两组不良事件合计发生率比较，差异无统计学意义（P>0.05），治疗后 6 个月，两组不良事件合计发生率比较差异有统计学意义（P<0.05），并且在黏膜压痛、损伤和并发牙龈炎、牙周炎两种不良事件发生率比较，差异有统计学意义（P<0.05）。

结论：HACCP 体系在 SOA 治疗 OSAHS 的满意度、依从性方面比传统治疗方式好。HACCP 体系可以减少 SOA 矫治过程中不良事件的发生率。SOA 在 HACCP 体系和传统方式中治疗 OSAHS 患者中都是有效的。

【关键词】 HACCP；自行调节式口腔矫治器（SOA）；阻塞性睡眠呼吸暂停低通气综合征（OSAHS）

Study of HACCP system in the treatment of OSAHS patients with self−adjusting oral appliances

ABSTRACT

Objective: To compare the effects of self−adjusting oral appliance on objective effects, satisfaction, compliance and adverse events in patients with obstructive sleep apnea−hypopnea syndrome treated by HACCP system and traditional methods.

Methods: Sixty patients with mild and moderate OSAHS monitored by PSG were randomly divided into experimental group and control group. Both groups were treated with SOA. Patients in the experimental group were treated with HACCP system, while patients in the control group were treated with traditional methods. One week before treatment, one months and six months after treatment, the objective effects of SOA was evaluated by Polysomnography. Six months after treatment, the self−designed OSAHS patient satisfaction scale was filled in to evaluate the satisfaction. One month, three months and six months after treatment, the self−made Morisky scale and the self−designed OSAHS adverse events questionnaire were filled in to evaluate the compliance and adverse events. SPSS23.0 was used for statistical analysis, and $P<0.05$ was considered to be statistically significant.

Results: In terms of objective effect, 1 week before treatment and 1 month after treatment, the AHI decrease rate of PSG monitoring efficacy index was $(50.35\pm8.08)\%$ in the experimental group and $(50.23\pm8.64\%)$ in the control group. There was no significant difference between the two groups $(P>0.05)$. The $LSaO_2$ increase rate was $(9.03\pm1.47)\%$ in the experimental group and $(8.98\pm1.79)\%$ in the control group. There was no significant difference between the two groups $(P>0.05)$. 1 week before treatment and 6 month after treatment, the decrease rate of AHI in the experimental group was $(61.67\pm8.28)\%$ and that in the control group was $(50.13\pm8.79)\%$. There were significant differences between the two groups $(P<0.05)$. The increase rate of $LSaO_2$ in the experimental group was $(9.51\pm1.98)\%$ and that in the control group was $(6.87\pm2.08)\%$. There was significant difference between the two groups $(P<0.05)$. In terms of satisfaction, 6 months after treatment, the comprehensive satisfaction score of the experimental group was (6.07 ± 0.87), higher than that of the control group was (5.63 ± 0.89). However, there was no significant difference in the comprehensive satisfaction score between the two groups $(P>0.05)$, while there were significant differences in the three aspects of doctor–patient relationship, doctor treatment and wearing time between the two groups $(P<0.05)$. In terms of compliance, the good rate of clinical compliance was 90.00% in the experimental group and 86.67% in the control group at 1 month after treatment, with no significant difference $(\chi^2=0.162, P>0.05)$; the good rate of clinical compliance was 80.00% in the experimental group and 60.00% in the control group at 3 months after treatment, with no significant difference $(\chi^2=2.857, P>0.05, P>0.05)$; and the good rate of clinical compliance was 73.33% in the experimental group and the control group at 6 months after treatment. The difference was statistically significant $(\chi^2=4.444, P<0.05)$. In terms of adverse events, there was no significant difference in the total incidence of adverse events between the two groups at 1 and 3 months after treatment $(P>0.05)$. At 6 months after treatment, there was significant difference in the total incidence of adverse events between the two groups $(P<0.05)$, and there was significant difference in the incidence of the tenderness and injury at mucous membrane, and complications of gingivitis and periodontitis $(P<0.05)$.

Conclusions: HACCP system is better than traditional treatment in the satisfaction and compliance of OSAHS treated by SOA.HACCP system can reduce the incidence of adverse events in the process of the treatment with SOA. SOA is effective in treating with OSAHS patients in HACCP system and traditional methods.

Key words：Hazard Analysis Critical Control Point；Self-adjusting Oral Appliance；Obstructive Sleep Apnea Hypopnea Syndrome

1 前言

1.1 OSAHS 的简介

阻塞性睡眠呼吸暂停低通气综合征（obstructive sleep apnea-hypopnea syndrome，OSAHS)的主要特征是睡眠期间上气道反复发生阻塞,容易导致呼吸暂停、低通气和睡眠紊乱,表现为低氧血症、高碳酸血症、精力不集中、睡眠打鼾、白天嗜睡等,还可导致心脑血管、呼吸、神经等多系统多器官功能受损[1]。国外有数据表明 OSAHS 在成年男性中的发病率为 2%~4%,而在成年女性的发病率为 1%~2%[2]。OSAHS 的病因及机制尚不完全清楚,但与上气道的解剖结构,上气道的扩张肌张力以及呼吸中枢调节功能有关。

OSAHS 诊断的"金标准"—多导睡眠监测仪(polysomnography,PSG)。我们可以通过 PSG 获取人在睡眠状态下的生理指标变化,如呼吸暂停指数(AI)、低通气指数(HI)、睡眠呼吸暂停低通气指数(AHI)、平均氧饱和度以及最低氧饱和度($LSaO_2$)等参数。PSG 诊断标准[3]为:每夜 7 h 睡眠中,AI>30 次或者 AHI≥5 次。除了可以采用"金标准"以外,OSAHS 的诊断还需要通过一系列的临床检查,比如 X 线片头颅定位测量,上气道持续压力测定,上气道的 CT、MRI 以及鼻咽纤维镜的检查。如果一些标志性的特征,如肥胖,颈围大以及下颌后缩等,那么提示可能是 OSAHS。

目前,OSAHS 的治疗方法主要有 3 类[4],一般治疗,主要包括减肥、戒烟、合理的饮食以及良好的生活作息习惯;非手术治疗,主要包括药物治疗、经鼻持续性正压通气治疗(continuous positive airway pressure,CPAP)和口腔矫治器治疗(oral appliance,OA);手术治疗。CPAP 治疗作为一种首选的方式,主要适合于中、重度 OSAHS 患者,但是由于其体积大、携带不方便以及价格昂贵等缺点,在临床的应用有限,而一些重度患者则需考虑手术的方式进行治疗。目前在临床上流行的 OA 主要适用于治疗轻、中度 OSAHS 及单纯鼾症的患者[5],尤其是伴有下颌后缩,已成为不能耐受 CPAP 以及不能手术治疗的患者的替代疗法[6]。OA 治疗疗效得到国内外大多数学者的肯定,并凭借独具的优点如治疗简单、无创、价格低廉、疗效良好、患者易于接受等，适宜作为优选的普及疗法[7-10]。在所有口腔矫治器的类型中，应用最多的就是下颌前伸类矫治器(mandibular advancement devices, MAD)，它又分为固定式和可调式。而自行调节式口腔矫治器（self-adjustable oral appliance, SOA)[11-12]（专利号 ZL2006201199526）就是可调式的一种，其机制就是通过调节下颌前伸的方式，在保证有效前伸量的前提下，患者可在医生的指导下通过不断调节，最终找到最适应的下颌前伸的位置(一般为最大前伸量的 68%~82%)。

虽然口腔矫治器有以上的优点，但是不可否认的是它的治疗需要将装置直接放入口腔中，而口腔黏膜对异物十分敏感，患者初戴普遍感到不适应，在治疗初期也易出现较为常见的副作用如：牙和颞下颌关节疼痛[13]、咬肌疼痛、牙龈刺激症状、唾液增多和口干症状，少数患者可发生轻度且短暂的咬合改变[14]等副作用，这些副作用的产生与矫治器适应证的选择、矫治器的制作以及患者的依从性等因素是有一定联系的。由于在应用 SOA 治疗 OSAHS 的过程中存在多处容易对患者造成危害的步骤，因此我们考虑将一套安全防控体系应用于 SOA 治疗 OSAHS 的患者，有利于降低治疗过程中的危害风险，即危害分析和关键控制点(Hazard Analysis Critical Control Point, HACCP)体系。

1.2　HACCP 简介

HACCP 的全称是危害分析与关键控制点(Hazard Analysis Critical Control Point)。国际标准 CAC/RCP-1"食品卫生通则 1997 修订 3 版"中对 HACCP 的定义是：鉴别、评价和控制对食品安全至关重要的危害的一种体系[15]，它对与原料、关键生产工序及影响产品安全的人为因素进行分析，确定加工过程中的关键环节，建立、完善监控程序和监控标准，采取规范的纠正措施，是目前国际上最具权威性的食品安全质量保证体系。完整的 HACCP 体系是建立在 GMP(生产质量管理规范)和 SSOP(卫生标准操作程序)基础之上的，单独的 HACCP 构不成一个完整的体系[16-17]。该体系中有七条原理作为其实施的基础：进行危害分析和提出预防措施；确定关键控制点；建立关键界限；关键控制点的监控；纠正措施；记录保持程序；验证程序[18]。

1.2.1　HACCP 体系的建立

1.2.1.1　进行危害分析和提出预防措施(Conduct Hazard Analysis and Preventive Measures)

危害分析(识别、特征、评估)：在所有的操作流程中，首先要确定的是危害因素，这些危害能够造成分析结果的质量变化，并评估这些危害是否可控和可接受。每一个危险应该是可识别的、有特点的和可评估的。识别指的是能够对危害及其危害产生的后果进行描述；特征指的是主要的危险是化学、物理、生物或者行为因素；评估指的是对危害指数以及危害的可控措施的预测。

1.2.1.2 确定关键控制点(Identify Critical Control Point)

在这一步中关键控制点,指的是在可控制的任何步骤都能够被应用。这一步是防止、消除或降低风险到可接受的任何质量风险水平的关键[19]。

1.2.1.3 建立关键界限(Establish Critical Limits)

对于每一个关键控制点,应该建立一个或多个能被测量和检测到的参数,并且尽可能的验证评估当前的趋势。这些参数应易于检测的并且能够快速测量的,其范围要基于科学性或实验性。最好是选择一个化学或物理化学参数,因为它们比生物参数更简单更快测量。支持关键限值的数据应记录和保存在 HACCP 计划记录系统中[20]。

1.2.1.4 关键控制点的监控(CCP Monitoring)

监控系统的主要目的是验证每一过程都在可控范围内。监控的信息应尽快让后续的步骤发挥效果。监控系统应包括测量数据的登记,或有着较快的频率能够在关键控制点上检测早期失控的视觉洞察力。

1.2.1.5 纠正措施(Corrective Actions)

根据 SSOP(卫生标准操作程序),任何低于或者超出关键控制范围的或者不良趋势的结果应充分记录和管理,通常用于处理不规范,不符合趋势以及有偏差的情况[21-22]。如果这样的事件发生时,HACCP 应提供纠正措施,以便尽快重新启动系统。如果有必要将根据随访调查采取额外的行动。

1.2.1.6 验证程序(Verification Procedures)

HACCP 计划应周期地被验证,应定期审核,确保 HACCP 体系的有效实施。通过审核,验证 HACCP 计划实施的效果并不断进行改正提高。

1.2.1.7 记录保持程序(Record-keeping Procedures)

对分析过程中每个阶段的预防措施,监测,关键限值,应采取的行动以及对超标事件进行总结,制订 HACCP 计划,此表提供了每个因素的主要观点以及其代表的最终结果。

1.3 HACCP 体系在国内外的应用发展状况以及在医学方面的应用

HACCP 起源于 20 世纪 60 年代初,为保证航空航天食品的安全性,Pillsbury 公司与国家航空航天局(NASA)和美国陆军实验室合作,发展了一种基于过程管理的产品安全方法体系,此为 HACCP 的雏形。1971 年,Pillsbury 公司首次在美国国家食品安全会议上公开阐明了 HACCP 体系的相关原理,通过了美国食品及药物管理局(FDA)的审核,并将该体系应用于酸性和低酸性食品药品的生产中[23]。此后,由于在食品加工制造行业,HACCP 体系不断被美国宣传鼓励,目前该体系已经广泛应用于水产、乳制品、冷冻、城市供水等多行业[24-26]。

20 世纪 90 年代起,我国开始借鉴国外的经验,初步将 HACCP 体系应用于奶制品、肉制品等低酸性食物的研发制造,通过严格控制生产环节显著提高了卫生状况并提高终产品的质量水平,而截至目前,HACCP 体系已经在多个方面取得了良好的效果[27-28]。如徐颖[29]等运用 HACCP 管理体系的基本原理分析了速冻猪肉加工工艺中潜在的危险因素及相应的控制措施,确立关键控制点,将速冻猪肉产品可能出现的危害降至最低程度,确保生产安全。在水产养殖方面,陈铭中等[30]制定了与鱼贝类海产品有关的 HACCP 危害分析表和实施计划表,将 HACCP 质量控制体系应用于海产品的生产以及销售等各个环节,确保海产品冷链物流中的质量安全。在焙烤食品、卤肉食品、发酵食品等食品制造加工上,HACCP 也得到了良好的应用。HACCP 不仅在食品行业广泛应用,在医药卫生领域的应用也逐渐增多[31]。Griffith[32]将 HACCP 用于医院消毒和健康护理上并取得了很好的效果,很大程度上降低了患者的感染率。Linda Bissett[33]同样将 HACCP 应用于手消毒到手术器械灭菌的整个流程以保证手术安全。Kelly L Edmunds 等[34]运用 HACCP 体系的基本原理,处理受埃博拉病毒污染的废弃物,认为使用 HACCP 体系可以促进对新兴传染病疫情爆发的快速响应。Abu-Rajab K 等[35]利用 HACCP 理论系统的分析性传播疾病患者的整个护理过程,寻找关键控制点并采取干预措施,降低被感染的几率。此外,HACCP 体系也被广泛应用于职业病防治[36]、血制品制备[37]等领域。

2 材料与方法

2.1 研究对象

2.1.1 研究对象的选择

选取我院 2017 年 1 月至 2018 年 6 月口腔科门诊患者,对自述有夜间打鼾、白天嗜睡以及精神状态不好等症状的患者进行初筛,最后经 PSG 确诊为轻、中度的 OSAHS 患者。

2.1.2 OSAHS 诊断标准及病情分度

根据阻塞性睡眠呼吸暂停低通气综合征诊治指南(2011 年修订版[1]诊断标准)进行 OSAHS 的诊断,并根据 AHI 和 $LSaO_2$ 两个指标来判断 OSAHS 病情严重程度(见表 1),如出现患者 AHI 和 $LSaO_2$ 变化程度不相符合的情况,AHI 较 $LSaO_2$ 为主要判断标准[1]。

表 1　成人 OSAHS 患者病情分度判断依据

病情分度	AHI/次·h^{-1}	LSaO$_2$/%
轻度	5~15	85~90
中度	>15~30	80~85
重度	>30	<80

2.1.3　纳入标准

所有入选者必须同时满足下列条件：

①PSG 监测符合轻、中度 OSAHS；

②未行任何 OSAHS 相关治疗者；

③牙列完整，且无严重牙周病、颞下颌关节病及无牙颌者下颌向前、向下移动无障碍；

④无引起气道阻塞的耳鼻喉疾病者，无上气道周围组织肿瘤；

⑤无严重心脑血管、内分泌、神经等系统或器官严重疾病者；

⑥无服用激素、镇静剂药物史者；

⑦同意接受自行调节式口腔矫治器治疗，并有一定的文化程度能够配合调查问卷者。

2.1.4　排除标准

①重度、中枢性或以中枢性为主的混合性 OSAHS 患者；

②已接受过 OSAHS 相关治疗的患者；

③有牙列缺失、严重牙周病和严重颞下颌关节疾病的患者，且下颌向前或者向下移动有障碍；

④已患有呼吸系统疾病如慢性阻塞性肺疾病者，合并神经系统疾病、精神异常或脑部外伤史的患者，有严重心肺疾病患者；

⑤患有其他类型睡眠障碍疾病的患者或正在服用影响正常睡眠的药物者；

⑥有过度饮酒(>80 g/d)或滥用药物史；

⑦文化程度较低难以完成问卷，或不配合问卷调查者。

2.1.5　研究对象的基本资料

将 60 例 OSAHS 患者按照随机的原则分为实验组和对照组，每组均为 30 例,两组患者的性别、年龄、身高、体重以及 AHI 等一般资料数据方差齐、近似正态分布。(见表 2)

表 2　患者基本资料信息表

分组	性别		年龄 /岁	身高 /cm	体重 /kg	AHI
	男	女				
实验组	26	4	44.20±5.38	171.97±6.10	79.20±5.85	19.67±2.23
对照组	25	5	42.50±4.82	171.83±6.63	79.07±5.99	19.47±2.22

2.2　研究方法

2.2.1　研究仪器与相关材料

2.2.1.1　研究仪器:PSG 监测仪、真空压膜成型机

2.2.1.2　研究材料:厚度 3 mm 的压膜片

OSAHS 患者满意度自制量表

Morisky 测量表(MG)自制量表

OSAHS 不良事件自制量表

2.2.2　实验方法

2.2.2.1　两组患者均采用自行调节式口腔矫治器(SOA)治疗

应用张佐[38]研制的自行调节式口腔矫治器(专利号 ZL2006201199526)。

①制取石膏模型,根据 X 线片头颅侧位片确定患者阻塞的部位。

②选用 3mm 的透明压膜片在牙托负压真空成型机上制作上下颌牙托,即透明矫治器,医生椅旁指导患者熟悉摘戴透明矫治器。

③患者夜间戴用无任何力量的透明矫治器,适应一周。

④适应一周后复诊,开始指导练习下颌前伸动作,初步确定患者下颌前伸的距离,并使患者能够按照此距离重复前伸,每次都能保证前伸至相同的有效位置,在口内制取蜡𬌗记录并将确定的基本𬌗位转移至𬌗架。

⑤在上颌牙托颊侧尖牙的远中及下颌牙托颊侧第一磨牙远中处,安置可调节式弹性牵引装置,此弹性装置能够维持初步确定的下颌位置为准。

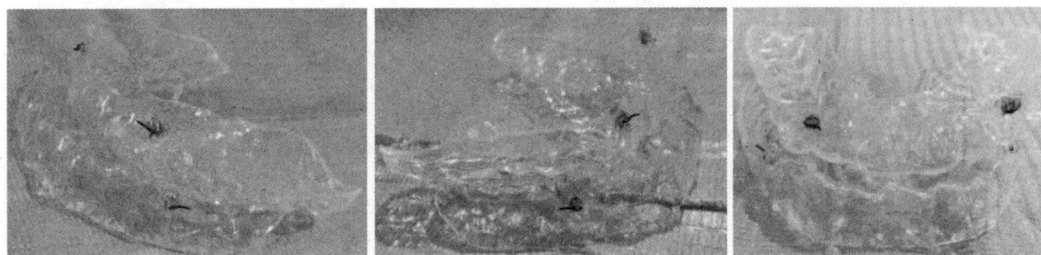

图 1　半成品 SOA 的侧面观和正面观

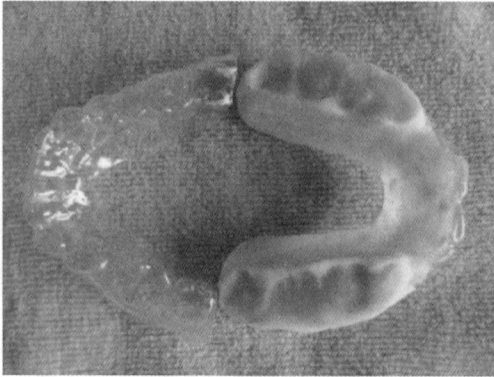

图 2　SOA 的上下颌部分

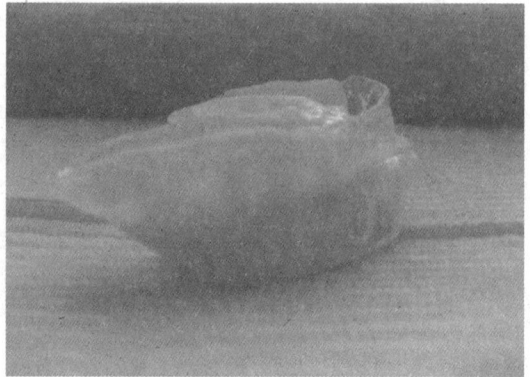

图 3　固定后的 SOA 整体观

⑥至此,患者将完成一半的 SOA 戴走并适应一周,期间根据患者自觉症状自行在医生规定的有效范围内进行调节,找到最适合最舒适的位置。

⑦适应一周之后,医生根据最初定位和患者的调节位,用自凝塑料将上下颌牙托固定在一起,完成 SOA 的制作。

2.2.2.2　HACCP 的建立

2.2.2.2.1　组建 HACCP 小组

包括主任医师、主治医师、研究生以及护士共 7 人。小组成员必须全面掌握 HACCP 理论的相关知识,准确评估 OSAHS 患者矫治过程中不安全的因素及风险程序,制定相关的控制措施、监督程序以及补救方法。

2.2.2.2.2　制定实施流程图

确定并验证口腔科门诊 OSAHS 患者治疗过程的流程图(见图 4)。

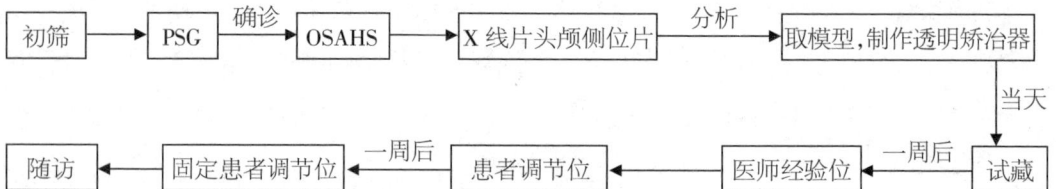

```
初筛 → PSG --确诊--> OSAHS → X 线片头颅侧位片 --分析--> 取模型,制作透明矫治器
                                                                    ↓ 当天
随访 ← 固定患者调节位 ←--一周后-- 患者调节位 ← 医师经验位 ←--一周后-- 试藏
```

图 4　OSAHS 患者治疗流程图

2.2.2.2.3　分析危害因素,确定关键控制点

HACCP 工作组依据口腔科门诊 OSAHS 患者治疗过程的流程图,结合相关文献资料、现场调查资料、专家意见,将可能对 OSAHS 患者治疗过程中产生的危害因素进行全面分析,并拟定重要的控制措施。

2.2.2.2.4　组织培训

对 HACCP 小组的所有工作人员进行培训,强调治疗过程中安全的重要性,通过讲授 HACCP 相关的理论、操作的流程及实施的要点,重点讲解各环节的相关危害因素。

2.2.2.2.5 确定各流程监控系统

由 HACCP 小组制定监控程序,主要包括监控的对象、监控的方式、监控的实施者 3 项监控内容。

2.2.2.2.6 预设纠偏措施

HACCP 小组在实施监控的过程中,对可能出现的问题需要预设纠偏措施,并通过文件的形式表达(见表 3)。

表 3　HACCP 计划表

关键点	显著危害	关键限值	监控			纠偏措施	记录	验证
			对象	方法	实施者			
X 线头影测量	测量不精确	三名正畸专业学生测量值浮动不超过 0.5° 或 0.5 mm	X 线片头颅侧位片	核查每项指标测量值	正畸研究生	该三人重新测量,直至误差在规定的范围内	测量记录	主治医师每片一检查
取印模制取矫治器	损伤黏膜,无法就位	无压痛、不脱位、就位良好	印模和矫治器	检查印模制取及矫治器质量	正畸研究生	重新取印模并制取矫治器	制取记录	
主治医师每制作完矫治器检查								
佩戴	前伸量少,危害性存在;前伸量多,关节疼痛等副作用	75%	患者	不断调节,不适随诊	主任医师	不断调节适应,直至最适为止	调节记录	
主任医师每调节完固定前检查								
依从性	不良事件发生率增高	规定时间复诊	患者	依从性量表	正畸研究生	电话、短信通知	依从性记录	护士检查依从性量表填写情况

实验组患者实施 HACCP 体系,措施包括:(1)X 线头影测量:由多名正畸专业研究生分别测量,取其平均值,由正畸专业主治医师进行检查,若不在误差内,则需重新测量,若在误差内则进行记录并进行下一步;(2)取模型制作矫治器:由一名正畸专业研究生制取并制作,由正畸专业主治医生进行检查,若出现压痛、脱位等情况需重新制取,否则记录并实行下一步;(3)佩戴:最大前伸量不超过 75%,由正畸专业主治医师不断调节并使患者适应,直至最佳位为止,由主任进行检查并固定,记录并进行下一步;(4)依

从性:每次治疗结束后医生口头预约复诊时间,并由护士进行电话、短信通知患者按时就诊,做好记录以及量表的填写。

对照组患者则实施传统治疗方式,措施包括:(1)X 线头影测量:由一名正畸专业研究生进行测量,记录数据并进行下一步;(2)取模型制作矫治器:由一名正畸专业研究生制取并制作,记录并进行下一步;(3)佩戴:由正畸专业主治医师根据临床经验位确定位置,并固定,记录并进行下一步;(4)依从性:每次治疗结束后由医生口头预约复诊时间,做好记录以及量表的填写。

2.2.2.3　自行调节式口腔矫治器治疗 OSAHS 患者客观指标、满意度、依从性以、及不良事件的制订

2.2.2.3.1　客观指标: 采用 PSG "金标准"监测 AHI 和 $LaSO_2$。疗效判断标准为:AHI 降低 50% 或其绝对值降低至 10 次/h 可视为有效[39]。

2.2.2.3.2　满意度: 满意度评价方法采用 OSAHS 患者满意度[40]自制量表进行评分,7、6、5、4、3、2、1 分,内容包括:(1)如果再一次进行治疗,您还愿意在我院接受相关治疗吗? (2)您愿意推荐你的朋友或者家人来我院进行 OSAHS 治疗? (3)您对自己目前治疗的效果感到满意吗?(4)您对本次 OSAHS 治疗戴用时间感到满意吗?(5)您对本次 OSAHS 治疗的相关费用感到满意吗?(6)您在治疗过程中对口腔科医师处理相关问题的方式以及方法感到满意吗? (7)您与本次 OSAHS 治疗的口腔科医师相处的关系是否融洽? (8)综合以上几个方面的情况,您对整个 OSAHS 治疗的过程感到满意吗? (每项得分高于 4 分为满意度较好)

2.2.2.3.3　依从性: 为了对 OSAHS 患者自行调节式口腔矫治器治疗依从性进行测量,我们参考有代表性的 Morisky 等[41]报告测量表(MG)自制量表,它主要用于评价口腔矫治器治疗 OSAHS 患者的依从性,具体为:(1)您是否有忘记戴阻鼾器的经历? (2)您是否有时不注意戴阻鼾器?(3)当您感觉症状缓解时是否曾自行停止戴阻鼾器?根据患者回答的结果评估患者的治疗依从性,依从性好:上述 3 个问题的答案均为"否";依从性差:上述 3 个问题的答案不全为"否"。

2.2.2.3.4　不良事件: 将自行调节式口腔矫治器治疗 OSAHS 患者过程中在 2017 年 1 月至 2018 年 6 月遇到的不良事件进行汇总,结合查阅的文献,按照风险识别、评价、控制及效果反馈的原则[42],精简罗列出分为唾液增多,黏膜压痛、损伤,关节区疼痛,晨起口干,并发牙龈炎、牙周炎,其他等 6 个方面。

2.2.2.4 问卷填写

①在戴用 SOA 一周前及治疗后 1、6 个月做 PSG 监测;

②在治疗后 6 个月填写 OSAHS 患者满意度自制量表;

③在治疗后 1、3、6 个月分别填写 Morisky 测量表(MG)自制量表;

④在治疗后 1、3、6 个月分别填写 OSAHS 不良事件自制量表。

2.2.2.5 质量控制

2.2.2.5.1 选择偏倚的控制

研究设计阶段进行预实验,完善研究方案;研究对象严格按照纳入、排除标准进行筛选;有专人负责进行研究对象的随访工作,尽量减少失访的可能性。

2.2.2.5.2 信息偏倚的控制

对 HACCP 小组的成员进行统一的理论培训;HACCP 小组相关负责人应采用统一的医学术语和评价标准来指导患者进行量表的填写,以确保量表填写的统一性和一致性。

2.2.2.5.3 混杂偏倚的控制

由专人进行相关数据的录入及分析,以保证数据的准确性和评价标准的一致性。

2.2.2.6 统计学处理

采用 SPSS23.0 统计学软件,计数资料和计量资料的相关比较分别采用 χ^2 检验和 t 检验,以 α=0.05 为检验水准,P<0.05 为差异有统计学意义。

①客观指标:对治疗前和治疗后不同时间段两组患者的 PSG 监测数值采用组内配对 t 检验;对照组和实验组 PSG 监测数值的比较采用两独立样本 t 检验。

②满意度:对照组和实验组的满意度的比较以评分数值的形式体现,采用两独立样本 t 检验。

③依从性:对照组和实验组的依从性以相对数的形式体现,绘制四格表,采用 χ^2 检验。

不良事件:对照组和实验组在不同的时间的不良事件发生情况以率的形式体现,绘制四格表,采用 χ^2 检验。

3 结果

3.1 PSG 客观指标疗效的比较

3.1.1 治疗前与治疗后 1 个月两组客观指标疗效的比较

实验组治疗前与治疗后 1 个月的 PSG 监测指标 AHI 下降了(9.87±1.78)次/h,下降率(50.35±8.08)%；LSaO$_2$ 上升了(7.53±1.17)%，上升率(9.03±1.47)%，治疗有效，差异均具有统计学意义(*P*<0.01)。对照组治疗前与治疗后 1 个月的 PSG 监测指标 AHI 下降了(9.77±1.92)次/h，下降率(50.23±8.64)%；对照组 LSaO$_2$ 上升了(7.50±1.46)%，上升率(8.98±1.82)%，治疗有效，差异均具有统计学意义(*P*<0.01)。见表 4。

表 4　两组治疗前与治疗 1 个月后 PSG 监测指标组内比较

	组别	治疗前	治疗 1 个月后	差值	*t* 值	*P* 值
AHI/次·h^{-1}	实验组	19.67±2.23	9.80±2.11	9.87±1.78	30.430	0.000**
	对照组	19.47±2.22	9.70±2.09	9.77±1.92	27.802	0.000**
LSaO$_2$/%	实验组	83.60±1.79	91.13±1.76	−7.53±1.17	−35.370	0.000**
	对照组	83.70±1.78	91.20±1.75	−7.50±1.46	−28.209	0.000**

注：** 代表 *P*<0.01。

3.1.2　实验组和对照组在治疗 1、6 个月之后两组客观指标疗效的比较

实验组和对照组在治疗 1 个月后，AHI 比较差异性不显著(*t*=0.185，*P*>0.05)；LSaO$_2$ 比较差异不显著 (*t*=−0.147，*P*>0.05)。两组患者在治疗后 6 个月 AHI 比较差异性显著 (*t*=−3.953，*P*<0.01)；LSaO$_2$ 比较差异性显著(*t*=4.712，*P*<0.01)。根据以上结果显示：两组患者在治疗后 1 个月 PSG 监测指标无统计学意义；治疗后 6 个月 PSG 监测指标有统计学意义。见表 5。

表 5　两组治疗前与治疗后 1、6 个月 PSG 监测指标组间比较

治疗时间	PSG 监测指标	组别 实验组	对照组	*t* 值	*P* 值
治疗前 1 周	AHI/次·h^{-1}	19.67±2.23	19.47±2.22	0.348	0.729
	LSaO$_2$/%	83.60±1.79	83.70±1.78	−0.217	0.829
治疗后 1 个月	AHI/次·h^{-1}	9.80±2.11	9.70±2.09	0.185	0.854
	LSaO$_2$/%	91.13±1.76	91.20±1.75	−0.147	0.883
治疗后 6 个月	AHI/次·h^{-1}	7.66±2.10	9.70±2.04	−3.953	0.000*
	LSaO$_2$/%	91.53±1.72	89.43±1.74	4.712	0.000*

注：* 代表 *P*<0.01。

3.2　实验组和对照组 OSAHS 患者满意度量表评分情况的比较

一般认为总分高于 4 分为满意度较好。实验组综合满意得分为 6.07±0.87 分，高于对照组(5.63±0.89)分，说明两组患者的综合满意度均较好，而且两组间差异不明显(*P*>

0.05）。OSAHS 患者满意度调查表满意度评分由高到低依次为：实验组为医患关系、医师处理、综合满意、推荐他人治疗、戴用时间、OSAHS 现状、再次治疗、矫正费用，对照组为推荐他人治疗、综合满意、医患关系、医师处理、再次治疗、OSAHS 现状、矫正费用、戴用时间。其中，两组在医患关系、医师处理和戴用时间三个方面进行比较，差异性显著（$P<0.05$）。见图 5 和表 6。

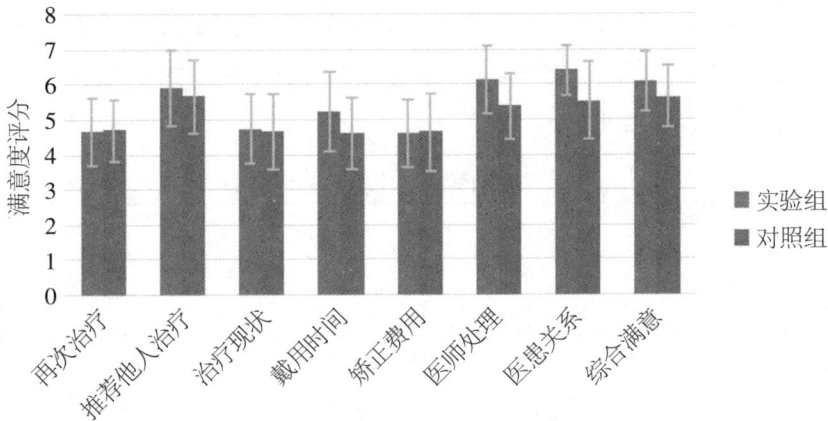

图 5　两组患者满意度评分比较

表 6　两组满意度评分表

项目	平均得分（分）			
	实验组	得分排序	对照组	得分排序
1. 如果再一次进行治疗，您还愿意在我院接受相关治疗吗？	4.67±0.96	7	4.70±0.88	5
2. 您愿意推荐你的朋友或者家人来我院进行 OSAHS 治疗？	5.90±1.06	4	5.67±1.06	1
3. 您对自己目前治疗的效果感到满意吗？	4.73±1.01	6	4.67±1.09	6
4. 您对本次 OSAHS 治疗戴用时间感到满意吗？	5.23±1.14	5	4.60±1.00*	8
5. 您对本次 OSAHS 治疗的相关费用感到满意吗？	4.60±0.97	8	4.63±1.10	7
6. 您在治疗过程中对口腔科医师处理相关问题的方以及方法感到满意吗？	6.13±0.97	2	5.37±0.93*	4
7. 您与本次 OSAHS 治疗的口腔科医师相处的关系是否融洽？	6.40±0.72	1	5.53±1.11*	3
8. 综合以上几个方面的情况，您对整个 OSAHS 治疗的过程感到满意吗？	6.07±0.87	3	5.63±0.89	2

注：* 与实验组相比，差异有统计学意义（$P<0.05$）。

3.3　实验组和对照组依从性量表评价情况的比较

3.3.1　治疗 1、3、6 个月后，实验组和对照依从性量表评价情况的比较

　　治疗 1 个月后，实验组、对照组治疗依从性良好者分别为 27 例（90.00%）、26 例

（86.67%），差者分别为 3 例（10.00%）、4 例（13.33%），两组比较差异无统计学意义（χ^2=0.162，$P>0.05$）；

治疗 3 个月后，实验组、对照组治疗依从性良好者分别为 24 例（80.00%）、18 例（60.00%），差者分别为 6 例（20.00%）、12 例（40.00%），两组比较差异无统计学意义（χ^2=2.857，$P>0.05$）；

治疗 6 个月后，实验组、对照组治疗依从性良好者分别为 22 例（73.33%）、14 例（46.67%），差者分别为 8 例（26.67%）、16 例（53.33%），两组比较差异有统计学意义（χ^2=4.444，$P<0.05$）。见表 7。

表 7　Morisky 测量表自制量表治疗后 1、3、6 月组间依从性比较

分组	治疗后 1 个月			治疗后 3 个月			治疗后 6 个月		
	好/人	差/人	依从性好构成比/%	好/人	差/人	依从性好构成比/%	好/人	差/人	依从性好构成比/%
实验组（30 例）	27	3	90.00	24	6	80.00	22	8	73.33
对照组（30 例）	26	4	86.67	18	12	60.00	14	16	46.67
χ^2 值		0.162			2.857			4.444	
P 值		0.688			0.091			0.035*	

注：* 代表 $P<0.05$，差异有统计学意义。

3.3.2　实验组和对照组依从性分别将治疗 1、3 个月，3、6 个月和 1、6 个月后进行组内比较

实验组治疗后 1 个月与治疗后 3 个月比较依从性差异无统计学意义（χ^2=1.176，$P>0.05$），治疗后 3 个月与治疗后 6 个月比较依从性差异无统计学意义（χ^2=0.373，$P>0.05$），治疗后 1 个月与治疗后 6 个月比较依从性差异有统计学意义（χ^2=2.783，$P>0.05$）。

对照组治疗后 1 个月与治疗后 3 个月比较依从性差异有统计学意义（χ^2=5.455，$P<0.05$），治疗后 3 个月与治疗后 6 个月比较依从性差异无统计学意义（χ^2=1.071，$P>0.05$），治疗后 1 个月与治疗后 6 个月比较依从性差异有统计学意义（χ^2=10.800，$P<0.01$）。见图 6。

3.4　实验组和对照组不良事件调查表评价情况

治疗后 1 个月，实验组和对照组不良事件合计发生率分别为 6.67% 和 16.67%，差异无统计学意义（$P>0.05$）。见表 8。

治疗后 3 个月，实验组和对照组不良事件合计发生率分别为 13.33% 和 33.33%，差异无统计学意义（$P>0.05$）。其中实验组并发牙龈炎、牙周炎发病率普遍低于对照组，且

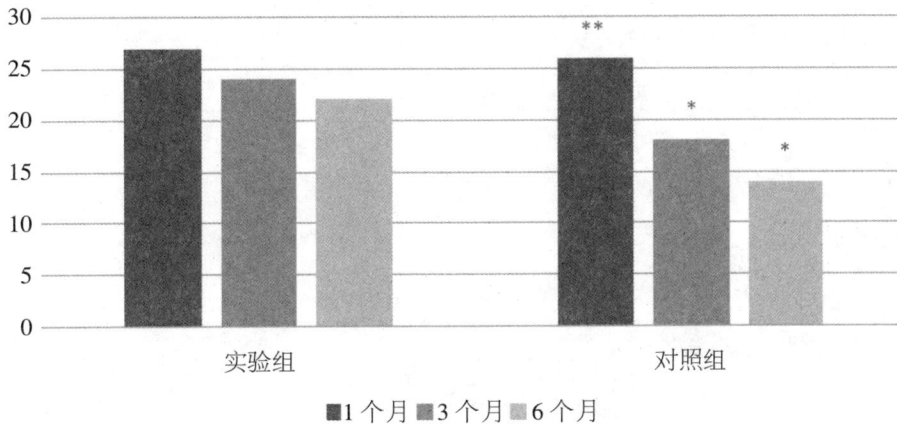

图 6 实验组和对照组不同时间依从性的组内比较

注:* 代表两者比较,*P*<0.05;* 代表两者比较,*P*<0.01。

差异明显,有统计学意义(*P*<0.05)。见表 9。

治疗后 6 个月,实验组和对照组不良事件合计发生率分别为 23.33% 和 40.00%,差异无统计学意义(*P*>0.05)。其中实验组黏膜压痛、损伤和并发牙龈炎、牙周炎发病率均低于对照组,差异有统计学意义(*P*<0.05)。见表 10。

表 8 两组治疗后 1 个月不良事件发生例数及比例

组别	唾液增多	黏膜压痛、损伤	关节区疼痛	晨起口干	并发牙龈炎、牙周炎	其他	合计
实验组(n=30)	1	0	0	1	0	0	2
比例(%)	3.33	0.00	0.00	3.33	0.00	0.00	6.67
对照组(n=30)	1	2	1	0	1	0	5
比例(%)	3.33	6.67	3.33	0.00	3.33	0.00	16.67

表 9 两组治疗后 3 个月不良事件发生例数及比例

组别	唾液增多	黏膜压痛、损伤	关节区疼痛	晨起口干	并发牙龈炎、牙周炎	其他	合计
实验组(n=30)	1	1	1	0	1	0	4
比例(%)	3.33	0.00	3.33	0.00	3.33	0.00	13.33
对照组(n=30)	0	1	1	3	6	0	10
比例(%)	0.00	3.33	3.33	10.00	20.00*	0.00	33.33

注:* 与实验组比较,*P*<0.05。

表 10　两组治疗后 6 个月不良事件发生例数及比例

组别	唾液增多	黏膜压痛、损伤	关节区疼痛	晨起口干	并发牙龈炎、牙周炎	其他	合计
实验组（n=30）	2	0	2	1	2	0	7
比例/%	6.67	0.00	6.67	3.33	6.67	0.00	23.33
对照组（n=30）	0	4	0	0	8	0	12
比例/%	0.00	13.33*	0.00	0.00	26.67*	0.00	40.00

注：* 与实验组比较，$P<0.05$。

4　讨论

口腔矫治器治疗 OSAHS 的疗效已经得到普遍认可，但是任何医疗技术的介入都是有风险的，为了避免或降低这种不良事件的发生频率，我们有必要利用危害分析和关键控制点体系将这种医疗技术的危害风险降低到最小甚至消除。

4.1　两组患者 SOA 治疗 OSAHS 的客观疗效评价

根据北京大学口腔医学院制定的口腔矫治器治疗 OSAHS 的疗效判断标准：AHI 降低 50% 或其绝对值降低至 10 次/h 可视为有效[39]。实验组治疗前与治疗后 1 个月的 PSG 监测指标 AHI 下降了（9.87±1.78）次/h，下降率（50.35±8.08）%；$LSaO_2$ 上升了（7.53±1.17）%，上升率（9.03±1.47）%，治疗有效，且比较差异明显，有统计学意义（$P<0.01$）。对照组治疗前与治疗后 1 个月的 PSG 监测指标 AHI 下降了（9.77±1.92）次/h，下降率（50.23±8.64）%；对照组 $LSaO_2$ 上升了（7.50±1.46）%，上升率（8.98±1.82）%，治疗有效，比较差异明显，有统计学意义（$P<0.01$）。这在一定程度上说明无论是否采取 HACPP 体系管理自行调节式口腔矫治器治疗 OSAHS 的患者，自行调节式口腔矫治器对 OSAHS 患者是有疗效的，能够降低患者的呼吸暂停指数，提高患者的最低氧饱和度，患者的低通气和缺氧状况得到了改善，得出的结果与公认的结论一致。实验组与对照组患者在治疗后 1 个月 PSG 监测指标无统计学意义，这说明患者在开始矫治阶段，遵医嘱行为即依从性这一危险因素可能并不显现，患者出现的不良事件情况也比较少，从而使得两组患者的疗效比较没有差异。但治疗后 6 个月 PSG 监测指标有统计学意义，这可能是由于 HACCP 体系可以使 OSAHS 小组工作人员将精力集中于最容易发生安全危害、疏漏的关键环节上，及时发现并纠正相关危害，保证患者整个治疗流程顺利进行，防止医疗差错事故的发生[43-44]，在 X 线头影测量这一关键点上，由于确保了治疗前后的测量数据的精确性，更有利于我们分析在治疗后气道的打开情况，更加精准的判断患者的病情并及

时调整治疗方案；由于 HACCP 强调有效记录，护士及时的电话、短信通知使得纳入 HACCP 体系治疗组的患者依从性相对较好，依从性的提高使得患者能够坚持佩戴矫治器，不良事件也就能够及时解决，从而保证了客观疗效。

4.2 两组患者在 SOA 治疗 OSAHS 过程中满意度的比较

本研究虽然在综合满意度方面未发现显著的统计学差异，但实验组与对照组总得分均在 4 分以上，满意度均较好，且实验组综合满意得分明显高于对照组，在一定程度上说明 HACCP 管理模式要优于传统管理模式。实施 HACCP 体系治疗组的患者满意度在推荐他人治疗、OSAHS 现状、戴用时间、医师处理、医患关系和综合满意 6 个方面的分数明显高于传统方式治疗组的患者，其中在戴用时间、医师处理和医患关系 3 个方面的满意度差异有统计学意义，究其原因，可能是实施 HACCP 体系的实验组在取印模制作矫治器这一关键点上能够将损伤黏膜、无法就位这一危险因素降低到最小，通过仔细规范的印模制取，并由主治医生进行详细的检查、反馈，使得制取的印模质量显著提高，减少患者在制取过程中的不舒适度以及返工率；在佩戴这一关键点环节，能够做到以患者最佳调节适应位置为中心，减少了由于经验位而造成关节疼痛、牙齿酸胀等并发症的发生率；在依从性这一关键点上，由于护士及时的电话、短信通知使得 HACCP 体系治疗组依从性相对较好，我们也能够及时发现影响患者矫治过程中的危险因素，快速分析，及时采取有效的防范措施，来使得整个治疗过程顺利进行，不但保证了对危险因素的有效处理，加强了医患沟通，而且使得疗程相对缩短，进而提高了患者的满意度。虽然再次治疗和矫正费用 2 个方面的满意度分数虽稍低于对照组，但差距不明显。总体来讲患者对 HACCP 体系的认可程度和满意度明显提高。通过实施 HACCP 体系，使得与矫治有关的医护人员、患者及家属等均参与到治疗过程当中，把握好 OSAHS 矫治过程的每一个重要环节，确保关键点得到有效控制，从而更大限度为患者提供安全的矫治操作环境，使患者及家属对矫治过程的各方面达到认可与满意。总而言之，本实验成功将 HACCP 体系引入至口腔矫治器治疗 OSAHS 的治疗过程之中，并通过相关指标的监测对比发现 HACCP 体系的实施可以显著提高患者的治疗效果以及满意度。

4.3 两组患者 Morisky 依从性量表评价情况的比较

结果表明，在治疗后 1 个月，两组患者的依从性均较好，分别有 27 例和 26 例依从性好的患者，组间差异无统计学意义（$P>0.05$），由此可以说明两种不同的管理体系下，患者在治疗开始阶段依从性比较好；随着治疗时间的延长，到治疗后 3 个月，虽然对照组的治疗依从性下降程度比实验组的治疗依从性下降程度大，但是两组却无显著差异

（*P*>0.05），推测实验组在 3 个月的时候仍能表现出较好的依从性，与治疗后 1 个月相比，治疗依从性下降不明显（*P*>0.05），而对照组治疗的依从性则开始出现比较明显的下降；到治疗后 6 个月的时候，实验组下降到 73.33%，与治疗后 1 个月相比，治疗依从性下降没有差异（*P*>0.05），仍能表现出较好的依从性，而对照组则下降到 46.67%，还不足一半，两组组间比较，实验组的患者的治疗依从性依旧高于对照组（*P*<0.05），由此推测在治疗后 6 个月时，患者可能可能因为疗效趋于稳定，不良事件的发生频率增高，佩戴意识降低，会导致患者对 SOA 的依从性较之前有所下降。而实验组由于治疗过程中将可能发生的危险因素降低到最少，减少了或者避免了不良事件的发生，并且由于与医生之间保持着良好的沟通关系，对医师处理方面患者都比较满意，所以仍能够以较高的积极心态坚持佩戴，从而保证了良好的依从性。

4.4 两组患者不良事件调查表评价情况的比较

通过数据分析得出：治疗后 1 个月，实验组和对照组不良事件合计发生率分别为 6.67% 和 16.67%，差异无统计学意义（*P*>0.05）；而治疗后 3 个月，实验组和对照组不良事件合计发生率分别为 13.33% 和对照组 33.33%，两组较治疗后 1 个月不良事件合计发生率均增加，但差异无统计学意义（*P*>0.05）。其中实验组并发牙龈炎、牙周炎发病率普遍低于对照组，且差异明显，有统计学意义（*P*<0.05），表明由于随着患者依从性的降低，医生不能及时发现一些潜在的口腔问题而使得患者忽略了口腔保健的重要性，得不到及时治疗，这种情况会随着治疗时间的延长，愈加明显；治疗后 6 个月的时候，两组不良事件合计率继续增加，实验组和对照组不良事件合计发生率分别为 23.33% 和 40.00%，差异有统计学意义（*P*<0.05），对照组并发牙龈炎、牙周炎发病率仍然高于实验组（*P*<0.05），同时又增加了黏膜压痛、损伤这一有意义的不良事件（*P*<0.05）。无论是 1 个月、3 个月还是 6 个月后，对照组不良事件合计发生率一直都高于实验组，表明 HACCP 体系在 X 线头影测量这一关键点上，能够更加精准的判断患者治疗前后的数据测量，更有利于我们分析在治疗后气道的打开情况，更加精准的判断患者的病情并及时调整治疗方案，减少了不良事件的发生；在取印模制作矫治器这一关键点上，HACCP 体系能够将损伤黏膜、无法就位这一危险因素降低到最小，通过仔细规范的印模制取，并由主治医生进行详细的检查、反馈，使得制取的印模质量显著提高，减少患者在制取过程中的不舒适度以及返工率；在佩戴这一关键点环节，能够做到以患者最佳调节适应位置为中心，减少了由于经验位而造成关节疼痛、牙齿酸胀等并发症的发生率；在依从性这一关键点上，由于护士及时的电话、短信通知使得 HACCP 体系治疗组依从性相对

较好,我们也能够及时发现影响患者矫治过程中的危险因素,快速分析,及时采取有效的防范措施,从而降低不良事件的发生率。

5 结论

(1)HACCP 体系在 SOA 治疗 OSAHS 的满意度、依从性方面比传统治疗方式好。

(2)HACCP 体系可以减少 SOA 矫治过程中不良事件的发生率。

(3)SOA 在 HACCP 体系和传统方式中治疗 OSAHS 患者中都是有效的。

中英文缩略词表

英文缩写	英文全称	中文全称
OSAHS	obstructive sleep apnea hypopnea syndrome	阻塞性睡眠呼吸暂停低通气综合征
HACCP	Hazard Analysis Critical Control Point	危害分析关键控制点
PSG	polysomnography	多导睡眠监测
CPAP	continuous positive airway pressure	经鼻持续正压通气
AHI	apnea hyponea index	睡眠呼吸暂停低通气指数
AI	apnea index	呼吸暂停指数
HI	hypopnea index	低通气指数
GMP	Good Manufacturing Practices	生产质量管理规范
SSOP	Sanitation Standard Operation Procedures	卫生标准操作程序
$LSaO_2$	lowest blood oxygen saturation	最低血氧饱和度
SOA	self-adjusting oral appliance	自行调节式口腔矫治器
OA	oral appliance	口腔矫治器
MAD	mandibular advancement device	下颌前伸类矫治器

参考文献

[1] 阻塞性睡眠呼吸暂停低通气综合征诊治指南(2011 年修订版)[J]. 柳州医学, 2012,25(3):162–165.

[2] Maspero C, Giannini L, Galbiati G, et al. Obstructive sleep apnea syndrome: a literature review[J]. Minerva Stomatol, 2015,64(2):97–109.

[3] 于擘,丁明超,Ujjwal Koirala. 阻塞性睡眠呼吸暂停低通气综合征的诊断及外科治疗[J]. 实用口腔医学杂志, 2013,29(6):898–901.

[4] de Britto T A, Abi–Ramia L B, de Oliveira A M. Treatment of obstructive sleep apnea with oral appliances[J]. Prog Orthod, 2013,14:10.

［5］ Doff M H, Hoekema A, Wijkstra P J, et al. Oral appliance versus continuous positive airway pressure in obstructive sleep apnea syndrome: a 2-year follow-up[J]. Sleep, 2013,36(9):1289-1296.

［6］ Piccin O, Sorrenti G, Milano F. Two Cases of Severe Obstructive Sleep Apnea Induced by Neck Radiotherapy Treated with an Oral Device[J]. J Maxillofac Oral Surg, 2016,15(3):400-403.

［7］ Ng J H, Yow M. Oral Appliances in the Management of Obstructive Sleep Apnea [J]. Sleep Med Clin, 2019,14(1):109-118.

［8］ Skalna M, Novak V, Buzga M, et al. Oral Appliance Effectiveness and Patient Satisfaction with Obstructive Sleep Apnea Treatment in Adults[J]. Med Sci Monit, 2019,25:516-524.

［9］ Kuehne C A. Clinical Evaluation for Oral Appliance Therapy[J]. Sleep Med Clin, 2018,13(4):489-501.

［10］ Martinot J B, Le-Dong N N, Crespeigne E, et al. Mandibular Movement Analysis to Assess Efficacy of Oral Appliance Therapy in OSA[J]. Chest, 2018,154(6):1340-1347.

［11］ 刘冰,李华,张佐,等.自行调节式口腔矫治器治疗 OSAHS 的临床疗效评价[J].宁夏医学杂志, 2015,37(2):128-130.

［12］ 赵燕玲,李松青,张佐.两种口腔矫治器治疗 OSAHS 的临床效果比较 [J].宁夏医学杂志,2008 (10):888-889.

［13］ Knappe S W, Bakke M, Svanholt P, et al. Long-term side effects on the temporomandibular joints and oro-facial function in patients with obstructive sleep apnoea treated with a mandibular advancement device[J]. J Oral Rehabil, 2017,44(5):354-362.

［14］ Ueda H, Almeida F R, Lowe A A, et al. Changes in occlusal contact area during oral appliance therapy assessed on study models[J]. Angle Orthod, 2008,78(5):866-872.

［15］ 林瑞生.HACCP 的内容及其在食品生产卫生监督中的意义和应用 [J].中国医药指南,2011,9 (9):317-318.

［16］ Wilhelm B, Rajic A, Greig J D, et al. The effect of hazard analysis critical control point programs on microbial contamination of carcasses in abattoirs: a systematic review of published data [J]. Foodborne Pathog Dis, 2011,8(9):949-960.

［17］ van Wezel A, Mons M, van Delft W. New methods to monitor emerging chemicals in the drinking water production chain[J]. J Environ Monit, 2010,12(1):80-89.

［18］ McCoy W F, Rosenblatt A A. HACCP-Based Programs for Preventing Disease and Injury from Premise Plumbing: A Building Consensus[J]. Pathogens, 2015,4(3):513-528.

［19］ WHO Expert Committee on Specifications for Pharmaceutical Preparations [J]. World Health Organ Tech Rep Ser, 2003,908:1-136.

［20］ 徐娇,张凤,冯悦红,等.浅析餐饮业的 HACCP 计划[J].中国卫生监督杂志,2004(2):95-98.

［21］ Elser C, Richmond F J. Validation Master Plans: Progress of Implementation in the Pharmaceutical

Industry[J]. Ther Innov Regul Sci, 2018:1570642062.

[22] Lojko N. Medicinal products in the European Union-between harmonization and divergence [J]. Med Law, 2010,29(1):61-76.

[23] Haleem R M, Salem M Y, Fatahallah F A, et al. Quality in the pharmaceutical industry – A literature review[J]. Saudi Pharm J, 2015,23(5):463-469.

[24] Tabit F T. Advantages and limitations of potential methods for the analysis of bacteria in milk: a review[J]. J Food Sci Technol, 2016,53(1):42-49.

[25] Ismail R, Aviat F, Michel V, et al. Methods for recovering microorganisms from solid surfaces used in the food industry: a review of the literature [J]. Int J Environ Res Public Health, 2013,10(11): 6169-6183.

[26] van Wezel A, Mons M, van Delft W. New methods to monitor emerging chemicals in the drinking water production chain[J]. J Environ Monit, 2010,12(1):80-89.

[27] 王茂华, 张莉, 张剑. 中国HACCP认证: 助食品企业快速进入国际高端市场 [J]. 质量与认证, 2016(6):26-27.

[28] 王铁龙, 李莉, 李立, 等. CHINA-HACCP制定和实施存在的问题及对策研究 [J]. 现代食品, 2016(18):65-70.

[29] 徐颖, 胡东青, 宋欣欣, 等. HACCP体系在速冻猪肉生产流程中的应用 [J]. 安徽农业科学, 2016,44(34):48-51.

[30] 陈铭中, 钟旭美, 周伟光. 基于HACCP的海产品供应链冷链物流质量安全控制[J]. 食品安全质量检测学报, 2016,7(2):816-822.

[31] Hubner N O, Flessa S, Haak J, et al. Can the Hazard Assessment and Critical Control Points (HACCP) system be used to design process –based hygiene concepts?[J]. GMS Krankenhhyg Interdiszip, 2011,6(1):c24.

[32] Griffith C. HACCP and the management of healthcare associated infections: are there lessons to be learnt from other industries?[J]. Int J Health Care Qual Assur Inc Leadersh Health Serv, 2006,19 (4-5):351-367.

[33] Bissett L. Developing decontamination strategies and monitoring tools [J]. Br J Nurs, 2010,19(16): S12-S17.

[34] Edmunds K L, Elrahman S A, Bell D J, et al. Recommendations for dealing with waste contaminated with Ebola virus: a Hazard Analysis of Critical Control Points approach [J]. Bull World Health Organ, 2016,94(6):424-432.

[35] Abu-Rajab K, Scoular A, Church S, et al. Identifying opportunities for sexually transmitted infection prevention: analysis of critical points in the care pathways of patients with gonorrhoea [J]. Int J STD AIDS, 2009,20(3):170-175.

[36] 曲婵，宁康. 危害分析及关键控制点(HACCP)在职业病危害评价中的运用[J]. 职业卫生与应急救援，2016,34(4):288-290.

[37] 张翔，苏武锦，农媛. 血液成分制备关键控制点的确立和控制 [J]. 检验医学与临床，2013,10(16):2202-2203.

[38] 张佐，杨红琴，王铁荣，等. 自行调节式口腔矫治器治疗 OSAHS 的效果 [J]. 宁夏医学杂志，2007(10):885-887.

[39] 曾祥龙，高雪梅. 阻塞性睡眠呼吸暂停低通气综合征的口腔医学研究现状[J]. 北京大学学报(医学版)，2009,41(1):10-15.

[40] 郑学汜. 固定正畸治疗矫治前后错颌畸形严重程度与患者满意度相关研究[J]. 局解手术学杂志，2013,22(5):513-514.

[41] 曾建萍，李海燕，杨小静，等. 医患沟通干预对阻塞性睡眠呼吸暂停低通气综合征患者阻鼾器治疗依从性的影响[J]. 广东医学院学报，2015,33(4):422-424.

[42] 李杰. 输血相关不良事件调查研究及影响因素探讨[D]. 重庆医科大学，2017.

[43] Tomasevic I, Dodevska M, Simic M, et al. The use and control of nitrites in Serbian meat industry and the influence of mandatory HACCP implementation[J]. Meat Sci, 2017,134:76-78.

[44] Tomasevic I, Kuzmanovic J, Andelkovic A, et al. The effects of mandatory HACCP implementation on microbiological indicators of process hygiene in meat processing and retail establishments in Serbia [J]. Meat Sci, 2016,114:54-57.

（马坤宁　胡红云　赵　佳）

附录一

OSAHS患者满意度自制调查表

满意度调查表评分等级分为 7、6、5、4、3、2、1 分,内容包括:

1. 如果再一次进行治疗, 您还愿意在我院接受相关治疗吗?

2. 您愿意推荐你的朋友或者家人来我院进行 OSAHS 治疗?

3. 您对自己目前治疗的效果感到满意吗?

4. 您对本次 OSAHS 治疗戴用时间感到满意吗?

5. 您对本次 OSAHS 治疗的相关费用感到满意吗?

6. 您在治疗过程中对口腔科医师处理相关问题的方式以及方法感到满意吗?

7. 您与本次 OSAHS 治疗的口腔科医师相处的关系是否融洽?

8. 综合以上几方面的情况,您对整个 OSAHS 治疗的过程感到满意吗?

注:每项得分高于 4 分为满意度较好。

附录二

Morisky 测量表自制量表

姓名：　　　　　　性别：　　　　　　年龄：

身高：　　　　　　体重：

1. 您是否有忘记戴口腔矫治器的经历？

①是

②否

2. 您是否有时不注意戴口腔矫治器？

①是

②否

3. 当您感觉症状缓解时是否曾自行停止戴口腔矫治器？

①是

②否

附录三

SOA 治疗 OSAHS 不良事件调查表

不良事件	（√）
唾液增多	
黏膜压痛、损伤	
关节区疼痛	
晨起口干	
并发牙龈炎、牙周炎	
其他	

安氏Ⅰ类早期恒牙殆拔牙矫治对上气道形态和舌骨位置影响的研究

【摘要】

目的: 通过 X 线头影测量方法评估比较安氏Ⅰ类错殆畸形早期恒牙殆正畸治疗前后拔牙矫治与非拔牙矫治方式对上气道形态及舌骨位置的影响，探讨安氏Ⅰ类年轻恒牙殆正畸拔牙矫治方式对上气道形态和舌骨位置影响的相关关系，进而对正畸临床矫治的实施进行指导。

方法: 选择从 2015 年到 2018 年的就诊于宁夏人民医院口腔正畸科就诊的正畸患者的选取 60 名早期恒牙殆安氏Ⅰ类错殆畸形矫正治疗的患者，收集和分析所有治疗患者的良好病程记录。根据矫治方案设计分为两组：第一组正畸矫治方案设计未减数拔牙的 30 例患者(男性 13 例，女性 17 例)的 X 线头颅定位侧位片。第二组为正畸矫治方案设计经典拔除四个第一前磨牙的患者 30 例(男性 14 例，女性 16 例)，所有受试者年龄 10~13 岁，平均年龄(11.2±0.7)岁。对其治疗前后上气道形态及舌骨位置进行 X 线头影测量，测量、对比安氏Ⅰ类早期恒牙殆正畸治疗前后拔牙与否对上气道形态及舌骨位置的影响。

结果:

1. 非拔牙组上气道形态治疗前后测量项目进行组内比较：仅反映腭咽段的指标 PNS-UPW 增大及反映口咽段的指标 U-MPW 减小，治疗前后差异有统计学意义（$P<0.05$）；其余反映非拔牙组上气道形态的指标治疗前后差异无统计学差异（$P>0.05$）。

2. 非拔牙组舌骨位置治疗前后测量项目进行组内比较：反映舌骨垂直向的指标 H-FH 增大及反映矢状向的指标 H-VL 减小，治疗前后差异有统计学意义（$P<0.05$）；其余反映非拔牙组舌骨位置的指标治疗前后差异无统计学差异（$P>0.05$）。

3. 拔牙组上气道形态治疗前后测量项目进行组内比较：反映腭咽段的指标 PNS-UPW 增大，SPP-SPPW 治疗后减小，反映口咽段的指标 U-MPW 减小，治疗前后差异有统计学意义（$P<0.05$）；其余反映拔牙组上气道形态的指标治疗前后差异无统计学差

异（P>0.05）。

4. 拔牙组舌骨位置治疗前后测量项目进行组内比较：仅反映舌骨垂直向的指标：H–MP 治疗后增大，差异有统计学意义（P<0.05）；其余反映拔牙组舌骨位置的指标治疗前后差异均无统计学意义（P>0.05）。

5. 非拔牙组与拔牙组治疗前后上气道形态测量项目进行组间比较：治疗前各测量项目进行两组间比较仅反映口咽段的指标 TB–TPPW 差异有统计学意义（P<0.05），其余反映鼻咽段、腭咽段、喉咽段的指标差异均无统计学意义（P>0.05）；治疗后各测量项目进行两组间比较仅反映腭咽段的指标 PNS–UPW 差异有统计学意义（P<0.05），其余反映鼻咽段、腭咽段、喉咽段的指标差异均无统计学意义（P>0.05）。

6. 非拔牙组与拔牙组治疗前后舌骨位置测量进行组间比较：治疗前、治疗后拔牙组与非拔牙组两组反映舌骨位置的数据对比，反映舌骨垂直向及矢状向的指标均无统计学差异（P>0.05）。

结论：

1. 对于安氏 I 类错颌畸形早期恒牙拾患者而言，进行减数四颗第一前磨牙的正畸治疗方式，拔牙矫治不会对上气道矢状径大小较短时间内产生明显变化；

2. 拔牙矫治对舌骨位置无明显影响，但使舌骨位置在矢状方向上有产生向后向下移动的趋势。

【关键词】 上气道形态；舌骨位置；安氏 I 类错拾畸形；早期恒牙拾；拔牙矫治

The influence about premolar extraction of the effects on upper airway morphology and hyoid position in Angle Class I with premature permanent occlusion

ABSTRACT

Objective: This research was designed to observe the effects of premolar extraction or non–premolar extraction treatments on upper airway morphology and hyoid position in the Angle Class I with premature permanent occlusion by cephalometrics comparing the pretreatment and postreatment upper airway morphology and hyoid position.Discussing

Angle Class I with premature permanent occlusion and tooth extraction or not on the correlation between airway morphology and hyoid position, In order to offer a more reliable theoretical basis for making the clinical orthodontic treatment plan.

Methods: Choosing from 2015 to 2018 the sufferings of Ningxia People's Hospital of orthodontics division of early selection of orthodontic patients 60 Angle Class I with premature permanent occlusion abnormalities, collect and analyze all good course record for the treatment of patients. According to the orthodontic program design, the patients were divided into two groups: the first group included 30 patients (13 males and 17 females) whose orthodontic program design did not premolar extraction treatment; The second group of 30 patients with four first premolar extraction treatment (14 males and 16 females), all the participants aged from 10 to 13 years old (average age 11.2±0.7 years old). To measure the shape of upper airway morphology and the position of hyoid bone were by cephalometrics before and after treatment orthodontic and measurement, compareAngle Class I with premature permanent occlusion or not before and after orthodontic treatment of upper airway morphology and hyoid position.

Results:

1. The measurement items of upper airway morphology in non-extraction group were compared before and after treatment: The increase of PNS-UPW in palatopharyngeal segment and the decrease of U-MPW in oropharyngeal segment showed significant difference before and after treatment ($P<0.05$), while there was no significant difference in upper airway morphology before and after treatment in other non-extraction groups ($P> 0.05$).

2. The hyoid position measurement items in non-extraction group were compared before and after treatment: The increase of H-FH and the decrease of H-VL in the sagittal direction showed significant difference before and after treatment ($P<0.05$), while there was no significant difference in the other indicators of hyoid position before and after treatment in the non-extraction group ($P>0.05$).

3. The measurement items of upper airway morphology in extraction group were compared before and after treatment: the index PNS-UPW of the palatopharyngeal segment increased, the index U-MPW of the palatopharyngeal segment decreased after SPP-SPPW treatment, and the index U-MPW of the oropharyngeal segment decreased. There was

significant difference before and after treatment(P<0.05). There was no significant difference in the index of upper airway morphology between the other groups before and after treatment (P> 0.05).

4. The hyoid position measurement items in extraction group were compared before and after treatment: indicators reflecting hyoid vertical orientation only H-MP increased after treatment, with statistical significance (P< 0.05); the other indicators reflecting hyoid position in the extraction group had no significant difference before and after treatment (P> 0.05).

5. The upper airway morphology measurement items before and after treatment in the non-extraction group and the extraction group were compared before treatment: there was significant difference in TB-TPPW between the two groups （P<0.05）, while there was no significant difference in other indexes of nasopharyngeal, palatopharyngeal and laryngopharyngeal segments （P>0.05）. The difference of PNS-UPW was significant only in the palatopharyngeal segment(P<0.05）, but there was no significant difference in the other indexes in the nasopharyngeal, palatopharyngeal and laryngopharyngeal segments （P>0.05).

6. The hyoid position was measured before and after treatment in the non-extraction group and the extraction group: there was no significant difference in the hyoid vertical and sagittal indexes between the two groups before and after treatment （P>0.05）.

Conclusion：

1. For the early permanent occlusion with Angle class I malocclusion, the orthodontic treatment of the first premolar with the reduction of four teeth will not change the sagittal diameter of upper airway in a short time, but will affect it.

2. Tooth extraction treatment has no significant effect on hyoid position, but the hyoid position has a tendency to move backward and downward in sagittal direction.

Key words：Upper airway morphology; Hyoid position; Angle class I malocclusion; Early permanent occlusion; Extraction

1　前言

　　上气道间隙的管理是口腔正畸学的一个重要领域，正畸医生在上气道管理中发挥了独立或协同的治疗作用[1]。上气道是呼吸系统的一部分，位于鼻孔或嘴唇和气管之间，为各种软硬组织包绕的不规则管腔结构，自上而下分为鼻咽、腭咽、口咽和喉咽四个部分，上气道在人类健康和睡眠呼吸暂停、哮喘和其他呼吸道疾病发病机制中的重要性，上气道的特殊功能包括空气加热和加湿、嗅觉通路、通气与吞咽的协调以及防止食物吸入、主要预防感染，尤其是对人类而言，最重要的是言语功能，而人类的上气道依靠周围的软组织支撑，因此容易塌陷[2-3]。对于颅面复合体的生长发育来说，鼻咽和口咽在其中起着不可或缺的重要作用，狭窄的上气道常常是鼾症、阻塞性睡眠呼吸暂停低通气综合征（obstructive sleep apnea-hypopnea syndrome，OSAHS）以及代偿性口呼吸的诱发因素。上气道口咽段自上从硬腭和软腭延伸至舌骨下方的小静脉（舌骨平面，即会厌的基础）。它的前面是管状乳头和口咽峡，后面是由颈椎前面的上、中、下收缩肌构成的肌壁。咽侧壁结构复杂，由大量肌肉（咽缩肌、咽腭肌、舌下肌、茎突舌肌、舌腭肌等）、咽黏膜和淋巴组织组成[4-6]。由于口咽解剖结构的特殊性，咽间隙的大小主要受颅面周围软组织的相对生长和大小决定，正畸矫治或多或少的对其产生影响，例如：伴有上颌骨宽度发育不足的错𬌗畸形患者上颌常需要扩弓以解决上颌宽度不足，上颌骨扩弓后可以改善鼻容积和鼻流量，进而对鼻咽产生影响。

　　颅面部骨骼是构成上气道的骨性支架，如果颅面部骨骼存在骨性畸形，如下颌骨或上颌骨后缩畸形，下颌体短，下颌骨向后和向下旋转等都会对上气道形态和容积产生影响；或软组织的解剖异常也可以造成上气道的形态和容积的改变。另一方面上气道生理对颅面复合体发育、牙弓形态和气道是否闭塞有着重要的作用，如果上气道功能异常将会影响颅面结构的生长，能够导致面部形态改变和牙弓畸形。上气道对颅颌面发育的影响是多因素的，而不是一维线性的[7]。

　　舌骨是构成人类骨骼的一小部分，但舌骨及其相关结构与颅颌面形态的关系一直是研究的热点。它与头颈区域的骨骼分离开来，舌骨除了为舌头提供一个可移动的底座和咽部中部的附着物外，还对保持咽部气道的通畅有着至关重要的作用，这是人类吞咽和呼吸所必需的。而且由于舌骨与头颈部的几个解剖结构有着复杂的附着关系，这些结构的变化可能会影响舌骨的位置[8]。由于舌骨附着在口咽部、舌部和下颌骨的位置的影响，舌骨和舌能对下颌骨的位置和形态以及牙弓形态和咬合产生影响。有关的观点引起了对各种骨骼类型的考虑。根据 1950 年 Brodie 学者[9]的研究,舌骨相对于颅底和下颌骨的位置作为舌位和功能的一种特殊的指示物,在维持气道和直立的自然头部位置方面具有重要的作用。临床医生普遍同意舌的形态发生作用,因此,舌骨、舌、气道空间关系的任何改变或改变都具有广泛的功能意义并且相互影响。

早期恒牙殆时期是儿童生长发育过程中是一个重要的阶段,此阶段患者口内乳牙已全部替换完毕,建立起初步稳定的咬合关系,形态也发生了最大的变化,因此,必须强调这一时期干预程序的正确使用。正确的诊断和早期的治疗旨在促进良好的生长环境,尽量减少成人时期治疗的复杂性。关于安氏 I 类错殆畸形的治疗,主要有拔牙和非拔牙两种治疗方法;拔牙矫治通常用于解决牙齿拥挤和减小牙齿凸度以及其上覆盖的软组织。另一种方法是扩大牙弓矫治。根据 Konstantonis D 学者的研究,随年龄和社会经济因素的改变接受正畸拔牙矫治的比例也在改变。在 20 世纪 50 年代,10%的病例接受了拔牙治疗,而在接下来的 10 年里,这个比例上升到了 50%,直到 20 世纪 80 年代,正畸拔牙矫治的比例为 30%[10-11]。矫治方案的制订是测量头影测量分析和模型,以及患者的年龄和性别等,其他因素如牙周状况、修复和先天缺失或拔牙也会影响正畸矫治方案的制订。在考虑了上述所有因素后,制定了正畸矫治计划,正畸医生通过不同矫治器在纠正患者牙颌面畸形的同时,亦会调整或改变患者颌骨和舌骨位置,进一步影响到与上气道相关的结构和功能,对上气道形态产生影响[1,11-13]。

早期恒牙殆时期仍存在一定程度的生长潜力,正畸医师利用此期的生长潜力对其进行矫治,以期达到较为理想的矫治结果,在一定程度上可以实现对上气道的拓宽。目前,关于安氏 II 类错殆与 III 类错殆与上气道的关系目前国内外研究报道较多见,然而,目前关于安氏 I 类错殆早期恒牙殆的正畸治疗,特别是经典正畸矫治设计拔除四颗前磨牙与非拔牙治疗对上气道形态及舌骨位置的影响,文献报道少见。因此,采用拔牙矫治对安氏 I 类早期恒牙殆患者的上气道形态及舌骨位置的影响值得我们进一步的探讨与研究,本研究探讨正畸拔牙与非拔牙矫治对早期恒牙殆安氏 I 类错殆畸形患者接受正畸矫治前后上气道形态及舌骨位置的变化,以期对安氏 I 类错殆畸形早期恒牙殆患者给予更多的关注,在正畸诊断、制定治疗计划、治疗治疗过程中提供合理的参考,使正畸医生制订出最理想的矫治方案。

2　材料与方法

2.1　研究对象及纳入标准

随机选择从 2015 年至 2018 年就诊于宁夏回族自治区人民医院口腔正畸科就诊的正畸患者的选取 60 名早期恒牙𬌗安氏Ⅰ类错𬌗畸形矫正治疗的患者,收集和分析所有治疗患者的良好质量记录。根据矫治方案设计分为两组:第一组正畸矫治方案设计未减数拔牙的 30 例患者(男性 13 例,女性 17 例)的 X 线头颅定位侧位片。第二组为正畸矫治方案设计经典拔除四个第一前磨牙的患者 30 例(男性 14 例,女性 16 例),所有受试者年龄 10~13 岁,平均年龄(11.2±0.7)岁。

2.1.1　纳入标准

(1)临床诊断为安氏Ⅰ类错𬌗(牙尖尖窝交错咬合时,上颌第一恒磨牙的近中颊尖咬合于下颌第一恒磨牙的近中颊沟);

(2)矢状骨面型:选择Ⅰ类骨面型(0.7°≤ANB≤4.7°);

(3)垂直骨面型:均角(21.2°≤MP–FH 角≤33.4°,或 22°<Go Gn–Sn<32°);

(4)牙列正常,无多生牙、缺失牙、埋伏牙,无唇腭裂及影响颌骨发育的系统性疾病及遗传病史,无颞下颌关节疾病;

(5)患者参照年龄 10~13 岁,为年轻恒牙列即第二恒磨牙开始萌出或者萌出完成初期;

(6)无颅颌面畸形、颌面部重大外伤史;咽病理学、鼻塞、打鼾、阻塞性睡眠呼吸暂停、腺样体切除术和扁桃体切除术手术史;

(7)身体健康,发育基本正常,否认口腔不良习惯;

(8)治疗前和治疗后 X 线头颅定位侧位片拍摄成像清晰,三维图像上界需清晰显示蝶鞍中心与鼻根点,下界至第 4 颈椎缘,并包括全部舌骨体;

(9)正畸治疗方案设计为经典拔除上下颌 4 个第一前磨牙及不拔牙患者;

(10)使用传动直丝弓托槽固定技术矫正。

2.1.2　排除标准

(1)临床诊断不满足安氏Ⅰ类错𬌗的条件;

(2)有颅颌面畸形、颌面部重大外伤史;有咽病理学、鼻塞、打鼾、阻塞性睡眠呼吸暂停、腺样体切除术和扁桃体切除术手术史;

(3)发育异常,有口腔不良习惯;

2.2 数据采集及收集

2.2.1 实验器材

头颅侧位曲面断层机 Planmeca Promax（芬兰）

观片灯（中国浙江普特公司）

硫酸纸

2.2.2 X 线头颅定位侧位片的摄取

所有研究对象均以宁夏回族自治区人民医院放射科 Planmeca Promax 芬兰头颅侧位曲面断层机拍摄治疗前后 X 线头颅定位侧位片，本研究治疗后 X 线头颅定位侧位片均为正畸矫治结束后即拆除托槽后拍摄 X 线头颅定位侧位片获得，且均由同一位医师完成，取患者自然头位进行拍摄。

2.2.3 建立 X 线头颅定位侧位片测量小组

为减小测量误差，选择前期统一参加过口腔正畸头影测量数字化技术研修班（The Digital Cephalometrics Analysis Course ，DCA）及中国 TWEED 中心举办的口腔正畸 X 线头颅定位侧位片课程的 3 名课题组成员，完成本次课题研究所有项目的 X 线头颅定位侧位片的测量工作，取三次测量值的平均值作为最后测量值。

2.2.4 测量标志点

根据曾祥龙、刘月华、郭涛[23,24,25]等学者的研究，本研究的测量标志点及测量项目如下，测量标志点：①蝶鞍点(S)：蝶鞍影像的中心；②蝶枕点(Ho)：翼外侧板前缘和后颅底下缘的交点；③颅底点(Ba)：枕骨大孔前缘之中点；④后鼻棘点(PNS)：硬腭后部骨棘之点；⑤下齿槽座点(B)；⑥下颌角点(Go)；⑦咽顶点(R)：Ho 与 PNS 连线与咽后壁的交点；⑧Ad2 点：过 PNS 作 S–Ba 连线的垂线与咽后壁的交点；⑨上咽壁点(UPW)：PNS 与 Ba 连线与咽后壁的交点；⑩悬雍垂尖(U)：悬雍垂最后下点；⑪中咽壁点(MPW)：经过 U 点向咽后壁作垂线的垂足点；⑫TB 点：经过 B 与 Go 的连线与舌根部的交点；⑬TP–PW 点：经过 B 与 Go 的连线与咽后壁的交点；⑭SPP 点：过 PNS–U 连线的中点作 Go–B 连线的平行线与软腭的交点；⑮SPPW 点：过 PNS–U 连线的中点作 Go–B 连线的平行线与咽后壁的交点；⑯会厌谷(V)；⑰下咽壁点(LPW)：经过 V 向咽后壁作垂线的垂足点；⑱舌骨点(H)：舌骨体最前上点；⑲颈椎前平面(VL)：第三、四颈椎最前下缘点的连线。（图 1）

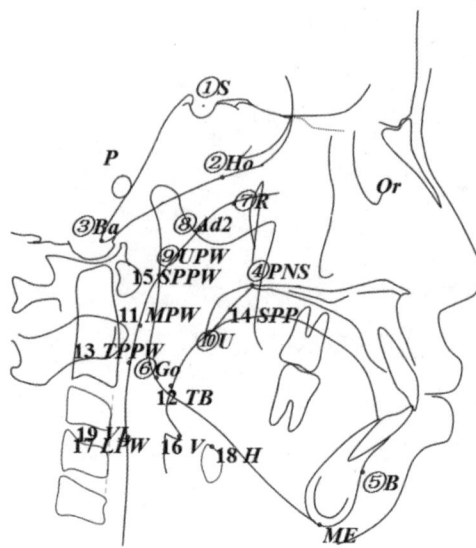

图 1　测量标志点

①蝶鞍点(S);②蝶枕点(Ho);③颅底点(Ba);④后鼻棘点(PNS);⑤下齿槽座点;⑥下颌角点;⑦咽顶点;⑧Ad2 点;⑨上咽壁点(UPW);⑩悬雍垂尖(U);⑪中咽壁点(MPW);⑫TB 点;⑬TPPW 点;⑭SPP点;⑮SPPW 点;⑯会厌谷(V);⑰下咽壁点(LPW);⑱舌骨点(H);⑲颈椎前平面(VL)

2.2.5　测量项目

　　根据本研究需要测量项目共 11 项,具体如下,其中①PNS-R、②PNS-Ad2、③PNS-UPW、④SPP-SPPW、⑤U-MPW、⑥TB-TPPW、⑦V-LPW 为上气道形态的测量项目;⑧H-FH、⑨H-MP、⑩H-VL、⑪H-S 为舌骨位置的测量项目。(图 2)

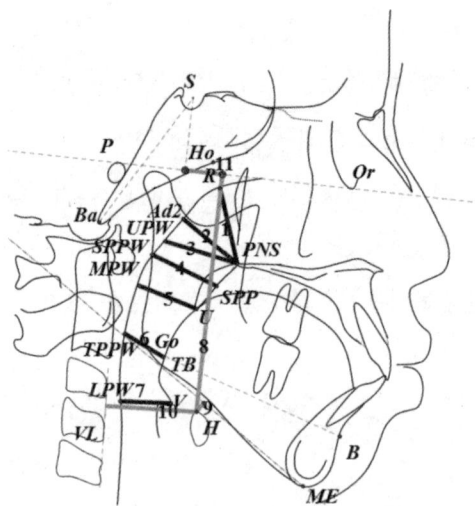

图 2　上气道和舌骨测量项目

①PNS-R;②PNS-Ad2;③PNS-UPW;④SPP-SPPW;⑤U-MPW;⑥TB-TPPW;⑦V-LPW;⑧H-FH;⑨H-MP;⑩H-VL;⑪H-S.

2.2.6 测量项目及数据的收集

所有测量项目的定点与测量均由 1 人用观片灯及原始 X 线头颅定位侧位片在硫酸纸上由人工记录与完成,并由其他两名研究人员复查 2 次,每个项目重复测量 3 次,取其平均值。在 2 次测量误差超过 0.5 mm 或 0.5°时则重新测量与定点,定点与测量均集中在一段时间进行与完成。

2.2.7 测量结果分析

按照正畸矫治方案的设计分组,分别比较拔牙组及非拔牙组组内比较正畸治疗前 X 线头颅定位侧位片及正畸治疗后 X 线头颅定位侧位片相关项目的测量是否有差异;以及拔牙组与非拔牙两组患者间进行正畸治疗前 X 线头颅定位侧位片及正畸治疗后 X 线头颅定位侧位片比较两组间是否有差异,并得出相关结论。

2.3 统计学处理

采用 SPSS17.0 统计软件分析治疗前与治疗后的上气道形态及舌骨位置变化的数据。拔牙组、非拔牙组各测量项目经 Shapiro-Wilk 检验,总体呈正态分布。因此拔牙组、非拔牙组治疗前后各测量项目组内比较行配对 t 检验。拔牙组与非拔牙组两组间比较进行独立样本 t 检验。

3 结果

本研究通过比较拔牙组与非拔牙组治疗前和治疗后的 X 线头颅定位侧位片,评估接受正畸治疗的安氏 I 类错𬌗畸形早期恒牙𬌗患者中上气道形态和舌骨位置的变化,从而为临床正畸矫治的实施提供指导。

3.1 非拔牙组与拔牙组性别与年龄基本情况

本研究非拔牙组与拔牙组各选取符合纳入标准的病例各 30 例,其中非拔牙组中男性青少年 13 名,女性 17 名,平均年龄(11.36±0.78)岁;拔牙组中男性青少年 14 名,女性 16 名,平均年龄(11.12±0.68)岁,经统计学检验,两组性别及年龄相比差异均无显著性差异($P>0.05$)。

表 1 非拔牙组及拔牙组年龄及性别分布情况

	非拔牙组	拔牙组	P 值
年龄/岁	11.36±0.78	11.12±0.68	0.777
性别	男:13	男:14	0.439
	女:17	女:16	

注:* 表示差异有统计学意义($P<0.05$)。

3.2 非拔牙组上气道形态治疗前后测量项目统计结果

使用配对样本 t 检验统计非拔牙组上气道形态治疗前后指标结果显示，非拔牙组反映鼻咽段的指标：PNS-R 治疗后减小，PNS-Ad2 治疗后增大，但差异均无统计学意义（$P>0.05$）；反映腭咽段的指标：PNS-UPW 治疗后增大，差异有统计学意义（$P<0.05$），SPP-SPPW 治疗后增大，差异无统计学意义（$P>0.05$）；反映口咽段的指标：U-MPW 治疗后减小，差异有统计学意义（$P<0.05$），TB-TPPW 治疗后增大，差异无统计学意义（$P>0.05$）；反映喉咽段的指标：V-LPW 治疗后增大，差异无统计学意义（$P>0.05$）。

表 2 非拔牙组上气道形态治疗前后数据

	治疗前	治疗后	t 值	P 值
PNS-R	18.55±1.71	18.31±1.77	0.491	0.627
PNS-Ad2	16.50±0.80	16.76±1.35	−4.379	0.413
PNS-UPW	22.17±2.43	23.05±1.87	−2.145	0.040*
SPP-SPPW	12.54±1.08	12.59±1.49	−0.281	0.780
U-MPW	10.87±1.73	9.48±1.36	4.732	0.000*
TB-TPPW	9.94±1.87	10.60±2.93	−1.268	0.215
V-LPW	14.21±1.77	14.41±2.08	−0.804	0.428

注：* 表示差异有统计学意义（$P<0.05$）。

3.3 非拔牙组舌骨位置治疗前后测量项目统计结果

非拔牙组反映舌骨垂直向的指标：H-FH 治疗后增大，差异有统计学意义（$P<0.05$），H-MP 治疗后增大，但差异均无统计学意义（$P>0.05$）；反映舌骨矢状向的指标：H-VL 治疗后减小，差异有统计学意义（$P<0.05$），H-S 治疗后增大，差异无统计学意义（$P>0.05$）。

表 3 非拔牙组舌骨位置治疗前后数据

	治疗前	治疗后	t 值	P 值
H-FH	80.34±4.63	82.71±6.10	−2.207	0.035*
H-MP	11.70±1.45	12.29±2.10	−1.624	0.115
H-VL	33.61±2.34	32.65±2.24	2.752	0.010*
H-S	7.63±3.76	8.27±2.31	−1.965	0.059

注：* 表示差异有统计学意义（$P<0.05$）。

3.4 拔牙组上气道形态治疗前后测量项目统计结果

拔牙组反映鼻咽段的指标：PNS-R 治疗后减小，PNS-Ad2 治疗后减小，但差异均无统计学意义($P>0.05$);反映腭咽段的指标:PNS-UPW 治疗后增大,SPP-SPPW 治疗后减小,差异均有统计学意义($P<0.05$);反映口咽段的指标:U-MPW 治疗后减小,差异有统计学意义($P<0.05$),TB-TPPW 治疗后增大,差异无统计学意义($P>0.05$);反映喉咽段的指标:V-LPW 治疗后增大,差异无统计学意义($P>0.05$)。

表 4　拔牙组上气道形态治疗前后数据

	治疗前	治疗后	t 值	P 值
PNS-R	18.53±1.76	18.17±1.96	0.750	0.460
PNS-AD2	16.34±0.77	16.20±0.95	0.898	0.376
PNS-UPW	22.58±2.31	24.27±1.26	−4.915	0.000*
SPP-SPPW	12.72±1.21	12.23±1.32	2.596	0.015*
U-MPW	11.31±2.32	9.99±1.94	3.667	0.001*
TB-TPPW	11.22±1.96	11.53±1.61	−0.996	0.328
V-LPW	15.03±1.67	15.39±1.87	−1.651	0.110

注:* 表示差异有统计学意义($P<0.05$)。

3.5　拔牙组舌骨位置治疗前后测量项目统计结果

拔牙组反映舌骨垂直向的指标:H-FH 治疗后增大,差异无统计学意义($P>0.05$),H-MP 治疗后增大,差异有统计学意义($P<0.05$);反映舌骨矢状向的指标:H-VL 治疗后减小,H-S 治疗后增大,差异均无统计学意义($P>0.05$)。

表 5　拔牙组舌骨位置治疗前后数据

	治疗前	治疗后	t 值	P 值
H-FH	82.79±6.46	84.88±5.18	−1.766	0.088
H-MP	10.85±2.88	12.30±2.21	−2.149	0.040*
H-VL	34.13±1.73	33.03±1.79	−0.833	0.412
H-S	8.18±3.95	8.91±3.43	−0.898	0.376

注:* 表示差异有统计学意义($P<0.05$)。

3.6　非拔牙组与拔牙组治疗前后上气道形态测量项目统计结果

治疗前拔牙组与非拔牙组两组反映上气道形态的数据对比,仅反映口咽段的指标:TB-TPPW 非拔牙组与拔牙组的差异有统计学意义($P<0.05$),其余反映鼻咽段、腭咽段、喉咽段的指标差异均无统计学意义($P>0.05$);治疗后拔牙组与非拔牙组两组数据对比,仅反映腭咽段的指标:PNS-UPW 非拔牙组与拔牙组的差异有统计学意义($P<0.05$),其余反映鼻咽段、腭咽段、喉咽段的指标差异均无统计学意义($P>0.05$)。

表 6 非拔牙组与拔牙组治疗前后数据

	治疗前				治疗后			
	非拔牙组	拔牙组	t 值	P 值	非拔牙组	拔牙组	t 值	P 值
PNS–R	18.55±1.71	18.53±1.76	0.029	0.977	18.31±1.77	18.17±1.96	0.298	0.767
PNS–AD2	16.50±0.80	16.34±0.77	0.795	0.430	16.76±1.35	16.20±0.95	1.844	0.070
PNS–UPW	23.05±1.87	22.58±2.31	−0.680	0.499	23.05±1.87	24.27±1.26	−2.963	0.004*
SPP–SPPW	12.54±1.08	12.72±1.21	−0.603	0.549	12.59±1.49	12.23±1.32	1.010	0.317
U–MPW	10.87±1.73	11.31±2.32	−0.845	0.402	9.48±1.36	9.99±1.94	−1.166	0.249
TB–TPPW	9.94±1.87	11.22±1.96	−2.599	0.012*	10.60±2.93	11.53±1.61	−1.522	0.134
V–LPW	14.21±1.77	15.03±1.67	−1.856	0.068	14.41±2.08	15.39±1.87	−1.918	0.060

注:* 表示差异有统计学意义($P<0.05$)。

3.7 非拔牙组与拔牙组治疗前后舌骨位置测量项目统计结果

治疗前、治疗后拔牙组与非拔牙组两组反映舌骨位置的数据对比,反映舌骨垂直向及矢状向的指标均无统计学差异($P>0.05$)。

表 7 非拔牙组与拔牙组治疗前后数据

	治疗前				治疗后			
	非拔牙组	拔牙组	t 值	P 值	非拔牙组	拔牙组	t 值	P 值
H–FH	80.34±4.63	82.79±6.46	−1.689	0.097	82.71±6.10	84.88±5.18	−1.485	0.143
H–MP	11.70±1.45	10.85±2.88	1.457	0.151	12.29±2.10	12.30±2.21	−0.006	0.995
H–VL	33.61±2.34	34.13±1.73	−0.992	0.326	32.65±2.24	33.03±1.79	−0.724	0.472
H–S	7.63±3.76	8.18±3.95	−0.551	0.584	8.27±2.31	8.91±3.43	−0.843	0.403

注:* 表示差异有统计学意义($P<0.05$)。

4 讨论

本研究通过比较拔牙组与非拔牙组治疗前和治疗后的 X 线头颅定位侧位片,评估接受正畸治疗的安氏 I 类错𬌗畸形早期恒牙𬌗患者中上气道形态和舌骨位置的变化,为临床正畸矫治的实施提供指导。

4.1 一般情况

本研究采用二维 X 线头颅定位侧位片,仅评估上气道宽度,而非气道流量,虽然侧位片只能显示气到的线性尺寸,但 Malkoc[14]等学者研究表明,在测定气道尺寸时,X 线头颅定位侧位片是非常可靠和可重复的。Lee J.W、Zhong Z[15-18]等学者都证明了 X 线头颅定位侧位片在评估咽部气道时的可靠性,因此本研究中使用 X 线头颅定位侧位片是合理的。X 线头颅定位侧位片是一种标准的诊断辅助手段,适用于所有接受正畸治疗的患者。给这些患者使用 3D CBCT 会使他们暴露在不必要的辐射下,可能对患者来说是不合理的;其次,上气道不是刚性结构,其尺寸受多种因素影响。这些包括仰卧或直立的姿势,醒着或睡着时的肌肉张力,吸气或呼气,X 光照射的持续时间等情况的影响,因此即使是三维的影像学表现有时也可能不能完全反映真实临床情况[19-20]。本实验研究对象为早期恒牙殆安氏 I 类错殆,根据刘杉杉,邓金荣,弓煦等学者[21]对 8~11 岁儿童上气道进行横断面研究,结果表明,9 岁以后儿童的上气道形态基本稳定,不随年龄的增长而变化。所以本研究选取的研究对象为年龄 10~13 岁早期恒牙殆安氏 I 类错殆的健康鼻咽、口咽、喉咽受试者,本研究非拔牙组病例与拔牙组病例鼻咽部的测量项目矫治前后的测量值差异有统计学意义,可能是部分患者仍具有一部分生长发育潜力,因此对此类患者进行矫治时,应该考虑到患者生长发育因素的影响,应根据患者的年龄、骨面型及上气道影像检查等综合评估预测矫治前后上气道改变,同时对其远期气道变化进行评估,尤其是对正畸治疗反映比较敏感的口咽段。对治疗前上气道口咽段存在狭窄的患者,进行拔牙矫治并较大范围内收前牙的时应该谨慎正畸对上气道的影响。对此类患者必要时可以进行上气道的三维成像检查,从而制定合理的治疗方案,预防与治疗上气道相关疾病。

4.2 治疗前后上气道形态变化差异

上气道口咽段的前壁由软腭和舌等软组织构成,受解剖因素的影响上气道的形态和功能容易发生改变,且易受正畸的影响[22]。在本研究中,虽然经减数四个第一前磨牙后拔牙组上气道的各段相比,反映腭咽的指标 PNS–UPW 治疗后增大,SPP–SPPW 治疗后减小。反映口咽的指标 U–MPW 治疗后减小($P<0.05$),其余上气道各段未显示出统计学差异。对于是否减数四颗第一前磨牙进行内收矫治会导致上气道的缩窄和塌陷,国内外已有许多学者进行了研究,目前结论尚无统一。根据 Kingman P. Strohl 学者[3]的研究表明上气道在通常在腭咽水平处最窄,当舌头和软腭同时向后移动时,通常会在睡眠中发生咽塌陷[23-27]。本研究表明,在进行减数四个第一前磨牙的正畸矫治未对上气道腭咽段造成负面影响。对于上气道鼻咽段气道非拔牙组与拔牙组的组内及两组间比较,可以得出单纯拔牙矫治的正畸治疗不会对鼻咽产生影响,有学者研究认为上气道鼻咽段的形态主要与上颌骨的宽度有关[28],上颌骨快速扩弓可以使鼻咽通气量增加,而本研究的

研究对象上颌骨宽度无异常,因此鼻咽段治疗前后无明显变化。但从本研究可以得出,对于安氏Ⅰ类早期恒牙𬌗患者拔除四个第一前磨牙正畸治疗矫治对上气道形态确实产生影响,虽然拔牙组及非拔牙组在矫治后上气道形态无统计学意义,仅反映软腭上后气道的指标 PNS-UPW 增大,说明在早期恒牙𬌗,上气道可能仍存在一定的发育潜力。本研究选入的病例使用传动直丝弓技术矫治,未配合使用强支抗手段,通过拔牙组与非拔牙组统计学对比分析,非拔牙组患者在矫治时间内上气道矢状径大小基本维持不变,仅反映腭咽的指标 PNS-UPW 增大,能够起到科学的对照作用,可以得出拔牙矫治不会对安氏Ⅰ类早期恒牙𬌗患者的上气道产生负面影响。

4.3　治疗前后舌骨位置变化差异

在以往的正畸矫治过程中,舌骨的位置常常容易被正畸医生忽略,但舌骨在人类行使语言、阻嚼、吞咽和呼吸功能时起重要的作用,它形成了气道的前边界。因此,其位置的改变都会对气道的尺寸产生影响,正畸治疗可能会对舌骨位置产生影响。当下颌骨相对于其他颅面结构向后移动时,舌头和舌骨不会以类似的方式跟随这一运动[29-30],舌骨相关结构会被引导到一个较低的位置以维持咽部气道的稳定性和通畅性。本研究中拔牙组与非拔牙组反映垂直向指标 H-FH、H-MP 增大,表明减数正畸矫治后舌骨的位置产生了向后向下的移动,但不排除是由于下颌的生长以及减数第一前磨牙矫治后口咽容积的变化引起。有研究显示,舌骨的位置存在增龄性的改变,随着年龄的增长,舌骨会逐渐向前向下移动[31]。本实验中非拔牙组舌骨在水平向指标 H-VL 的轻微变化可能是增龄性因素导致的改变。

4.4　本研究关于上气道形态对临床正畸矫治的指导意义

进入 21 世纪以后,越来越多的正畸患者的诉求已经不仅仅停留于牙齿排列整齐,面部美学的改善被患者及其家长高度重视,有时甚至超过了咬合和功能,称为正畸治疗的首要目标之一[32]。在安氏Ⅰ类错𬌗早期恒牙𬌗的患者中,有相当一部分患者伴主诉为"嘴突",即虽然诊断为安氏Ⅰ类错𬌗畸形,骨型诊断也为Ⅰ型错𬌗畸形,但侧貌表现为面下 1/3 凸,影响美观,临床检查时,上唇或者下唇最凸点超过审美平面(Aesthetic Plane,即 E-line,软组织鼻尖点与软组织颏前点的连线),正畸医生为达到完美的侧貌,有可能会大幅度内收前牙,从而达到矫治目标,但如果过分追求大幅内收可能会对上气道造成影响,正畸矫正一定是在功能、健康的基础上,如果过分追求,则可能会对上气道造成狭窄。另一方面,Nehra K、Mandava 等[33-34]学者研究发现女孩在 16 岁时鼻部发育几乎完成,男孩在 18 岁时完成。对于早期恒牙𬌗患者来说,鼻部软组织的发育尚不完全成熟,鼻部的发育方向是前下方向,后期对 E 线仍有影响,由于对于男孩子来说,大幅度内收可能会造成上、下唇不饱满,破坏其美观,尤为重要的是会对上气道造成影响,本研究采用传动矫治器直丝弓矫治技术,其特点是不需要任何支抗手段,轻力,由本研究可以看出在未采取任何强支抗手段的前提下, 上气道尤其是口咽段正畸治疗容易对它产生影响,因此建议在临床正畸矫治过程中,一定要综合考量,临床医生在正畸治疗时追求良好的软组织轮廓同时,应将上气道与面部轮廓、神经肌肉功能、舌头、扁桃体、腺样体、鼻息肉等软组织的评估应成为正畸诊疗规划的重要组成部分。良好、平衡、和谐的关系也应该纳入其中,避免医源性造成上气道的狭窄。在 I 类病例中,当正畸医师决定拔牙时,最重要的决定因素是较小的拥挤度、上唇或下唇到 E 线的距离、覆殆覆盖等[35]。AlKawari[36-38]学者研究表明正畸进行拔除 2~4 颗前磨牙的治疗后,可因牙弓长度缩短而侵犯舌间隙, 影响上气道尺寸。对正畸拔牙矫治后对上气道评估对于任何正畸病例的正确诊断和治疗计划都很重要,避免医源性因素造成上气道狭窄引发的 OSAHS。

综上分析,对于安氏 I 类错颌畸形早期恒牙殆患者而言,进行减数四颗第一前磨牙的正畸治疗方式,拔牙矫治不会对上气道矢状径大小较短时间内产生明显变化,但对其有影响;拔牙矫治使舌骨位置在矢状方向上产生向后向下的影响。上气道形态的变化具有独特地个体性,临床正畸矫治设计时,我们在预估矫治效果的同时,要充分考虑上气道形态及其对矫治计划的影响,从而制定出科学、有效、合理地矫治方案。

5 结论

(1)对于安氏 I 类错殆畸形早期恒牙殆患者而言,进行减数四颗第一前磨牙的正畸治疗方式,拔牙矫治不会对上气道矢状径大小在较短时间内产生明显变化;

(2)拔牙矫治对舌骨位置无明显影响,但使舌骨位置在矢状方向上有产生向后向下移动的趋势。

中英文缩略词表

英文缩写	英文全称	中文全称
OSAHS	obstructive sleep apnea hypopnea syndrome	阻塞性睡眠呼吸暂停低通气综合征
DCA	The Digital Cephalometrics Analysis	数字化头影测量
CBCT	Cone Beam Computer Tomography	锥形束计算机断层扫描

参考文献

[1] 刘月华. 正畸医生在生命全周期上气道管理中的作用[J].中国实用口腔科杂志,2017,10(2): 65–69.

[2] Alhaija E S A, Aldaikki A, Al-Omairi M K,et al.The relationship between personality traits, pain perception and attitude toward orthodontic treatment[J]. The Angle Orthodontist,2010,80(6):1141– 1149.

[3] Strohl K P,Butler J P, Malhotra A.Mechanical Properties of the Upper Airway [J]. Compr Physiol. 2012,2(3):1853–1872.

[4] Anandarajah S, Abdalla Y, Dudhia R,et al. Proposal of new upper airway margins in children assessed by CBCT[J]. Dentomaxillofacial Radiology,2015,44(7):20140438.

[5] Ucar F I, Uysal T. Orofacial airway dimensions in subjects with Class I malocclusion and different growth patterns[J]. The Angle Orthodontist,2011, 81(3):460–468.

[6] El H, Palomo J M. An airway study of different maxillary and mandibular sagittal positions [J]. The European Journal of Orthodontics,2013,35(2):262–270.

[7] Nielsen I L. Vertical malocclusions: etiology, development, diagnosis and some aspects of treatment [J]. Angle Orthodontist,1991,61(4):247–260.

[8] Adesina B A,Otuyemi O D,Ogunbanjo B O,et al. Cephalometric assessment of hyoid bone position in nigerian patients with bimaxillary incisor proclination [J]. Journal of the West African College of Surgeons, 2016, 6(4):117.

[9] Chauhan A,Autar R,Pradhan K L,et al. Comparison of pharyngeal airway dimension,tongue and hyoid bone position based on ANB angle [J]. National Journal of Maxillofacial Surgery,2015,6(1): 42–51.

[10] 周骞. 恒牙早期安氏 II 类 1 分类患者上气道特征的 CBCT 研究[D]. 山东大学, 2013.

[11] Konstantonis D, Anthopoulou C, Makou M. Extraction decision and identification of treatment predictors in Class I malocclusions[J]. Progress in Orthodontics,2013, 14(1):1–8.

[12] Baumrind S, Korn E L, Boyd R L, et al. The decision to extract: Part II. Analysis of clinicians' stated reasons for extraction[J]. Am J Orthod Dentofacial Orthop,1996,109(4):393.

[13] Baumrind S, Korn E L, Boyd R L, et al. The decision to extract:Part 1--Interclinician agreement. [J]. Am J Orthod Dentofacial Orthop,1996,109(3):297–309.

[14] Malkoc S, Usumez S. Nur M, et al. Donaghy .Reproducibility of airway dimensions and tongue and hyoid positions on lateral cephalograms. Am J Orthod Dentofacial Orthop,2005,128(4):513–516.

[15] Lee J W, Park K H, Kim S H, et al. Correlation between skeletal changes by maxillary protraction and upper airway dimensions[J]. Angle Orthod,2011,81(3):426–432.

[16] Ucara F I, Uysal T. Orofacial airway dimensions in subjects with Class I malocclusion and different

growth patterns[J]. Angle Orthod,2011,81(3):460-468.

[17] Zhong Z, Tang Z, Gao X,et al. A comparison study of upper airway among different skeletal craniofacial patterns in nonsnoring Chinese children[J].Angle Orthod,2010,80:267-274.

[18] Pirilä-Parkkinen K, Löppönen H, Nieminen P, et al. Validity of upper airway assessment in children: a clinical,cephalometric, and MRI study[J]. Angle Orthod,2011,81:433-439.

[19] Mislik B, Hänggi M P, Signorelli L, et al. Pharyngeal airway dimensions:A cephalometric,growth-study-based analysis of physiological variations in children aged 6-17 [J]. The European Journal of Orthodontics,2014,36(3):331-339.

[20] Wang Q, Jia P, Anderson N K, et al. Changes of pharyngeal airway size and hyoid bone position following orthodontic treatment of Class I bimaxillary protrusion [J]. Angle Orthodontist, 2012, 82 (1):115-121.

[21] 刘杉杉,邓金荣,弓煦,等. 8~11 岁儿童颅面形态对睡眠呼吸影响的研究[J].中华保健医学杂志, 2011, 13(2):87-91.

[22] Schwab R J. Upper airway imaging[J]. Clin Chest Med,1998,19(1):33-54.

[23] 曾祥龙, 唐志慧. 矢状骨面型与上气道形态和舌骨位置关系的研究 [J]. 现代口腔医学杂志, 2004,18(3):231-234.

[24] 郭涛,丁寅. 替牙期不同垂直骨面型儿童上气道形态和舌骨位置差异的研究[J]. 口腔医学研究, 2006(1):58-62.

[25] 刘月华,曾祥龙,傅民魁,等. 正常人群上气道结构的 X 线头影测量研究[J]. 口腔正畸学,1997 (1):10-14.

[26] Huang Y, White D P, Malhotra A. Use of Computational Modeling to Predict Responses to Upper Airway Surgery in Obstructive Sleep Apnea[J]. The Laryngoscope, 2007,117(4):6.

[27] Shiroh I, Remmers J E, Atsuko T, et al. Anatomy of pharynx in patients with obstructive sleep apnea and in normal subjects[J]. Journal of Applied Physiology,1997, 82(4):1319-1326.

[28] Kilic N, Oktay H. Effects of rapid maxillary expansion on nasal breathing and some naso-respiratory and breathing problems in growing children: A literature review[J]. International Journal of Pediatric Otorhinolaryngology,2008, 72(11):1595-1601.

[29] Lee J W, Park K H, Kim S H, et al. Correlation between skeletal changes by maxillary protraction and upper airway dimensions[J]. The Angle Orthodontist,2011, 81(3):426-432.

[30] Bhatia S, Jayan B, Chopra S S. Effect of retraction of anterior teeth on pharyngeal airway and hyoid bone position in Class I bimaxillary dentoalveolar protrusion[J]. Medical Journal Armed Forces India, 2016:72(Suppl 1):S17-S23.

[31] Tarkar J S, Parashar S, Gupta G, et al. An Evaluation of Upper and Lower Pharyngeal Airway Width, Tongue Posture and Hyoid Bone Position in Subjects with Different Growth Patterns [J]. J

Clin Diagn Res,2016;10(1):ZC79–83.

［32］ Janson G, Junqueira C H, Mendes L M, et al. Influence of premolar extractions on long–term adult facial aesthetics and apparent age［J］. The European Journal of Orthodontics,2016,38(3):272–280.

［33］ Prasad M, Chaitanya N, Reddy K P K, et al. Evaluation of nasal morphology in predicting vertical and sagittal maxillary skeletal discrepancies［J］. European journal of dentistry,2014,8(2):197–204.

［34］ Nehra K, Sharma V. Nasal morphology as an indicator of vertical maxillary skeletal pattern［J］. J Orthod,2009;36:160–166.

［35］ Konstantonis D, Anthopoulou C, Makou M. Extraction decision and identification of treatment predictors in Class I malocclusions［J］. Progress in Orthodontics,2013, 14(1):1–8.

［36］ AlKawari H M, AlBalbeesi H O, Alhendi A A,et al. Pharyngeal airway dimensional changes after premolar extraction in skeletal class II and class III orthodontic patients ［J］. Journal of orthodontic science vol,2018,7:10.

［37］ Patil S P, Schneider H, Schwartz A R, et al. Adult Obstructive Sleep Apnea ［J］. Chest, 2007,132(7):325.

［38］ Franchi L, Baccetti T, McNamara J A. Postpubertal assessment of treatment timing for maxillary expansion and protraction therapy followed by fixed appliances［J］. Am J Orthod Dentofacial Orthop, 2004,126:555–568.

（陈欢焕　聂改云　梁　蓉）